中医古籍整理丛书重刊

证治准绳（二）

类方证治准绳

明·王肯堂 辑

彭怀仁 点校

U0391975

人民卫生出版社

图书在版编目（CIP）数据

证治准绳 . 2，类方证治准绳 /（明）王肯堂辑；彭怀仁点校 . —北京：人民卫生出版社，2014

（中医古籍整理丛书重刊）

ISBN 978-7-117-18207-2

Ⅰ. ①证…　Ⅱ. ①王…②彭…　Ⅲ. ①《证治准绳》②方剂 – 汇编 – 中国 – 明代　Ⅳ. ①R2-52②R289.348

中国版本图书馆 CIP 数据核字（2013）第 245632 号

人卫智网	www.ipmph.com	医学教育、学术、考试、健康，购书智慧智能综合服务平台
人卫官网	www.pmph.com	人卫官方资讯发布平台

证治准绳（二）　类方证治准绳

辑　　者：明·王肯堂
点　　校：彭怀仁
出版发行：人民卫生出版社（中继线 010-59780011）
地　　址：北京市朝阳区潘家园南里 19 号
邮　　编：100021
E - mail：pmph @ pmph.com
购书热线：010-59787592　010-59787584　010-65264830
印　　刷：三河市宏达印刷有限公司
经　　销：新华书店
开　　本：850×1168　1/32　印张：24
字　　数：645 千字
版　　次：2014 年 4 月第 1 版　2023 年 6 月第 1 版第 7 次印刷
标准书号：ISBN 978-7-117-18207-2
定　　价：68.00 元

打击盗版举报电话：010-59787491　E-mail：WQ @ pmph.com
质量问题联系电话：010-59787234　E-mail：zhiliang @ pmph.com

目 录

卒中暴厥

苏合香丸 疗传尸骨蒸，殢瘵肺痿，痓忤鬼气，卒心痛，霍乱吐利，时气鬼魅瘴疟，赤白暴痢，瘀血月闭，痃癖丁肿，惊痫，鬼忤中人，小儿吐乳，大人狐狸等病。

白术　青木香　乌犀角屑　香附子炒，去毛　朱砂研，水飞　诃梨勒煨，取皮　白檀香　安息香另末，无灰酒一升熬膏　沉香　麝香研　丁香　荜拨各二两　龙脑研　苏合香油入安息香膏内，各一两　薰陆香别研，一两

上为细末，入研药匀，用安息香膏并炼白蜜和剂，每服旋丸如梧桐子大。早朝取井华水，温冷任意，化服四丸，老人小儿化服一丸，温酒化服亦得，并空心服之。用蜡纸裹一丸如弹子大，绯绢袋当心带之，一切邪神不敢近。

《易简》三生饮 治卒中昏不知人事，口眼㖞斜，半身不遂，咽喉作声，痰气上壅，无问外感风寒，内伤喜怒，或六脉沉伏，或指下浮盛，并宜服之。兼治痰厥、饮厥，及气虚眩晕，悉有神效。但口开手散，眼合遗尿，声如鼾鼻者难治。

南星一两　川乌去皮　生附子各半两　木香二钱半

上㕮咀，每服半两，水二盏，姜十片，煎至六分，去渣温服。或口噤不省人事者，用细辛、皂角各少许，为细末，以芦管吹入鼻中，候喷嚏，其人少苏，然后进药。痰涎壅盛者，每服加全蝎四枚，仍用养正丹镇坠之。一方，气盛人只用南星半两，木香一钱，加生姜七片，名星香散。一方，气虚人用生附子并木香如前数煎，名附香

金坛王肯堂　辑

饮。亦有天雄代附子者,并治卒中始作,无不克效。因气中,以净汤化苏合香丸,乘热灌服,仍用前药汁浓磨沉香一呷许,再煎一沸服之,候服前药已定,审的是风,方用醒风汤、小续命汤之类。中寒则用附子理中汤、姜附汤[1]之类。中湿则白术酒、术附汤之类皆可用。中暑不录于此。痰饮厥逆,气虚眩晕,止守本方。

胜金丸《本事》　治中风忽然昏倒若醉,形体昏闷,四肢不收,风涎潮于上膈,气闭不通。

生薄荷半斤[2]　猪牙皂角二两捶碎,水一升,二味一处捣[3]取汁,慢火熬[4]成膏　瓜[5]蒂末,一两　藜芦末,一两[6]　朱砂半两,研

上将朱砂末二分,与二味末研匀,用膏子搜和,丸如龙眼大,以余[7]朱砂为衣。温酒化下一丸,甚者二丸,以吐为度。得吐即醒,不醒者不可治。《必用方》论中风无吐法,引金虎、碧霞为戒。且如卒暴涎生,声如引锯,牙关紧急,气闭不行,汤药不能入,命在须臾者,执以无吐法可乎?但不当用银粉药,恐损脾,坏人四肢尔。罗谦甫方,有粉霜、铅粉、无藜芦,治法同。

治急中风,口闭涎上,欲垂死者,一服即瘥。

江子二粒,去皮膜　白矾如拇指大一块,为末

上将二味在于新瓦上煅令江子焦赤为度,炼蜜丸,如芡实大。每服一丸,用绵裹,放患人口中近喉处,良久吐痰,立愈。更参中风门口禁条。

附**还魂汤**《千金》　治卒感忤,鬼击飞尸,诸奄忽气绝无复觉,或已死绞口[8],口噤不开,去齿下汤。汤入口不下者,分病人发,左

---

〔1〕汤:原脱,据本册"中寒"姜附汤补。

〔2〕斤:原作"两",据《本事方》卷一本方改。

〔3〕捣:原作"浸",据《本事方》卷一本方改。

〔4〕慢火熬:原作"研",据《本事方》卷一本方改。

〔5〕瓜:原作"苽",据修敬堂本改。

〔6〕藜芦末一两:原作"梨芦二两",据《本事方》卷一本方改。

〔7〕余:原脱,据《本事方》卷一本方补。

〔8〕或已死绞口:修敬堂本作"或已死咬口",《千金方》卷二十五作"或已死绞",《三因方》卷十作"或已死绝",以《三因方》义长。

右捉踏肩引之，药下复增，取尽一升，须臾立苏。

麻黄三两　桂心二两　甘草一两　　杏仁七十粒

上㕮咀，水八升，煮取三升，分三服。《肘后方》云：张仲景方无桂心，只三味。

中　风

小续命汤《千金》　通治八风五痹痿厥等疾，以一岁为总，六经为别，春夏加石膏、知母、黄芩，秋冬加官桂、附子、芍药，又于六经别药内，随证细分加减，自古名医，不能越此。

麻黄去节　人参去芦　黄芩去腐　芍药　甘草炙　川芎　杏仁去皮尖炒　防己　官桂各一两　防风一两半　附子炮，去皮脐，半两

上除附子、杏仁外，为粗末，后入二味和匀。每服五钱，水一盏半，生姜五片，煎至一盏，去滓，稍热服，食前。

附云岐子加减法：如精神恍惚，加茯神[1]、远志。心烦多惊者，加犀角屑半两。骨节间烦痛有热者，去附子，倍芍药。骨间冷痛，倍用桂枝、附子。躁闷大[2]便涩者，去附子，倍芍药，入竹沥一合煎。脏寒下痢者，去防己、黄芩、倍附子，加[3]白术一两。热痢不可用附子。脚弱加牛膝、石斛各一两，身疼痛加秦艽一两，腰痛加桃仁、杜仲各半两，失音加杏仁一两。如或歌笑，语无所不及者，用麻黄三两，人参、桂枝、白术各二两，无附子、防风、生姜，有当归一两。自汗者，去麻黄、杏仁、加白术。春加麻黄一两，夏加黄芩七钱，秋加当归四两，冬加附子半两。

疏风汤洁古　治表中风邪，半身不遂，麻木，语言微涩，季春初夏宜服。

麻黄三两，去节　杏仁炒，去皮　益智仁各一两　炙甘草　升麻各半两

---

〔1〕神：原作"芩"，据《云岐子保命集》卷下本方改。
〔2〕躁闷大：原作"燥闷小"，据《云岐子保命集》卷下本方改。
〔3〕加：原脱：据《云岐子保命集》卷下本方补。

上咬咀,每服五钱,水一小碗,煎至六分。去渣温服。脚蹬热水葫芦,候大汗出,去葫芦。冬月忌服。

三化汤洁古

厚朴姜制 大黄 枳实 羌活各等分

每服三两,水三升,煎至一升半,终日服,以微利则止。

麻仁丸见大便不通。

大秦艽汤洁古

秦艽 石膏各二两 甘草 川芎 当归 芍药 羌活 独活 防风 黄芩 白术 白芷 茯苓 生地黄 熟地黄各一两 细辛半两

上十六味,咬咀。每服一两,水二盏,煎至一盏,去滓温服,无时。如遇天阴,加生姜七片煎。如心下痞,每服一两,加枳实一钱煎。此是秋冬药,如春夏加知母一两。

羌活愈风汤洁古 疗肝肾虚,筋骨弱,语言难,精神昏愦,是中风湿热内弱者,是为风热体重也。或瘦[1]一臂肢偏枯,或肥而半身不遂,或恐而健忘,喜以[2]多思,思忘之道,皆精不足也。故心乱则百病生,心静则万病息,此药能安心养神,调阴阳,无偏胜。

羌活 甘草炙 防风 防己 黄芪 蔓荆子 川芎 独活 细辛 枳壳 麻黄去根 地骨皮 人参 知母 甘菊花 薄荷叶 白芷 枸杞子 当归 杜仲炒 秦艽 柴胡 半夏 厚朴姜制 前胡 熟地黄各二两 白茯苓 黄芩各三两 生地黄 苍术 石膏 芍药各四两 官桂一两

上三十三味,重七十五两,咬咀,每服一两,水二盅,煎至一盅,温服。天阴加生姜三片煎,空心一服,临卧再煎渣服。俱要食远空心咽下二丹丸,为之重剂;临卧咽下四白丹[3],为之轻剂。立其法是动以安神,静以清肺。

---

〔1〕或瘦:此下《医学发明》卷九本方有"而"字。
〔2〕以:《医学发明》卷九本方作"已"。
〔3〕丹:原作"丸",据本方后四白丹改。

假令一气之微汗,用愈风汤三两,加麻黄一两,匀作四服,每服加生姜五七片,空心服,以粥投之,得微汗则佳。如一旬之通利,用愈风汤三两,加大黄一两,亦匀作四服,每服加生姜五七片,临卧煎服,得利为度。

此药常服之,不可失于四时之辅。如望春大寒之后,本方中加半夏、人参、柴胡各二两,木通四两,谓迎而夺少阳之气也。如望夏谷雨之后,本方中加石膏、黄芩、知母各二两,谓迎而夺阳明之气也。如季夏之月,本方中加防己、白术、茯苓各二两,谓胜脾土之湿也。如初秋大暑之后,本方中加厚朴二两,藿香、桂各一两,谓迎而夺太阴之气也。如望冬霜降之后,本方中加附子、官桂各一两,当归二两,谓胜少阴之气也。如得春气候,减冬所加药,四时加减类此。虽立此四时加减,更宜临病之际,审证之虚实,土地之所宜,邪气之多少。此药具七情六欲四气,无使五脏偏胜,及不动于荣卫。如风秘服之,则永不燥结,久泻服之,能自调适。初觉风气,能便服此药,及新方中天麻丸各一料,相为表里,乃治未病之圣药也。若已病者,更宜常服,无问男女,小儿风痫,急慢惊风,皆可服之。如解利四时伤寒,随四时加减服。

四白丹洁古　清肺气,养魄,谓中风者多昏冒,气不清利也。兼能下强骨髓。

白术　砂仁　白茯苓　香附　防风　川芎　甘草　人参各半两　白芷一两　羌活　独活　薄荷各二钱半　藿香　白檀香各一钱半　知母　细辛各二钱　甜竹叶二两　麝香一钱,另研　龙脑另研　牛黄另研　各半钱

上为末,蜜丸,每两作十丸。临卧服一丸,分五七次细嚼之,煎愈风汤送下。

二丹丸见健忘。前方清肺,此方安神。清中清者,归肺以助天真;清中浊者,坚强骨髓。浊中之清者,荣养于神,浊中之浊者,荣华腠理。

天麻丸洁古　风能动而多变,因热胜则动,宜以静胜躁,是养血也。宜和,是行荣卫,壮筋骨也。非大药不能治。

附子一两,炮　天麻酒浸三宿,晒干　牛膝酒浸一宿,焙干　萆薢

另研　玄参各六两　杜仲七两,炒去丝　当归十两,全用　羌活十两或十五两　生地黄十六两　独活五两

上为末,炼蜜丸,桐子大。每服五七十丸,病大者加至百丸,空心食前,温酒或白汤下。平明服药,日高饥则食,不饥且止。大忌壅塞,失于通利,故服药半月稍觉壅塞,微以七宣丸疏之,使药再为用也。

牛膝、草薢强壮筋骨,杜仲使筋骨相着,羌活、防风治风要药,当归、地黄养血和荣卫,玄参主用,附子佐之行经也。

如风痫病不能愈者,吐论厚朴丸,出《洁古家珍》,其本方后另有此病加添药。如中风自汗,昏冒,发热不恶风寒,不能安卧,此是风热烦躁,泻青丸主之。如小便少,不可以药利之,既自汗津液外泄,小便内少,若利之使荣卫枯竭,无以制火,烦热越甚,俟热退汗止,小便自行也。兼此证属阳明经,大忌利小便,须识之。

泻青丸　治中风自汗,昏冒,发热不恶寒,不能安卧,此是风热烦躁之故也。见头痛。

至宝丹《和剂》　治卒中急风不语,中恶气绝,中诸物毒,暗风,中热疫毒,阴阳二毒,出岚瘴气毒,蛊毒,水毒,产后血晕,口鼻血出,恶血攻心烦躁,气喘吐逆,难产闷乱,死胎不下,以上诸疾,并用童子小便一合,生姜自然汁三五滴,入小便内温过,化下三丸至五丸,神效。又疗心肺积热,伏热呕吐,邪气攻心,大肠风秘,神魂恍惚,头目昏眩,眠睡不安,唇口干燥,伤寒狂语。

人参[1]　天竺黄[2]　生乌犀屑研　朱砂研,飞　雄黄研,飞　生玳瑁屑研　琥珀研。各一两　麝香研　龙脑研。各二钱半　金箔半入药,半为衣　银箔研。各五十片　牛黄研　天南星[3]水煮软切片。各半两　安息香一两半,为末,以无灰酒搅澄飞过,滤去沙土,大约得净数一两,火熬成膏

〔1〕人参:《局方》卷一本方中无此药。
〔2〕天竺黄:《局方》卷一本方中无此药。
〔3〕天南星:《局方》卷一本方中无此药。

上将生犀、玳瑁为细末,入余药研匀,将安息香膏重汤煮烊,入诸药中和搜成剂,盛不津器中,并旋丸如桐子大。用人参汤化下三丸至五丸。又疗小儿诸痫急惊心热,卒中客忤,不得眠睡烦躁,风涎搐搦,每二岁儿服二丸,人参汤化下。

活命金丹《宝鉴》　治中风不语,半身不遂,肢节顽麻,痰涎上潮,咽嗌不利,饮食不下,牙关紧急,口噤。及解一切酒毒药毒,发热腹胀,大小便不利,胸膈痞满,上实下虚,气闭面赤,汗后余热不退,劳病诸药不治,无问男女老幼皆可服。

贯众　甘草　板蓝根　干葛　甜硝[1]各一两　川大黄一两半　牛黄研　珠子粉　生犀角　薄荷各五钱　辰砂四钱,研。一半为衣　麝香研　桂　青黛各三钱　龙脑研,二钱

上为末,与研药和匀,蜜水浸蒸饼为剂,每两作十丸,朱砂为衣,就湿用真金箔四十片为衣,腊月修合,瓷器收贮,多年不坏。如疗风毒,茶清化下;解毒药,新汲水化下;汗后余热、劳病及小儿惊热,并用薄荷汤化下。以上并量大小,加减服之。

射干汤　治肝经受病,多汗恶风,善悲嗌干,善怒,时憎女子。目下青黄色可治,急灸肝俞百壮,更宜行经顺气。若目下大段青黑,一黄一白者,不可治。

射干　白芍药各一两　薏苡仁二两　桂心　牡蛎　石膏各半两

上为㕮咀,每服五钱,水二盏,煎至一盏,去滓,不拘时温服。

犀角散　治肝中风,流注四肢,上攻头面疼痛,言语謇涩,上焦风热,口眼㖞斜,脚膝痛无力。

犀角屑　石膏各一两　羌活去芦　羚羊角屑各七钱半　人参去芦　甘菊花　独活去芦　黄芪去芦　芎䓖　白术　黄芩　天麻　枳壳去瓤,麸炒　当归去芦　酸枣仁　防风去芦　白芷各半两　甘草炙,二钱半

上㕮咀,每服五钱,水一盏,生姜五片,煎至六分,去滓温服,无

---

〔1〕甜硝:由芒硝加工而成。《本草纲目》卷十一云:"取芒硝……再三以萝卜煎炼去咸味,即为甜硝。"

时。治肝中风,心神烦热,言语蹇涩,不得眠卧。

竹沥　荆沥　葛根汁各三合　生姜汁　白蜜各一合

上五味,相调和令匀。每温服一合,宜频频饮之。

远志汤　治心经受病,多汗恶风,善怒赤色,口不能言,但得偃卧,不可转侧,闷乱冒绝汗出,风中于心也。唇色正赤,犹可治,急灸心俞百壮。或青黄不定,面色瞭瞭,战栗动者,不可治。

远志去心,二钱半　人参去芦　石菖蒲　羌活去芦　细辛洗,去苗　麻黄去[1]根。各半两　赤芍药　白术各一两

上为细末,每服二钱,煎小麦汤下,不拘时,日进二服。

牛黄散　治心脏中风,恍惚恐惧闷乱,不得睡卧,语言错乱。

牛黄另研　麝香另研　犀角屑　羚羊角屑　龙齿另研　防风　天麻　独活　人参去芦　沙参　茯神去木　川升麻　甘草炙　白鲜皮　远志去心　天竺黄另研。各二钱半　龙脑另研,一钱　朱砂水飞　铁粉另研　麦门冬去心。各半两

上为细末,研令匀。每服二钱,煎麦门冬汤调下,不拘时。

麻黄散　治心脏中风,虚寒寒[2]颤,心惊掣悸,语声混浊,口㖞,冒昧好笑。

麻黄去根[3]节　白术　防风　芎劳各一两[4]　甘草炙　汉防己各半两　当归去芦　人参去芦　远志去心　川升麻　桂心　茯神去木　羌活去芦。各七钱半

上㕮咀,每服五钱,水一中盏,姜五片,煎至五分,去滓,入荆沥半合,更煎一二沸,温服无时。

茯神散　治心脏中风,精神不安,语涩昏闷,四肢沉重。

茯神去木　羌活　麻黄去节　龙齿另研。各一两　赤芍药　甘草炙。各半两　蔓荆子　薏苡仁　麦门冬去心　人参去芦　防风　远志去心　犀角屑各七钱半

〔1〕去:原脱,据《奇效良方》卷一本方补。
〔2〕寒:原脱,据《圣惠方》卷四本方补。
〔3〕根:原脱,据《圣惠方》卷四本方补。
〔4〕各一两:原脱,据《圣惠方》卷四本方补。

上㕮咀，每服四钱，水一盏半，生姜四片，煎至一盏，去滓温服，不拘时。

犀角丸 治心脏中风，言语颠倒，神思错乱，头面心胸烦热，或时舌强语涩，惊悸不安。

犀角屑 羚羊角屑 天麻 防风去芦 远志去心 羌活去芦 沙参去芦 茯神去木 川升麻 天门冬去心 葳蕤去皮 玄参各七钱半 牛黄另研 麝香另研，各二钱半 龙齿另研 铁粉另研 朱砂各一两，水飞 金箔研 银箔研，各五十片

上为细末，入研令匀，炼蜜和捣五七百下，丸如梧子大。每服五十丸，薄荷汤下，不拘时。

石斛酒 治心脏中风，下注腰脚，除头面游风，兼补虚损。

石斛四两 黄芪去芦 人参去芦 防风各一两半 丹砂水飞 杜仲去粗皮，剉 牛膝酒浸 五味子 白茯苓去皮 山药 山茱萸 萆薢各二两 细辛去苗，一两 天门冬去心 生姜各三两 薏苡仁 枸杞子各半升

上㕮咀，酒五斗，同浸一宿。每服二三合，加至一升。酒力须要相续，不可断绝。

白术汤 治脾经受病，多汗恶风，身体怠堕，四肢不动，不能饮食，口色黄者可治。其状但踞而腹满，通身黄色，口吐咸水，风中于脾也，急灸脾俞百壮。目下及手足青色者不可治。

白术去芦 厚朴姜制 防风各一两 附子炮，去皮脐 橘皮去白 白鲜皮 五加皮各半两

上㕮咀，每服五钱，水二盏，生姜五片，煎一盏半，去滓温服，无时。

防风散 治脾脏中风，手足缓弱，舌强语涩，胸膈烦闷，志意恍惚，身体沉重。

防风去芦 麻黄去节 人参去芦 芎䓖 附子炮，去皮脐 桂心 黄芪去芦 赤茯苓去皮 酸枣仁 白术 独活去芦 桑白皮剉 羚羊角屑各七钱半 甘草炙，半两

上为㕮咀，每服四钱，水一中盏，姜五片，煎至六分，去滓温服，

不拘时。

七圣散　治脾脏中风,心腹烦躁,头面微肿,冷汗频出。

枳壳去瓤,麸炒　天麻各一两　川大黄　地骨皮　白蒺藜　芎劳各半两　薏苡仁七钱半

上为细末,每服二钱,温水调下,不拘时。忌食生冷、油腻、猪、鸡。

五味子汤　治肺经受病,多汗恶风,时咳短气,昼瘥夜甚,其状偃卧胸满,息促冒闷,风中于肺也。其鼻两边下至于口,上至于眉色白,急灸肺俞百壮。若色黄,其肺已伤,化而为血,不可治也。若妄掇空指地,拈衣摸床,如此数日,必死矣。

五味子　杏仁炒,去皮尖　桂心各半两　防风　炙甘草　赤芍药　川芎各一两　川椒二钱半

上㕮咀,每服五钱,水二盏,煎至一盏半,去滓温服,不拘时。

萆薢散　治肾经受病,则多汗恶风,面庞浮肿,脊骨痛,不能行立,肌肤变色,但坐而腰痛,此风中肾经也。视胁下左右上下有赤黄色如[1]饼者可治,急灸肾俞百余壮。齿黄,发须直,面如土色者,不可治。

萆薢酒浸　狗脊　杜仲去皮,剉,炒　白茯苓去皮,各一两　何首乌　天雄炮,去皮脐　泽泻各半两

上为细末,每服二钱,米饮调下,无时。

独活散　治肾脏中风,腰脊疼痛,不得俯仰,两脚冷痹,缓弱不随,头昏耳聋,语音浑浊,四肢沉重。

独活去芦　附子炮,去皮脐　当归去芦　防风　天麻　桂心各一两　川芎　甘菊花　枳壳去瓤,麸炒　山茱萸去核　黄芪　丹参去芦　牛膝酒浸　萆薢酒浸　甘草炙　细辛去苗　菖蒲　白术各半两

上㕮咀,每服四钱,水一盏半,生姜五片,煎至一盏,去滓温服,无时。

风中腑兼中脏治验　张安抚,年六十一岁。己未冬月,患半身

---

〔1〕如:此下原衍"如饼",据《奇效良方》卷一本方删。

不遂,语言謇涩,心神昏愦,烦躁自汗,表虚恶风,如洒冰雪,口不知味,鼻不闻香臭,耳闻木音则惊悸[1],小便频多,大便结燥,欲用大黄之类下之,则平日饮食减少不敢用,不然则又满闷,昼夜不得瞑目而寐,最苦于此,约有三月余,凡三易医,病全不减。至庚申三月七日,又因风邪加之,痰嗽,咽干燥疼痛不利,唾多,中脘气痞似噎。予因思经云:风寒伤形,忧恐忿怒伤气,气伤脏乃病,脏病形乃应。又云:人之气,以天地之疾风名之。此风气下陷入阴中,不能生发上行,则为疾矣。又云:形乐志苦,病生于脉,神先病也。邪风加之,邪入于经,动无常处,前证互相出现。治病必求其本,邪气乃复,论时月则宜升阳,补脾胃,泻风木。论病则宜实表里,养卫气,泻肝木,润燥,益元气,慎喜[2]怒,是治其本也。宜以**加减冲和汤**主之。

柴胡　黄芪各五分　升麻　当归　甘草炙。各三分　半夏　黄柏酒洗　黄芩　陈皮　人参　芍药各二分

上㕮咀,作一服,水二盏,煎至一盏,去渣温服。自汗加黄芪五分,嗽者加[3]五味子二十粒。昼夜不得睡,乃因心事烦扰,心火内动,上乘阳分,卫气不得交入阴分。故使然也,以朱砂安神丸服之,由是昼亦得睡。十日后,安抚曰:不得睡三月有余,今困睡不已,莫非它病生乎? 予曰:不然,卫气者,昼则行阳二十五度,夜则行阴二十五度,此卫气交入阴分,循其天度,故安抚得睡也,何病之有焉。止有眼白睛红,隐涩难开,宜以**当归连翘汤**洗之。

黄连　黄柏各五分　连翘四分　当归　甘草各三分

上作一服,水二盏,煎一盏,时时热洗。十三日后,至日晡,微有闷乱不安,于前冲和汤又加柴胡三分,以升少阳之气,饮三服。至十五日全得安卧,减自汗恶寒,躁热胸膈痞,原小便多,服药后小便减少,大便一二日一行,鼻闻香臭,口知味,饮食如常,脉微弦而柔和,按之微有力,止有咽喉中妨闷,曾厌后肿,舌赤,早晨语言快

----

〔1〕悸:原作"怖",据《卫生宝鉴》卷八本方改。

〔2〕喜:原脱,据《卫生宝鉴》卷八本方补。

〔3〕嗽者加:原脱,据《卫生宝鉴》卷八本方补。

利,午后微涩,宜以**玄参升麻汤**治之。

　　升麻　黄连各五分　黄芩炒,四分　连翘　桔梗各三分　鼠粘子　玄参　甘草　僵蚕各二分　防风一分

　　上㕮咀,总作一服,水二盏,煎至七分,去滓,稍热噙漱,时时咽之,前证良愈。止有牙齿无力,不能嚼物,宜以**牢牙散**治之。

　　羊胫骨灰　升麻各二钱　生地黄　黄连　石膏各一钱　白茯苓　人参各五分　梧桐泪三分

　　上为细末,入麝香少许[1]研匀,临卧擦牙后,以温水漱之。

　　安抚初病时,右肩臂膊痛无主,持不能举,动多汗出,肌肉瘦,不能正卧,卧则痛甚。经云:汗出偏沮[2],使人偏枯。余思《针经》云:虚与实邻,决而通之。又云:留瘦不移,节而刺之,使经络通和,血气乃复。又云:陷下者灸之。为阳气下陷入阴中,肩膊时痛,不能运动,以火导之,火引而上。补之温之,以上证皆宜灸刺,为此先刺十二经之井穴,于四月十二日,右肩臂上肩井穴内,先针后灸二七壮,及至灸疮发,于枯瘦处渐添肌肉,汗出少,肩臂微有力。至五月初八日,再灸左肩井,次于尺泽穴,各灸二十八壮,引气下行,与正气相接。次日臂膊又添气力,自能摇动矣。时值仲夏,暑热渐盛,以**清肺饮子**补肺气,养脾胃,定心气。

　　白芍药五分　人参　升麻　柴胡各四分　天门冬　麦门冬各三分　陈皮二分半　甘草生二分,炙二分　黄芩　黄柏各二分

　　上㕮咀,作一服,水二盏,煎至一盏,去滓温服,食后。汗多,加黄芪五分。后以**润肠丸**,治其胸膈痞满,大便涩滞。

　　麻子仁另研泥　大黄酒煨。各一两半　当归尾　枳实麸炒　白芍药　桃仁泥　升麻各半两　人参　生甘草　陈皮各三钱　木香　槟榔各二钱

　　上除桃仁、麻仁外,为末,却入二仁泥,蜜和丸,如桐子大,每服七八十丸,温水食前服。初六日得处暑节,暑犹未退,宜微收,实皮

---

〔1〕少许:原脱,据《卫生宝鉴》卷八本方补。
〔2〕偏沮:原作"怛阳",据《素问·生气通天论》改。

毛,益胃气,秋以胃气为本。以**益气调荣汤**主之,药中加时药,使邪气不能伤也。

　　人参三分,为臣,益气和中　陈皮二分,为佐,顺气和中　熟地二分,为佐,养血润燥,泻阴火　白芍四分,臣,补脾胃[1],微收,治肝木之邪　白术二[2]分,为佐,养胃和中,厚肠胃　升麻二分,为使,使阳明气上升,滋荣百脉　当归二分,为佐,和血润燥　黄芪五分,为君,实皮毛,止自汗,益元气　半夏三分,佐,疗风痰,强胃进食　甘草二分,炙,为佐,引用调和胃气,温中益气　柴胡二分,为使,引少阳之气,使出于胃中,乃风[3]行于天上。麦门冬三分,为佐,犹有暑气未退,故加之安肺气,得[4]秋分节不用

　　上㕮咀,作一服,水二盏,煎至一盏,去滓,温服。忌食辛热之物,反助暑邪秋气不能收,正气得复而安矣。

　　四物汤见鼻衄。

　　小便不利

　　《三因》白散子　治肝肾中风,涎潮壅塞不语,呕吐痰沫,头目眩晕。兼治阴证伤寒,六脉沉伏,及霍乱吐泻,小便淋沥不通。

　　大附子去皮脐,生　滑石桂府者,各半两　制半夏七钱半

　　上为末,每服二钱,水二盏,姜七片,蜜半匙,煎七分,空心冷服。霍乱,加藿香;小便不利,加木通、灯心、茆根煎。

　　痰涎壅盛

　　二陈汤见痰饮。

　　星香汤《易简》　治中风痰盛,服热药不得者。

　　南星八钱　木香一钱

　　每服四钱,水一盏,姜十片,煎七分,不拘时温服。

　　藿香正气散　治伤寒头疼,憎寒壮热,或感湿气,霍乱吐泻。常服除山岚瘴气,伏暑吐泻,脚转筋。加香薷、扁豆、黄连,名藿薷汤。

---

〔1〕臣,补脾胃:原作"胃佐补脾",据《卫生宝鉴》卷八本方改。
〔2〕二:原作"三",据《卫生宝鉴》卷八本方改。
〔3〕风:原脱,据《卫生宝鉴》卷八本方补。
〔4〕得:原脱,据《卫生宝鉴》卷八本方补。

大腹皮　白芷　茯苓　苏茎叶　藿香各三两　厚朴　白术　陈皮去白　苦梗　半夏各二两　炙甘草一两

上咬咀,每服三钱,姜三片,枣一枚煎,热服。四君子汤见虚劳。

养正丹见气。

青州白丸子《和剂》　治男妇手足瘫痪,风痰壅盛,呕吐涎沫,及小儿惊风,妇人血风。

半夏生,七两,水浸洗　南星生,三两　白附子生,二两　川乌生,半两,去皮脐

上为末,以生绢袋盛,于井花水内摆出,如未出者,更以手揉出,如有滓更研,再入绢袋,摆尽为度,置磁盆中,日晒夜露,至晓撒去旧水,别用井水搅,又晒,至来日早再换新水,搅如此法,春五日,夏三日,秋七日,冬十日,去水晒干后如玉片,研细,以糯米粉煎粥清丸,绿豆大。姜汤下二十丸,无时。如瘫痪风,温酒下;小儿惊风,薄荷汤下三五丸。

碧霞丹　治卒中急风,眩晕僵仆,痰涎壅塞,心神迷闷,牙关紧急,目睛上视,及五种痫病,涎潮搐搦。

石绿研九度飞,十两　附子尖　乌头尖　蝎梢各七十个

上三味,为末,入石绿令匀,面糊为丸,如鸡头实大。每服急用薄荷汁化下一丸,更入酒半合,温暖服之,须臾吐出痰涎,然后随证治之,如牙关紧急,斡开灌之,立验。

口噤

稀涎散　治中风不语,牙关紧急,单蛾双蛾。

江子仁六粒,每粒分作两半　牙皂三钱,切片　明矾一两

上先将矾化开,却入二味搅匀,待矾枯为末,每用三分吹入,诸病皆愈。痰涎壅盛者,以五分灯心汤下,喉中之痰逆上者即吐,膈间者即下。

凡中风口噤不能开,用白盐梅揩齿,即能开。

口眼㖞斜

清阳汤东垣　治口眼㖞斜,颊腮紧急,胃中火盛,汗不出而小便数。

黄芪　当归身　升麻各二钱　葛根一钱半　炙甘草　红花　黄柏酒　桂枝各一钱　苏木　生甘草各五分

㕮咀,作一服,酒三盏,煎至一盏三分,去滓稍热,食前服讫,以火熨摩紧急处即愈。夫口喎筋急者,是筋脉血络中大寒,此药少代燔针劫刺,破恶血以去凝结,内泄冲脉之火炽。

秦艽升麻汤《宝鉴》　治中风手足阳明经,口眼喎斜,四肢拘急,恶风恶[1]寒。

升麻　葛根　甘草炙　芍药　人参各半两　秦艽　白芷　防风　桂枝各三钱

每服一两,水二盏,连须葱根白三茎,煎至一盏,去滓,稍热服,食后。服药毕避风寒处[2]卧,得微汗出则止。

半身不遂

顺风匀气散《良方》　治中风中气,半身不遂,口眼喎斜,先宜服此。

白术四钱　人参　天麻各一钱　沉香　白芷　紫苏　木瓜　青皮　甘草炙。各半钱　乌药三钱

分作二帖,每帖水二盏,生姜三片,煎八分,温服,二滓并煎。风气腰痛,亦宜服之。

虎骨散《简易》　治半身不遂,肌肉干瘦,为偏枯,忌用麻黄发汗,枯津液,惟此方润筋去风。

当归二两　赤芍药　续断　白术　藁本　虎骨各一两　乌蛇肉半两

为细末,每服二钱,食后温酒调下。骨中烦疼加生地黄一两,脏寒自利加天雄半两。

虎胫骨酒《济生》　治中风偏枯不遂,一切诸风挛拳。

石斛去根　石楠叶　防风　虎胫骨酥炙　当归　茵芋叶　杜仲炒　川牛膝　芎䓖　狗脊燎去毛　川续断　巴戟去心。各一两

---

〔1〕恶:原脱,据《卫生宝鉴》卷八本方补。
〔2〕处:原脱,据《卫生宝鉴》卷八本方补。

上剉如豆，囊药，以酒一斗，渍十日。每热服一盏，无时。

黄芪酒 治风湿痹，身体痛麻，皮肤瘙痒，筋脉拘挛，言语謇涩，手足不遂，时觉不仁。见着痹。

治半身不遂，口眼㖞斜，头目眩晕，痰火炽盛，筋骨时疼。此乃原于血虚血热，挟痰挟火，经络肌表之间，先已有其病根，后因感冒风寒，或过嗜醇酒膏粱而助痰火，或恼怒而逆肝气，遂有此半身不遂之证。其在于经络肌表筋骨之间，尚未入脏腑，并以此方治之。盖此方有补血活血之功不致于滞，有健脾燥湿消痰之能不致于燥，又清热运动疏风，开经络，通腠理，内固根本，外散病邪，王道剂也，多服见功。

白术　川芎各一钱半　南星　半夏　芍药　茯苓　天麻各一钱　川当归　生地黄　熟地黄　牛膝　酸枣仁　黄芩　橘红各八分　羌活　防风　桂各六分　红花　甘草炙，各四分　黄柏三分

水煎，入竹沥、姜汁，侵晨服。

失音不语

地黄饮子《宣明》　治舌喑不能言，足废不能用，肾虚弱，其气厥不至舌下。

熟地黄　巴戟去心　山茱萸去核　肉苁蓉酒浸焙　石斛　附子炮　五味子　白茯苓　菖蒲　远志去心　官桂　麦门冬去心。各等分

上为末，每服三钱，生姜五片，枣一枚，薄荷七叶，水一盏半，煎八分，服无时。

涤痰汤　治中风痰迷心窍，舌强不能言。

南星姜制　半夏汤洗七次，各二钱半　枳实麸炒　茯苓去皮。各二钱　橘红一钱半　石菖蒲　人参各一钱　竹茹七分　甘草半钱

上作一服，水二盏，生姜五片，煎一盏，食后服。

凉膈散见发热。

加味转舌膏

连翘　远志　薄荷　柿霜各一两　石菖蒲六钱　栀子炒　防风　桔梗　黄芩酒炒　玄明粉　甘草　酒大黄各五钱　犀角　川芎各三钱

上为末,炼蜜丸,弹子大,朱砂五钱为衣。食后临卧,薄荷汤嚼下一丸。

解语汤　一方,有石菖蒲,远志。

羌活　防风　天麻　肉桂　川芎　南星　陈皮　白芷　当归　人参　甘草　酸枣仁　羚羊角各等分

水煎,入竹沥半盏,再一二沸服。

诃子汤见喑。

正舌散《宝鉴》　治中风,舌强语涩。

雄黄研　荆芥穗各等分

上为末,每服二钱,豆淋酒调下。

茯神散《宝鉴》　治证同前。

茯神心炒,一两　薄荷焙,二两　蝎梢去毒,二[1]钱

上为末,每服一二钱,温酒调下。

治中风不语　取龟尿少许,点于舌,神效。

取龟尿法:置龟于新荷叶上,以猪发鼻内戳之,立出。

清心散

青黛　硼砂　薄荷各二钱　牛黄　冰片各三分

上为末,先以蜜水洗舌,后以姜汁擦舌,将叶末蜜水调稀,搽舌本上。

身痛

铁弹丸《和剂》　治卒暴中风,神志昏愦,牙关紧急,目睛直视,手足瘫痪,口面㖞斜,涎潮语涩,筋挛骨痛,瘫痪偏枯,或麻木不仁,或瘙痒无常,应是风疾,及打扑伤损,肢节疼痛,皆治之,通经络,活血脉。

乳香另研　没药另研。各一两　川乌头炮,去皮脐,为末,一两半　五灵脂酒浸,淘去砂石,晒干,四两,为末　麝香细研,一钱

上先将乳香、没药于阴凉处细研,次入麝,次入药末,再研匀,滴水和丸,如弹子大。每服一丸,食后临卧,薄荷酒磨化服。

―――――――
〔1〕二:原作"五",据《卫生宝鉴》卷八本方改。

十味剉散《易简》　治中风血弱,臂痛连及筋骨,举动艰难。

附子三两,炮　当归洗　黄芪炙　白芍药各二两　川芎　防风　白术各一两半　肉桂一两　茯苓　熟地黄各七钱半

每服四钱,水一盏,姜八片,枣三枚煎,食后临卧服。

蠲痹汤　治风湿相搏,身体烦疼,手足冷痹,四肢沉重。见痹。

昏冒

至圣保命金丹《宝鉴》　治中风口眼㖞斜,手足弹曳,语言謇涩,四肢不举,精神昏愦,痰多。

贯众一两　生地黄七钱　大黄半两　青黛　板蓝根各三钱　朱砂研　牛黄研　蒲黄　薄荷各二钱半　珠子研　龙脑研,各一钱半　麝香研,一钱

上十二味,为末,入研药和匀,蜜丸芡实大,金箔为衣。每用一丸,细嚼,茶清送下,新汲水亦得。如病人嚼不得,用薄荷汤化下,无时。此药镇坠痰涎,大有神效。

牛黄清心丸《和剂》　治诸风缓纵不随,语言謇涩,心忪健忘,恍惚去来,头目眩冒,胸中烦郁,痰涎壅塞,精神昏愦。又治心气不足,神志不定,惊恐怕怖,悲忧惨戚,虚烦少睡,喜怒无时,或发狂癫,神情昏乱。

白芍药　麦门冬去心　黄芩　当归去苗　防风去苗　白术各一两半　柴胡　桔梗　芎䓖　白茯苓去皮　杏仁去皮尖双仁,麸炒黄,别研。各一两二钱半　神曲研　蒲黄炒　人参去芦。各二两半　羚羊角屑　麝香研　龙脑研。各一两　肉桂去粗皮　大豆黄卷碎,炒　阿胶碎,炒。各一两七钱半　白敛　干姜炮。各七钱半　牛黄研,一两二钱　犀角屑二两　雄黄研,飞,八钱　干山药七两　甘草剉,炒,五两　金箔一千二百片,内四百片为衣　大枣一百枚,蒸熟,去皮核,研成膏

上除枣杏仁、金箔、二角屑及牛黄、雄黄、脑、麝四味外,为细末,入余药和匀,用炼蜜与枣膏为丸,每两作十丸,金箔为衣。每服一丸,温水化下,食后服。小儿惊痫,即酌度多少,以竹叶汤温化。

防风通圣散见眩晕。

三一承气汤《宣明》　治伤寒大承气汤证腹满实痛,调胃承气

汤证谵语下利,小承气汤证内热不便,三一承气汤合而为一也。及治中风僵仆,风痫发作,并皆服之,此下剂也。

大黄锦纹者　芒硝　厚朴去皮　枳实各半两　甘草一两

水一盏半,生姜三片,煎至七分,内硝煎二沸,去滓温服,不拘时,以利为度。

防风丸《和剂》　治一切风及痰热上攻,头痛恶心,项背拘急,目眩旋晕,心忪烦闷,手足无力,骨节疼痹,言语謇涩,口眼瞤动,神思恍惚,痰涎壅滞,昏愦健忘,虚烦少睡。

防风洗　川芎　天麻去苗,酒浸一宿　甘草炙。各二两　朱砂研,为衣,半两

上为末,炼蜜为丸,每两作十丸,以朱砂为衣。每服一丸,荆芥汤化服,茶、酒嚼下亦得,无时。

犀角丸《和剂》　除三焦邪热,疏一切风气,治风盛痰实,头目昏重,肢节拘急,痰涎壅滞,肠胃燥涩,大小便难。

黄连去须　犀角镑。各十两　人参去芦,二十两　大黄八十两　黑牵牛一百二十两,炒,别捣取粉,六十两

上与牵牛粉合和,为细末,炼蜜丸,梧子大。每服十五丸至二十丸,临卧温汤下。更量虚实加减。

排风汤《和剂》　治男妇风虚冷湿邪气入脏,狂言妄语,精神错乱。肝风发则面青心闷,吐逆呕沫,胁满,头眩重,耳不闻人声,偏枯筋急,曲拳而卧。心风发则面赤,翕然而热,悲伤嗔怒,目张呼唤。脾风发则面黄,身体不仁,不能行步,饮食失味,梦寐倒错,与亡人相随。肺风发则面白,咳逆唾脓血,上气奄然而极。肾风发则面黑,手足不随,腰痛难以俯仰,痹冷骨疼,若有此候,令人心惊,志意不定,恍惚多忘。服此汤安心定志,聪耳明目,通治[1]脏腑诸风疾。

白鲜皮　当归酒浸一宿　肉桂去粗皮　芍药白者　杏仁去皮尖,麸炒　甘草炒　防风　芎䓖　白术各二两　独活　麻黄去根节　茯苓去皮。各三两

---
〔1〕治:原脱,据修敬堂本补。

上为细末，每服三钱，水一盏半，姜四片，煎八分，去滓温服，不拘时。

八风散《和剂》 治风气上攻，头目昏眩，肢体拘急烦疼，或皮肤风疮痒痛，及治寒壅不调，鼻塞声重。

藿香去土半斤　白芷　前胡去芦。各一斤　黄芪去芦　甘草炙　人参去芦。各二斤　羌活去芦　防风去芦。各三斤

上为细末，每服二钱，水一盏，入薄荷少许，煎至七分，去滓，食后温服，腊茶清调一大钱亦得。小儿虚风，乳香、腊茶清调下半钱，更量儿大小加减服。

骨碎补丸《和剂》 治肝肾风虚，上攻下疰，筋脉拘挛，骨节疼痛，头面浮肿，手臂少力，腰背强痛，脚膝缓弱，屈伸不利，行履艰难。

荆芥穗　白附子炮　牛膝酒浸，焙干　肉苁蓉酒浸一宿，切片，焙。各一两[1]　骨碎补去毛，炒　威灵仙去苗　缩砂仁各半两　地龙去土，微炒　没药各二钱半　自然铜醋淬九遍　草乌头炮，去皮脐　半夏汤洗七次，各半两

上为细末，酒煮面糊为丸，如梧子大。每服五丸至七丸，温酒下，妇人醋汤或当归酒下。妊娠不宜服。

乌荆丸见下血。

大三五七散《和剂》 治八风五痹，瘫痪𤺘曳，口眼㖞斜，眉角牵引，项背拘强，牙关紧急，心中愦闷，神色如醉，遍身发热，骨节烦疼，肌肉麻木，腰膝不仁，皮肤𥆧动，或如虫行。又治阳虚头痛，风寒入脑，目旋运转，如舟船之上，耳内蝉鸣，或如风雨之声，应风寒湿痹脚气缓弱等疾。

山茱萸　干姜炮　茯苓去皮。各三斤　细辛一斤八两　防风四斤　附子炮，去皮脐，三十五枚

上为细末，温酒调下二钱，食前服。

四生散《和剂》 治男妇肝肾风毒上攻，眼赤痒痛，不时羞明多

---

〔1〕各一两：原脱，据《和剂局方》卷一本方补。

泪,下疰脚膝生疮,及遍身风癣,服药不验,居常多觉两耳中痒。

黄芪 川羌活 蒺藜沙苑者 白附子各等分,生用

上为细末,每服二钱,薄荷酒调下。如肾脏风下疰生疮,以猪腰劈开,入药二钱合定,纸裹煨熟,空心细嚼,以盐酒送下。

省风汤《和剂》 治卒急中风,口噤全不能言,口眼㖞斜,筋脉挛急,抽搐疼痛,风盛痰实,旋晕僵仆,头目眩重,胸膈烦满,左瘫右痪,手足麻痹,骨节烦疼,步履艰辛,恍惚不定,神志昏愦,一切风证,可预服之。

防风 南星生用。各四两 半夏白好者,水浸洗,生用 黄芩去粗皮 甘草生用。各二两

咬咀,每服四大钱,水二大盏,姜十片,煎一中盏,去滓温服,无时。

四生丸《和剂》 治左瘫右痪,口眼㖞斜,中风涎急,半身不遂,不能举者,悉皆疗之。

五灵脂去石 骨碎补 川乌头去皮尖 当归各等分

上为细末,用无灰酒打面糊为丸,如桐子大。每服七丸,渐加至十五丸,温酒下。服此药莫服灵宝丹,恐药无效。

轻脚丸 治左瘫右痪,脚弱不能行履。

木鳖子别研 白胶香别研 白芍药各二两 草乌去皮尖,四两 赤小豆一两,别研为末,打糊

上末之,赤豆糊为丸,如梧子大。每七丸,加至十丸,温酒或木瓜汤下,病在上食后临卧服,病在下空心服。忌热物少时。

伏虎丹《和剂》 专治左瘫右痪。

生干地黄 蔓荆子 白僵蚕炒去丝。各二钱半 五灵脂去皮,半两 踯躅花炒 南星 白胶香 草乌炮。各一两

末之,酒煮半夏末为糊丸,如龙眼大。每一丸分四服,酒吞下,日进二服。此建康乌衣巷有老人姓钟,素好道,因酒患风,百治无效,一日忽有道人至,授此方药服之,道人忽不见,已而病除,乃知仙方。

换腿丸《和剂》 治肾经虚弱,下注腰膝,或当风取凉,冷气所乘,沉重少力,移步迟缓,筋脉挛痛,不能屈伸,脚心隐痛,有妨履

地。大治干湿脚气,赤肿痛楚,发作无时,呻吟难忍,气满喘促,举动艰难,面色黧黑,传送秘涩,并皆疗之。

薏苡仁　石楠叶　南星洗,姜制炒　川牛膝酒浸,焙　肉桂去粗皮　当归去芦　天麻去苗　附子炮,去皮脐　羌活　防风去叉　石斛去根　草薢微炙　黄芪蜜炙　续断各一两　苍术米泔浸,一两半　槟榔半两　干木瓜四两

上为细末,面糊丸,梧子大。每服三十丸至五十丸,空心温酒或木瓜汤下,日二三服。常服舒筋轻足,永无脚气之患。昔有人患此疾,服之一月,脚力顿健,委有换腿之功。

左经圆《和剂》　治左瘫右痪,手足颤掉,言语謇涩,浑身疼痛,筋脉拘挛,不得屈伸,项背强直,下注脚膝,行履艰难,及跌扑闪朒,外伤内损。常服通经络,活血脉,疏风顺气,壮骨轻身。

生黑豆一斤,以斑蝥二十一枚去头足同煮,候豆胀为度,去之取豆焙干　川乌炮,去皮脐,二两　乳香研,一两　没药一两半　草乌炮,四两

上为末,醋糊为圆,如梧子大。每服三十圆,温酒下,不拘时。

木瓜圆《和剂》　治肾经虚弱,下攻腰膝,沉重少力,腿脚肿痒,痒破生疮,脚心隐[1]痛,筋脉拘挛,或腰膝缓弱,步履艰难,举动喘促,面色黧黑,大小便秘涩,饮食减少,无问久新,并宜服之。

熟地黄洗,焙　陈皮去白　乌药各四两　黑牵牛三两,炒　石楠藤　杏仁去皮尖　当归　苁蓉酒浸,焙　干木瓜　续断　牛膝酒浸。各二两　赤芍药一两

上为细末,酒糊为圆,如桐子大。空心木瓜汤吞三五十圆,温酒亦得。

犀角防风汤《统旨》　治一切诸风,口眼㖞斜,手足弹拽,语言謇涩,四肢麻木。

犀角磨水,临服时入　防风　甘草炙　天麻　羌活各五分　滑石一钱五分　石膏七分　麻黄　独活　山栀各五分　荆芥　连翘　当归　黄芩　全蝎炒　薄荷　桔梗　白术　细辛各四分

---

〔1〕隐:原作"瘾",据《和剂局方》卷一本方改。

水二盅,姜五片,煎一盅,稍热服,取汗。大便秘结,加大黄一钱。

追风如圣散《统旨》　治男妇诸般风证,左瘫右痪,半身不遂,口眼歪斜,腰腿疼痛,手足顽麻,语言謇涩,行步艰难,遍身疮癣,上攻头目,耳内蝉鸣,痰涎不利,皮肤瘙痒,偏正头风,无问新旧。及破伤风,角弓反张,蛇犬咬伤,金刃所伤,血出不止,敷之立止。

川乌　草乌　苍术各四两　金钗石斛一两　川芎　白芷　细辛　当归　防风　麻黄　荆芥　何首乌　全蝎　天麻　藁本各五钱　甘草三两　人参三钱　两头尖二钱

上为细末,每服半钱匕,临卧茶清下,温酒亦可,不许多饮酒。服后忌一切热物饮食一时,恐动药力。

蠲风饮子《正传》　治中风瘫痪,口眼㖞斜,及一切手足走注疼痛,肢节挛急,麻痹不仁。

防风去芦　杜仲去粗皮,姜汁炒　羌活　白芷　川当归酒洗,去芦　川芎　生地黄酒浸　白芍药　川牛膝去芦,酒洗　秦艽去芦　何首乌　草薢　苍术米泔浸一宿　白术　木通　大枫子肉　威灵仙　血藤即过山龙　防己　丁公藤各一两　荆芥穗　海桐皮去粗皮　五加皮　南星煨裂　半夏汤泡七次　橘红　赤茯苓去皮　桑寄生　天麻　僵蚕炒去丝嘴　钩藤各半两　薄桂去粗皮　草乌去皮尖　甘草节　川乌去皮脐,炮　猪牙皂角各二钱半　两头尖　阴地蕨一名地茶　大蓟　小蓟　理省藤　桑络藤各一两半　生姜一两,另捣细

上各切细,用无灰好酒二斗五升,以瓷罐盛酒浸药,皮纸十数重封口,冬半月,夏七日,秋、春十日。每清晨午前午后临卧各服一大白盏。忌鸡、猪、鱼、羊、驴、马、飞禽、虾、蟹等肉味,及煎煿油腻,水果生冷,花麦热面,一切动气发风之物。

豨莶丸《济生》　治中风口眼㖞斜,时吐涎沫,语言謇涩,手足缓弱。

稀莶草一名火枚草,生于沃壤间,带猪莶[1]气者是

上五月五日,六月六日,采叶洗净,不拘多少。九蒸九曝,每蒸

---

〔1〕莶:原作"苓",据《重订严氏济生方·诸风门》本方改。

用酒蜜洒之，蒸一饭顷，日干为末，炼蜜丸，桐子大。每服百丸，空心温酒米饮任下。

一方，每豨莶一斤，加四物料各半两，川乌一钱半，羌活、防风各二钱。

拯济换骨丹《元戎》　治半身不遂，口眼㖞斜，手足不仁，言语謇涩，或骨痛连髓，或痹袭皮肤，或中急风，涎潮不言，精神昏涩，行步艰难，筋脉拘急，左瘫右痪，一切风疾。

槐荚子生　人参　桑白皮　苍术　白芷　何首乌　蔓荆子　威灵仙　防风各二两　五味子　苦参　香附　川芎各一两　麝香二钱　龙脑二钱，另研，一本无

上一十四味，为细末，入麝香令匀，又用麻黄十斤，去根节，大[1]河水三石三斗，熬至六斗，滤去滓，再煎至二升半，入银石器内熬成膏，入前药和匀，杵三五千下，每一两作十丸，朱砂为衣。每服一丸，先捣碎，酒一盏，自晨浸至晚，食后临卧，搅匀服之。神清无睡，是药之验，再服须更隔五日服之。如中风无汗宜服。若体虚自汗服之，是重亡津液也。若风盛之人，当于密室温卧取汗。

搜风顺气丸《圣惠》　治三十六种风，七十二般气，去上热下冷，腰脚疼痛，四肢无力，多睡少食，渐渐羸瘦，颜色不完黄赤，恶疮下疰，口苦无味，憎寒毛耸，积[2]年癥癖气块，丈夫阳事断绝，女子久无子嗣，久患寒疟，吐逆泻利，变成劳疾，百节酸疼，小儿老人皆可服，补精驻颜，疏风顺气。

车前子二两半　白槟榔　火麻子微炒，去壳，另研　郁李仁汤泡，去皮，研　菟丝子酒浸，焙炮，晒干　牛膝酒浸二宿　干山药各三两　枳壳去瓤，麸炒　防风去叉　独活各一两　锦纹　大黄五钱，半生半熟

上为末，炼蜜丸桐子大。每服二十丸，酒、茶、米饮任下，百无所忌，早晨、临卧各一服。服经一月消食，二月去肠内宿滞，三月无倦少睡，四月精神强胜，五月耳目聪明，六月腰脚轻健，一年百病皆

---

〔1〕大：原作"天"，据《医垒元戎·厥阴证》本方改。

〔2〕积：原作"节"，据修敬堂本改。

除,老者返少。如服药觉脏腑微动,以羊肚肺羹补之。久患肠风便血,服之除根。如颤语謇涩,及瘫痪服之,随即平复。酒后一服,宿醒消尽,百病不生。孕妇勿服。

愈风丹　治足三阴亏损,风邪所伤,致肢体麻木、手足不随等证。

天麻　牛膝酒浸,焙　萆薢　玄参各六两　杜仲七两　羌活十四两　当归　熟地黄　生地黄各一斤　独活五两　肉桂三两

上为末,炼蜜丸,桐子大。用白汤下五七十丸。

史国公浸酒方　专治左瘫右痪,四肢顽麻,骨节酸疼,诸般寒湿风气。

当归　虎胫骨酒浸一日,焙干酥炙　羌活　龟甲炙　萆薢　防风去芦叉　秦艽　川牛膝松节　晚蚕砂各二两　枸杞子五两　干茄根八两,饭上蒸熟

用无灰酒一斗,绢袋盛药,入酒内,封十日。取饮时不可面向坛口,恐药气冲人头面,饮酒不可间断。饮尽,药滓晒干为末,米糊丸,梧子大。空心酒下五十丸。忌食发风动气之物。

中　寒

苏合香丸见卒中。

五积散《和剂》　治感冒寒邪,头疼身痛,项背拘急,恶寒呕吐,或有腹痛。又治伤寒发热,头疼恶风,无问内伤生冷,外感风寒,及寒湿客于经络,腰脚酸疼,及妇人经血不调,或难产并治。

白芷　茯苓　半夏汤洗七次　当归　川芎　甘草炙　肉桂　芍药各三两　枳壳去瓤,麸炒　麻黄去节根　陈皮去白。各六两　桔梗去芦,十二两　厚朴去粗皮,姜制　干姜各四两,熞　苍术泔浸,去皮,二十四两

上咬咀,每服四钱,水一盏,姜三片,葱白三根,煎七分,热服。冒寒用煨姜,挟气则加茱萸,妇人调经催产则加艾醋。

姜附汤《发明》　治中寒口噤,四肢强直,失音不语,忽然晕倒,口吐涎沫,状如暗风,手足厥冷,或复烦躁。兼治阴证伤寒,大便自

利而发热者。

干姜　熟附子各等分

上㕮咀，每服四钱，水一盏半，煎至七分，去滓温服。或虑此药性太燥，即以附子理中汤，相继服饵。姜附本治伤寒经下后，又复发汗，内外俱虚，身无大热，昼则烦躁，夜则安静，不呕不渴，六脉沉伏，并宜服此，不知脉者，更宜审之。兼治中脘虚寒，久积痰水，心腹冷痛，霍乱转筋，四肢厥逆。一方，附子汤以生用者，名曰白通汤。内加白术倍之，甘草减半，名生附子白术汤。治中风湿，昏闷恍惚，腹胀满，身重，手足瘈疭，漐漐自汗，失音不语，便利不禁。一方，用姜附汤加麻黄、白术、人参、甘草等分，名附子麻黄汤。治中寒湿，昏晕缓弱，腰脊强急，口眼㖞僻，语声浑浊，胸腹䐜胀，气上喘急，不能转动，更宜审而用之。

附子理中汤

干姜炮　白术　人参　甘草炙。各二钱半　附子炮，二钱

水二盅，煎八分，食前温服。

不换金正气散《和剂》　治四时伤寒，温疫时气，头疼壮热，腰背拘急，山岚瘴气，寒热往来，霍乱吐泻，脏腑虚寒，下痢赤白。

苍术制　橘皮去白　半夏曲炒　厚朴姜制　藿香各二钱　甘草炙，一钱

上作一服，水二盅，生姜五片，红枣二枚，煎至一盅，去滓，食前稍热服。忌生冷油腻毒物。若出远方，不服水土，尤宜服之。

中　暑

来复丹《和剂》　治上盛下虚，里寒外热，伏暑泄泻如水。

硝石一两，同硫黄为末，入瓷碟内，以微火炒，用柳篦搅，不可火太过，恐伤药力，再研极细，名二气末　太阴玄精石研，飞　舶上硫黄透明者。各一两　五灵脂水澄去砂，晒干　青皮去白　陈皮去白。各二两

上用五灵脂、二橘皮为末，次入玄精石末，及前二气末，拌匀，好醋打糊为丸，豌豆大。每服三十丸，空心米饮下。

苏合香丸见卒中。

却暑散《得效》

赤茯苓去皮　甘草生,各四两　寒食面　生姜各一斤

上为细末,每服二钱,不拘时,新汲水或白汤调服。

香薷饮[1]《和剂》　治伏暑引饮,口燥咽干,或吐或泻,并皆治之。一方,又加黄连四两,用姜汁同炒令黄色,名黄连香薷散。如有搐搦,加羌活煎服。

香薷去土,一斤　白扁豆微炒,半斤　厚朴去皮,姜汁炙熟,半斤

上㕮咀,每服三钱,水一盏,入酒少许,煎七分,沉冷,不拘时服。

香薷汤《和剂》

白扁豆炒　茯神　厚朴去粗皮,剉,姜汁炒,各一两　香薷二两　甘草炙,半两

上为细末,每服二钱,不拘时,沸汤点服,盐汤点亦得。

大顺散《和剂》　治冒暑伏热,引饮过多,脾胃受湿,水谷不分,霍乱呕吐,脏腑不调。

甘草剉寸长,三十斤　干姜　杏仁去皮尖,炒　肉桂去粗皮,各四斤

上先将甘草用白砂炒及八分黄熟,次入干姜同炒,令姜裂,次入杏仁同炒,令杏仁不作声为度,用筛筛净,后入桂,一处捣罗。每服二钱,水一盏,煎七分,温服;如烦躁,井花水调服;不拘时,以沸汤点服亦得。

枇杷叶散《和剂》　治中暑伏热,烦渴引饮,呕哕恶心,头目昏眩。

枇杷叶去毛,炙　陈皮汤浸,去瓤,焙　丁香　厚朴去皮,涂姜汁炙。各半两　白茅根　麦门冬去心　干木瓜　甘草炙。各一两　香薷七钱半

上捣罗为末,每服二钱,水一盏,生姜三片,煎七分,温服,温汤调服亦得,如烦躁用井花水调下。小儿三岁以下,可服半钱,更量

---

〔1〕饮:《局方》卷二作"散"。

大小加减。

二气丹《济生》 治伏暑伤冷,二气交错,中脘痞结,或泻或呕。

硝石 硫黄各等分

上为末,于银石器内火炒令黄色,再研,用糯米糊丸,如桐子大。每服四十丸,不拘时,新井水送下。

星香散见中风。

缩脾饮《和剂》 消暑气,除烦渴。

缩砂仁 乌梅肉净 草果煨,去皮 甘草各四两,炙 干葛剉 白扁豆去皮,炒,各二两

每服四钱,水一碗,煎八分,去滓[1],水沉冷服以解烦,或欲热欲温任意服,代熟水饮之极妙。

苍术白虎汤见伤暑。

补中益气汤见劳倦。

生脉散《医录》 治热伤元气,肢体倦怠,气短懒言,口干作渴,汗出不止。或湿热大行,金为火制,绝寒水生化之源,致肢体痿软,脚欹眼黑,最宜[2]服之。

人参五钱 五味子 麦门冬各三钱

上水煎服。

大黄龙丸《百一》 治中暑身热头疼,状如脾寒,或烦渴呕吐,昏闷不食。

舶上硫黄 硝石各一两 白矾 雄黄 滑石各半两 白面四两

上五味,研末,入面和匀,滴水丸,如梧子大。每服三十丸,新井水下。《管见》云:有中暍昏死,灌之立苏。

地榆散《良方》 治中暑昏迷,不省人事,欲死,并治血痢。

地榆 赤芍药 黄连去须 青皮去白。各等分

上为末,每服三钱,浆水调服,如无,只以新汲水亦得,若血痢,水煎服。

---

〔1〕去滓:原脱,据《局方》卷二本方补。

〔2〕最宜:此下原衍"宜"字,据《四库》本删。

中　湿

除湿汤《百一》　治寒湿所伤,身体重着,腰脚酸疼,大便溏泄,小便或涩或利。

半夏曲炒　厚朴姜制　苍术米泔制,各二两　藿香叶　陈皮去白　白茯苓去皮,各一两　甘草炙,七钱　白术生用,一两

上咬咀,每服四钱,水一盏,姜七片,枣一枚,煎七分,食前温服。

白术酒《三因》　治中湿骨节疼痛。

上用白术一两,酒三盏,煎一盏,不拘时频服。不能饮酒,以水代之。

中　气

苏合香丸见卒中。

八味顺气散《济生》　凡中风人,先服此药顺气,次进治风药。

白术　白茯苓　青皮去白　香白芷　陈皮去白　天台乌药　人参各一两　炙甘草半两

上为细末,每服三钱,水一盏,煎七分,温服。

木香调气散《和剂》　治气滞胸膈,虚痞恶心,宿冷不消,心腹刺痛。

白豆蔻仁　丁香　檀香　木香各二两　藿香叶　炙甘草各八两　缩砂仁四两

上为细末,每服二钱,入盐少许,沸汤不拘时点服。

四七汤见气。　星香散见中风。

三和丹　即养正丹、黑锡丹、来复丹。

中　食

藿香正气散见中风。　八味顺气散见中气。

加减平胃散东垣　治脾胃不和,不思饮食,心腹胁肋胀满刺痛,口苦无味,胸满短气,呕哕恶心,噫气吞酸,面色萎黄,肌体瘦

弱，怠惰嗜卧，体重节痛，常多自利，或发霍乱，及五噎八痞[1]，膈[2]气反胃等证。

厚朴去粗皮，姜制炒，三斤二两　苍术去粗皮，米泔浸五斤　陈皮三斤二两，去白　甘草剉，炒，三十两

上为细末，每服二钱，水一盏，姜三片，枣二枚，同煎至七分，去渣温服；或去姜、枣，带热服，空心食前；入盐一捻，沸汤点服亦得。常服调气暖胃，化宿食，消痰饮。辟风寒冷湿四时非常之气。如小便赤涩，加白茯苓、泽泻。米谷不化，饮食伤，多加枳实。胸[3]中气不快，心下痞气，加枳壳、木香。脾胃困弱，不思饮食，加人参、黄芪。心下痞闷腹胀者，加厚朴，甘草减半。遇夏加炒黄芩。遇雨水湿润时加茯苓、泽泻。如有痰涎，加半夏、陈皮。凡加时，除苍术厚朴依例加之外[4]，如一服五钱，有痰用半夏五分[5]。咳嗽饮食减少，脉弦细，加归身、黄芪。脉洪大缓，加黄芩、黄连。大便硬，加大黄三钱，芒硝二钱，先嚼麸炒桃仁烂，以药送下。

海藏加减平胃散例：若泄泻脾湿，加茯苓、丁香、白术，为调胃散。一法加藿香、半夏。加干姜为厚朴汤。若温疫时气，二毒伤寒，头痛壮热，加连须葱白五寸，豆豉三十粒，煎二三沸，取微汗出愈。若五劳七伤，脚手心热，烦躁不安，百节酸疼，加柴胡。若痰嗽疟痢加姜制半夏，若小肠气痛加茴香，若水气肿满加桑白皮，若妇人赤白带下加黄芪，若酒伤加丁香，若饮冷伤食[6]加高良姜，若滑脱泄泻加肉豆蔻，若风痰四肢沉困加荆芥，若腿膝冷痛加牛膝，若浑身虚肿拘急加地骨皮，若腿膝湿痹加菟丝子，若白痢加吴茱萸，赤痢加黄连，若头风加藁本，若转筋霍乱加樟木皮。若七邪六极，耳鸣梦泄，盗汗，四肢沉重，腿膝痿弱，妇人宫藏久冷，月事不调者，加桂

〔1〕痞：原作"噫"，据《脾胃论》卷下本方改。
〔2〕膈：原作"隔"，据《脾胃论》卷下本方改。
〔3〕胸：原作"胃"，据《脾胃论》卷下本方改。
〔4〕外：原脱，据《脾胃论》卷下本方补。
〔5〕五分：原作"一两"，据《脾胃论》卷下本方改。
〔6〕食：原脱，据《医垒元戎·太阴证》本方补。

枝。若胃寒呕吐，多加生姜。一法加茯苓、丁香各三两。若气不舒快，中脘痞塞，加砂仁、香附各[1]三两，生姜煎服。若与五苓散相半，为对金饮子。若与六一散相合，为黄白散。若与钱氏异功散相合，为调胃散。若欲进食[2]，加神曲、麦芽[3]、吴茱萸、川椒、干姜、桂，为吴茱萸汤。若加藁本、桔梗，为和解散，治伤寒吐利。若加藿香、半夏为不换金正气散。若疟疾寒热者加柴胡，若小肠气痛者加苦楝、茴香。

中　恶

苏合香丸见卒中。

调气平胃散

木香　乌药　白豆蔻仁　檀香　砂仁各一钱　藿香一钱二分　苍术一钱半　厚朴姜汁炒　陈皮各一钱　甘草五分

水二盅，生姜三片，煎八分，食前服。

伤　暑

白虎加人参汤

知母六两　石膏一斤，碎　甘草二两　粳米六合　人参六钱二字半

以水一斗，煮米熟，汤成去滓，温服一升，日三。

白虎加苍术汤

前方内去人参，加苍术二两，增水作四服。

香薷饮　香薷汤俱见中暑。

六和汤《澹寮》　治心脾不调，气不升降，霍乱吐泻，寒热交作，伤寒阴阳不分，冒暑伏热烦闷，或成痢疾，中酒烦渴畏食。

香薷二钱　缩砂仁　半夏汤洗七次　杏仁去皮尖　人参去

---

〔1〕各：原脱，据《医垒元戎·太阴证》本方补。
〔2〕若欲进食：原作"若饮食进退"，据《医垒元戎·太阴证》本方改。
〔3〕麦芽：此下原衍"冬月加"，据《医垒元戎·太阴证》本方删。

芦　甘草炙。各五分　赤茯苓去皮　藿香去土　白扁豆姜汁略炒　厚朴姜制　木瓜各一钱

水二盏,姜五片,红枣一枚,煎一盏,不拘时服。五苓散见消渴。

消暑丸《和剂》　治伏暑引饮,脾胃不利。

半夏一斤,用醋五升煮干　甘草生用　茯苓去皮,各半斤

上为末,姜汁煮糊丸,无见生水,如桐子大,每服五十丸,不拘时,热汤送下。中暑为患,药下即苏。伤暑发热头痛,服之尤妙。夏月常服,止渴利小便,虽饮水多,亦不为害,应是暑药,皆不及此。若痰饮停积[1],并用生姜汤下。入夏之后,不可缺此。

枇杷叶散　来复丹　却暑散俱见中暑。小半夏茯苓汤见痰饮。　平胃散见中食。　理中汤见霍乱。　春泽汤即五苓散加人参一钱。　缩脾饮见中暑。　藿香正气散见中风。　苏合香丸见卒中。　胃苓饮即平胃散、五苓散并用。　辰砂五苓散即五苓散加辰砂等分,桂减三之一。

酒煮黄连丸[2]《和剂》　治伏暑发热,呕吐恶心,并治膈热,解酒毒,厚肠胃。

黄连去须三[3],十二两　好酒五升[4]

上将黄连以酒煮干,研为末,滴水丸,如梧桐子大。每服三五十丸,空心熟水送下。

益元散即天水散　治伤寒表里俱热,烦渴口干,小便不通,及霍乱吐泻,下利肠澼,偏主石淋,及妇人产难,催生下乳,神效。

桂府滑石腻白者,六两　粉草一两,研烂

上为极细末,每服三钱,白汤调下,新水亦得。加薄荷末少许,名鸡苏散;加青黛末少许,名碧[5]玉散,治疗并同,但以回避世俗之轻侮耳。

---

〔1〕积:原作"节",据修敬堂本改。

〔2〕酒煮黄连丸:《局方》卷二作"黄龙丸"。

〔3〕三:原脱,据《局方》卷二黄龙丸补。

〔4〕升:原作"斤",据《局方》卷二黄龙丸改。

〔5〕碧:原作"若",据修敬堂本改。

十味香薷饮《百一》 消暑气，和脾胃。

香薷一两　人参去芦　陈皮汤泡，去白　白术　白茯苓　白扁豆炒，去壳　黄芪去芦　干木瓜　厚朴姜汁制，炒黑色　炙甘草各半两

上为细末，每服二钱，不拘时，热汤或冷水调下。

三黄丸见发热。　养胃汤见疟。　四君子汤见虚劳。　星香散见中风。　消风散见眩晕。二陈汤见痰饮。　白虎汤　调胃承气汤并见发热。

三黄石膏汤

黄连二钱　黄柏　山栀　玄参各一钱　黄芩　知母各一钱五分　石膏三钱　甘草七分

上水煎服。

清暑益气汤

黄芪一钱半，汗少减五分　苍术一钱半　升麻一钱　人参去芦　白术　陈皮　神曲　泽泻各五分　甘草炙　黄柏酒浸　葛根　青皮去瓤　当归身　麦门冬去心，各三分　五味子九粒

水二大盏，煎至一盏，去滓，食远稍热服。剂之多少，临时斟酌。

黄芪人参汤

黄芪一钱，如自汗过多者加一钱　人参去芦　白术各五分　苍术半钱，无汗一钱　橘皮不去白　甘草炙　当归身酒洗　麦门冬去心。各二分。黄柏酒洗　神曲炒。各三分　升麻六分　五味子九粒

水二盏，煎至一盏，去渣稍热，食远或空心服之。忌酒、湿面、大料物之类，及过食冷物。如心下痞闷，加黄连二三分。胃脘当心痛，减大寒药，加草豆蔻仁五分。胁下痛或缩急，加柴胡二三分。头痛，目中溜火，加黄连二三分，川芎三分。头目不清利，上壅上热，加蔓荆子三分，藁本二分，细辛一分，川芎三分，生地黄二分。如气短精神少，梦寐间困乏无力，加五味子九粒。大便涩滞，隔一二日不见者，致食少食不下，血中伏火，而不得润也，加当归身、生地黄各五分，桃仁三粒，去皮尖，另研，麻子仁研泥，五分。如大便通行，所加之药勿再服。如大便又不快利，勿用别药，少加大黄煨，半钱。

如又不利,非血结血秘而不通也。是热则生风,其病人必显风证,单血药不可复加,止常服黄芪人参汤,只用羌活半两,防风半两。二味以水四盏,煎至一盏,去滓,空心服之,大便必大走也,一服便止。胸中气滞,加青皮,并去白陈皮倍之,去其邪气。此病本元气不足,惟当补元气,不当泻之。气滞太甚,或补药太过,或人心下有忧滞郁结之事,更加木香二分或三分,砂仁二分或三分,白豆蔻仁二分,与正药同煎服。腹痛不恶寒者,加芍药半钱,黄芩二分,却减五味子。

人参益气汤见着痹。

清燥汤东垣

黄芪一钱半 黄连去须 苍术 白术各一钱 陈皮五分 五味子九粒 人参 白茯苓 升麻各三分 当归一钱二分 泽泻五分 柴胡 麦门冬 生地黄 神曲炒 猪苓 黄柏酒制 甘草炙。各二分

每服半两,水二盏,煎一盏,去滓稍热,空心服。

泼火散 治伤暑烦躁,口苦舌干,头痛恶心,不思饮食,昏迷欲死者。即中暑门地榆散。

水葫芦丸 治胃暑毒,解烦渴。

川百药煎三两 人参二钱 麦门冬 乌梅肉 白梅肉 干葛 甘草各半两

上为细末,面糊为丸,如鸡头实大。每服含化一丸,夏月出行,可度一日。

香薷丸《和剂》 治大人小儿伤暑伏热,燥渴瞀闷,头目昏眩,胸膈烦满,呕哕恶心,口苦舌干,肢体困倦,不思饮食,或发霍乱,吐利转筋。

香薷去根,一两 紫苏去粗梗 干木瓜 藿香洗去沙土 茯神去木,各五钱 甘草炙赤色 檀香锉 丁香各二钱半

上为细末,炼蜜和丸,每两作三十丸。每服一丸至二丸,细嚼,温汤下。

伤　　湿

除湿汤见中湿。

肾着汤《三因》　治肾虚伤湿,身重腰冷,如坐水中,不渴,小便自利。

干姜炮　茯苓各四两　甘草炙　白术各二两

每服四钱,水一盏,煎七分,空心温服。

渗湿汤《和剂》　治寒湿所伤,身体重着,如坐水中,小便赤涩,大便溏泄。

苍术　白术　甘草炙。各一两　茯苓去皮　干姜炮。各二两　橘红　丁香各二钱半

每服四钱,水一盏,枣一枚,姜三片,煎七分,食前,去滓温服。

五苓散见消瘅。　戊己丸见泄泻。

败毒散《活人》

羌活　独活　前胡　柴胡　芎藭　枳壳　白茯苓　桔梗　人参以上各一两　甘草半两

上为细末,每服二钱,水一盏,入生姜二片,煎至七分,温服,或沸汤点亦得。治伤寒温疫,风湿风眩,拘蜷风痰,头疼目眩,四肢痛,憎寒壮热,项强睛疼,及老人小儿皆可服。或瘴烟之地,或瘟疫时行,或人多风痰,或处卑湿脚弱,此药不可阙也。日二三服,以知为度。烦热口干,加黄芩。

桂枝汤仲景

桂枝　芍药　生姜各三两　甘草二两,炙　大枣十二枚,擘

上咬咀,以水七升,微火煮取三升,去滓,适寒温,服一升。服已须臾,歠热稀粥一升余,以助药力,温覆令一时许,遍身漐漐微似有汗者益佳;不可令如水流漓,病必不除。若一服汗出病差,停后服,不必尽剂。

五积散见中寒。　防己黄芪汤见身重。　五痹汤见痹。　青木香丸见气。

清热渗湿汤

黄柏盐水炒,二钱　黄连　茯苓　泽泻各一钱　苍术　白术各一钱半　甘草五分

水二盅,煎八分服。如单用渗湿,去黄连、黄柏加橘皮、干姜。

拈痛汤见身体痛。

术附汤　治风湿相搏,身体疼烦,不能转侧,不呕不渴,大便坚硬,小便自利。及风虚头目眩重甚者,不知食味。此药暖肌补中,助阳气,止自汗。见心痛。

伤　燥

滋燥养荣汤　治皮肤皴揭,筋燥爪干。

当归酒洗,二钱　生地黄　熟地黄　白芍药　秦艽　黄芩各一钱五分　防风一钱　甘草五分

上水煎服。

大补地黄丸　治精血枯涸燥热。

黄柏盐酒炒　熟地黄酒蒸。各四两　当归酒洗　山药　枸杞子甘州佳。各三两　知母盐酒炒　山茱萸肉　白芍药各二两　生地黄二两五钱　肉苁蓉酒浸　玄参各一两五钱

上为细末,炼蜜丸,如桐子大。每服七八十丸,空心淡盐汤送下。

清凉饮子　治上焦积热,口舌咽鼻干燥。

黄芩　黄连各二钱　薄荷　玄参　当归　芍药各一钱五分　甘草一钱

用水二盅,煎至八分　不拘时服。大便秘结,加大黄二钱。

导滞通幽汤　治大便燥涩。

润肠丸　俱见大便不通。

八正散见淋。

伤　饮　食

葛花解酲汤东垣　治饮酒太过,呕吐痰逆,心神烦乱,胸膈痞塞,手足颤摇,饮食减少,小便不利。

青皮去瓤,三钱　木香五分　橘红　人参　猪苓去皮　白茯苓各一钱半　神曲炒　泽泻　干姜　白术各二钱　白豆蔻　葛花　砂仁各五钱

上为极细末,每服三钱,白汤调服,但得微汗,则酒病去矣。此盖不得已而用之,岂可恃此酗饮成病,自损元气,惟病酒者宜之。

五苓散见消瘅。

瓜蒂散　治大满大实,气上冲逆,上部有脉,下部无脉,填塞闷乱者用之。如尺寸俱盛者,宜用备急丸。

瓜蒂炒　赤小豆煮,等分

上为细末,每服二钱,温浆水调下,取吐为度。仲景以香豉七合煮汁,和散一匕服之。若不至两尺脉绝者,不宜便吐,此药恐损元气,令人胃气不复。若止胸中窒塞,闷乱不通,以物探之,得吐则已。如探不去,方以此剂吐之。

治中汤　即理中汤加陈皮、青皮等分。

红丸子《和剂》　壮脾胃,消宿食,去膨胀。

京三棱浸软,切片　蓬莪术煨　青皮去白　陈皮去白,各五斤　干姜炮　胡椒各三斤

上为末,用醋面糊丸,如梧桐子大,矾红[1]为衣。每服三十丸,食后姜汤送下,小儿临时加减与服。

《**易简**》红丸子修合治疗之法,详见《局方》。

蓬术　三棱　橘皮　青皮　胡椒　干姜　阿魏　矾红

上每服六十丸,姜汤下。大治大人小儿脾胃之证,极有神效。但三棱、蓬术本能破癥消癖,其性猛烈,人不以此为常服之剂,然今所用者,以生产之处隔绝,二药不得其真,乃以红蒲根之类代之,性虽相近,而功力不同。应老弱虚人小儿妊妇,以其治病不能伤耗真气,但服之弗[2]疑。此药须是合令精致,用好米醋煮陈米粉为丸。若修合之时,去阿魏、矾红,名小橘皮煎,治寻常饮食所伤,中脘痞满,服之应手而愈。大病之后,谷食难化,及治中脘停醋,并生姜汤下。脾寒疟疾,生姜、橘皮汤下。心腹胀痛,紫苏、橘皮汤下。脾疼

〔1〕矾红:绿矾用火煅制后的名称。《本草纲目》卷十一:"绿矾煅赤者,俗名矾红。"
〔2〕弗:原作"兼",据修敬堂本改。

作楚，菖蒲汤下。酒疸谷疸，遍身昏[1]黄，大麦汤下。两胁引乳痛，沉香汤下。酒积食积，面黄腹胀，时或干呕，煨姜汤下。妇人脾血作楚，及血癥气块，经血不调，或过时不来，并用醋汤咽下；寒热往来者，尤宜服之。产后状如癫痫者，此乃败血上攻，迷乱心神所致，当以此药，热醋汤下，其效尤速。男子妇人癫疾，未必皆由心经蓄热，亦有因胆气不舒，遂致痰饮上迷心窍，故成斯疾。若服凉剂过多，则愈见昏乱，常以此药，衣以辰砂，用橘叶煎汤咽下，名小镇心丸。妊妇恶阻呕吐，全不纳食，百药不治，惟此最妙，乃佐二陈汤服之。但人疑其堕胎，必不信服，每易名用之，时有神效，但恐妊妇偶尔损动，必归咎此药耳。

大七香丸《和剂》　治脾胃虚冷，心膈噎塞，渐成膈气，脾泄泻利，反胃呕吐。

香附子二两　麦蘗一两　丁香皮三两半　缩砂仁　藿香　官桂　甘草　陈皮各二两半　甘松　乌药各六钱半

上十味，为末，蜜丸弹子大。每服一丸，盐酒、盐汤任嚼下。忌生冷肥腻物。

小七香丸《和剂》　温中快膈，化积和气。治中酒呕逆，气膈食噎，茶酒食积，小儿疳气。

甘松八两　益智仁六两　香附子炒　丁香皮　甘草炙。各十二两　蓬术煨　缩砂各二两

上为末，蒸饼为丸，绿豆大。每服二十丸，温酒、姜汤、熟水任下。

上二黄丸东垣　治伤热食痞闷，兀兀欲吐，烦乱不安。

黄芩二两　黄连酒洗，一两　升麻　柴胡各三钱　甘草二钱　枳实炒，半两

上为末，汤浸蒸饼丸。每服五七十丸，白汤下。

枳术导滞丸东垣　治伤湿热之物，不得旋化，而作痞满，闷乱不安。

---

[1]昏：校本同，疑作"皆"。

　　黄芩　茯苓　白术　黄连各三钱　泽泻二钱　枳实麸炒,去瓤　神曲炒,各五钱　大黄煨,一两

　　上为末,汤浸蒸饼为丸。食远,白汤下五十丸。

　　保和丸丹溪　治食积酒积。

　　山楂肉二两　半夏姜制　橘红　神曲　麦芽炒　白茯苓各一两　连翘　莱菔子炒　黄连各半两

　　上为末,滴水为丸。加白术二两,名大安丸。

　　枳术丸洁古　治痞积,消食强胃。海藏云:本仲景枳术汤也,今易老改为丸,治老幼虚弱,饮食不化,或脏腑软弱者。

　　枳实去瓤,麸炒,一两　白术二两

　　上为末,荷叶裹烧饭为丸,如桐子大。每服五十丸,白术汤下。服白术者,本意不取其食速化,但久服令人胃气强实,不复伤也。

　　曲蘖枳术丸　治强食所致心胸满闷不快。

　　神曲炒　麦蘖炒　枳实去瓤,麸炒,各一两　白术二两

　　上制服如枳术丸法。

　　木香枳术丸　破滞气,消饮食,开胃进食。

　　木香　枳实各一两　白术二两

　　亦照前法丸服。

　　槟榔丸　消宿食,破滞气。

　　槟榔三钱　木香　人参各二钱　陈皮五钱　甘草一钱

　　上为末,蒸饼丸。每服二三十丸,食前白汤下。

　　木香槟榔丸见气。

　　三黄枳术丸丹溪　治伤肉食湿面辛辣厚味之物,填塞闷乱,胸膈不快。

　　黄芩二两　黄连酒炒　大黄煨　神曲炒　白术　陈皮各一两

　　上为末,汤浸蒸饼为丸,如绿豆大。每服五十丸,白汤下。

　　除湿益气丸东垣　治伤湿面,心腹满闷,肢体沉重。

　　枳实炒　白术　黄芩生用　神曲炒。各一两　红花三钱　萝卜子炒,半两

　　上为末,荷叶烧饭丸。每服五十丸,白汤下。

白术丸 治伤豆粉湿面油腻之物。

白术 半夏制 神曲炒 枳实炒,各一两 橘红七钱 黄芩半两 枯白矾三分

上为末,汤浸蒸饼为丸。量所伤多少,加减服之。如素食多用干姜,故以黄芩泻之。

附治食索粉片积方 用紫苏浓煎汁,加杏仁泥,服之即散。

半夏枳术丸 治因冷食内伤。一方,有泽泻一两,为小便淋故也。

半夏姜制 枳实炒,各一两 白术二两

上为末,荷叶烧饭为丸,桐子大。每服五十丸,白汤下。

木香干姜枳术丸 破滞气,消寒饮食。

木香三钱 干姜炮,五钱 枳实炒,一两 白术一两半

上为末,荷叶烧饭为丸。食前白汤下五十丸。

丁香烂饭丸 治食伤太阴,又治卒心胃痛。

丁香 木香 广茂炮 京三棱炮 甘草各一钱,炙 丁香皮 甘松净 缩砂仁 益智仁各三钱 香附子半两

上为末,汤浸蒸饼为丸,如绿豆。每服三十丸,白汤下,或细嚼亦可。

感应丸《和剂》 治中虚积冷,气弱有伤,停积胃脘,不能传化。或因气伤冷,或因饥饱食,饮酒过多,心下坚满,两胁胀痛,心腹大痛,霍乱吐泻,大便频数,后重迟涩,久痢赤白,脓血相杂,米谷不化,愈而复发。又治中酒呕吐,痰逆恶心,喜睡头旋,胸膈痞满,四肢倦怠,不思饮食,不拘新旧冷积,并皆治之。

南木香 肉豆蔻 丁香各一两半 干姜炮,一两 巴豆七十粒,去皮心膜,研出油 杏仁一百四十粒,汤泡,去皮尖,研 百草霜二两

上前四味为末外,入百草霜研,与巴豆、杏仁七味同和匀,用好黄蜡六两,溶化成汁,以重绢滤去滓,更以好酒一升,于银石器内煮蜡数沸倾出,候酒冷,其蜡自浮于上,取蜡秤用。丸春夏修合,用清油一两,铫内熬令香熟,次下酒煮蜡四两,同化成汁,就铫内乘热拌和前项药末。秋冬修合,用清油一两半,同煎煮熟成汁,和

匮药末成剂,分作小锭,油纸裹放,旋丸服之。每三十丸,空心姜汤下。

雄黄圣饼子《脾胃》 治一切酒食所伤,心腹满不快。

巴豆一百枚,去油膜 雄黄半两 白面十两,炒,又罗过

上二味,为细末,同面和匀,用新汲水搅和作饼,如手大,以水再煮,候浮于汤上,看硬软,捏作饼子。每服五七饼,加至十饼、十五饼,嚼食,一饼利一行,二饼利二行,食前茶、酒任下。

木香槟榔丸《宝鉴》 治一切气滞,心腹痞满,胁肋胀闷,大小便涩滞不快利者。

木香 槟榔 青皮去白 陈皮去白 枳壳麸炒 广茂煨,切 黄连各一两 黄柏去粗皮 香附拣,炒 大黄炒。各三两 黑牵牛生,取头末四两

上为末,滴水丸,如豌豆大。每服三五十丸,食后姜汤送下,加至微利为度。

消积集香丸《宝鉴》 治寒饮食所伤,心腹满闷疼痛,及消散积聚痃癖气块久不愈者。

木香 陈皮 青皮 京三棱炮 广茂炮 黑牵牛炒 白牵牛炒 茴香炒。各半两 巴豆半两,不去皮,用白米一勺同炒,米黑去米

上为末,醋糊丸,如桐子大。每服七丸至十丸,温姜汤下,无时,以利为度。忌生冷硬物。

备急丹 治心腹百病,卒痛如锥刺,及胀满下气皆治之。易老名独行丸,《脾胃论》名备急大黄丸。

川大黄末 干姜末 巴豆去皮心,研,去油用霜

上各等分,和合一处,研匀,炼蜜丸,臼内杵千百下如泥,丸如小豆大。夜卧温水下一丸,如下气实者加一丸,如卒病不计时候。妇人有胎不可服。

神保丸《和剂》 治心膈痛,腹痛血痛,肾气胁下痛,大便不通,气噎,宿食不消。

木香 胡椒各二钱半 巴豆十粒,去皮心膜,研 干蝎七枚

上四味,为末,汤浸蒸饼为丸,麻子大,朱砂三钱为衣。每服五

丸,心膈痛,柿蒂、灯心汤下;腹痛,柿蒂、煨姜煎汤下;血痛,炒姜醋汤下;肾气胁下痛,茴香酒下;大便不通,蜜汤调槟榔末一钱下;气噎,木香汤下;宿食不消,茶酒浆饮任下。

三棱消积丸《脾胃》　治伤生冷硬物,不能消化,心腹满闷。

神曲炒　京三棱炮　广茂炮。各七钱　茴香炒　青皮　陈皮各五钱　丁皮　益智各三钱　巴豆和米皮炒焦,去米,五钱

上为末,醋面糊为丸,如桐子大。每服十丸至二十丸,温姜汤下,食前服。量虚实加减。得更衣,止后服。

神应丸《元戎》　治伤一切冷物潼乳,腹痛肠鸣飧泄。许学士云:此方得之王景长之家,近世名医多用,即知此方乃古方也,惟此为真,《局方》高殿前家亦非也。本方虽云秘者能下,泄者能止,用之少效,予反覆本草味药性,但言巴豆得火者良,予改法为神应丸。

木香一钱　丁香别研　干姜炮　百草霜研细。各半两,以上四味,为末和匀　杏仁半两　巴豆半两,炒去油尽,微存性　蜡二两,醋煮去垢,先备下

上同研为泥,上四味和匀,重罗细,入泥中,熔化蜡,入小油半两,同药研及数百回后,至凝可搓作挺,蜡纸封裹。每挺可重一钱,米饮下。

獭肝丸　治食鱼鲙不消生瘕,常欲食鲙者。

獭骨肝肺　大黄各八分　芦根　鹤骨各七分　桔梗五分　干姜　桂心各四分　斑蝥二十一枚,炙

上为细末,炼蜜和丸。酒服十丸至十五丸,日再,瘥。

治食鲙在心胸间不化,吐不出,速下除之,久成癥病方。仲景

陈皮一两　大黄　朴硝各二两

上三味,用水一大升,煮取半升,顿服消。

又用马鞭草捣汁饮。又饮姜叶汁一升亦消。

又可服吐药吐之。

治食狗肉不消,心下坚,或腹胀,口干大渴,心急发热,狂言妄语,或洞下方。

上用杏仁一升,去皮研,以沸汤三升和绞汁,分[1]三服,狗肉原片皆出净。

又方　以芦根,水煮汁饮之消。

当归四逆汤见厥。　通脉四逆汤见泄泻。　理中丸见痞。　五积散见中寒。　养胃汤见伤暑。　芎芷香苏饮见脚气。

和解散《和剂》　治四时伤寒头痛,烦躁自汗,咳嗽吐利。

厚朴去粗皮,姜汁制　陈皮洗,各四两　藁本　桔梗　甘草各半斤　苍术去皮,一斤

上为粗末,每服三钱,水一盏半,姜三片,枣二枚,煎七分,不拘时热服。冲和汤即参苏饮加木香。

半夏茯苓汤见痰饮。　理中汤见霍乱。　缩脾饮见中暑。　酒煮黄连丸见伤暑。

枳实半夏汤《和剂》

枳实　半夏各等分　加麦蘖

每服七钱,水二盏,姜五片,煎八分,温服无时。

曲蘖丸　治酒积癖不消,心腹胀满,噫酸,呃逆不食,胁肋疼痛。

神曲炒　麦蘖炒。各一两　黄连半两,剉,同巴豆三粒炒黄,去巴豆

上为细末,沸汤搜和,丸如梧桐子大。每服五十丸,食前姜汤下。

酒癥丸　治饮酒过度,头旋,恶心呕吐,酒停遇酒即吐,久而成癖者。

雄黄如皂角子大　巴豆不去油皮　蝎梢各十五枚

上研细,入白面五两半,水和丸,如豌豆大。候稍干,入麸炒香,将一丸放水中,浮即去麸。每服二丸,温酒下,茶亦可。

饮酒令无酒气方《千金》,下同

干蔓青根二七枚,三遍蒸,为末,取两钱许,酒后水服。

治恶酒健嗔方　取其人床上尘,和酒饮之。空井中倒生草烧灰饮之,勿令知。

断酒方　酒七升,著瓶中,熟朱砂半两著酒中,急塞瓶口,安著

---

〔1〕分:原脱,据《金匮要略》卷下本方补。

猪圈中,任猪摇动,经七[1]日,取酒尽饮。

　　又方　故毡中菜耳子七枚,烧作灰,黄昏时暖一杯酒,呪言与病狂人饮也,勿令知之,后不喜饮酒也。

　　又方　白猪乳汁一升饮之,永不饮酒。

　　又方　鸬鹚屎烧灰,水服方寸匕,永断。

　　又方　自死蚱蟷干,捣末和酒与饮,永世闻酒名即呕,神验。

　　又方　酒客吐中肉七枚,阴干,烧末服之。

　　法制陈皮　消食化气,宽利胸膈,美进饮食。

　　茴香炒　甘草炙。各二两　青盐炒,一两　干生姜　乌梅肉各半两　白檀香二钱半

　　上六味,为末。外以陈皮半斤,汤浸去白净四两,切作细条子。用水一大碗,煎药末三两,同陈皮条子一处慢火煮,候陈皮极软控干,少时用干药末拌匀焙干。

　　每服不拘多少,细嚼,温姜汤下,无时。

　　法制槟榔　治酒食过度,胸膈膨满,口吐清水,一切积聚。

　　鸡心槟榔一两,切作小块　缩砂取仁　白豆蔻取仁　丁香切作条　粉草切作细块,各一两　橘皮去白,切作细条　生姜各半斤,切作细条　盐二两

　　上件用河水两碗浸一宿,次日用慢火,砂锅内煮干焙干,入新瓶收。每服一撮,细嚼酒下;或为细末,汤调服亦可。

伤　劳　倦

　　补中益气汤 东垣

　　黄芪病甚热甚者一钱　人参三分,有嗽去之　甘草炙,五分　当归身酒制　橘皮　升麻　柴胡各二分　白术三分。薛新甫常用方,芪、参、术各一钱半,归一钱,橘七分,柴、升各伍分。

　　水二盏,煎至一盏,量气弱气盛,临病斟酌水盏大小,去渣,食远稍热服。如伤重者,不过二服而愈,若病久者,以权立加减法治

―――――――――――――
〔1〕七:《千金方》卷二十五本方作"十"。

之。详见论中。

朱砂安神丸见虚烦。

小建中汤即桂枝芍药汤。

桂枝去粗皮　甘草炙　生姜切。各三两　芍药六两　大枣十二枚,擘　胶饴一升

上六味,以水七升,煮取三升,去滓,内胶饴,更上微火消解,温服一升,日三服。呕家不可用建中汤,以甜故也。

理中汤见霍乱。　平胃散见中食。　抵当汤丸俱见蓄血。　神圣复气汤见腹痛。

白术附子汤

白术　附子炮　陈皮　苍术制　厚朴制　半夏汤泡　茯苓去皮　泽泻各一两　猪苓去皮,半两　肉桂四钱

每服五钱,水一盏,生姜三片,煎至半盏,食前温服。量虚实加减。

草豆蔻丸见心痛。　清暑益气汤见伤暑。

当归补血汤《实鉴》

黄芪一两　当归二钱,酒洗

上㕮咀,作一服,水三盏,煎至一盏,去滓温服,食前。

治虚寒,育气汤以下诸方,散见各门及《卫生宝鉴》中,不复繁引。

菟丝子丸《和剂》　治肾气虚损,五劳七伤,脚膝酸疼,面色黧黑,目眩耳鸣,心忡气短,时有盗汗,小便滑数。

菟丝子酒洗制　鹿茸酥炙,去毛　泽泻　石龙芮去土　肉桂　附子炮,去皮。各一两　石斛去根　熟地黄　白茯苓　牛膝酒浸,焙　山茱萸肉　续断　防风　杜仲制　肉苁蓉酒浸,焙　补骨脂去毛,酒炒　荜澄茄　巴戟肉　沉香　茴香炒。各七钱半　五味子　川芎　桑螵蛸酒浸,炒　覆盆子各半两

上为细末,酒煮面糊丸,如桐子大。每服二[1]十丸,温酒、盐汤任下。

---

〔1〕二:原作"三",据《局方》卷五本方改。

十补丸 治肾脏虚冷,面黑足寒,耳聋膝软,小便不利。

附子炮 五味子各二两 山茱萸肉 山药 牡丹皮 鹿茸制 桂心 茯苓 泽泻各一两

上为末,炼蜜丸,如桐子大。每服六七十丸,盐汤下。

治虚热,人参黄芪散诸方,亦散见虚劳各门及《宝鉴》中,不复繁引。

调中益气汤 东垣

黄芪一钱 人参 甘草炙 当归 白术各半钱 白芍药 柴胡 升麻各三分 橘皮二分 五味子十五粒

水二盏,煎至一盏,去滓温服,食前。

升阳顺气汤 东垣

黄芪一两 半夏三钱,汤洗七次 草豆蔻二钱 神曲一钱五分,炒 升麻 柴胡 当归身陈皮以上各一钱 甘草炙 黄柏以上各五分 人参去芦,三分

上㕮咀,每服三钱,水二盅,生姜三分,煎至一盅,去滓温服,食前。

升阳补气汤 东垣

厚朴姜制,五分 升麻 羌活 白芍药 独活 防风 甘草炙 泽泻以上各一钱 生地黄一钱半 柴胡二钱半

上为粗末,每服五钱,水二盏,生姜二片,枣二枚,煎至一盏,去滓,食前大温服。

门冬清肺饮 东垣

紫菀茸一钱五分 黄芪 白芍药 甘草各一钱 人参去芦 麦门冬去心。各五分 当归身三分 五味子三粒

上分作二服,每服水二盏,煎至一盏,去滓,食后温服。

大阿胶丸见吐血。 人参清镇丸见咳嗽。 皂角化痰丸见痰饮。 白术和胃丸 即和中丸。见不能食。

虚 劳

〔仲景〕**大黄䗪虫丸** 结在内者,手足脉必相失,宜此方,然必

兼大补剂琼玉膏之类服之。

大黄十分。古以二钱半为一分,当是二两半,蒸　黄芩二两　甘草三两　桃仁一升　杏仁一升　地黄十两　芍药四两　干漆一两　虻虫一升　水蛭百枚　蛴螬一升　䗪虫半升

上十二味,末之,炼蜜为丸,小豆大。酒饮服五丸,日三服。

陈大夫传仲景百劳丸见蓄血。

四君子汤　治真气虚弱,及短气脉弱。

白术　人参　黄芪　茯苓各等分

上为粗末,每服五钱,水一盏,煎至七分,食远温服。一方,无黄芪,有甘草减半。加陈皮,名异功散。加陈皮、半夏,名六君子汤。

四物汤　益荣卫,滋气血。

熟地黄补血。如脐下痛,非此不能除,乃通肾经之药也。　川芎治风,泄肝木也。如血虚头痛,非此不能除,乃通肝经之药。　芍药和血理脾。如腹中虚痛,非此不能除,乃通脾经之药也。　当归如血刺痛,非此不能除,乃通肾经之药。

上为粗末,水煎。又春则防风四物,加防风,倍川芎。夏则黄芩四物,加黄芩,倍芍药。秋则门冬四物,加天门冬,倍地黄。冬则桂枝四物,加桂枝,倍当归。若血虚而腹痛,微汗而恶风,四物茂桂,谓之腹痛六合。若风眩,加秦艽、羌活,谓之风六合。若发热而烦,不能睡卧,加黄连、栀子,谓之热六合。若中湿身沉重无力,身凉微汗,加白术、茯苓,谓之湿六合。若气虚弱,起则无力,厎然而倒,加厚朴、陈皮,谓之气六合。若虚寒脉微自汗,气难布息,便清白,加干姜、附子,谓之寒六合。若身热脉躁,头昏项强者,加柴胡、黄芩。若因热生风者,加川芎、柴胡、防风。若目赤暴发,作云翳,疼痛不可忍,宜四物龙胆汤。方见眼目门。若疮疾,加荆芥,酒煎常服。若虚烦不得睡,加竹叶、人参。若虚热,四物与参苏饮相合,名补心汤主之。若烦躁大渴,加知母、石膏。若阴虚致热与血相搏,口舌干渴饮水,加瓜蒌、麦门冬。若诸痛有湿者,宜四物与白术相半,加天麻、茯苓、穿山甲,酒煎。若四肢肿痛,不能行动,四物苍术各半汤主之。

　　若呕者,加白术、人参、生姜。若水停心下,微吐逆者,加猪苓、茯苓、防己。若治燥结,四物与调胃承气汤各半,为玉烛散。若脏闭涩者,加大黄、桃仁。若老人风秘,加青皮等分煎。若流湿润燥,宜四物理中各半汤。若滑泻者,加官桂、附子。若血痢,加胶、艾煎。若腹胀,加厚朴、枳实。若虚劳气弱,咳嗽喘满,宜厚朴六合。四物汤四两,厚朴姜制一两,枳实麸炒半两。若血气上冲,心腹肋下满闷,宜治气六合。四物汤四两,加木香、槟榔各一两。若发寒热者,加干姜炒黑、牡丹皮、白芍药、柴胡。若虚壮热似伤寒者,加人参、柴胡。四物与桂枝、麻黄、白虎、柴胡、理中、四逆、茱萸、承气、凉膈等皆可作各半汤,此易老用药大略也。四物汤加减治妇人杂病方二十六道,见妇人部。四物汤加减治妊娠伤寒方名六合汤一十五道,见伤寒部。四物汤加减调经方七道见调经。

　　八物汤偶方,四物、四君子二方和合也。

　　白术　茯苓　人参　黄芪　当归　芍药　川芎　熟地黄

　　上为散,每五钱,水二盏,煎至一盏,去滓,食后温服。

　　十全大补散　治男子妇人诸虚不足,五劳七伤。不进饮食,久病虚损,时发潮热,气攻骨脊,拘急疼痛,夜梦遗精,面色萎黄,脚膝无力,喘嗽中满,脾肾气弱,五心烦闷,并皆治之。

　　肉桂　甘草　芍药　黄芪　当归　川芎　人参　白术　茯苓　熟地黄各等分

　　上为粗末,每服二大钱,水一盏,生姜三片,枣二枚,煎至七分,不拘时温服。肉桂、芍药、甘草,小建中汤也;黄芪与此三物,即黄芪建中汤也;人参、茯苓、白术、甘草,四君子汤也;川芎、芍药、当归、地黄,四物汤也。以其气血俱衰,阴阳并弱,法天地之成数,故名十全散。

　　圣愈汤　治一切失血,或血虚烦渴躁热,睡卧不宁,或疮证脓水出多,五心烦热作渴等证。

　　熟地黄生者,自制　生地黄　当归酒拌,各一钱　人参　黄芪炒　川芎各二钱

　　上水煎服。

金刚丸　牛膝丸　煨肾丸并见痿。

六味丸一名地黄丸，一名肾气丸　治肾经不足，发热作渴，小便淋闭，气壅痰嗽，头目眩晕，眼花耳聋，咽燥舌痛，齿牙不固，腰腿痿软，自汗盗汗，便血诸血，失音，水泛为痰，血虚发热等证，其功不能尽述。

熟地黄八两，杵膏　山茱萸肉　干山药各四两　牡丹皮　白茯苓　泽泻各三两

上各另为末，和地黄膏，加炼蜜丸，桐子大。每服七八十丸，空心食前滚汤下。

八味丸　治命门火衰，不能生土，以致脾胃虚弱，饮食少思，大便不实，脐腹疼痛，夜多溲溺等证。即六味丸加肉桂、附子各一两。

加减八味丸　治肾水不足，虚火上炎，发热作渴，口舌生疮，或牙龈溃烂，咽喉作痛，或形体憔悴，寝汗发热，五脏齐损。即六味丸加肉桂一两　五味子二两。

黑地黄丸　《保命》加五味子为肾气丸　治阳盛阴衰，脾胃[1]不足，房室虚损，形瘦无力，面多青黄，而无常色，此补气益胃之剂也[2]。

苍术一斤，油[3]浸　熟地黄一斤　五味子半斤　干姜秋[4]冬一两，夏半两，春七钱

上为细末，枣肉丸，如梧子大。食前米饮或酒服百丸。治血虚久痔甚妙。经云：肾苦燥，急食辛以润之。此药开腠理，生津液，通气，又五味子酸以收之，此虽阳盛而不燥热，乃是五脏虚损于内，故可益血收气，此药类象神品方也。

还少丹《杨氏》　大补心肾脾胃，治[5]一切虚损，神志俱耗，筋力顿衰，腰脚沉重，肢体倦怠，血气羸乏，小便浑浊。

干山药　牛膝酒浸　远志去心　山茱萸去核　白茯苓去皮　五

〔1〕胃：《保命集》卷下本方作"肾"。
〔2〕此补气益胃之剂也：《保命集》卷下本方作"宜此药养血益肾"。
〔3〕油：《保命集》卷下本方作"米泔"。
〔4〕秋：《保命集》卷下本方无此字。
〔5〕治：原脱，据《卫生宝鉴》卷六本方补。

味子　巴戟酒浸，去心　肉苁蓉酒浸一宿　石菖蒲　楮实　杜仲去粗皮，姜汁、酒拌，同炒断丝　舶茴香各一两　枸杞子　熟地黄各二两。此据《宝鉴》所定。考杨氏原方，山药、牛膝各一两半，茯苓、茱萸、楮实、杜仲、五味、巴戟、苁蓉、远志、茴香各一两，菖蒲、地黄、枸杞各半两。

上为细末，炼蜜同枣肉为丸，如桐子大。每服三十丸，温酒或盐汤下，日三服，食前。五日觉有力，十日精神爽，半月气壮，二十日目明，一月夜思饮食，冬月手足常暖。久服令人身体轻健，筋骨壮盛，悦泽难老。更看体候加减，如热加山栀子一两，心气不宁加麦门冬一两，少精神加五味子一两，阳弱加续断一两。常服固齿，无瘴疟。妇人服之，容颜悦泽，暖子宫，去一切病。

和中丸见不能食。

续断汤《济生》，下同　治肝劳虚寒，胁痛胀满，关节疼痛[1]挛缩，烦闷，眼昏，不食。

川续断酒浸　川芎　当归酒浸，去芦　陈皮去白　半夏制　干姜炮。各一两　肉桂不见火　炙甘草各半两

㕮咀，每服四钱，水一盏，姜五片，煎服无时。

羚羊角散　治肝劳实热，两目赤涩，烦闷热壅。

羚羊角镑　柴胡去芦　黄芩　当归　决明子　羌活　赤芍药　炙甘草各等分

煎服法同前续断汤。

远志饮子　治心劳虚寒，梦寐惊悸。

远志去心　茯神去木　肉桂　人参　酸枣仁炒　黄芪　当归酒浸。各一两　甘草炙，半两

煎服法同前。

酸枣仁汤　治心肾水火不交，精血虚耗，痰饮内蓄，怔忡恍惚，夜卧不安。

酸枣仁泡，去皮，炒，一两半　远志肉　黄芪　莲肉去心　罗参　当归酒浸，焙　白茯苓　茯神各一两　陈皮净　粉草炙。各半两

---

〔1〕关节疼痛：原脱，据《重订严氏济生方·诸虚门》本方补。

咬咀,每服四钱,水一盏半,姜三片,枣一枚,瓦器煎七分,日三服,临卧一服。

黄芩汤　治心劳实热,口疮烦渴,小便不利。

泽泻　栀子仁　黄芩　麦门冬去心　木通　生地黄　黄连　甘草炙。各等分

每服四钱,水一盏,姜五片,煎服无时。

白术散　治脾寒虚劳,呕吐不食,腹痛泄泻,胸满喜噫。

白术　人参　草果仁　厚朴制　肉豆蔻面裹煨熟,取出去面,用豆蔻　陈皮净　木香　麦蘖炒。各一两　甘草炙,半两

咬咀,每服四钱,水一盏,姜五片,枣一枚,煎服无时。

小甘露饮　治脾劳实热,身体眼目悉黄,舌干,咽喉肿痛。

黄芩　升麻　茵陈　栀子仁　桔梗炒　生地黄　石斛　甘草炙。各等分

每服四钱,水一盏,姜五片同煎,温服无时。

温肺汤　治肺劳虚寒,心腹冷痛,胸胁逆满,气穿背痛,饮食即吐,虚乏[1]不足。

人参　钟乳粉　制半夏　肉桂不见火　橘红　干姜炮。各一两　木香不见火　甘草炙。各半两

煎服法同前。

二母汤　治肺劳实热,面目浮肿,咳嗽喘急,烦热颊赤,骨节多痛,乍寒乍热。

知母　贝母去心膜　杏仁去皮尖,炒　甜葶苈炒,各半两　制半夏　秦艽　橘红各一两　炙甘草半两

煎服法同前。

羊肾丸　治肾劳虚寒,面肿垢黑,腰脊引痛,屈伸不利,梦寐惊悸,小便白浊。

熟地黄酒蒸,焙　杜仲炒　菟丝子酒蒸,别研　石斛去根　黄芪　续断酒浸　肉桂　磁石煅,醋淬　牛膝酒浸,去芦　沉香别

---

〔1〕乏:原作"之",据虞衙本改。

研　五加皮洗　山药炒。各一两

上为细末，用雄羊肾两对，以葱、椒、酒煮烂，入少酒糊杵丸，如梧子大。每七十丸，空心盐汤送下。

地黄汤　治肾劳实热，腹胀耳聋，常梦大水。

生地黄　赤茯苓　玄参　石菖蒲　人参　黄芪　远志肉甘草煮　炙甘草各一两

㕮咀，每服四钱，水一盏，姜五片，煎服无时。

木瓜散　治筋虚极，脚手拘挛，十指甲痛，数转筋，甚则舌卷卵缩，唇青面黑。

木瓜去子　虎胫骨酥炙　五加皮洗　当归酒浸　桑寄生　酸枣仁制　人参　柏子仁　黄芪各一两　炙甘草半两

煎服法同前。

五加皮汤　治筋实极，咳则两胁下痛，不可转动，并脚心痛不可忍，手足爪甲青黑，四肢筋急。

羌活　羚羊角镑　赤芍药　防风　五加皮洗　秦艽　枳实麸炒，去穰　甘草炙。各半两

煎服法同前。

茯神汤　治脉虚极，咳则心痛，喉中介介如梗状，甚则咽肿。

茯神去木　人参　远志甘草煮，去心　通草　麦门冬去心　黄芪　桔梗炒　甘草炙。各等分

㕮咀，每服四钱，水一盏，姜五片，煎服无时。

麦门冬汤　治脉实极，气衰血焦，发落好怒，唇口赤甚。

麦门冬去心　远志甘草煮，去心　人参　黄芩　生地黄洗　茯神　石膏煅。各一两　甘草炙，半两

煎服法同前。

半夏汤　治肉虚极，体重，连肩胁不能转，动则咳嗽，胀满痰饮，大便不利。

制半夏　白术　人参　茯苓　陈皮净　附子炮　木香　肉桂　大腹皮　炙甘草各等分

煎服法同前。

薏苡仁散 治肉实极,肌肤淫淫[1]如鼠走,津液开泄,或时麻痹不仁。

薏苡仁 石膏煅 川芎 肉桂 防风 防己 羚羊角镑 赤芍药 杏仁去皮,麸炒 甘草炙,各等分

煎服法同前。

紫菀汤 治气虚极,皮毛焦枯,四肢无力,喘急短气。

紫菀茸洗 干姜炮 黄芪 人参 五味子 钟乳粉 杏仁麸炒,去皮 甘草炙。各等分

㕮咀,每服四钱,水一盏,姜五片,枣一枚,煎服无时。

前胡汤 治气实极,胸膈不利,咳逆短气,呕吐不食。

前胡 制半夏 杏仁制炒 紫苏子炒 枳实麸炒 净陈皮 桑白皮炙 甘草炙,各等分

㕮咀,每服四钱,水一盏,姜五片,煎服无时。

鹿角丸 治骨虚极,面肿垢黑,脊痛不能久立,血气衰惫,发落齿枯,甚则喜唾。

鹿角二两 牛膝酒浸,焙,去芦,一两半

上为细末,炼蜜丸,如梧子大。每服七十丸,空心盐汤下。

玄参汤 治骨实极,面色焦枯,隐曲膀胱不通,牙齿脑髓苦痛,手足酸疼,大小便秘。

玄参 生地黄洗 制枳壳 车前子 黄芪 当归酒浸 麦门冬去心 白芍药各一两 炙甘草半两

㕮咀,每服四钱,水一盏,姜五片,煎服无时。

磁石丸 治精虚极,体气瘦悴,梦中走泄,后遗沥不已,小便白浊,甚则阴痿。

磁石二两,煅,醋淬 肉苁蓉酒浸,焙 鹿茸酒蒸 续断酒浸 杜仲姜炒 赤石脂煅 柏子仁炒,另研 熟地黄酒蒸,焙 山茱萸肉 菟丝子酒蒸,另研 巴戟去心 韭子炒。各一两

---

[1] 淫淫:行进貌。《文选·羽猎赋》:"焕若天星之罗,浩如涛水之波,淫淫与与,前后要遮。"注:〔淫淫与与,皆行貌也。〕

上为细末，酒糊丸，梧子大。每服七十丸，空心，盐酒、盐汤任下。

石斛汤 治精实极，眼视不明，齿焦发落，通身虚热，甚而胸中烦闷，夜梦遗精。

小草 石斛 黄芪 麦门冬去心 生地黄洗[1] 白茯苓 玄参各一两 甘草炙,半两

㕮咀，每服四钱，水一盏，姜五片，煎服无时。

人参养荣汤《和剂》 治脾肺俱虚，发热恶寒，肢体瘦倦，食少作泻等证。若气血虚而变见诸证，勿论其病，勿论其脉，但用此汤，其病悉退。

白芍药一钱五分 人参 陈皮 黄芪蜜炙 桂心 当归 白术 甘草炙。各一钱 熟地黄 五味子炒,杵 茯苓各七分半 远志五分,去心

上姜、枣，水煎服。

双和汤《和剂》 治虚劳，养气血。

白芍药七两半 熟地黄酒洗 黄芪去芦,蜜炙 当归去芦,洗,酒浸,焙 川芎各三两 炙甘草 肉桂不见火,各二两二钱半

上为末，每服三钱，水一盏，姜三片，枣一枚，煎七分，空心温服。

七珍散见不能食。

乐令建中汤《和剂》 治脏腑虚损，身体消瘦，潮热自汗，将成劳瘵。此药大能退虚热，生血气。

前胡 细辛净 黄芪蜜涂炙 人参 桂心 橘皮去白 当归洗去土 白芍药 茯苓去皮 麦门冬去心 甘草炙,各一两 半夏汤洗七次,切,七钱半

每服四钱，水一盏，姜四片，枣一枚，煎七分，不拘时热服。

《究原》双补丸《简易》 治一切虚损，五劳七伤，面目黧黑，唇口干燥，目暗耳鸣，夜梦惊恐，四肢酸疼。

---

〔1〕洗：原作"先"，据虞衙本改。

鹿角霜三两　黄芪炙　沉香　熟地黄洗,再蒸　菟丝子酒浸,蒸,焙　覆盆子去枝蒂　人参去芦　宣木瓜　白茯苓去皮　五味子炒　薏苡仁炒　肉苁蓉洗,酒浸　石斛去根,炒　当归去芦,酒浸　泽泻去土,蒸。各一两　麝香一钱,另研　朱砂半两,为衣,别研

上为末,炼蜜丸,如桐子大。每服七十丸,空心盐汤送下。

十四味建中汤《和剂》　治荣卫失调,气血不足,积劳虚损,形体羸瘠,短气嗜卧,欲成劳瘵。

当归酒浸,焙　白芍药　白术　麦门冬去心　甘草炙　肉苁蓉酒浸　人参　川芎　肉桂　附子炮　黄芪炙　制半夏　熟地黄酒蒸,焙　茯苓各等分

㕮咀,每服三钱,水一盏半[1],姜三片,枣一枚,煎至一盏,去滓[2],空心温服。

参术膏　治中风虚弱,诸药不应,或因用药失宜,耗伤元气,虚证蜂起,但用此药,补其中气,诸证自愈。

人参　白术各等分

上水煎稠,汤化服之。

黄芪龟甲散见咳嗽血。

人参散《本事》　治邪热客经络,痰嗽烦热,头目昏痛,盗汗倦怠,一切血热虚劳。

黄芩半两　人参　白术　茯苓　赤芍药　半夏曲　柴胡　甘草　当归　干葛各一两

每服三钱,水一盏,姜四片,枣二枚,煎八[3]分,不拘时温服。

《易简》逍遥散《元戎》　治血虚劳倦,五心烦热,肢体疼痛,头目昏重,心忪颊赤,口燥咽干,发热盗汗,减食嗜卧。及血热相搏,月水不调,脐腹胀痛,寒热如疟。又疗室女荣卫不和,痰嗽潮热,肌体羸瘦,渐成骨蒸。加山栀、牡丹皮,为加味逍遥散。

---

〔1〕半:原脱,据《局方》卷五本方补。
〔2〕煎至一盏,去滓:原脱,据《局方》卷五本方补。
〔3〕八:原作"七",据《本事方》卷四本方改。

　　白茯苓　白术　当归　白芍药　柴胡各一两　甘草半两

　　上㕮咀，每服四钱，水一盏，煨生姜一块切片，煎至六分，去滓热服，无时。

清骨散　专退骨蒸劳热。

　　银柴胡一钱五分　胡黄连　秦艽　鳖甲醋炙　地骨皮　青蒿　知母各一钱　甘草五分

　　水二盏，煎八分，食远服。血虚甚加当归、芍药、生地，嗽多加阿胶、麦门冬、五味子。

秦艽扶羸汤　治肺痿骨蒸，已成劳嗽，或寒或热，声嗄不出，体虚自汗，四肢怠惰。

　　软柴胡二钱　人参　鳖甲醋炙　秦艽　当归酒洗　紫菀　半夏各一钱　地骨皮一钱半　甘草五分

　　热甚者加青蒿，汗多加黄芪，去半夏、生姜。

　　水二盏，姜三片，乌梅、大枣各一枚，煎七分，食后服。

保真汤　治劳证体虚骨蒸，服之决补。

　　当归　生地黄　熟地黄　黄芪蜜水炙　人参　白术　甘草　白茯苓各五分　天门冬去心　麦门冬去心　白芍药　黄柏盐水炒　知母　五味子　软柴胡　地骨皮　陈皮各一钱　莲心五分

　　水二盏，姜三片，枣一枚，煎八分，食远服。

　　茯苓补心汤见鼻衄。　鹿茸橘皮煎丸见不能食。

三才封髓丹《宝鉴》　降心火，益肾水，滋阴养血，润补不燥。

　　天门冬去心　熟地黄　人参各半两　黄柏三两　砂仁一两半　甘草七钱半，炙

　　上六味，为末，面糊丸，桐子大。每服五十丸，用苁蓉半两，切作片，酒一盏，浸一宿，次日煎三四沸，去滓，空心食前送下。

天真丹《宝鉴》　治下焦阳虚。

　　沉香　穿心巴戟酒浸　茴香炒　草薢酒浸，炒　葫芦巴炒香　破故纸炒香　杜仲麸炒去丝　琥珀　黑牵牛盐炒去盐。各一两　官桂半两

　　上十味，为末，用浸酒打糊为丸，如桐子大。每服五十丸，空心

温酒送下,盐汤亦得。

天真丸《御药》　治一切亡血过多,形槁肢羸,食饮不进,肠胃滑泄,津液枯竭。久服生血养气,暖胃驻颜。

精羊肉七斤,去筋膜脂皮,批开,入下药末　肉苁蓉十两　当归十二两,洗,去芦　山药湿者去皮,十两　天门冬去心,焙干,一斤

上四味,为末,安羊肉内裹缚,用无灰酒四瓶,煮令酒尽,再入水二升,煮候肉糜烂,再入:

黄芪末五两　人参末三两　白术末二两

熟糯米饭焙干作饼,将前后药末和丸,梧子大。一日二次,服三百丸,温酒下。如难丸,用蒸饼五七枚焙干,入臼中杵千下丸之。

生脉散见中暑。

三才丸

天门冬　地黄　人参各等分

上为末,炼蜜丸。空心服。

霞天膏见积聚　滚痰丸见痰饮。　倒仓法见积聚。　当归龙荟丸见胁痛。

柴胡饮子《宝鉴》　解一切肌骨蒸热,寒热往来,及伤寒发汗不解,或汗后余热劳复,或妇人经病不快,产后但有此证,并宜服之。

黄芩　甘草炙　大黄　芍药　柴胡　人参　当归各半两

剉散,每服四钱,水一盏,姜三片,煎至六分,去滓温服。

防风当归饮子《保命》　治烦渴[1],皮肤索泽,食后煎服,宜以此饮下地黄丸。

柴胡　人参　黄芩　甘草各一两[2]　防风　大黄　当归　芍药各半两　滑石三两[3]

上㕮咀,每服五钱,水一盏半,姜三片,煎七分,温服。如痰嗽,加半夏。如大便黄,米谷完出,惊悸,溺血淋闭,咳血衄血,自汗头

---

〔1〕渴:原作"热",据《保命集》卷中本方改。

〔2〕各一两:原脱,据《保命集》卷中本方补。

〔3〕三两:原作"二钱",据《保命集》卷中本方改。

痛,积热肺痿,后与大金花丸。

大金花丸

黄柏　黄芩　黄连　山栀各一两

上为细末,水丸小豆大。每服一百丸,温水下,日二三服。或大便实加大黄,自利不用大黄[1]。如中外热者,此药作散煎服,名解毒汤。腹满[2]呕吐欲作利者,每服解毒汤半两,加半夏、茯苓、厚朴各三钱,姜三片。如白脓[3]下利后重者,加大黄三钱。

麦煎散　治少男室女,骨蒸黄瘦,口臭,肌热盗汗,妇人风血攻疰四肢。

赤茯苓　当归　干漆　鳖甲醋炙　常山　大黄煨　柴胡　白术　生地黄　石膏各一两　甘草半两

上为末,每服三钱,小麦五十粒,水煎,食后临卧服。若有虚汗,加麻黄根一两。

秦艽鳖甲散《宝鉴》,下同　治骨蒸壮热,肌肉消瘦,唇[4]红颊赤,气粗,困倦盗汗。

鳖甲一两,去裙,醋炙　柴胡　地骨皮各一两　秦艽　知母　当归各半两

上为粗末,每服半两,水一盏,入乌梅一枚,青蒿五叶,同煎至七分,去滓温服,临卧,空心各一服。《元戎》地骨皮枳壳散,有枳壳各等分,无青蒿,有桃柳枝头各七个,姜三片。又去秦艽、当归,加贝母,为柴胡鳖甲散,大便硬者服之。大便溏者,半气半血,服逍遥散。

人参地骨皮散　治脏中积冷,营中热,按之不足,举之有余,阴不足而阳有余也。

茯苓半两　知母　石膏各一两　地骨皮　人参　柴胡　生地黄各一两五钱

上㕮咀,每服一两,生姜三片,枣一枚,水煎,细细温服。间服

---

〔1〕不用大黄:原脱,据《保命集》卷中本方补。
〔2〕满:原作"痛",据《保命集》卷中本方改。
〔3〕如白脓:此下原衍"后重",据《保命集》卷中本方删。
〔4〕唇:原作"舌",据《卫生宝鉴》卷五本方改。

生精补虚地黄丸。

人参柴胡散　即前人参散，无黄芩。

火郁汤　柴胡升麻汤俱见发热。

猪肚丸

牡蛎煅　白术各四两　苦参三两

上为细末，以猪肚一具，煮极烂，到研如膏和丸，如桐子大。每服三十丸，米饮送下，日三四服。此药神应，瘦者服之即肥，莫测其理。

传 尸 劳

芎归血余散《直指》　治瘵疾，先用此方，次以后散取虫[1]

室女顶门生发一小团，井水洗去油腻，法醋浸一宿，日中晒干，纸裹[2]火烧存性　真川芎半两　当归三钱　木香　桃仁水浸，去皮，焙。各二钱　安息香　雄黄各一钱　全蝎二枚　江上大鲤鱼头生截断，一枚，醋炙酥

上为末，分作四服，每服井水一大碗，净室中煎七分，入红硬降真香末半钱，烧北斗符入药，月初五更，空心向北目天，咒曰：瘵神瘵神，害我生人，吾奉帝敕，服药保身，急急如律令！咒五遍，面北服药毕，南面吸生气入口腹中，烧降香置床底下，午时又如前服药。

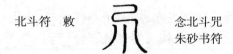

北斗符　敕　　　　　　念北斗咒
　　　　　　　　　　　朱砂书符

鳖甲生犀散《直指》　治瘵疾，杀瘵虫，取出恶物。

天灵盖一具，男者色不赤可用，女者色赤勿用，以檀香煎汤候冷洗。咒曰：雷[3]公灵，雷公圣，逢传尸，即须应，急急如律令！咒七遍讫，次用酥炙

---

〔1〕治瘵疾，先用此方，次以后散取虫：原脱，据修敬堂本补。
〔2〕裹：原作"然"，据《普济方》卷二百三十五引《直指方》本方改。
〔3〕雷：原作"电"，据《普济方》卷二百三十五引《直指方》本方改。

黄 生鳖甲一枚,去裙,醋炙黄 虎长牙二枚,醋炙酥,如无,则用牙关骨半两 安息香 桃仁水浸,去皮,焙 槟榔鸡心者。各半两 生犀角 木香 甘遂 降真香 干漆杵碎,炒烟略尽存性 阿魏酒浸,研,各三钱 雷丸二钱 穿山甲取四趾,醋炙焦 全蝎三个 蚯蚓十条,生研和药

上件为末,每服半两,先用豉心四十九粒,东向桃、李、桑、梅小梢各二茎,长七寸,生蓝青七叶,青蒿一小握,葱白连根洗五茎,石臼内同杵,用井水一碗半,煎取一盏,入童子尿一盏,内药末,煎取七分,入麝一字,月初旬五更空心温服,即以被覆汗。恐汗中有细虫,软帛拭之,即焚其帛。少时必泻虫,以净桶盛,急钳取虫,付烈火焚之,并收入磁器中,瓦片傅,雄黄盖之,泥和灰扎,埋深山绝人行处。

天灵盖散 即前方之变。

天灵盖两指大,洗咒炙如前法 槟榔如鸡心者五枚,为末 阿魏五钱,细研 辰砂另研 麝香另研。各二钱半 安息香铜刀子切,入乳钵内研,同诸药拌和,七钱半 连珠甘遂五钱,为末,一方不用此味

上六味,研极细,和令匀,每服三大钱,用后汤使下。

薤白二七茎 青蒿二握 甘草二茎,五寸许 葱白二七茎 桃枝以下并用向东南嫩者 柳枝 桑白皮一云桑枝 酸石榴根一云枝。各二握,七寸许

上八味,须选净洁处采,用童子小便四升,于银石器内以文武火煎至一升,滤去滓,分作三盏,将前药末调下,五更初服,男患女煎,女患男煎。服药后如觉欲吐,即用白梅肉止之。五更尽,觉脏腑鸣,须转下虫及恶物黄水,异粪异物。若一服未下,如人行五七里,又进一服,至天明更进一服,并温吃。如泻不止,用龙骨、黄连等分为末,熟水调下五钱,次吃白梅粥补之。

五痨麝香散 治男子妇人传尸骨蒸实热。

天灵盖二钱半 柴胡一两 犀角屑半两 甘草三寸,患人中指长,男左女右 东引桃枝 青蒿东引柳枝 石榴皮四味各一握 阿胶 薤白 葱白各七寸 麝香二钱半

上为末,用童便二升半浸药一宿,明日早晚煎至升半,去滓服之。若男病女煎,女病男煎。忌猫、鸡、犬、驴、马、僧、尼、孕妇、生人、孝子见之。煎成分为三服,入槟榔末三分,温服。初服约人行三五里远,便再进一服。倘恶心,以白梅含止之。服三五服病止,即泻出异物若虫,如头发马尾,身赤口黑,身上如蚁行,不可名状。泻后葱粥饮补之,同时药煎补五脏茯神散。忌风一月,忌食油腻、湿面、咸味,并牛、猪、鸡、鸭、犬等物。服此药无不当日瘥。凡天下治劳,服之亦须累日及年,犹未全去病源者,不似此方。至年远重病,不过两剂,如病未多,即一剂饮子,便当服此。

茯神散　不问远年近日取效,下虫红色便可治,肚下黑次之,肚下白色是食髓也,万不一瘥,补方服此。

白茯神　茯苓　人参　远志去心　龙骨　肉桂　甘草　陈皮各一两　当归　五味子各一两半　黄芪二两　大枣五十六枚

上为散,分作八服,每服入枣七枚,生姜二钱,用水一升半,煎至一升,趁前药后吃,亦空心服,神效。

补肝脏劳极。**金明散**

人参　知母　茯苓　秦艽去芦　丁香　甘草炙　石膏煅。各等分

上为细末,每服二钱,水一盏,葱白三寸,同煎至八分,通口服。

补心脏劳极。**守灵散**

白茯苓　丁香　诃子各一两,去核　桔梗　芍药　羌活　甘草炙。各二钱五分

上为细末,每服二钱,入银耳环一只,葱白二寸,同煎至八分,通口服。

补脾脏劳极。**魂停散**

白药子　桔梗　人参　诃子皮　茯苓　甘草炙　丁香各等分

上为细末,每服二钱,水一盏,入蜜一匙,同煎至八分,通口服。

补肺脏劳极。**虚成散**

枳实去瓤,麸炒　秦艽去芦　白茯苓　芍药　麻黄去节　玄胡索　当归洗净　茴香炒。各半两　甘草二钱半,炙

上为极细末,每服二钱,水一盏,银镮一对,蜜五点,煎至八分,通口服。

补肾脏虚劳。**育婴散**

香附子二钱半,炒　黑附子一枚,炮　白蒺藜二钱半,去角　木香一钱　白茯苓半两　甘草钱,炙

上为细末,每服二钱,水一盏姜七片,葱白同煎至七分,空心服。

紫河车丹　治飞虫[1]鬼痊,虚劳羸瘦,喘嗽气。其法:取首胎男子者,以皂角水洗净,次以铫子内用米醋漤洗控干,将一小小焙笼,以纸周围密糊,不令失火气,或无小焙笼,只用小篮子去系,密糊,安紫河车于上,用烈火焙,更将盖子盖之,焙令极干,约只有十二三文重,候极干,更入后药。

人参一两半　白术炒　白茯苓　茯神　当归　熟地黄各一两　木香半两　乳香另研　没药各四钱　朱砂二钱,另研　麝香二分

上为细末,诸药和匀,以红酒糊为丸,如桐子大。每服五十丸,煎人参汤下,空心服之。日午再[2]服。或炼蜜为丸亦可。

犀角紫河车丸《宝鉴》　治传尸劳,三月必平复。其余劳证,只消数服,神效。

紫河车一具,用米泔浸一宿,洗净焙干　鳖甲酥炙　桔梗去芦　胡黄连　芍药　大黄　败鼓皮心醋炙　贝母去心　龙胆草　黄药子　知母各二钱半　芒硝　犀角镑　蓬术各一钱半　朱砂研,二钱

上为细末,炼蜜丸,如梧子大,朱砂为衣。空心食前,温酒服二十丸,如膈热食后服。重病不过一料。

秘方鬼哭饮子　专取传尸劳虫。

天灵盖酥炙　鳖甲醋炙　软柴胡各二钱半　木香一钱二分　鼓心醋炙黄　阿魏　安息香　甘草各一钱　桃仁去皮尖,另研,十一枚　贯众二钱半　青蒿半握

上十一味,细切,杵为粗末,先以童便二升隔夜浸,露星月下,

〔1〕飞虫:校本同,疑作"飞尸"。
〔2〕再:原作"四",据修敬堂本改。

至四更时,煎至八分,去滓,分作三服,每服调蜈蚣散一钱,五更初温服,稳卧至三点,又进一服。至日出时,觉腹中欲利,如未利再进一服,已利勿服。

蜈蚣散

赤脚蜈蚣以竹筒盛,姜汁浸,焙干,一条 乌鸡粪二钱半,先将鸡于五日前以火麻子喂之,然后取其粪用 槟榔二钱半 辰砂一钱二分半 麝香一钱,另研

上以五味为细末,和匀,入前煎药内服。凡合药宜六甲建除日,忌妇人、孝服、鸡、犬见之,亦不可令患者知。如利下恶物并虫,急用火烧,其病者所穿衣服被褥尽烧之。食葱粥将息,以复元气,务要清心静养。

发　　热

三黄丸东垣 治丈夫妇人三焦积热。上焦有热,攻冲眼目赤肿,头项肿痛,口舌生疮;中焦有热,心膈烦躁,饮食不美;下焦有热,小便赤涩,大便秘结。五脏俱热,即生痈疖疮痍。及治五般痔疾,肛门肿痛,或下鲜血。

黄连净 黄芩净 大黄各十两

上为细末,炼蜜丸,如梧子大。每服三十丸,食后熟水吞下。视脏腑虚实加减。小儿积热亦宜服。一方,用脑、麝为衣,丸如豆大,夜间嚼化一二丸,亦好。

泻白散钱氏

桑白皮炒黄 地骨皮各一两 甘草炒,半两

上为细末,每服二钱,水一盏,入粳米百粒煎,食后服。易老加黄连。海藏云:治肺热传骨蒸热,自宜用此以直泻之。用山栀、黄芩方能泻肺,但当以气血分之。

凉膈散 治大人小儿积热,烦躁多渴,面热唇焦,咽燥舌肿喉闭,目赤鼻衄,颔[1]颊结硬,口舌生疮,谵语狂妄,肠胃燥涩,便溺闭

---

〔1〕颔:原作"颌",据虞衙本改。

结,睡卧不安,一切风壅。

　　栀子仁　连翘　薄荷　黄芩　甘草各一两半　大黄　芒硝各半两

　　上为粗末,每一两,水二盏,竹叶七片,煎至一盏,去滓,入蜜少许,食后服,加姜煎亦得。去六经热,减大黄、芒硝,加桔梗、甘草、人参、防风。治肺经邪热,咳嗽有痰,加半夏。凉膈与四物各半服,能益血泄热,名双和散。钱氏去连翘,加藿香、石膏,为泻黄散。《宝鉴》连翘四两,硝、黄各二两,余各一两。

　　《本事方》　治大人小儿五脏积热,烦躁多渴,唇裂喉闭,目赤,鼻颔结硬,口舌生疮。阳明证伤寒,发狂见鬼谵语,大小便闭。一切风壅,并皆治之。

　　山栀仁　甘草　赤芍药各一两　大黄　朴硝　连翘　薄荷叶　干葛各二两

　　上为散,每服二钱,水一盏,入[1]竹叶七片,蜜三匙,同煎至七分,去滓,食后服。唯阳明证伤寒忌下。此药《局方》亦载。缘味数与用药大段不同,予姪妇忽患热病欲死,付之一服立效,后来累服累验,幸毋忽。

　　白虎汤仲景

　　知母六两　石膏一斤,碎　甘草二两　粳米六合

　　上四味。以水一斗,煮米熟,汤成去滓,温服一升,日三服。

　　地骨皮散钱氏　治壮热作渴。

　　地骨皮　茯苓　甘草　柴胡　半夏　人参　知母各等分

　　上为末,每服一二钱,水煎。

　　泻心汤钱氏

　　黄连一两,去须,为极细末,每服一字至半钱、一钱,临卧温水调下。海藏云:易老单方泻心汤出于此,乃实邪也,实则泻其子。

　　导赤散钱氏　丹溪云:导赤散正小肠药也。

　　生地黄　木通　甘草各等分

　　上同为末,每服三钱,水一盏,入竹叶七片,同煎至五分,食后

―――――――――――
〔1〕入:原作“天”,据修敬堂本改。

温服。一本用黄芩,不用甘草。

朱砂安神丸见虚烦。

钱氏安神丸

麦门冬去心,焙 马牙硝 白茯苓 干山药 寒水石研 甘草各半两 朱砂一两,研 龙脑一字,研

上为细末,炼蜜为丸,如鸡头实大。每服半丸,砂糖水化下,无时。

千金地黄丸《本事》 治心热。

黄连四两,为末 生地黄半斤,研取汁,连滓拌黄连末,和匀,晒干用

上再为细末,炼蜜丸,桐子大。门冬汤下三十丸。

门冬丸 治心经有热。

麦门冬一两,去心 黄连半两

上为细末,蜜丸如桐子大。食后熟水下三十丸。

清心丸海藏 治热。

黄柏二两,生用 麦门冬去心 黄连各一两[1] 龙脑一钱

上为末,炼蜜丸,如桐子大。每服十丸,临卧门冬酒下,或薄荷汤亦得。

黄连清膈丸东垣 治心肺间有热,及经中热。

麦门冬去心,一两 黄连去芦,五钱 鼠尾黄芩净剉,三钱

上为细末,炼蜜丸,如绿豆大。每服二十丸,温水送下,无时。

朱砂凉膈丸东垣 治上焦虚热,肺脘咽膈有气如烟抢上。

黄连 山栀子各一两 人参 茯苓各五钱 朱砂三钱,另研 脑子五分,另研

上为细末,炼蜜丸,如梧子大,朱砂为衣。熟水送下五七丸,日进三服,食后。火府丹见淋。

泻黄散钱氏

藿香七钱 山栀仁一两 石膏半两 甘草二两 防风四两

---

〔1〕麦门冬去心黄连各一两:《医垒元戎·少阴证》本方作"天门冬一两,麦门冬去心一两,黄连半两"。

上剉,同蜜酒微炒香,为细末,每服二钱,水一盏,煎清汁饮。
海藏云:此剂泻肺热。

调胃承气汤仲景

大黄去皮,酒浸,四两　甘草炙,二两　芒硝半升

上三味,㕮咀,以水三升,煮取一升,去滓,内芒硝,更上火微煮令沸,少少温服。

人参黄芪散见嗽血。　补中益气汤见劳倦。　泻青丸见中风。　柴胡饮子见虚劳。　当归龙荟丸见胁痛。

回金丸[1]丹溪　伐肝经火,亦审虚实用之。

黄连六两　吴茱萸一两

上为末,粥丸。

佐金丸　佐肺金以伐肝木之邪。

片芩六两　吴茱萸汤洗三次,一两

上为末,粥丸,如桐子大。每服三五十丸,白术、陈皮煎汤下。

六味地黄丸见虚劳。

四顺饮子一名清凉散

大黄蒸　甘草炙　当归酒洗　芍药各等分

上㕮咀,每服五钱,用水一盏半,薄荷十叶,同煎至七分,去滓温服。

桃仁承气汤见蓄血。

桔梗汤海藏

桔梗　连翘　山栀子　薄荷　黄芩　甘草各等分

上为粗末,竹叶白水煎,温服[2]。

清神散《和剂》　消风壅,化痰涎,治头目眩,面热。

檀香锉　人参去芦　羌活去苗　防风去芦。各一两　薄荷去土　甘草　荆芥穗各二两　石膏研,四两　细辛去苗,焙,五钱

---

〔1〕回金丸:《丹溪心法》卷一作"回令丸"。

〔2〕温服:此下原衍"汗之热服,春倍加防风羌活,夏倍加黄芩、知母,季夏淫雨倍加羌活,秋加桂五钱,冬加桂一两,亦可以意消息,随证加减而用之",据《济生拔粹·此事难知》本方删。

上为末，沸汤点服二钱，或入茶末点服。此方虚热可用。

龙脑饮子《和剂》　治蕴积邪热，咽喉肿痛，眼赤口疮，心烦鼻衄。上中二焦药也。

砂仁　瓜蒌根各三两　藿香叶二两四钱　石膏四两　甘草蜜炙十[1]六两　栀子微炒，十二两

上为末，每服二钱至三钱[2]，新汲水入蜜调下。

龙脑鸡苏丸　治上焦热，除烦解劳，去肺热咳衄，血[3]热惊悸，脾胃热口甘吐血，肝胆热泣出口苦，肾热神志不定，上而酒毒膈热消渴，下而血滞五淋血崩等疾。

薄荷一斤　麦门冬去心，二两　甘草一两半　生地黄六两，另末　黄连一两　黄芪　新蒲黄炒　阿胶炒　人参各二两，以上俱末　木通二两　银柴胡二两，剉，同木通沸汤浸一日夜，绞取汁

上为细末，好蜜二斤，先煎一两沸，然后下生地黄末，不住手搅，时加木通、柴胡汁，慢火熬膏，勿令火紧，膏成然后加前药末和丸，如豌豆大。每服二十丸，白汤下。虚劳虚烦栀子汤下，肺热黄芩汤下，心热悸动恍惚人参汤下，吐、咳、唾、衄四血去心麦门冬汤下。肝[4]热防风汤下，肾热黄柏汤下。以上并食后临卧服。治五淋及妇人漏下车前子汤下，痰嗽者生姜汤下，茎中痛者蒲黄、滑石，水一盏调下，气逆橘皮汤下，室女虚劳，寒热潮作，柴胡、人参汤下。

洗心散　治心肺积热，风壅上攻，头目昏痛，肩背拘急，肢节烦疼，口苦唇焦，咽喉肿痛，痰涎壅滞，涕唾稠粘，小便赤涩，大便秘滞。

白术一两半　麻黄　当归　荆芥　芍药　甘草　大黄各六两

上为细末，每服二钱，水一盏，入生姜、薄荷少许[5]，同煎至七分，温服。泻脾散　即泻黄散。

---

〔1〕十：原脱，据《局方》卷六本方补。
〔2〕二钱至三钱：《局方》卷六本方作"一钱至二钱"。
〔3〕血：校本同，疑作"心"。
〔4〕肝：原作"汗"，据《医垒元戎》本方改。
〔5〕许：原作"诈"，据虞衙本改。

贯众散《宝鉴》 解一切诸热毒,或中食毒、酒毒、药毒,并皆治之。

黄连 贯众 甘草 骆驼蓬各三钱

上为末,每服三钱,冷水调下。

大承气汤见大便不通。 立效散 八正散 石韦散俱见淋。 三才封髓丹见虚劳。 滋肾丸见小便不通。

黄连解毒汤崔氏[1]

黄连七钱半 黄柏 栀子各半两 黄芩一两

每服五钱,水一盏半,煎至一盏,去滓热服,未知再服。

雄黄解毒丸见咽喉。 妙香丸疏决肠胃,制伏木火。见痫。 木香金铃散见喘。

大黄散《保命》 治上焦热而烦,不能卧睡。

山栀仁 大黄 郁金各半两 甘草二钱半

上为末,每服五钱,水煎温服,微利则已。

钱氏地黄丸即六味地黄丸。

柴胡升阳汤东垣

柴胡 升麻 葛根 独活 羌活各半两 防风二钱半 甘草生二钱,炙二钱 人参 白芍药各半两

上咬咀,每服半两,水三大盏,煎至一盏,去滓,稍热服。忌冷物冰水月余。

火郁汤东垣

升麻 葛根 白芍药 柴胡根各一两 炙甘草 防风各五钱

上咬咀,每服三四钱,水二大盏,入连须葱白三寸,煎至一盏[2],去滓,稍热服。

三物黄芩汤见虚烦。 十全大补汤见虚劳。

泻血汤东垣

生地黄酒洗,炒 熟地黄 蒲黄 丹参酒炒 当归酒洗 汉防

---

〔1〕崔氏:原作"仲景",据《外台秘要》卷一本方改。
〔2〕至一盏:原脱,据《兰室秘藏》卷下本方补。

己酒洗,炒 柴胡去芦 甘草梢炙 羌活以上各一两 桃仁汤浸,去皮,三钱

上为粗末,每服五钱,水一盏半,煎至[1]一盏,去粗,空心温服。

退热汤东垣 治表中虚热,或遇夜则甚。

黄芪一钱 柴胡七分 生甘草 黄连酒制 黄芩 芍药 地骨皮 生地黄去血热 苍术各五分 当归身 升麻各三分

上㕮咀,作一服,水二盏,煎至一盏,去滓,食远温服。

参苏饮《易简》 治感冒发热头疼,或因痰饮凝积发以为热,并宜服之。若感冒发热,亦如服养胃汤法,以被盖卧,连进数服,微汗即愈。尚有余热,更徐徐服之,自然平治。因痰饮发热,但连日频进此药,以热退为期,不可预止。虽有前胡、干葛,但能解肌耳。既有枳壳、橘红辈,自能宽中快膈,不致伤脾。兼大治中脘痞满,呕逆恶心,开胃进食,无以逾此,毋以性凉为疑。一切发热,皆能取效,不必拘其所因也。小儿室女,亦宜服之。

干葛洗 前胡去苗 半夏汤洗七次,姜汁制炒 人参 茯苓去皮。各七分半 木香 紫苏叶 枳壳去瓤,麸炒 桔梗去芦 甘草炙 陈皮去白。各五分

水一盏半,姜七片,枣一枚,煎六分,去滓温服,不拘时。《易简方》不用木香,只十味

附:**紫雪**《和剂》 疗脚气毒遍内外,烦热不解,口中生疮,狂易叫走,瘴疫毒疠,卒死温疟,五尸五疰,心腹诸疾,疞刺切痛,及解诸热药毒发,邪热卒黄等,并解蛊毒鬼魅野道热毒,又治小儿惊痫百病。

黄金一百两 石膏 寒水石 磁石 滑石

以上四味各三斤,捣碎,水一斛,煮至四斗,去滓,入下项:

犀角屑 羚羊角屑 青木香捣碎 沉香捣碎。各五两 玄参洗,焙,捣碎 升麻各一斤 甘草剉,炒,八两 丁香一两,捣碎

以上八味,入前药汁中,再煮取一斗五升,去滓,入下项:

朴硝精者十斤 消石四升,如阙,芒硝亦得,每升重七两七钱半

---

〔1〕至:原脱,据《兰室秘藏》卷下本方补。

以上二味，入前药汁中，微火上煎，柳木篦搅不住手，候有七升，投在木盆中，半日欲凝，入下项：

麝香当门子一两二钱半，研　朱砂飞研，三两

以上二味，入前药中搅调令匀，寒之二日。

上件药成霜雪紫色，每服一钱或二钱，用冷水调下，大人小儿临时以意加减，食后服。

潮　　热

参苏散见发热。　小柴胡汤见往来寒热。　茯苓补心汤见鼻衄。　十全大补汤　养荣汤　八珍散即七珍散加白扁豆。俱见虚劳。

四物二连汤　治血虚五心烦热，昼则明了，夜则发热。

当归　生地黄　白芍药炒。各一钱　川芎七分　黄连炒，五分　胡黄连三分

上每服五钱，水煎。

恶　　寒

三黄丸见发热。　小柴胡汤见往来寒热。

升阳益胃汤东垣

黄芪二两　半夏汤洗，脉涩者可用　人参去芦　甘草炙。各一两　独活　防风以秋旺，故以辛温泻之　白芍药何故秋旺用人参、白术、芍药之类反补旺肺，为脾胃虚则肺最受邪，故因时而补易为力也　羌活各五钱　橘皮四钱，不去白　茯苓小便利，不渴者勿用　柴胡　泽泻不淋勿用　白术各三钱　黄连一钱

上㕮咀，每服三钱，水三盏，姜五片，枣二枚，煎至一盏，去滓温服，早饭后午饭前服之。禁忌如前。渐加至五钱止。服药后，如小便利而病加增剧，是不宜利小便，当少去茯苓、泽泻。若喜食，初一二日不可饱食，恐胃再伤，以药力尚浅，胃气不得转运升发也。须薄滋味，或美食助其药力，益升浮之气，而滋其胃气。慎不可淡食，以损药力，而助邪气之降沉也。可以小役形体，使胃与药得转运升发。慎勿大劳，使气复伤，若脾胃得安静尤佳。若胃气稍强，

少食果以助谷药之力。经云:五谷为养,五果为助者也。禁忌如前者,服药讫,忌语话一二时辰,及酒湿面大料物,及冷蒸寒凉淡渗之物。

茯苓丸见臂痛。

黄芪补胃汤东垣

黄芪五钱　甘草三钱　香白芷二钱五分　藁本　升麻各二钱　草豆蔻　橘皮各一钱半　麻黄　当归各一钱　莲花青皮七分　柴胡六钱　黄柏少许

上㕮咀,每服五钱,水二盏,煎至一盏,去滓,稍热食前服。

桂枝加附子汤仲景

桂枝去粗皮,三[1]两　附子一[2]枚,炮,去皮,切作八片　芍药三两[3]　生姜三两,切　甘草二两,炙　大枣十二枚,擘

以水七[4]升,煮取三[5]升,去滓,分温三服。

桂枝新加汤又名桂枝芍药半夏[6]生姜汤

桂枝汤内加人参一两,芍药、生姜各三钱。加水四升。

巴戟丸《发明》　治肝肾俱虚,收敛精气,补真戢阳,充悦肌肤,进美饮食。

白术　五味子　川巴戟去心　茴香炒　熟地黄　肉苁蓉酒浸　人参　覆盆子　菟丝子酒浸　牡蛎　益智仁　骨碎补洗,去毛　白龙骨各等分

上十三味,为末,蜜丸桐子大,焙干。每服三十丸,食前米饮下,日三服。此药补精气,止汗。

神珠丹一名离珠丹　治下焦元气虚弱,小腹疼痛,皮肤燥涩,小便自利,足胫寒而逆。

杜仲炒,去丝　草薢　巴戟各二两　龙骨一两　破故纸三两,

---

〔1〕三:原作"四",据《伤寒论》卷二本方改。
〔2〕一:原作"三",据《伤寒论》卷二本方改。
〔3〕芍药三两:原脱,据《伤寒论》卷二本方补。
〔4〕七:原作"六",据《伤寒论》卷二本方改。
〔5〕三:原作"二",据《伤寒论》卷二本方改。
〔6〕半夏:校本同,疑作"人参"。

炒 诃子五个 胡桃仁一百二十个 砂仁半两 朱砂一钱,另研

上九味,为末,酒糊丸,如桐子大,朱砂为衣,每服三十丸,温酒或盐汤送下。气不化,小便不利,湿肌润滑。热蒸少阴[1],气不化,气走小便自利,皮肤燥涩,为迫津液不能停,离珠丹主之。弦数者,阳陷于内,从外而之内也。弦则带数,甲终于甲也。紧则带洪,壬终于丙也。若弦虚则无火,细则有水,此二脉从内之外也,不宜离珠丹。

胡椒理中丸见痰饮。

铁刷汤 治积寒痰饮,呕吐不止,胸膈不快,不下饮食。

半夏四钱,汤泡 草豆蔻 丁香 干姜炮 诃子皮各三钱 生姜一两

上六味,㕮咀,水五盏,煎至二盏半,去滓,分三服无时。大吐不止,加附子三钱,生姜半两。

桂附丸《宝鉴》 疗风邪冷气入乘心络,脏腑暴感风寒,上乘于心,令人卒然心痛,或引背膂,乍间乍甚,经久不差。

川乌炮,去皮脐 黑附炮,去皮脐,各三两 干姜炮 赤石脂 川椒去目,微炒 桂去粗皮。各二两

上六味,为末,蜜丸如桐子大。每服三十丸,温水送下,觉至痛处即止;若不止,加至五十丸,以知为度。若早服无所觉,至午时再服二十丸。若久心痛服尽一料,终身不发。

大建中汤 治内虚里急少气,手足厥冷,小腹挛急,或腹满弦急,不能食,起即微汗,阴缩,或腹中寒痛,不堪劳,唇口干,精自出,或手足乍寒乍热而烦宛酸疼,不能久立,多梦寐。

黄芪 当归 桂心 芍药各二钱 人参 甘草各一钱 半夏泡,焙 黑附子炮,去皮。各二钱半

上八味,㕮咀,每服五钱,水二盏,姜三片,枣二枚,煎至一盏,去滓,食前温服。

二气丹 助阳退阴,正气和中。治内虚里寒,冷气攻击,心胁腹满刺痛,泄利无度,呕吐不止,自汗时出,小便不禁,阳气渐微,手足

---

〔1〕少阴:原作"阴少",据《卫生宝鉴》卷六本方乙。

厥冷。及伤寒阴证，霍乱转筋，久下冷痢，少气羸困，一切虚寒痼冷。

硫黄细研　肉桂去粗皮。各二钱半　干姜炮　朱砂别研为衣。各二钱　黑附子大者一枚，去皮脐，炮制，半两

上为细末，研匀，面糊为丸，梧子大。每服三十丸，空心煎艾盐汤下。

附子理中丸　治脾胃冷弱，心腹疼疼，呕吐泻利，霍乱转筋，体冷微汗，手足厥冷，心下逆冷满闷，腹中雷鸣，饮食不进，及一切沉寒痼冷，并皆治之。

人参去芦　附子炮，去皮脐　干姜炮　甘草炙　白术各等分

上为末，炼蜜和丸，每一两作十丸。每服一丸，以水一盏化破，煎至七分，稍热服，食前。

八味丸　还少丹　天真丹　双和汤俱见虚劳。　定志丸见惊。

益黄散钱氏

陈皮一两　青皮　诃子肉　甘草各半两　丁香二钱

上为细末，每服二钱或三钱，水煎服。海藏云：此剂泻脾以燥湿。

小青龙汤见咳嗽。　四逆汤见厥。

大已寒丸《和剂》　治脏腑虚寒，心腹疼痛，泄泻肠鸣，自利自汗，米谷不化，手足厥冷。

荜茇　肉桂各四两　干姜炮　良姜各六两

上为细末，水煮面糊丸如梧子大。每服二十丸，米饮汤下，食前服。

往　来　寒　热

小柴胡汤仲景　治伤寒四五日，往来寒热，胸满心烦喜呕，风温身热，少阳发热。

柴胡半斤　黄芩　人参　甘草　生姜各三两　半夏半升，洗　大枣十二枚，擘

上七味，以水一斗二升[1]，煮取六升，去滓，再煎取三升，温服

〔1〕以水一斗二升：原作"水一斗"，据《伤寒论》卷三本方改。

一升,日三服。

加味小柴胡汤　即前方加山栀、牡丹皮。

柴胡四物汤《保命》　治日久虚劳,微有寒热,脉沉而数。

川芎　当归　芍药　熟地黄各一钱半　柴胡八钱　人参　黄芩　甘草　半夏各三钱

上为末,水煎服。

解风汤《宣明》　治中风寒热,头目昏眩,肢体疼痛,手足麻痹,上膈壅滞。

人参　川芎　独活　甘草　麻黄去节,汤洗,焙。各一两　细辛半两

上为末,每服三钱,水一盏,生姜五片,薄荷叶少许,同煎至八分,不拘时服。

防风汤　治中风寒热。

防风　甘草　黄芩　桂枝　当归　白茯苓各一两　秦艽　干葛各一两半　杏仁五十枚

上为散,水、酒、姜、枣煎服。

调中汤《宝鉴》

白茯苓　干姜　白术　甘草各等分

每服五钱,水一盏半,煎七分服。

地骨皮散云岐

柴胡　地骨皮　桑白皮　枳壳　前胡　黄芪各七钱半　白茯苓　五加皮　人参　甘草　桂心　芍药白条。各半两

上每服三钱,生姜三片,水煎服。

柴胡散

柴胡　黄芪　赤茯苓　白术各二两　人参　地骨皮　枳壳麸炒　桔梗　桑白皮　赤芍药　生地黄各七钱半　麦门冬去心,三两　甘草半两

上每服四钱,姜五片,水煎服。

柴胡清肝散见耳衄。

佐金丸　治肝火胁肋刺痛,往来寒热,头目作痛,泄泻淋闭,一

切肝火之证,并皆治之。见发热。

黄芪丸 治产后蓐劳,寒热进退,头目眩痛,骨节酸疼,气力虚乏。

黄芪 鳖甲 当归炒。各一两 桂心 白芍药 续断 川芎 牛膝 苁蓉 沉香 柏子仁 枳壳各六钱半 五味子 熟地黄各半两

上为细末,炼蜜为丸,如桐子大,每服四五十丸,粥饮下,食后。

抑阴地黄丸《本事》

生地黄三两 柴胡 秦艽 黄芩各半两 赤芍药一两

上细末,炼蜜丸,如桐子大。每服三十丸,乌梅汤吞下,不拘时候,日三服。昔齐褚澄疗师尼寡妇别制方,盖有为也。此二种寡居,独阴无阳,欲心萌而多不遂,是以阴阳交争,乍寒乍热,全类温疟,久则为劳。尝读《史记·仓公传》,济北王侍人韩女,病腰背痛寒热,众医皆以为寒热也。仓公曰:病得之欲男子不可得也。何以知其然?诊其脉,肝脉弦出寸口,是以知之。盖男子以精为主,妇人以血为主,男子精盛则思室,妇人血盛则怀胎,夫肝摄血故也,厥阴弦出寸口,又上鱼际,则阴血盛可知。褚澄之言,信有为矣。右地黄丸,虽曰抑阴,实补阴泻阳之剂也。

外热内寒,外寒内热

桂枝汤见伤湿。 小柴胡汤见往来寒热。 白虎汤见发热。

桂枝麻黄各半汤

桂枝去粗皮,一两六钱六分羡 芍药 生姜切 甘草炙 麻黄各一两,去节 大枣四枚 杏仁二十四枚,汤浸,去皮尖及双仁者

上七味,以水五升,先煮麻黄一二沸,去上沫,内诸药,煮取一升八合,去滓,温服六合。

上热下寒,上寒下热

既济解毒汤《宝鉴》 治上热头目赤肿而痛,胸膈烦闷,不得安卧;身半以下皆寒,足胻尤甚,大便微秘。

大黄酒煨,大便利勿用　黄连酒炒　黄芩酒炒　甘草炙　桔梗各二钱　柴胡　升麻　连翘　当归身各一钱

上㕮咀,作一服,水二盅,煎至一盅,去渣,食后温服。忌酒、湿面、大料物及生冷硬物。

疟

桂枝加芍药汤[1]《保命》,下同

桂枝三钱　黄芪　知母　石膏　芍药各半两

上为粗末,每服五七钱,水煎。

桂枝黄芩汤

柴胡一两二钱　黄芩　人参　甘草各四钱半　半夏四钱　石膏　知母各五钱　桂枝二钱

上为粗末,依前煎服。

四逆汤见厥。通脉四逆汤见泄泻。芍药甘草汤见腹痛。桂枝加当归芍药汤　即桂枝汤加当归、芍药。小柴胡汤往来寒热。黄芩芍药汤见滞下。白虎汤见发热。小建中汤见劳倦。异功散[2]　即四君子汤加陈皮。四物柴胡苦楝附子汤　即四物汤加三物。见虚劳。

桂枝羌活汤《保命》,下同

桂枝　羌活　防风　甘草炙。各半两

上为粗末,每服半两,水一盏半,煎至一盏,迎发而服之。吐者,加半夏曲等分。

麻黄羌活汤

麻黄去节　羌活　防风　甘草炙。各半两

同前服法。如吐,加半夏曲等分。

麻黄黄芩汤

麻黄一两,去节　桃仁三十枚,去皮　黄芩五钱　甘草炙,三钱　桂枝二钱半

---

〔1〕桂枝加芍药汤:《保命集》卷中作"桂枝芍药汤"。
〔2〕异功散:原作"异攻散",据修敬堂本改。

上为细末,同前服法。

桃仁味苦甘辛,肝者血之海,血受邪则肝气燥,经所谓肝苦急,急食甘以缓之,故桃仁散血缓肝。谓邪气深远而入血,故夜发乃阴经有邪,此汤发散血中风寒之剂。

白芷汤

白芷一两　知母一两七钱　石膏四两

上为粗末,同前法煎服。

桂枝石膏汤

桂枝五钱　石膏　知母各一两半　黄芩一两

上为粗末,分作三服,水一盏,同煎服。

大柴胡汤

柴胡半斤　黄芩　芍药各三两　半夏半升,洗　生姜五两,切　枳实四枚,炙　大枣十二枚,擘　大黄二两

上七味,以水一斗二升,煮取六升,去滓再煎,温服一升,日三服。

大承气汤见大便不通。　桃仁承气汤见蓄血。

柴胡桂姜汤

柴胡半斤　桂枝三两,去粗皮　瓜蒌根四两　干姜　黄芩　牡蛎煅。各二两　甘草一两,炙

上七味,以水一斗二升,煮取六升,去滓,再煎取三升,温服一升,日三服。

白虎加桂枝汤《金匮》《脉经》云:朝发暮解,暮发朝解。

知母六两　甘草炙,二两　石膏一斤　桂去粗皮,三两　粳米二合

上剉散,每五钱,水一盏半,煎至八分,去滓温服,汗出即愈。

蜀漆散《金匮》

蜀漆洗[1]去腥　云母烧二[2]日夜　龙骨等分

上杵为散,未发前以浆水服半钱匕。如温疟,加蜀漆一钱,临

〔1〕洗:原作"烧",据《金匮要略》卷上本方改。
〔2〕二:原作"三",据《金匮要略》卷上本方改。

发时服一钱匕。

牡蛎汤 治牡疟。

牡蛎四两,熬 麻黄去节 蜀漆各三两 甘草二两

以水八升,先煮蜀漆、麻黄,去上沫,得六升,内诸药煮取二升,温服一升。

若吐则勿更服。

五苓散见消瘅。 神佑丸见痰饮。 甘露饮 即桂苓甘露饮。见霍乱。

人参柴胡饮子《事亲》

人参 柴胡 黄芩 甘草 大黄 当归 芍药各等分

上为粗末,每服三钱,水一盏,生姜三片,煎至七分,去滓温服。

平胃散见中食。 理中汤见痞。 藿香正气散见中风。 不换金正气散见中寒。

对金饮子《和剂》 治寒热疟疾愈后调理脾胃。

橘红炒令[1]黄色,半斤 厚朴姜制 苍术制 甘草炙。各二两

咬咀,每服四钱,水一盏,姜三片,枣一枚,煎服。一方,加草果,倍用苍术,名草果平胃散。

五积散见中寒。

人参养胃汤《和剂》 加桂,治感寒发疟。

草果 茯苓 人参去芦。各半两 甘草炙,七钱 橘红七钱半 厚朴去粗皮,姜制 苍术汤洗,炒 半夏汤洗。各一两 藿香洗去土,五钱

上咬咀,每服四钱,水一盏半,姜七片,乌梅一枚,煎至七分,去滓热服。脉弱无力,或寒多者,加干姜、附子。如脉洪有力,热多者,加黄芩、黄连、柴胡。朴、苍、藿香发散也,半、果、茯、橘劫痰也,人参惟虚人最宜。

姜附汤 附子理中汤并见中寒。 香薷饮见伤暑。 缩脾饮见中暑。 消暑丸见伤暑。 竹叶石膏汤见消瘅。 除湿汤见中湿。 术

---

〔1〕今:原作"赤",据《局方》卷二本方改。

附汤见心痛。

四兽汤《简易》　治食疟诸疟,和胃消痰。

半夏制　人参　茯苓　白术　橘红　草果　生姜　乌梅　大枣各等分　甘草炙,减半

上以盐少许淹食顷,湿纸厚裹,慢火煨香熟。每服四钱,水一碗煎,半温服。

红丸子见伤食。

治瘴木香丸《直指》

牵牛一斤,淘去浮者,焙,捣取末四两,别顿　鸡心槟榔　陈橘红各二两　青木香　人参　熟附子　厚朴制　官桂去粗皮　京三棱　羌活　独活　干姜炮　甘草炙　川芎　川大黄剉,焙　芍药各半两　肉豆蔻六个

上为末,磁器密收,临用秤牵牛末一两,诸药末共一两,研和,炼蜜丸,桐子大。每服二十丸,橘皮煎汤下。以通利为度。

观音丸《直指》　取下暑毒瘴毒。

圆白半夏生　乌梅肉　母丁香　川巴豆不去油。每件各十枚

上为末,姜面糊丸,麻子大,上下以厚纸盖贴,有油又再易纸。每服五丸,临卧冷水下。此方舟人于海角遇一白衣授之。

清脾饮《济生》　治瘴疟,脉来弦数,但热不寒,或热多寒少,口苦咽干,小便赤涩。

青皮　厚朴姜制　白术　草果仁　柴胡去芦　茯苓去皮　黄芩　半夏汤洗七次　甘草炙。各等分。

每服四钱,水一盏半,生姜三片,枣一枚,未发前服。忌生冷油腻。

草果饮《和剂》　治寒热疟疾初愈,服此进食理脾。

草果仁　紫苏　良姜炒　川芎　青皮去白,炒　白芷　甘草炒。各等分

上㕮咀,每服四钱,水一盏,姜三片煎,热服。

七枣汤《济生》　治五脏气虚,阴阳相胜,痰疟发作无时,或寒多热少,或单寒者。

附子一枚,炮制,以盐水浸再炮,如此七次,不浸,去皮脐。又方,以川乌代附子,以水调陈壁土为糊,浸炮七次

上分作二服,每服水一碗,姜七片,枣七枚,煎七分,临发日早温服。

驱疟饮《和剂》

前胡　柴胡各四两　桂心　桔梗　厚朴　半夏各三两　黄芪　干姜炮　甘草各二两

每服四钱,水一盏半,姜三片,枣四枚,煎七分,不拘时温服。

参苏饮见发热。

柴朴汤

柴胡　独活　前胡　黄芩　苍术　厚朴　陈皮　半夏曲　白茯苓　藿香各一钱　甘草三分

水二钟,生姜五片,煎一钟,发日五更服。气弱加人参、白术,食不克化加神曲、麦芽、山楂。

七香丸见伤食。

加味香薷饮

香薷二钱　厚朴制　扁豆炒　白术炒　白芍药炒　陈皮　白茯苓　黄芩各一钱　黄连姜汁炒　甘草炙　猪苓　泽泻各五分　木瓜七分

上生姜煎服。

口渴实者加天花粉、葛根、知母,虚者加五味子、麦门冬、人参。

交加双解饮子《和剂》 治疟疾,辟瘴气,神效。

肉豆蔻　草豆蔻各二枚,一枚用水和面裹煨,一枚生用　厚朴二寸,一半用姜汁浸炙,一半生用　甘草大者二两,一半炙用,一半生用　生姜二块,如枣大,一块湿纸裹煨,一块生用

每服分一半,用水一碗,煎至一大盏,去滓,空心服。

雄黄散

雄黄　瓜蒂　赤小豆各等分

上为细末,每服半钱,温水调下,以吐为度。

小胃丹见痰饮。

鳖甲煎丸《金匮》 治疟母。

鳖甲炙，三两　乌扇烧　黄芩　鼠妇熬　大黄　桂枝　石韦去毛　厚朴　紫葳　阿胶各七钱半　干姜　人参　瞿麦　桃仁各五钱　柴胡　蜣螂熬。各一两五钱　芍药　牡丹皮　䗪虫炒，各一两二钱半　蜂窠炙，一两　葶苈炒　半夏各二钱半　赤硝三两

上二十三味，为末，取煅灶下灰一斗，清酒一斛五斗，浸灰，候酒尽一半，着鳖甲于中，煮令泛烂如胶漆，绞取汁，内诸药煎为丸，如桐子大。空心服七丸，日三服。《千金方》用鳖甲十二片，又以海藻三分，大戟一分，䗪虫五分，无鼠妇、赤硝二味，以鳖甲煎和诸药为丸。

疟母丸

青皮　桃仁　红花　神曲　麦芽　鳖甲醋煮，为君　三棱　蓬术　海粉　香附俱用醋煮

上为末，神曲糊为丸，如桐子大。每服五七十丸，白汤下。

鳖甲饮子《济生》 治疟疾久不愈，胁下痞满，腹中结块，名曰疟母。

鳖甲醋炙　白术　黄芪　草果仁　槟榔　川芎　橘红　白芍药　甘草炙　厚朴制。各等分

上㕮咀，每服[1]四钱，水一盏，姜七片，枣一枚，乌梅少许，煎七分，温服无时。

消癖丸 治疟母停水结癖，腹胁坚痛。

芫花炒　辰砂研细。等分

上为细末，蜜丸小豆大。每服十丸，浓枣汤下。下后即服养胃汤。

碧霞丹《百一》 治久疟不愈。

巴豆取肉去油，别研，按东方甲乙木　肉桂去粗皮，研细，按南方丙丁火　硫黄去砂石，细研，按中央戊己土　白矾别研细，按西方庚辛金　青黛别研细，按北方壬癸水

上件等分，五月一日修治，用纸裹，以盘盛，依前方位排定，忌

〔1〕每服：原脱，据《重订严氏济生方·诸疟门》本方补。

猫、犬、妇人见之，安顿净神前，端午日午时，用五家粽尖和药令匀，丸梧子大。令患人以绵裹一丸塞鼻中，男左女右，于未发前一日安之，约度寻常发过少许方除。

芎归鳖甲饮 治劳疟，表里俱虚，真元未复，疾虽暂止，少劳复来。

川芎 当归 鳖甲醋炙 茯苓 青皮 陈皮 半夏 芍药

上咬咀，各等分，每帖二两，用水二盏，生姜五片，枣二枚，乌梅一枚，煎至一盏，食远服。热多加柴胡，寒多加草果。

四将军饮 治寒热疟疾，作而仆厥，手足俱冷，昏不知人，此虽一时救急之方[1]，用之有验。

附子炮，去皮，二钱 诃子二钱半 陈皮三钱 甘草一钱半

上作一服，水二钟，生姜七片，枣七枚，煎至一盏，不拘时服。

祛疟饮 三发后可用，因其衰而减之，立效。

知母去毛净，盐酒炒过，五钱 贝母去心，九分 陈皮去白 山楂肉 枳实去瓤。各一钱半 槟榔八分 柴胡去苗净，七分 紫苏一钱 甘草去皮，炙，三分

用水二盏，煎至一盏，滓亦用水二盏，煎至八分，俱露一宿，临发日天明服头煎，未发前一个时辰服二煎。

又方 史崇质传云：得之四明胡君，屡试屡验。

黄芪蜜炙，一钱六分 人参 白术 白茯苓 砂仁 草果 陈皮去白 五味子各一钱 甘草七分 乌梅三枚，去核

水二盏，生姜三片，枣二枚，煎一盏，温服。

厥

参芪益气汤 治气虚阳厥，脉伏，手足厥冷。

人参 黄芪 白术各一钱半 五味子二十粒，捶碎 麦门冬去心 陈皮 炙甘草各一钱 阳虚，加附子童便煮，一钱

---

[1] 此虽一时救急之方：原作"此虽一时急"，据《医方类聚》卷一百二十二引《医方大成》本方改。

水二盅,姜三片,枣二枚,煎八分,食前服。

芎归养荣汤 治血虚阴厥,脉伏虚细,四肢厥冷。

当归酒洗 川芎 白芍药煨。各一钱半 熟地黄 黄柏酒炒 知母酒炒。各一钱 枸杞子 麦门冬去心,各八分 甘草五分

水二盅,煎八分,入竹沥半盏,姜汁二三匙,食前服。

升阳散火汤 治热厥。即柴胡升阳汤。见发热。

六味丸壮水之主,以制阳光。 八味丸益火之原,以消阴翳。并见虚劳。

四逆汤 治阴证脉沉,身痛而厥。

甘草炙,二两 干姜一两半,炮 附子一枚,去皮,破八片,生用

上㕮咀,以水三升,煮取一升二合,去滓,分温再服。强人可大附子一枚,干姜三两。

白虎汤见发热。

升阳泄火汤一名补脾胃泻阴火升阳汤

羌活 黄芪 甘草炙 苍术米泔浸,去黑皮,切片曝干,剉碎秤。各一两 人参 黄芩各七钱 柴胡一两半 黄连去须,酒制,半两 升麻八钱 石膏少许,长夏微用,过时去之,从权

上㕮咀,每服秤三钱,水二盏,煎至一盏,去滓,大温服,早饭后,午饭前,间日服。

大柴胡汤见疟。 附子理中汤见中寒。 理中汤见劳倦。 滋肾丸见小便不通。 既济解毒汤见上热下寒。 大承气汤见大便不通。

加减白通汤《宝鉴》 治形寒饮冷,大便自利,完谷不化,脐腹冷痛,足胻寒而逆。

附子炮,去皮 干姜炮。各一两 官桂去粗皮 甘草炙 草豆蔻面裹煨 半夏汤泡七次 人参 白术各半两

每服五钱,水二盏半,生姜五片,葱白五根,煎一盏三分,去渣,空心宿食消[1]尽温服。

瓜蒂散见伤食。 稀涎散见中风。 导痰汤见痰饮。 八味顺

---

〔1〕消:原脱,据《卫生宝鉴》卷二十二本方补。

气散见中气。 调气散 四七汤并见气。 小续命汤见中风。 葛花解醒汤见伤饮。 还魂汤见卒中。

返魂丹 治尸厥不语。

朱砂水飞 雄黄另研,水飞 生玳瑁屑 麝香另研 白芥子各二钱半

上件药,同研如粉,于瓷器中熔安息香和丸,如绿豆大。或冲恶不语,每服五丸,用童便化下。小儿热风,只服一丸。

正气天香散河间 治九气。

乌药二两 香附末八两 陈皮 紫苏叶 干姜各一两

上为细末,每服一钱匕,盐汤调服。

沉香降气散《约说》 治阴阳壅滞,气不升降,胸膈痞塞,喘促短气。又治脾胃留饮,噫醋吞酸,胁下妨闷。

沉香二钱八分 缩砂仁七钱半 甘草炙,五钱五分 香附子盐水炒,去毛,六两二钱五分

上为极细末,每服二钱,入盐少许,沸汤调服,不拘时,淡姜汤下亦得。

四七汤《和剂》 治喜怒忧思悲恐惊之气结成痰涎,状如破絮,或如梅核,在咽喉之间,咯不出,咽不下,此七情所为也。中脘痞满,气不舒快,或痰饮呕逆恶心,并皆治之。

半夏汤泡五次,一钱五分 茯苓去皮,一钱二分 紫苏叶六分 厚朴姜制,九分

水一盏,生姜七片,红枣二枚,煎至八分,不拘时服。

丁沉透膈汤见反胃。 木香调气散见中气。 补中益气汤 调中益气汤并见劳倦。 十全大补汤见虚劳。 清暑益气汤见伤暑。 四君子汤见虚劳。 四物汤见鼻衄。

七气汤《和剂》 治七情之气,郁结于中,心腹绞痛

不可忍者。

人参去芦　肉桂去粗[1]皮　甘草炙。各一两　半夏汤泡七次,焙干,五两

上㕮咀,每服三钱,水一盏,姜三片,煎至八分[2],食远服。

《指迷》七气汤　治七情相干,阴阳不得升降,气道壅滞,攻冲作疼。

香附子二钱　青皮去白　陈皮去白　桔梗　蓬术　官桂　藿香　益智仁　半夏汤洗七次　甘草炙。各一钱

水二盅,生姜三片,红枣二枚,煎一盅,食远服。

《三因》七气汤见霍乱。

流气饮子　治男子妇人五脏不和,三焦气壅,心胸痞闷,咽塞不通,腹胁膨胀,呕吐不食,上气喘急,咳嗽痰盛,面目浮,四肢肿,大便秘涩,小便不通。忧思太过,郁结不散,走注疼痛,脚气肿痛,并皆治之。

紫苏叶　青皮去白　当归　芍药　乌药　茯苓去皮　桔梗　半夏汤洗　川芎　黄芪　枳实麸炒,各一钱　防风去芦　陈皮去白　甘草炙　木香　大腹子连皮　槟榔　枳壳麸炒。各半钱

水二盅,生姜三片,红枣一枚,煎至一盅,去滓,不拘时服。

大七气汤见积聚。

苏子降气汤《和剂》　治虚阳上攻,气不升降,上盛下虚,痰涎壅盛,胸膈噎塞,并久年肺气至效。

紫苏子炒　半夏汤泡。各二钱半　前胡去芦　甘草炙　厚朴去皮,姜制炒　陈皮去白。各一钱　川当归去芦,一钱半　沉香七分

水二盅,生姜三片,煎至一盅,不拘时服。虚冷人加桂五分,黄芪一钱。

秘传降气汤　治男子妇人上热下虚,饮食过度,致伤脾胃,酒色无节,耗损肾元,水火交攻,阴阳关隔,遂使气不升降。上热则头

---

〔1〕粗:原脱,据《局方》卷三本方补。

〔2〕八分:《局方》卷三本方作"七分"。

目昏眩,痰实呕逆,胸膈不快,咽喉干燥,饮食无味。下弱则腰脚无力,大便秘涩,里急后重,脐腹冷疼。若治以凉,则脾气怯弱,肠鸣下利。治以温,则上焦壅热,口舌生疮。及脚气上攻,与久痢不瘥,宜先服此药,却以所主药治之。气壅耳聋,泛热咽疼,亦效。

桑白皮二两,炒　枳壳汤浸,去瓤,麸炒　柴胡去[1]芦,洗　陈皮炒黄色　甘草炒。各一两　五加皮酒浸半日,炒黄　骨碎补燎去毛,剉,炒　地骨皮炒黄　桔梗[2]　草果去皮膜,净洗,炒黄　诃子炮,取肉　半夏生姜自然汁和成饼,再碎炒,以上各半两

上剉散,和匀,以碗盛,饭甑上蒸一伏时,倾出摊令冷收之,每服二钱,紫苏三叶,生姜三片,水一盏,同煎七分,食后通口服。痰咳加半夏曲,心肺虚每料加人参、茯苓各一两,上膈热加北黄芩五钱,下部大段虚加少许炮附子煎,如使附子,多加生姜,妇人血虚加当归一两。

四磨汤《济生》　治七情伤感,上气喘息,妨闷不食。

人参　槟榔　沉香　天台乌药

上四味,各浓磨水,和作七分盏[3],煎三五沸,放温空心服,或下养正丹尤佳。

养正丹《和剂》　治上盛下虚,气不升降,元阳亏损,气短身羸,及中风涎潮,不省人事,伤寒阴盛,自汗唇青,妇人血海久冷。

水银　黑锡去滓净秤,与水银结砂子　硫黄研　朱砂研细,各一两

上用黑盏一只,火上熔黑铅成汁,次下水银,以柳条搅,次下朱砂,搅令不见星子,放下少时,方入硫黄末,急搅成汁和匀,如有焰以醋洒之,候冷取出,研极细,煮糯米糊丸,绿豆大。每三十丸,盐汤、枣汤任下。

养气丹《和剂》　治诸虚百损,真阳不固,上实下虚,气不升降,或喘或促,一切体弱气虚之人,妇人血海冷怠诸证。

---

〔1〕去:此下原衍"毛",据《局方》卷三本方删。

〔2〕桔梗:此下原衍"炒黄"二字,据《局方》卷三本方删。

〔3〕和作七分盏:原作"取七分",据《局方》卷三本方改。

禹余粮火煅醋淬七次,半斤,为末　代赭石如上法,一斤　紫石英火煅一次　赤石脂火煅一次　磁石火煅醋淬十次,各半斤

以上五石,各以水再研,挹其清者,置之纸上,用竹筛盛,滴尽水,候干,各用瓦瓶盛贮,以盐水纸筋和泥固济阴干,以硬炭五十斤,分作五处,煅此五石末,以纸灰盖之,火尽再煅,如此三次,埋地坑内两日出火毒,再研细,入后药。

附子炮,二两　肉苁蓉酒浸一宿,焙,一两半　茴香炒　破故纸酒炒　木香不见火　肉桂　肉豆蔻面裹煨　巴戟肉盐汤浸　丁香　沉香　山药　当归酒浸一宿,焙干　白茯苓　鹿茸酥炙　远志去心　阳起石煅,别研　钟乳粉　乳香　没药并另研　朱砂或煅或蒸,或黄芪、当归煮熟　五灵脂主补虚,虚者须保胃气。此品要精制净去砂土,若过用令人膨饱伤胃。以上各一两净作末

上入前药同研极匀,用糯米糊丸,每一两作五十丸,阴干,入布袋内擦光,每服二十丸,空心,温酒、姜盐汤任下,妇人艾、醋汤下。

复原通气散《和剂》　治气不宣流,或成疮疖,并闪挫腰胁,气滞疼痛。

舶上茴香炒　穿山甲蛤粉炒,去粉用。各二两　玄胡索去皮　白牵牛炒　陈皮去白　甘草炙,各一两　南木香不见火,一两半

上为细末,每服二钱,用热酒调,病在上食后服,病在下食前服,不饮酒者,煎南木香汤调。

木香流气饮《和剂》　治诸气痞塞不通,胸膈膨胀,面目虚浮,四肢肿满,口苦咽干,大小便秘。

半夏汤洗七次,焙,二两　青皮去白　厚朴姜制,去粗皮　紫苏去枝[1]梗　香附子去毛,炒　甘草炙。各一斤　陈皮去白,二斤　肉桂去粗皮,不见火　蓬莪术煨　丁香皮不见火　大腹皮制　槟榔　麦门冬去心　木香不见火　草果仁各六两　木通去节,八两　藿香叶　白芷　赤茯苓去皮　白术　干木瓜　人参去芦　石菖蒲各四两

---

〔1〕枝:原脱,据《局方》卷三本方补。

上咬咀,每服四钱,水一盏半,姜三片,枣二枚,煎七分,热服。

蟠葱散《和剂》 治男妇脾胃虚冷,气滞不行,攻刺心腹,痛连胸胁,膀胱小肠肾气,及妇人血气刺痛。

延胡索三两　肉桂去粗皮　干姜炮。各二两　苍术米泔浸一宿,切,焙　甘草炙。各半斤　缩砂去皮　丁皮　槟榔各四两　三棱煨　蓬术煨　茯苓去皮　青皮去白。各六两

上为末,每服二钱,水一盏,连根葱白一茎,煎七分,空心热服。

分心气饮真方《直指》 治忧思郁怒诸气,痞满停滞,噎塞不通,大小便虚秘。

紫苏茎叶三两　半夏制　枳壳制。各一两半　青皮去白　陈橘红　大腹皮　桑白皮炒　木通去节　赤茯苓　南木香　槟榔　蓬莪术煨　麦门冬去心　桔梗　辣桂　香附　藿香各一两　甘草炙,一两二钱半

上剉散,每服三钱,水一大盏,生姜三片,枣二枚,灯心十茎,煎七分,不拘时服。 一人瘴疟经年,虚肿腹胀,食不知饱,以此药吞温白丸,初则小便数次,后则大便尽通,其病顿愈。

分气紫苏饮 治男子妇人脾胃不和,胸膈噎塞胁疼,气促喘急,心下胀满,饮食不思。呕逆不止。

紫苏　五味子去梗　桑白皮炙　陈皮去白　桔梗去芦　草果仁　大腹皮　茯苓去皮　甘草炙。各一钱半

水二盅,生姜三片,煎一盅,入盐少许,食远服。

沉香升降散《御药》 治一切气不升降,胁肋刺痛,胸膈痞塞。

沉香　槟榔各二钱半　人参　大腹皮炒　诃子各半两,煨,去核　白术　乌药　香附子炒　紫苏叶　厚朴去粗皮,姜制　神曲炒　麦蘖炒。各一两　三棱煨　蓬术煨　益智仁各二两　陈皮去白　姜黄　甘草炒。各四两

上为细末,每服二钱,食前用沸汤调服。一方,加红花。

木香槟榔丸《御药》 疏导三焦,宽利胸膈,破痰逐饮,快气消食。

木香　槟榔　枳壳麸炒　杏仁去皮尖,炒　青皮去瓤,各一

两　半夏曲　皂角去白，酥炙　郁李仁去皮。各二两

上为细末，别以皂角四两，用浆水一碗，搓揉熬膏，更入熟蜜少许，和丸梧子大。每服五十丸，食后姜汤下。

青木香丸《和剂》　治胸膈噎塞，气滞不行，肠中水声，呕哕痰逆，不思饮食。常服宽中利膈。

黑牵牛二百四十两，炒香，取末一百二十两　补骨脂炒香　荜澄茄各四十两　木香二十两　槟榔用酸粟米饭裹，湿纸包，火中煨令纸焦，去饭，四十两

上为细末，清水滴为丸，如绿豆大。每服三十丸，茶汤、熟水任下。

沉香化气丸　专攻赤白青黄等色痢疾，诸般腹痛，饮食伤积、酒积、痰积、血积，跌扑损伤，五积六聚，胸膈气逆痞塞，胃中积热，中满腹胀，疟痞茶癖，及中诸毒恶气，伤寒大便不通，下后遗积未尽，感时疫气瘴气，并诸恶肿疮疡肿毒，及食诸般牛畜等物中毒，不问妇人男子小儿并皆治之。

大黄锦纹者　黄芩条实者。各一两　人参官拣者，去芦　白术去芦，肥者，各三钱　沉香上好角沉水者，四钱，另为末

上将前四味剉碎，用雷竹沥七浸七曝，候干为极细末，和沉香末再研匀，用竹沥入姜汁少许为丸，如绿豆大，朱砂为衣，晒干，不见火。每服一钱，淡姜汤送下，小儿六分。

王氏《博济》**利膈丸**　治三焦气不顺，胸膈壅塞，头眩目昏，涕唾痰涎，精神不爽。

牵牛四两，半生半熟　皂角不蛀者，涂酥炙，二两

上为末，生姜自然汁煮糊为丸[1]如梧子大。每服二十丸，荆芥、姜[2]汤临卧送下。

一块气丸

官桂　玄胡索　蓬术炮　姜黄　砂仁　枳实　枳壳　黑牵

---

〔1〕煮糊为丸:原作"糊丸"，据《博济方》卷二本方改。
〔2〕姜:原脱，据《博济方》卷二本方补。

牛取头末　槟榔　大黄醋煮　雷丸　使君子取肉　白豆蔻　丁香各半两　芫花酒浸,炒　香附子醋浸　京三棱炮　陈皮去白　胡椒各一两　糖球　青皮各一两半　川乌二钱半,酒浸,炒　锡灰　大麦芽用江子炒熟,去江子。各四两　萝卜子一两,用江子炒熟,去江子　江子一两,去油　沉香　木香各四钱　皂角半斤,去皮,醋浸,炒

上为末,酒糊丸,如梧子大。每服五七丸,诸般病证各随后项汤使下。孕妇不可服,忌一切热物。妇人一切血气当归酒下,血崩燕子泥汤下。小儿脱肛艾汤下,小儿妳脾橘皮汤下,小儿惊风,一岁一丸,薄荷汤下,白痢干姜汤下,小儿脾积,使君子、猪胆、芦荟汤下,赤痢甘草汤下。一切吐逆生姜汤下,心膈膨胀新汲水下,下元冷好酒下,风热闭塞,大小便不通,井花水、豆粉调下。妇人经脉不通,红花、当归酒下,赤白带下,蔓荆子汤下,血昏当归酒下。胎前产后,吴茱萸一两重,酒一升,煎至二沸下,血块气血等,生姜、橘皮煎汤,入醋少许下,常服者淡姜汤下,小女经[1]脉不通,红花、当归酒下。男子小肠气茴香汤下,咳嗽乌梅汤下,腰疼牵牛汤下,伤寒葱白汤下。

神保丸　治诸气刺痛,流入背膂及胁下,诸药不能治者。见伤食。

清咽屑自制　治喉中如有物,咯之不出,咽之不下,俗名梅核气,仲景所谓咽中如有炙脔者是也。四七汤是其主方,但汤药入咽即过病所,今推广为屑,取其缓下。

半夏制,一两　橘红　川大黄酒制。各五钱　茯苓　紫苏叶　风化硝　真僵蚕炒　桔梗各二钱半　连翘　诃子肉　杏仁　甘草各一钱二分

上为末,姜汁、韭汁和捏成饼,晒干,筑碎如小米粒大。每用少许置舌上,干咽之,食后临卧为佳。

郁

越鞠丸丹溪　解诸郁

---
〔1〕经:原作"红",虞衙本同,据修敬堂本改。

　　香附　苍术米泔浸一宿,炒　川芎各二两　山栀炒　神曲各一两五钱

　　为末,滴水丸,如绿豆大。每服一百丸,白汤下。

　　气郁汤　治因求谋不遂,或横逆之来,或贫窘所迫,或暴怒所伤,或悲哀所致,或思念太过,皆为气郁,其状胸满胁痛,脉沉而涩者是也。

　　香附童便浸一宿,焙干,杵去毛,为粗末,三钱　苍术　橘红　制半夏各一钱半　贝母去心　白茯苓　抚芎　紫苏叶自汗则用子　山栀仁炒。各一钱　甘草　木香　槟榔各五分

　　生姜五片煎。如胸胁作痛,此有血滞也,宜参血郁汤治之。

　　湿郁汤　治因两露所袭,或岚气所侵,或坐卧湿地,或汗出衣衫,皆为湿郁,其状身重而痛,倦怠嗜卧,遇阴寒则发,脉沉而细缓者是也。

　　苍术三钱　白术　香附　橘红　厚朴姜汁炒　半夏制　白茯苓　抚芎　羌活　独活各一钱　甘草五分

　　生姜五片,水煎。

　　虞搏云:一男子年二十九,三月间房事后,骑马渡溪,遇深渊沉没,幸得马健无事,连湿衣行十五里抵家,次日憎寒壮热,肢节烦疼,似疟非疟之状。一医作虚证治,而用补气血药,服之月余不效。又易一医,作劳瘵治,用四物汤加知、柏、地骨皮之类,及丹溪大补阴丸,倍加紫河车服,至九月反加满闷不食。乃顾情有乳妇人在家,止吃人乳汁四五杯,不吃米粒。召予诊视,六脉皆洪缓,重按若牢,右手为甚。予作湿郁处治,用平胃散倍苍术,加半夏、茯苓、白术、川芎、香附、木通、砂仁、防风、羌活,加姜煎服,黄昏服一帖,一更时又进一帖,至半夜遍身发红丹如瘾疹,片时随没而大汗,索粥,与稀粥二碗,由是前病除减能食,仍与前方服三帖,后以茯苓渗湿汤倍加白术,服二十余帖平安。

　　血郁汤　凡七情郁结,盛怒叫呼,或起居失宜,或挫闪致瘀,一应饥饱劳役,皆能致血郁,其脉沉涩而芤,其体胸胁常有痛如针刺者是也。

香附童便制,二钱　牡丹皮　赤曲　川通草　穿山甲　降真香　苏木　山楂肉　大麦芽炒,研。各一钱　红花七分

水、酒各一半煎,去滓,入桃仁去皮泥七分,韭汁半盏,和匀通口服。

热郁汤　有阴虚而得之者,有胃虚食冷物,抑遏阳气于脾土中而得之者,其治法皆见发热条中。此则治夫非阴虚,非阳陷,亦不发热,而常自蒸蒸不解者也。

连翘四钱　薄荷叶　黄芩各一钱五分　山栀仁二钱　麦门冬去心,三钱　甘草五分　郁金一钱　瓜蒌皮穰二钱

竹叶七片煎。

问:何不用苍术、香附、抚芎? 曰:火就燥,燥药皆能助火,故不用也。

痰郁于痰饮门求之,食郁于伤食门求之,故不著方。

痞

海藏云:仲景诸泻心等汤,手少阴也。以其心下痞,故入阳明例。

大黄黄连泻心汤　治太阳病,医发汗,遂发热恶寒,因复下之,心下痞,表里俱虚,阴阳[1]气并竭,无阳则阴独[2],复加烧针,因胸烦面色[3]青黄肤𥇒者难治。若色微黄,手足温者易愈。心下痞,按之濡,其脉关上浮者。

大黄二两　黄连一两　加黄芩,为伊尹三黄汤。

上剉如麻豆,沸汤二升渍之,须臾绞去滓,分温再服。

附子泻心汤　治心下痞,而复恶寒汗出。本以下之,故心下痞,与泻心汤痞不解,其人渴[4]而口燥烦,小便不利者,五苓散主之。

---

〔1〕阴阳:此下原衍"血"字,据《伤寒论》卷四删。
〔2〕独:原作"毒",据《伤寒论》卷四改。
〔3〕色:原脱,据《伤寒论》卷四补。
〔4〕渴:原作"泻",据《伤寒论》卷四本方改。

大黄　黄连　黄芩各一两　附子一枚,炮,去皮,切,别煮取汁

上四味,切三味,以麻[1]沸汤二升渍之,绞去滓,内附子汁,分温再服。

生姜泻心汤　治伤寒汗出解之后,胃中不和,心下痞硬,干噫食臭,胁下有水气,腹中雷鸣下利者。

生姜　半夏洗。各二两　甘草炙　黄芩　人参各一两半　干姜　黄连各半两　大枣六枚,擘

上八味,以水五升,煮取三升,去滓,再煎取一升半,温服半升。

〔伊尹〕**甘草泻心汤**　治伤寒中风,医反下之,其人下利日数十行,米谷不化,腹中雷鸣,心下痞硬而满,干呕心烦不安,医见心下痞,谓病不尽,复下之,其痞益甚,此非结热,但以胃中虚,客气上逆,故使[2]硬,宜此汤治之。

甘草二两　半夏一两　黄芩　干姜各三两半　黄连　人参各半两　大枣六枚

上七味,以水五升,煮取三升,去滓,再煎取一升半,温服半升,分三。

半夏泻心汤　治心下满[3]而不痛者,痞也,痛即为结胸。

半夏半升,泡　黄芩　干姜　人参各三两　黄连一两　甘草炙,二两　大枣十二枚

上七味,以水一斗,煮取六升,去滓,再煮取三升,分温三服。

钱氏泻心汤见发热。

黄芪补中汤东垣

黄芪　人参各二钱　甘草　白术　苍术　陈皮各一钱　泽泻　猪苓　茯苓各五分

水一盏,煎七分,温服,送下大消痞丸。

---

〔1〕麻:原脱,据《伤寒论》卷四本方补。

〔2〕使:原作"便",据修敬堂本改。

〔3〕心下满:原作"下利",据《伤寒论》卷四本方改。

大消痞丸东垣　治一切心下痞满,积年久不愈者。

白术　姜黄各一两　黄芩去焦　黄连炒。各六钱　枳实麸炒,五钱　半夏汤洗七次　陈皮　人参各四钱　泽泻　厚朴　砂仁各三钱　猪苓二钱五分　干生姜　神曲炒　炙甘草各二钱

上为细末,汤浸蒸饼为丸,如桐子大。每服五七十丸至百丸,食远白汤下。

黄连消痞丸东垣　治心下痞满,壅塞不散,烦热喘促不宁。

黄连一两　黄芩炒,二两　半夏九钱　枳实炒,七钱　橘红　猪苓各五钱　茯苓　白术　炙甘草各三钱　泽泻　姜黄各一钱　干生姜二钱

制丸服法同上。

失笑丸一名枳实消痞丸　东垣治右关脉浮弦,心下湿痞,恶食懒倦,开胃进食。

枳实　黄连各五钱　白术　人参　半夏曲各三钱　厚朴炙,四钱　干生姜　炙甘草　白茯苓　麦蘖各二钱

上为细末,汤浸蒸饼为丸,桐子大。每服五七十丸,白汤下,不拘时。量虚实加减服。

刘宗厚云:以上二方,并半夏泻心汤加减法也。内有枳术[1]汤、四君子、五苓、平胃等,利湿消痞补虚之药也。

黄芩利膈丸东垣　除胸中热,利膈上痰。

黄芩生、炒各一两　白术二钱[2]　枳壳　陈皮　南星各三钱　半夏　黄连　泽泻各五钱　白矾五分

上为末,水浸蒸饼丸。每服三五十丸,白汤下,食远服。合加薄荷叶一两,玄明粉二钱。

葶苈丸一名人参顺气饮子　治心下痞,胸中不利。

半夏洗　厚朴炙　石膏　青皮以上各五分　当归身七分　白豆蔻仁　缩砂仁　茵陈酒制炒　干葛以上各一钱　炙甘草　羌活　黄

〔1〕术:原作"实",据《玉机微义》卷三十七本方改。
〔2〕二钱:原脱,据《兰室秘藏》卷下本方补。

芩一半酒洗,一半炒　苦葶苈酒洗,炒　人参　柴胡　独活以上各三钱

上为细末,汤浸蒸饼和匀,筛子内擦如米大。每服二钱,临卧用一口汤下。

消痞汤一名木香化滞汤　治因忧气郁结中脘,腹皮里微痛,心下痞满,不思饮食。

枳实炒　当归梢各二分　陈皮　生姜　木香各三分　柴胡四分　草豆蔻　炙甘草各五分　半夏一钱　红花少许　《试效方》有益智三分　无木香。

上为粗末,作一服,水二盏,生姜三片,煎至一盏,食远服。忌酒湿面。

理中丸　治胃寒而痞。

人参　甘草　白术　干姜以上各三两

上四味,捣筛为末,蜜和丸,如鸡子黄大。以沸汤数合,和一丸研碎,温服之,日三四,夜二服。腹中未热,益至三四丸。

增损理中丸《伤寒》　治太阴下之胸满鞕。诸结胸宜服此。

人参　白术各一两　甘草　黄芩各半两　枳壳十二片

上为细末,炼蜜丸,如弹子大。沸汤化一丸。渴者加瓜蒌根,汗出者加牡蛎。

枳实理中丸《伤寒》　治寒实结胸。

茯苓　人参　白术　干姜　甘草各二两　枳实十六片

上为细末,炼蜜丸,如鸡子黄大。每服一丸,热汤化下,连进二三服。

《活人》**桔梗枳壳汤**　治伤寒痞气,胸满欲绝。

桔梗　枳壳去瓤,炒。各三两

上剉,水煎,分作二服。

此手太阴经药也。《活人书》云:审知是痞,先用此汤,无不验也。缘枳壳行气下膈,故效。

上清散一名通气防风汤　清利头目,宽快胸膈。

黄芪三钱　甘草二钱　人参　葛根各一钱五分　防风根一钱　蔓荆子半钱

上分作二服,每服水一盏半,煎至一盏,去渣,临卧温服。以夹衣盖覆面首,不语,须臾汗出为效。未服药,预一日不语,服毕亦一日不语。枳术丸见伤食。

回金丸　泻肝火,行湿与热,能开痞结,治肝邪,补脾土。见发热。

槟榔丸见伤食。　煮黄丸见心痛。　瓜蒂散见伤食。　二陈汤见痰饮。　平胃散见中食。　五苓散见消瘅。　越鞠丸见郁。　挝脾汤见呕吐。　丁沉透膈汤见反胃。　木香流气饮　四七汤并见气。　导痰汤见痰饮。　来复丹见中暑。　四君子汤见虚劳。　补中益气汤见劳倦。　木香顺气汤见胀满,但减人参。

木香宽中散　治七情伤于脾胃,以致胸膈痞满,停痰气逆,或成五膈之病。

青皮　陈皮　丁香各四两　厚朴制,一斤　甘草炙,五两　白豆蔻二两　香附炒　砂仁　木香各三两

上为末,每服二钱,姜、盐汤点服。属脾胃虚损之证,不可多服,当与六君子汤兼服之。

《宣明》槟榔散　治伤寒阴证,下后成痞,满而不痛,按之虚软。

槟榔　枳壳各等分

上为末,每服三钱,煎黄连汤调下。

三脘痞气丸《宝鉴》　治三焦痞滞,水饮停积,胁下虚满,或时刺痛。

木香　白豆蔻仁　青皮炒　京三棱炮　橘红各一两　半夏汤泡七次,二两　槟榔　砂仁　沉香　大腹子各五钱

上为末,神曲糊丸,梧桐子大。每服五六十丸,食后陈皮汤送下。

平补枳术丸　调中,补气血,消痞清热。

白术三两　白芍酒炒,一两半　陈皮　枳实去穰,炒　黄连姜汁炒,各一两　人参　木香各五钱

上为末,荷叶打米糊为丸,如桐子大。每服六七十丸,米

饮下。

　　方广云：白术补脾气为君；白芍药补脾血为臣；陈皮以和胃，枳实消痞，黄连清热为佐；人参以补元气，木香以调诸气为使。如此平补气血，廓清痰火，兼通气道，则病邪日消，而脾胃日壮矣。

　　《济生》瓜蒌实丸　治胸膈痞痛彻背，胁胀，喘急妨闷。

　　瓜蒌实研　枳壳[1]去穰, 麸炒　桔梗　半夏各等分

　　上为末，姜汁打糊为丸，梧子大。每服五七十丸，食后淡姜汤下。

　　按：此方瓜蒌以润肺涤痰，枳壳破滞气，半夏豁痰燥湿，桔梗开膈载药，可谓善治痞闷喘急矣。然痰因火动者，加黄连尤妙，盖黄连佐枳壳消痞甚速。

　　茯苓杏仁甘草汤仲景, 下同

　　茯苓三两　杏仁五十枚　甘草一两

　　上三味，以水一斗，煮取五升，温服一升，日三服。

　　橘枳生姜汤

　　橘皮一斤　枳实三两　生姜半斤

　　上三味，以水五升，煮取二升，分温再服。

　　薏苡仁附子散

　　薏苡仁十五两　大附子十枚, 炮

　　上二味，杵为散，服方寸匕，日三服。

　　厚朴大黄汤

　　厚朴一尺[2]　大黄六两　枳实四枚, 剉

　　上三味，以水五升，煮取二升，分温再服。

　　瓜蒌薤白白酒汤

　　栝蒌一枚, 捣　薤白半斤　白酒七升

　　上三味，同煮取二升，分温再服。

----

〔1〕壳：原作"实"，据《重订严氏济生方·呕吐翻胃噎膈门》本方改。
〔2〕一尺：原作"一两"，据《金匮要略》卷中本方改。

瓜蒌薤白半夏汤

栝蒌一枚,捣[1]　薤白三两　白酒一斗　半夏半斤

上四味,同煮至四升,温服一升,日三服。

枳实薤白桂枝汤

枳实四枚,刲　厚朴四两　薤白半斤　桂枝一两　瓜蒌一枚,捣

上五味,以水五升,先煮厚朴、枳实,取二升,去滓,纳诸药,煮数沸,分温三服。

人参汤

白术　人参　甘草　干姜各三两

上四味,以水八升,煮取三升,温服一升,日三服。

利膈散　治胸痹,喘息不通。

人参去芦　赤茯苓　前胡各一两　干姜炮　桂心　甘草炙。各半两　陈皮去白,焙　诃黎勒去核　白术各七钱半

上㕮咀,每服五钱,用水一大盏,姜三片,煎至五分,去滓,不拘时,频频温服。

半夏汤　治胸痹,心下坚痞,急痛彻背,短气烦闷,自汗出。

半夏汤洗,切,焙,二两半　瓜蒌实一枚　薤白切,二合

上刲片,每服五钱,水二盏,生姜三片,煎至一盏,去滓,食前温服,日三服。

吴茱萸散　治胸痹,咽喉噎塞,不能下食。

吴茱萸汤浸,焙炒　半夏汤泡　赤茯苓去皮　鳖甲去裙襕,酥炙黄　京三棱　前胡去芦　青皮去白,焙　厚朴去粗皮,姜汁炙　槟榔　白术　桂心各一两　枳壳麸炒,半两

㕮咀,每服五钱,水一大盏,姜三片,枣三枚,煎至五分,去滓,不拘时,稍热服。

豆蔻汤　治胸痹,心下坚痞。

白豆蔻去皮　官桂去粗皮　木香　人参各半两　京三棱煨　神曲炒。各一两　陈皮去白　麦蘖炒。各七钱半　干姜炮　甘草炙。各

〔1〕捣:原脱,据《金匮要略》卷中本方补。

二钱半

上咬咀,每服三钱,水二盏,生姜三片,盐少许,煎至七分,去滓,食前温服。

枳实散　治胸痹,心下坚痞,胸背拘急,心腹不利。

枳实麸炒　赤茯苓去皮　前胡去芦　陈皮去白。各一两　木香半两

上咬咀,每服五钱,用水一大盏,姜三片,煎五分,去滓,食前温服。

半夏汤　治胸痹短气。

半夏汤洗,焙　柴胡各半两　赤茯苓去皮　前胡去苗　官桂去粗皮　人参各七钱半　甘草炙,二钱半

咬咀,每服五钱,水二盏,生姜五片,枣三枚擘开,煎至一盏,去滓,不拘时温服。

熨背散　治胸痹,心背疼痛气闷。

乌头　细辛　附子　羌活　蜀椒　桂心以上各一两　川芎一两二钱半

上捣筛,以少醋拌,帛裹,微火炙令暖,以熨背上,取瘥乃止。忌生冷如常法。

枳实散　治胸痛及背痛。

枳实麸炒,二两　官桂去粗皮,一两二钱半

上为细末,每服二钱,温酒调服,橘皮汤调亦可,空心、日午、临卧各一服。

透膈汤　治脾胃不和,中脘气滞,胸膈满闷,噎塞不通,噫气吞酸,胁肋刺痛,呕逆痰涎,食饮不下。

木香　白豆蔻　缩砂仁　槟榔　枳壳麸炒　厚朴姜制炒　半夏汤泡　青皮去白　陈皮去白　大黄　朴硝　甘草炙。各一钱

上作一服,水二盅,姜三片,红枣一枚,煎至一盅,食远服。

水　肿

海藏水气问难

经云:诸水身半以下肿者,当利小便,身半以上,当发汗。经云:

身半以上，天气主之，身半以下，地气主之。天气主之者，其在皮也，其在皮者，故汗而发之。

问曰：肌肉之外，皮肤之里，首至足一身皆肿者，当作何治？答曰：亦宜汗之也，与身半以上同法。身半以上汗之者，尺寸之天地也，故汗之。肌肉之外，皮肤之里，一身尽肿者，从天而汗之，此表里之浮沉，凡治之法，当如是也。肺心肝肾中州以上俱宜汗，中州以下皆宜下[1]，如小便利而渴，不宜汗，不宜下，以其重亡津液故也。

问曰：仲景云：少阴脉紧而沉，紧则为痛，沉则为水，小便即[2]难。脉得诸沉，当责有水[3]，身体肿重，水病脉出者死。王叔和云：水气浮大即延生。二者不同，何也？答曰：少阴证当沉，故脉出者死。此水附骨，以当沉而下出，则当微出本部，即是得生也。此个出字，出本部之外，故死也。经云：阴阳俱虚，脉出者死，与此同意。水气浮大即延生者，总而言之也。五脏六腑，上下表里，及诸部分，俱在其中矣。此阴盛而阳虚也，故暴出者死。何以然？少阴沉，知周身无阳也。水病滞塞不通，脉暴出，阳何以周流于一身，养育一体，故死也。腹上肿者属厥阴，腰肿者属肾。

水气求责法

有沉而有力，有沉而无力。有浮而有力，有浮而无力。中得之，亦有有力无力。

水气脉并药

肺沉大肠浮

大腹皮　茯苓　甘遂　大戟　芫花　旋覆花　紫菀　陈皮　桑皮　杏仁　木香　葶苈　麻黄　栀子　芍药　白术　生姜皮

心沉小肠浮

桂　枳实　牵牛　芍药　木通

---

〔1〕下：原作"汗"，据修敬堂本改。

〔2〕即：原作"则"，据《金匮要略》卷中改。

〔3〕当责有水：原作"当附骨"，据《金匮要略》卷中改。

　　脾沉胃浮

　　白术　芍药　生姜　赤小豆　枣　槟榔　黄芪　甘草　石膏

　　肝沉胆浮

　　川芎　芍药　细辛

　　肾沉膀胱浮

　　泽泻　茯苓　猪苓　白术　木通　灯草　通草　牡蛎　滑石　泽兰　附子　葶苈　瞿麦　车前子　防己

　　海藏集仲景水气例水气源流，并出《素问·水热穴论》。

　　高低内外，轻重表里，随经补泻，要当谨察肺、胃、肾三经，病即瘥也。

　　〔仲景〕葶苈大枣泻肺汤治　喘嗽痰涎，面目浮肿。

　　甜葶苈　苦葶苈等分　大枣

　　〔仲景〕枳术汤治心下水结如盘。

　　〔仲景〕牡蛎泽泻散治腰以下[1]有水气。

　　〔仲景〕生姜泻心汤　治两胁水气，腹中雷鸣。

　　〔仲景〕甘草附子白术桂枝汤　治阴证自汗，身微肿，风湿相搏，小便不利。

　　〔仲景〕真武汤　治少阴二三[2]日不已，至四五日，腹痛，小便不利，四肢沉重疼痛，自下[3]利，此为水气，其人或欬，或小便利，或下利，或呕者[4]。

　　〔仲景〕十枣汤　大戟　芫花　甘遂各等分

　　三花神祐丸　十枣汤加　牵牛　大黄　轻粉水丸。

　　除湿丹　神祐丸加乳香　没药　玄青丹　神祐丸加黄连　黄柏　青黛

　　上以上四方[5]，药极有毒，不可轻也。

---

〔1〕以下：原作"下以"，据修敬堂本乙。

〔2〕二三：原作"三二"，据《伤寒论》卷六本方乙。

〔3〕自下：原作"则不"，据《伤寒论》卷六本方改。

〔4〕或下利，或呕者：原作"不利而呕者"，据《伤寒论》卷六本方改。

〔5〕方：原作"味"，据修敬堂本改。

防己黄芪汤仲景,下同

防己一两　黄芪一两二钱半　白术七钱半　甘草炙,半两

上剉,每服五钱匕,生姜四片,枣一枚,水一盏半,煎取八分,去滓温服,良久再服。腹痛,加芍药。一法,洁古用此汤调五苓散,治因湿为肿者。又云:防己黄芪汤,治风水脉浮为在表,其人或头汗出,表无他证,病者但下重,从腰以上为和,腰以下常肿,及身重难以屈伸。

越婢汤　加术四两,即越婢加术汤。又见痿厥。

麻黄六两　石膏半斤[1]　生姜三两　大枣十五枚　甘草二两

以水六升,先煮麻黄,去上沫,内诸药,煮取三升,分温三服。

大腹皮散

大腹皮　桑白皮　川芎各二两　汉防己　羌活　青皮去白　大黄炒　槟榔　桂心各一两　甘草炙,半两

上㕮咀,每服五钱,水一大盏,煎五分,去滓,不拘时温服。

楮白皮散

楮白皮　猪苓去皮　木通各二两　紫苏茎叶　桑白皮各三两　陈皮去白,一两

上㕮咀,每服五钱,水一大盏,生姜三片,煎至六分,去滓,不拘时温服。

防己茯苓汤

防己　黄芪　桂枝各三两　茯苓六两　甘草二两

水六升,煮取二升,分温三服。

蒲灰散见淋。

木香丸

木香　苦葫芦子炒　乳香各二钱五分　槟榔二枚,一生一炮　甘遂炒令黄　朱砂细研。各半钱

为细末,以烂饭和,分作四十九丸,面裹。于铫内水煮熟,令患

---

〔1〕斤:原作"两",据《金匮要略》卷中本方改。

人和汁吞之,以尽为度。清晨服药,至午时其水便下,不计行数,水尽自止。

海蛤丸

海蛤研　防己各七钱五分　陈皮炒,去白　郁李仁去皮,炒。各半两　赤茯苓去皮　桑白皮　葶苈隔纸炒。各一两

上为细末,炼蜜和丸,如桐子大。每服二十丸,加至三十丸,米饮送下,早晚各一服。

槟榔散

槟榔半两。另研末　商陆　生姜各一两　桑白皮一两半　甘草炙,二钱半

上除槟榔外,用水二大盏,煎至一大盏,去滓,五更初分作二服,每服调槟榔末二钱半服,至平明当利,如未利再服。

甘草麻黄汤

甘草二两　麻黄四两

水五升,先煮麻黄,去上沫,内甘草,煮取三升,温服一升,重覆汗出,不汗再服。慎风寒。

麻黄附子汤

麻黄三两　甘草二两　附子一枚,炮

水七升,先煮麻黄,去上沫,内二味,煮取二升半,温服八合,日三服。

杏子汤未见,恐是麻黄杏仁甘草石膏汤。

五皮散《和剂》　治风湿客于脾经,气血凝滞,以致面目虚浮,四肢肿满,心腹膨胀,上气促急。兼治皮水,妊娠胎水。

五加皮　地骨皮　生姜皮　大腹皮　茯苓皮各等分　一方,加白术,磨沉香、木香入。

上㕮咀,每服三钱,水一盏,煎七分,热服无时。

五皮散《澹疗》　治他病愈后,或疟痢后,身体面[1]目四肢浮肿,小便不利,脉虚而大。此由脾肺虚弱,不能运行诸气,诸气不理,

---

〔1〕面:原脱,据《卫生宝鉴》卷十四本方补。

散漫于皮肤肌腠之间,故令肿满也,此药最宜。

大腹皮　赤茯苓皮　生姜皮　陈皮　桑白皮炒。各等分

上为粗末,每服五钱,水一大盏,同煎八分,去滓温服,不拘时,日三服。并忌生冷油腻坚硬之物。

香苏散《宝鉴》　治水气虚肿,小便赤涩。

陈皮去白,一两　防己　木通　紫苏叶各半两

上为末,每服二钱,水二盏,生姜三片,煎至一盏,去滓,食前温服。

除湿汤见中湿。　四磨汤见气。　桂黄丸缺。　保和丸见伤食。

疏凿饮子《济生》　治水气通身浮肿,喘呼气急,烦躁多渴,大小便不利,服热药不得者。

泽泻　商陆　赤小豆炒　羌活去芦　大腹皮　椒目　木通　秦艽去芦　茯苓皮　槟榔各等分

上㕮咀,每服四钱,水一盏,姜五片,煎七分,不拘时温服。

实脾饮《济生》　治阴水发肿,用此先实脾土。

厚朴去皮,姜制　白术　木瓜去穰　大腹子　附子炮　木香不见火　草果仁　白茯苓去皮　干姜炮。各一两　甘草炙,半两

上㕮咀,每服四钱,水一盏,姜五片,枣一枚,煎七分,不拘时温服。

五苓散见消瘅。　木香流气饮见气。

复元丹《三因》　治脾肾俱虚,发为水肿,四肢虚浮,心腹坚胀,小便不通,两目下肿。

附子炮,二两　南木香煨　茴香炒　川椒炒,出汗[1]　厚朴去粗皮,姜制　独活　白术炒　陈皮去白　吴茱萸炒　桂心各一两　泽泻一两半　肉豆蔻煨　槟榔各半两

上为细末,糊丸如梧桐子大。每服五十丸,不拘时,紫苏汤送下。

黑锡丹见诸逆冲上。　苏子降气汤见气。

〔1〕汗:原作"汁",据虞衙本改。

导滞通经汤《宝鉴》 治脾湿有余，及气不宣通，面目手足浮肿。

木香 白术 桑白皮 陈皮各五钱 茯苓去皮，一两

上㕮咀，每服五钱，水二盏，煎至一盏，去渣温服，空心食前。

《内经》曰：湿淫所胜，平以苦热，以苦燥之，以淡泄之。陈皮苦温，理肺气，去气滞，故以为主。桑白皮甘寒，去肺中水气，水肿胪胀，利水道，故以为佐。木香苦辛温，除肺中滞气；白术苦甘温，能除湿和中，以苦燥之；白茯苓甘平，能止渴除湿，利小便，以淡渗之，故以为使也。

至元戊寅五月间，霖淫积雨不止，鲁斋许平仲先生，时年五十有八，面目肢体浮肿，大便溏多，腹胀肠鸣时痛，饮食减少。命予治之，脉得弦细而缓。先生曰：年壮时多曾服牵牛、大黄药，面目四肢，时有浮肿，今因阴雨，故大发。予曰：营运之气，出自中焦，中焦者胃也，胃气弱，不能布散水谷之气，荣养脏腑经络皮毛，气行而涩为浮肿，大便溏多而腹肿肠鸣，皆湿气胜也。四时五脏皆以胃气为本，五脏有胃气，则和平而身安。若胃气虚弱，不能运动，滋养五脏，则五脏脉不和平。本脏之气盛者，其脉独见，轻则病甚，过则必死。故经曰：真脏之脉弦，无胃气则死。先生之疾，幸而未至于甚，尚可调补。人知服牵牛、大黄为一时之快，不知其为终身之害也。遂用平胃散加白术[1]茯苓、草豆蔻仁，数服而腹胀溏泻肠鸣时痛皆愈，饮食进，只有肢体浮肿，以导滞通经汤主之，良愈。

木瓜丸见中风。

分气香苏饮

桑白皮炒 陈皮 茯苓 大腹皮 香附炒。各一钱 紫苏一钱半 桔梗 枳壳各八分 草果仁七分 五味子十五粒

水二盅，姜三片，煎八分，入盐少许，食前服。

消导宽中汤

白术一钱五分 枳实麸炒 厚朴姜制 陈皮 半夏 茯苓 山

---

〔1〕术：原作"米"，据虞衙本改。

楂肉　神曲炒　麦芽炒　萝卜子炒,各一钱

水二盅,姜三片,煎八分服。小便不利,加泽泻、猪苓。

胃苓汤

苍术　厚朴姜汁炒　陈皮　白术　茯苓各一钱半　泽泻　猪苓各一钱　甘草六分　官桂五分

上水加生姜煎服。

加味五皮汤　即五皮散内,脚肿加五加皮、木瓜、防己。不服水土,入胃苓汤。

消风败毒散

人参　独活　柴胡　桔梗　枳壳麸炒　羌活　茯苓　川芎　前胡　甘草　荆芥　防风各一钱

水二盅,姜三片,煎八分,食远服。

升麻和气散《和剂》

干姜半钱　干葛一两　大黄蒸,半两　熟枳壳半钱　桔梗　熟苍术　升麻各一两　芍药七钱半　陈皮　甘草各一两半　当归　熟半夏　白芷　茯苓各二钱

每服四钱,水一盏,姜三片,灯心十五[1]茎,煎七分,食前温服。

补中益气汤见劳倦。　六味丸见虚劳。　人参平肺散见喘。　滋阴丸即益阴肾气丸,见目。

加减《金匮》肾气丸　治肺肾虚,腰重脚肿,小便不利;或肚腹肿胀,四肢浮肿;或喘急痰盛,已成蛊证,其效如神。此证多因脾胃虚弱,治失其宜,元气复伤而变证者,非此药不能救。

白茯苓三两　附子五钱　川牛膝　官桂　泽泻　车前子　山茱萸　山药　牡丹皮各一两　熟地黄四两,捣碎,酒拌杵膏

上为末,和地黄,炼蜜丸,如桐子大。每服七八十丸,空心白汤下。《济生》以附子为君,此薛新甫重定者。

调胃白术泽泻散《元戎》　治痰病化为水气,传为水鼓,不能食。

---

[1] 五:原脱,据《局方》卷八本方补。

白术　泽泻　芍药　陈皮　茯苓　生姜　木香　槟榔各等分

上为末。

一法，加白术，本药各半，治脐腹上肿如神。心下痞者加枳实，下盛者加牵牛。

八正散见淋。　栀子豉汤见虚烦。

附方

汉防己煮散　主水肿上气方。诸澄秘之。

汉防己　泽漆叶　石韦去毛　桑白皮　泽泻　丹参　茯苓　橘皮　白术各三两　生姜切，十两　郁李仁五合　通草一两

上十二味，捣筛为散，以水一升七合，内四方寸匕，煮取八合，顿服，日二。

小便利为度。

葶苈丸　治肺气咳嗽，面目浮肿，喘促不安，小便赤色。

甜葶苈隔纸炒　贝母煨黄色　木通各一两　杏仁去皮尖双仁，炒　防己各二两

上为细末，用枣肉和丸，如梧桐子大。每服五十丸，桑白皮煎汤，食前送下。

白术木香散　治喘嗽肿满，变成水病者，不能食，不能卧，小便秘者宜服。

白术　猪苓去皮　槟榔　赤茯苓　泽泻各一钱半　木香　甘草各一钱　官桂七分　滑石三钱　陈皮二钱

上作一服，水二盅，生姜三片，煎一盅，食前服。

分气补心汤　治心气郁结，发为四肢浮肿，上气喘急。

木通　川芎　前胡去苗　大腹皮泡　青皮　白术　枳壳麸炒　甘草各一钱，炙　香附去毛，炒　白茯苓　桔梗各一钱半　细辛　木香各五分

上作一服，水二盅，姜三片，红枣二枚，煎至一盅，食前服。

调荣饮　治瘀血留滞，血化为水，四肢浮肿，皮肉赤纹，名血分。

蓬术　川芎　当归　延胡索　白芷　槟榔　陈皮　赤芍药　桑白皮炒　大腹皮　赤茯苓　葶苈炒　瞿麦各一钱　大黄一钱

半　细辛　官桂　甘草炙。各五分

上作一服,煎服法同前。

当归散　水肿之疾,多由肾水不能摄养心火,心火不能滋养脾土,故土不制水,水气盈溢,气脉闭塞,渗透经络,发为浮肿之证,心腹坚胀,喘满不安。

当归　桂心　木香　赤茯苓　木通　槟榔　赤芍药　牡丹皮　陈皮　白术各一钱三分

上作一服,水二钟,紫苏五叶,木瓜一片,煎一钟,不拘时候。

乌鲤鱼汤　治水气四肢浮肿。

乌鲤鱼一尾　赤小豆　桑白皮　白术　陈皮以上各三钱　葱白五茎

上用水三碗同煮,不可入盐,先吃鱼,后服药,不拘时服。

无碍丸　治脾病洪流,四肢浮肿。

大腹皮二两　槟榔　郁李仁　蓬术　三棱以上各一两　木香半两

上为细末,用炒麦蘗面煮糊为丸,如梧子大。每服七八十丸,食前生姜汤送下。

木香分气汤　治气留滞四肢,腹急中满,胸膈胁肋膨胀,虚气上冲,小便臭浊。

木香　猪苓　泽泻　赤茯苓　半夏　枳壳　槟榔　灯心草　苏子各等分

上剉散,每服一两,水二盏煎,入麝香末少许同服。

防己散　治皮水肿,如裹水在皮肤中,四肢习习然动。

汉防己　桑白皮　黄芪　桂心各一两　赤茯苓二两　甘草炙,半两

上㕮咀,每服五钱,水一大盏,煎至五分,去滓,不拘时温服。

导水茯苓汤　治水肿,头面手足遍身肿如烂瓜之状,手按而塌陷,手起随手而高突,喘满倚息,不能转侧,不得着床而睡,饮食不下,小便秘涩,溺出如割而绝少,虽有而如黑豆汁者,服喘嗽气逆诸药不效,用此即愈。亦尝验其病重之人,煎此药时,要如熬阿剌吉

酒相似,约水一斗,止取药一盏,服后小水必行时,即渐添多,直至小便变清白色为愈。

赤茯苓　麦门冬去心　泽泻　白术各三两　桑白皮　紫苏　槟榔　木瓜各一两　大腹皮　陈皮　砂仁　木香各七钱半

上㕮咀,每服半两,水二盏,灯草二十五根,煎至八分,去滓,空心服。如病重者,可用药五两,再加去心麦门冬二两,灯草半两,以水一斗,于砂锅内熬至一大碗,再下小铫内煎至一大盏,五更空心服,滓再煎服,连进此三服,自然利小水,一日添如一日。

沉香琥珀丸　治水肿一切急难证,小便不通。

琥珀　杏仁去皮尖　紫苏　赤茯苓　泽泻各半两　葶苈炒　郁李仁去皮　沉香各一两半　陈皮去白　防己各七钱半

上为细末,炼蜜为丸,如梧子大,以麝香为衣。每服二十五丸,加至五十丸,空心用[1]人参煎汤送下。量虚实加减。

人参木香散　治水气病。

人参　木香　茯苓　滑石　琥珀　海金沙　枳壳　槟榔　猪苓　甘草各等分

上为细末,每服五钱,生姜三片,水一盏,煎至七分,不拘时温服,日进三服。

大沉香尊重丸　治蛊胀腹满,水肿遍身,肿满气逆,呕哕喘乏,小便赤涩,大便不调,一切中满下虚危困之病。

沉香　丁香　人参　车前子　葶苈炒　槟榔各二钱　青皮　白牵牛　枳实炒　木通各四钱　胡椒　海金沙　蝎梢去毒　木香　茯苓　肉豆蔻各二钱半　白丁香一钱半　萝卜子六钱,炒　滑石三钱　郁李仁去皮,一两二钱半

上为细末,生姜自然汁,煮糊为丸,如梧子大。每服二十丸,不拘时姜汤送下,日进三服。忌盐、鱼、果、肉、面食,只可食白粥。

续随子丸　治通身肿满,喘闷不快。

人参　木香　汉防己　赤茯苓面蒸　大槟榔　海金沙各五钱,

---

〔1〕用:原脱,据《奇效良方》卷四十本方补。

另研　续随子一两　葶苈四两,炒

上为末,枣肉丸,如梧子大。每服二十丸至三十丸,煎桑白皮汤送下,食前。

胀　　满

大承气汤见大便不通。

枳术汤《金匮》

枳实七枚　白术二两

上㕮咀,以水五升,煮取三升,分温三服。腹中软,即当散也。

防己椒苈丸《金匮》

防己　椒目　葶苈炙　大黄各一两

末之,蜜为丸,桐子大。先食饮服一[1]丸,日三服,稍增。口中自有津液,渴者加芒硝五钱。

厚朴七物汤《金匮》

厚朴半斤　甘草　大黄各三两　大枣十枚　枳实五枚,剉　桂枝三两[2]　生姜五两

水一斗,煮取四升,温服八合,日三服。呕者加半夏五合,下利去大黄,寒多者加生姜至半斤。

黄芪汤疑即黄芪建中汤。

平胃散见中食。　双解饮子见疟。

中满分消丸东垣　治中满热胀,有寒者不治。

黄芩去腐,炒,夏月一两二钱　黄连净炒。各五钱　姜黄　白术　人参去芦　甘草炙　猪苓去皮。各一钱　白茯苓去皮　干生姜　砂仁各二钱　枳实炒黄　半夏汤泡。各五钱　厚朴姜制,一两　知母炒,四钱　泽泻　陈皮各三钱

上除茯苓、泽泻、生姜外,共为细末,入上三味和匀,汤浸蒸饼为丸,如桐子大。每服一百丸,焙热,白汤下,食后服。量病人大小加减。

─────────────

〔1〕一:原作"十",据《金匮要略》卷中本方改。
〔2〕三两:《金匮要略》卷上本方作"二"两。

中满分消汤 东垣　治中满寒胀。

黄芪　吴茱萸　厚朴　草豆蔻仁　黄柏各五分　益智仁　半夏　茯苓　木香　升麻各三分　人参　青皮　当归　黄连　泽泻　生姜　麻黄不去节　柴胡梢　干姜　川乌　荜澄茄各二分

水二盏，煎至一盏，去滓，稍热服，食前。大忌房劳、酒、面、生冷、硬物、油腻。

广茂溃坚汤 东垣

蓬莪术煨　黄连　柴胡去芦　甘草生用　神曲炒　泽泻各三分　陈皮去白　吴茱萸汤泡　青皮去白　升麻各二分　黄芩去黑皮　草豆蔻仁煨　厚朴姜制　当归梢　益智仁各五分　红花二分　半夏七分　如渴加葛根四分。

水二盅，先浸药少时，煎至一盅，稍热服。忌酒、湿面。

半夏厚朴汤

半夏一钱　厚朴八分　炒曲六分　当归梢　猪苓　京三棱　升麻各四分　肉桂　苍术　白茯苓　泽泻　橘皮　生黄芩　草豆蔻仁　生甘草　柴胡各三分　木香　青皮各二分　吴茱萸　干生姜　黄连各一分　红花　苏木各半分　桃仁七个　昆布少许　渴加葛根三分。

水二盅，煎至一盅，去粗，稍热服。二服后，前证又减一半，却于前药中加减服之。

通幽汤　润肠丸俱见大便不通。

沉香交泰丸

沉香　橘红　白术各三钱　厚朴姜制，五钱　吴茱萸汤泡　枳实麸炒　青皮去白　木香　白茯苓　泽泻　当归各二钱　大黄酒浸，一两

上为细末，汤浸蒸饼为丸，桐子大。每服五十丸，加至七八十丸，温汤下。微利为度。

木香顺气汤 《宝鉴》　治浊气在上，则生䐜胀，两胁刺痛，脉弦而细者。

木香　苍术　草豆蔻面裹煨。各三分　厚朴制，四分　青皮　益

智仁　陈皮　泽泻　白茯苓去皮　半夏　干生姜　吴茱萸汤泡。各二分　当归　人参各五分　升麻　柴胡去芦。各一钱

水二盏,煎至一盏,去粗温服,食前。忌生冷、硬物。

木香塌气丸　治中满腹胀,下焦虚损者。

萝卜子炒　陈皮去白,各五钱　胡椒二钱　草豆蔻面裹煨　木香　青皮各三钱　蝎梢去毒,二钱半

上为细末,面糊为丸,如桐子大。每服三十丸,温米饮下。忌油腻,服白粥百日,重者一年。小儿丸如麻子大,桑白皮汤下十丸,日三服。大人阴囊红肿冰冷,须用青盐、干姜、白面各三钱,水和膏,摊纸上涂贴。

《元戎》木香塌气丸　治单腹胀。

丁香　胡椒各二钱　郁李仁四钱　蝎尾　木香　槟榔各半两　枳实　白牵牛各一两

上为细末,饭丸绿豆大。每服十丸至十五丸,陈皮,生姜汤任下。

木香散　治单腹胀

木香　青皮　白术　姜黄　草豆蔻各半两　阿魏　荜澄茄各一两

上为细末,醋糊丸,如绿豆大[1],每服二十丸,生姜汤送下。

藿香正气散见中风。　王膈宽中散见反胃。　木香流气饮　沉香降气汤俱见气。

香砂调中汤　治饮食所伤脾胃,呕吐,胸满嗳噫,或胸腹胀痛。

藿香　砂仁各一钱二分　苍术二钱,米泔浸一宿,炒　厚朴姜制　陈皮　半夏　茯苓　青皮　枳实麸炒。各一钱　甘草三分

大便泻,去枳实、青皮,加曲、蘗、山楂、肉果、黄连。

水二盅,姜三片,煎八分,食前服。

分心气饮

紫苏梗一钱半　青皮　芍药　大腹皮　陈皮各一钱　木通　半

---

〔1〕大:原作"人",据虞衙本改。

夏各八分　官桂六分　赤茯苓　桑皮炒。各五分

　　水二盅,姜三片,灯心十茎,煎八分,食前服。

　　紫苏子汤《济生》　治忧思过度,致伤脾胃,心腹膨胀,喘促烦闷,肠鸣气走,漉漉有声,大小便不利,脉虚紧涩。

　　真紫苏子炒,捶碎,一钱　大腹皮　草果仁　半夏制　厚朴制　木香　陈皮去白　木通　白术　枳实麸炒。各一钱　人参五分　甘草炙,三分

　　水一盅半,姜五片,煎八分,食远服。

　　大橘皮汤

　　橘皮　厚朴姜制。各一钱半　猪苓　泽泻　白术各一钱二分　槟榔　赤茯苓　陈皮　半夏　山楂肉　苍术　藿香　白茯苓各一钱　木香五分　滑石三钱

　　水二盅,姜三片,煎八分,食前服。

　　大异香散

　　三棱　蓬术　青皮　半夏曲　陈皮　藿香　桔梗　枳壳炒　香附炒　益智各一钱半　甘草炙,半钱

　　上分作二帖,每帖用水二盅,生姜三片,枣一枚,煎至一盅,去渣,食远服。

　　大半夏汤

　　半夏汤泡　陈皮　茯苓　桔梗　槟榔　甘草各等分

　　上剉碎,每服三钱,水一盏半,生姜三片,煎至八分,去滓,食前温服。

　　人参芎归汤《直指》　治烦躁喘急,虚汗厥逆,小便赤,大便黑,名血胀。

　　人参　辣桂去粗皮　五灵脂炒。各二钱五分　乌药　蓬术煨　木香　砂仁　炙甘草各半两　川芎　当归　半夏汤泡。各七钱五分

　　上咬咀,每服一两五钱,生姜五片,红枣二枚,紫苏四叶煎,空心服。

　　七气消聚散

　　香附米一钱半　青皮　蓬术　三棱俱醋炒　枳壳麸炒　木

香　砂仁各一钱　厚朴姜制　陈皮各一钱二分　甘草炙,四分

水二盅,姜三片,煎八分,食前服。

参术健脾汤

人参　白茯苓　陈皮　半夏　缩砂仁　厚朴姜制。各一钱　白术二钱　炙甘草三分

水二盅,姜三片,煎八分服。加曲、蘗、山楂肉,消胀尤妙。

桃仁承气汤　抵当汤俱见蓄血。

当归活血散

赤芍药　生地黄　当归须酒洗。各一钱半　桃仁去皮尖,炒　红花酒洗　香附童便浸。各一钱　川芎　牡丹皮　玄胡索　蓬术各八分,炮　三棱炮　青皮各七分

水二盅,煎七分,空心服。

补中益气汤见劳倦。

化滞调中汤

白术一钱五分　人参　白茯苓　陈皮　厚朴姜制　山楂肉　半夏各一钱　神曲炒　麦芽炒。各八分　砂仁七分

胀甚者,加萝卜子炒一钱,面食伤尤宜用。

水二盅,姜三片,煎八分,食前服。

参苓白术散见滞下。　胃风汤见下血。　人参生脉散　葶苈大枣泻肺汤俱见喘。　小青龙汤见咳嗽。

枳壳散《本事》　治五种积气,三焦痞塞,胸膈满闷,呕吐痰逆,口苦吞酸。常服顺气宽中,除痰癖,消积聚。

枳壳　三棱　陈皮　益智仁　莪术　槟榔　肉桂各一两　干姜　厚朴　甘草　青皮　肉豆蔻　木香各半两

呚咀,每服三钱,水一盏,姜、枣同煎至七分,热服,不拘时。

索氏三和汤三倍加白术方

白术　厚朴　陈皮各三两　槟榔　紫苏各二两　木通　甘草　海金沙　大腹皮　白茯苓　枳壳各一两

上水煎服。

桂枝去芍药加麻黄附子细辛汤

桂枝　生姜各三两　甘草一两[1]　大枣十二个　麻黄　细辛各二两　附子一个,炮

上七味,以水七升,先煮麻黄,去上沫,内诸药,煮取二升,分温三服。当汗出,如虫行皮中即愈。

加味枳术汤　治气为痰饮所隔,心下坚胀,名曰气分。歌云:气分中满并胸痹,三者虽殊皆此类。胸痹气实中满虚,气分挟饮兹为异。趺阳微迟寸迟涩,两处推求病端的。阴气不通则骨疼,阳气不通身冷剧。阴气前通痹不仁,阳气前通恶寒栗。阴阳相得气乃行,气转即散分虚实。实则失气虚遗尿,腹满肠鸣何以疗。心下坚大似旋盘,桂附术汤为最妙。

枳壳麸炒　辣桂　紫苏茎叶　陈皮　槟榔　桔梗　白术　五灵脂炒　木香各二钱半　半夏　茯苓　甘草各五钱

上㕮咀,每服五钱,水二盏,生姜三片,煎至一盏,去滓,食前温服。

调荣饮　治血分见水肿。

夺命丹　治瘀血入衣胞,胀满难下,急服此药,血即消,衣自下。

附子半两,炮　牡丹皮一两　干漆一两,碎之,炒令烟尽

上为细末,好醋一升,大黄末一两,同熬成膏,和药丸如桐子大。温酒吞五七丸。

黑神散见鼻衄。

椒仁丸　治先因经水断绝,后至四肢浮肿,小便不通,血化为水。

椒仁　甘遂　续随子去皮,研　附子炮　郁李仁　黑牵牛炒　五灵脂研碎　当归　吴茱萸　延胡索各五钱　芫花醋浸,一钱　蚖青十枚,去头翅足,同糯米炒黄,去米不用　斑蝥十枚,去头足翅,糯米炒黄,去米　胆矾　信砒各一钱　石膏二钱

上为末,面糊为丸,如豌豆大。每服一丸,橘皮汤下。此方药虽峻厉,所用不多,若畏而不服,有养病害身之患,常治虚弱之人,

---

〔1〕一两:《金匮要略》卷中本方作"二两"。

亦未见其有误也。

人参丸　治经脉不利,化为水,流走四肢,悉皆肿满,名曰血分。其候与水相类,若作水治之,非也,宜用此。

人参　当归　大黄湿纸裹,饭上蒸熟,去纸,切,炒　桂心　瞿麦穗　赤芍药　白茯苓各半两　葶苈炒,另研,一钱

上为末,炼蜜丸,如桐子大。每服十五丸,加至二三十丸,空心饮汤下。

睎露丸《宝鉴》　治寒伤于内,气凝不流,结于肠外,久为癥瘕,时作疼痛,腰不得伸。

京三棱　蓬莪术二味各一两,并酒浸,入巴豆三十粒,切碎,同炒深黄色,去巴豆不用　干漆洗去腥,炒烟尽　川乌炮,各半两　硇砂四钱,另研　轻粉一钱,另研　茴香盐炒　青皮去白　雄黄另研　穿山甲炒。各三钱　麝香五分,另研

上为细末,研匀,生姜汁煮面糊和丸,如梧子大。每服二十丸至三十丸,生姜汤送下,温酒亦得,空心食前。

木香通气散《宝鉴》　治寒气结瘕,腹大坚满,痛不可忍。

木香　戎盐炒　京三棱炮。各半两　厚朴一两,姜制　枳实麸炒　甘草炙。各三钱　干姜炮　蓬莪术炮。各二钱

上为末,每服三钱,淡生姜汤调下,食前。

见睍丸《宝鉴》　治寒气客于下焦,血气闭塞而成瘕聚,坚大久不消者。

附子炮,去皮脐,四钱　鬼箭羽　紫石英各三钱　泽泻　肉桂　玄胡索　木香各二钱　槟榔二钱半　血竭一钱半,另研　水蛭一钱,炒烟尽　京三棱五钱,剉　桃仁三十粒,汤浸,去皮尖,麸炒,研　大黄二钱,剉,用酒同三棱浸一宿,焙

上十三味,除血竭、桃仁外,同为末,入另研二味和匀,用元浸药酒打糊丸,如桐子大。每服三十丸,淡醋汤送下,食前,温酒亦得。

和血通经汤《宝鉴》　治妇人室女受寒,月事不来,恶血积结,坚硬如石。

　　当归　京三棱炮,各五钱　莪术炮,四钱[1]　木香　熟地黄　肉桂各三钱　红花　贯众　苏木各二钱　血竭一钱,另研

　　上十味,除血竭外,同为细末和匀,每服三钱,热酒一盏调下,食前。忌生冷及当风大小便。

　　附方

　　小温中丸丹溪　治胀是脾虚,不能运化,不可下之。

　　陈皮　半夏汤泡,去皮脐　神曲炒　茯苓各一两　白术二两　香附子不要烘晒　针砂各一两半,醋炒红　苦参炒　黄连炒,各半两　甘草参钱

　　上为末,醋、水各一盏,打糊为丸,如桐子大。每服七八十丸,白术六钱,陈皮一钱,生姜一片,煎汤吞下。虚甚加人参一钱,各用本方去黄连,加厚朴半两。忌口。病轻者,服此丸六七两,小便长。病甚服一斤,小便始长。

　　禹余粮丸《三因》　治十种水气,凡[2]脚膝肿,上气喘满,小便不利,但是水气,悉皆主之。许学士及丹溪皆云:此方治膨胀之要药。

　　蛇含石大者三两,以新铁铫盛,入炭火中烧蛇黄与铫子一般红,用钳取蛇黄倾入醋中,候冷取出,研极细　禹余粮石三两　真针砂五两,先以水淘净炒干,入余粮一处,用米醋二升,就铫内煮醋干为度,后用铫并药入炭中烧红,钳出倾药净砖地上,候冷研细

　　以三物为主,其次量人虚实,入下项。治水多是取转,惟此方三物,既非大戟、甘遂、芫花之比,又有下项药扶持,故虚人老人亦可服。

　　羌活　木香　茯苓　川芎　牛膝酒浸　桂心　白豆蔻炮　大茴香炒　蓬术炮　附子炮　干姜炮　青皮　京三棱炮　白蒺藜　当归酒浸一宿。各半两

　　上为末,入前药拌匀,以汤浸蒸饼,掠去水,和药再杵极匀,丸如桐子大。食前温酒白汤送下三十丸至五十丸。最忌盐,一毫不可入口,否则发疾愈甚。但试服药,即于小便内旋去,不动脏腑,病

────────────

〔1〕四钱:原脱,据《卫生宝鉴》卷十八本方补。
〔2〕凡:原脱,据《三因方》卷十四本方补。

去日日三服，兼以温和调补气血药助之，真神方也。

木香化滞散　破滞气，治心腹满闷。

木香　姜黄　青皮去白　缩砂仁去壳　人参　槟榔　白术各二钱　白豆蔻去壳　藿香叶　橘皮　大腹子　白茯苓去皮　白檀香　桔梗各五分　甘草炙，四分

上为细末，每服三钱，水一盏半，煎至一盏，稍热服，食前，沸汤点服亦可。忌生冷硬物。

导气丸　治诸痞塞，关格不通，腹胀如鼓，大便结秘，小肠肾气等疾，功效尤速。

青皮用水蛭等分同炒赤，去水蛭　莪术用虻虫等分同炒赤，去虻虫　胡椒茴香炒，去茴香　三棱干漆炒，去干漆　槟榔斑蝥炒，去斑蝥　赤芍川椒炒，去川椒　干姜硇砂炒，去硇砂　附子青盐炒，去青盐　茱萸牵牛炒，去牵牛　石菖蒲桃仁炒，去桃仁

上各等分，剉碎，与所制药炒熟，去水蛭等不用，祇[1]以青皮等十味为细末，酒糊为丸，如梧桐子大。每服五十丸，加至七十丸，空心用紫苏汤送下。

三棱煎丸　治心腹坚胀，胁下满硬，胸中痞塞，喘满短气。常服顺气消积滞，除膨胀。

京三棱生，半斤，捣为细末，以酒三升，于银石器内熬成膏　杏仁汤泡，去皮尖，炒令黄色　干漆炒烟尽　麦蘖炒。以上各三两　青皮去白　萝卜子炒　神曲炒。以上各二两　硇砂飞研，一两

上为细末，以三棱膏和丸，如桐子大。每服二十丸，食后温米饮送下。

沉香散　治腹胀气喘，坐卧不得。

沉香　木香各二钱半　枳壳麸炒　萝卜子炒。各三钱

上作一服，水二盏，生姜三片，煎至一盏，不拘时服。

温胃汤　治忧思聚结，脾肺气凝，阳不能正，大肠与胃气不平，胀满，上冲欬，食不下，脉虚而紧涩。

---

〔1〕祇：原作"秖"，据集成本改。

附子炮，去皮脐　厚朴去皮，生用　当归　白芍药　人参　甘草炙　橘皮各一钱半　干姜一钱一分　川椒去闭口，炒出汗，三分

上作一服，水二盅，姜三片，煎至一盅，食前服。

木通饮　治胁肋刺痛膨胀，小便赤涩，大便不利，或浮肿。

木通　陈皮　紫苏茎　甘草炙。各三钱

上作一服，水二盅，生姜三片，红枣二枚，灯心十茎，煎至一盅，不拘时服。

参香散　治一切气，脾虚作胀，痞气。

人参　官桂　甘草炙。各七分　桑白皮　桔梗　陈皮　枳实麸炒　麦门冬去心　青皮　大腹皮　半夏各一钱　紫苏子　茯苓　香附子　木香各一钱二分

上作一服，水二盅，生姜三片，红枣二枚，煎至一盅，食前服。

平肝饮子　治喜怒不节，肝气不平，邪乘脾胃，心腹胀满，头眩呕逆，脉来浮弦。

防风去芦　枳壳麸炒　桔梗去芦　赤芍药　桂枝各一钱半　木香不见火　人参　槟榔　川芎　当归　陈皮　甘草炙。各八分

上作一服，水二盅，生姜五片，煎至一盅，不拘时服。

强中汤　治食啖生冷，过饮寒浆，有伤脾胃，遂成胀满，有妨饮食，甚则腹痛。

人参　青皮去白　陈皮去白　丁香各二钱　白术一钱半　附子炮，去皮脐　草果仁　干姜炮。各一钱　厚朴姜制　甘草炙。各五分

呕加半夏，伤面加莱菔子各一钱。

水二盅，姜三片，红枣二枚，煎一盅，不拘时服。

甘露散　肿胀用下药，得利后以此补之。

人参　白术　茯苓　猪苓各半两　滑石六两　泽泻　甘草各一两[1]

上为细末，每服三钱，食前白滚汤调下。

敷药　治腹满紧硬如石，或阴囊肿大，先用甘草嚼，后用此。

〔1〕两：原作"钱"，据《奇效良方》卷四十一本方改。

大戟　芫花　甘遂　海藻各等分

上为细末,用酽醋调面和药,摊于绵纸上,覆贴肿处,仍以软绵裹住。

积块丸　治癥瘕积聚癖块,一应难消难化,腹中饱胀,或虫积疼痛,皆能取效如神,不伤元气。

京三棱　莪术各用醋煨　自然铜　蛇含石各烧红醋淬七次。以上各二钱　雄黄　蜈蚣全用焙燥。各一钱二分　木香一钱半　铁华粉用糯米醋炒,一钱　辰砂　沉香各八分　冰片五分　芦荟　天竺黄　阿魏　全蝎洗,全用焙干。各四钱

上为极细末,用雄猪胆汁炼为丸,黑狗胆汁尤妙,丸如梧桐子大。每服七八分,重者一钱,五更酒送下,块消即止,不必尽剂。

孙一奎曰:予在吴下时[1],有吴生讳震者,博雅君子也。一日偶谈及鼓胀,乃诘予曰:鼓有虫否乎?予卒不敢应,俛思久之,对曰:或有之。《本事方》云:脐腹四肢悉肿者为水,但腹胀而四肢不甚肿者为蛊,注谓:蛊[2],即鼓胀也。由是参之,古人曾以蛊、鼓同名矣。且蛊以三虫为首,岂无旨哉。愚谓鼓胀,即今云气虚中满是也。以其外坚中空,腹皮绷急,有似于鼓,故以鼓胀名也。彼蛊证者,中实有物,积聚已久,湿热生虫[3],理或有之。吴生曰:子质何其敏也。予堂嫂病鼓三载,腹大如箕,时或胀痛,四肢瘦削,三吴名剂,历尝不瘳,吴俗死者,多用火葬,烧至腹,忽响声如炮,人皆骇然,乃见虫从腹中爆出,高二三丈许,烧所之天为昏,俄而坠地,细视之皆蛔也,不下千万数,大者长尺余,虫腹中复生小虫,多者十五六条,或十数条,或五六条,虫在人腹中蕃息若此,曷不令人胀哉? 惜乎诸书未有言及者。予闻之恍然,如梦始觉,然犹未亲见其异也。岁万历癸巳,赴督漕理刑吴比部之召而至淮阴,有王乡宦者,其子年十六,新娶后腹胀大,按之有块,形如稍瓜,四肢瘦削,发

---

〔1〕时:原作“持”,据修敬堂本改。

〔2〕蛊:原作“鼓”,据《赤水玄珠》卷五改。

〔3〕湿热生虫:原脱,据《赤水玄珠》卷五补。

热昼夜不退，已年半矣。医惟以退热消胀之剂投之，其胀愈大，其热愈炽，喉中两耳俱疮，余诊视之，脉滑数，望其唇则红，其腹则疼，又多嗜肥甘，余思诸凡腹疼者，唇色淡，不嗜饮食，今若此者，得非虫乎？投以阿魏积块丸，服之果下虫数十，大者二，一红一黑，长尺余，虫身红线自首贯尾，虫腹中有虫，大者数条，小者亦三四条，虫下则热渐减，胀渐消，三下而愈，益信前闻之不虚也。

积　聚

大七气汤《济生》　治积聚癥瘕，随气上下，心腹疼痛，上气窒塞，小腹胀满，大小便不利。

京三棱　蓬莪术　青皮　陈皮各去白　藿香叶　桔梗去芦　肉桂不见火　益智仁各一两半　甘草炙，七钱半　香附炒，去毛，一两半

㕮咀，每服五钱，水二盏，煎至一盏，去滓[1]，食前温服。

肥气丸东垣　治肝之积在左胁下，如覆杯，有头足，久不愈，令人咳逆，痎疟连年不已，其脉弦而细。

柴胡二两　黄连七钱　厚朴半两　椒炒去汗，去目及闭口者，四钱　甘草炙，三钱　蓬莪术炮　昆布　人参各二钱半　皂角去皮弦子，煨　白茯苓去皮。各一钱半　川乌炮，去皮脐，一钱二分　干姜　巴豆霜各五分

上除茯苓、皂角、巴豆外，为极细末，再另研茯苓、皂角为细末，和匀，方旋入巴豆霜和匀，炼蜜丸，如桐子大。初服二丸，一日加一丸，二日加二丸，渐加至大便微溏，再从两丸加服，周而复始，积减大半勿服。在后积药，依此法服之。春夏秋冬另有加减法在各条下，秋冬加厚朴一半，通前重一两，减黄连一钱半。若治风痫，于一料中加人参、茯苓、菖蒲各三钱，黄连只依春夏用七钱，虽秋冬不减，淡醋汤送下，空心服。

加减肥气丸东垣　春夏合此。治同前。

柴胡　厚朴　人参　干姜各半两　川乌　巴豆霜各三钱　肉

---

〔1〕去滓：原脱，据《重订严氏济生方·癥瘕积聚门》本方补。

桂二钱　黄连一两　川椒　甘草各五分

上除巴豆霜外，同为细末，旋入巴豆研匀，炼蜜丸，如梧子大。初服二丸，一日加一丸，二日加二丸，渐加至大便微溏，再从二丸加服，淡醋汤下，空心服。秋冬去生姜半钱，加厚朴一倍，减黄连一半。

《三因》肥气丸

当归头　苍术各一两半　青皮二[1]两，炒　蛇含石火煅醋淬，七钱半　三棱　蓬莪术　铁孕粉各三两，与三棱、蓬术同入醋煮一伏时

上为末，醋煮米糊丸，如绿豆大。每服四十丸，用当归浸酒下，食远服。

鳖甲丸　治肥气，体瘦无力，少思饮食。

鳖甲一枚，可用重四两者，净洗，以醋和黄泥固济，背上可厚三分，令干　荆三棱炮，剉　枳壳麸炒微黄，去穰，各三两　川大黄剉，炒，二两　木香不见火　桃仁汤浸，去皮尖双仁者，用麸炒微黄，细研如膏，各一两半

上除鳖甲外，捣为细末，后泥一风炉子，上开口，可安鳖甲，取前药末并桃仁膏内鳖甲中，用好米醋二升，时时旋取入鳖甲内，以慢火熬令稠，取出药，却将鳖甲净洗去泥，焙干，捣为细末，与前药同和捣为丸，如梧桐子大，每服二十丸，空心温酒送下，晚食前再服。

息贲丸东垣　治肺之积在右胁下，覆大如杯，久不已，令人洒淅寒热，喘嗽发肺痈，其脉浮而毛。

厚朴姜制，八钱　黄连炒，一两三钱　人参去芦，二钱　干姜炮　白茯苓去皮，另末　川椒炒去汗　紫菀去苗。各一钱半　桂枝去粗皮　桔梗　京三棱炮　天门冬　陈皮　川乌炮，去皮脐　白豆蔻各一钱　青皮五分　巴豆霜四分

上除茯苓、巴豆霜旋入外，余药共为细末，炼蜜丸，如桐子大。每服二丸，一日加一丸，二日加二丸，加至大便微溏，再从二丸加服，煎淡姜汤送下，食远。周而复始，积减大半勿服。秋冬加厚朴

---

〔1〕二：原作"一"，据《三因方》卷八本方改。

五钱,通前一两三钱,黄连减七钱,用六钱。

加减息贲丸东垣 仲夏合此。其积为病,寒热喘咳,气上奔,脉涩,失精亡血,气滞则短气,血凝泣则寒热相参,气分寒,血分热,治法宜益元气,泄阴火,破气削其坚也。

川乌 干姜 白豆蔻 桔梗各一钱 紫菀 厚朴 川椒炒去汗 天门冬去心 京三棱 茯苓各一钱半 人参 桂枝各二钱 陈皮八钱 黄连一两三钱 巴豆霜四分 红花少许 青皮七分

上为末,汤泡蒸饼为丸,如桐子大。初服二丸,一日加一丸,二日加二丸,加至大便微溏为度,再从二丸加服,煎生姜汤送下,食前。忌酒、湿面、腥、辣、生冷之物。

《三因》息贲汤

半夏汤泡 桂心 人参去芦 吴茱萸汤泡 桑白皮炙 葶苈炙甘草各一钱半

上作一服,用水二盏,生姜五片,红枣二枚,煎至一盏,食前服。

半夏汤 治肺积息贲咳嗽。

半夏汤泡去滑,焙干 细辛去苗叶 桑根白皮炙 前胡去芦。各一两半 桔梗炒 贝母去心 柴胡去苗 诃黎勒煨,去核 人参去芦 白术 炙甘草各一两

上㕮咀,每服三钱,水一盏,生姜三片,枣三枚擘破,同煎至七分,去滓温服,食后、临卧各一服。

枳实散 治息贲气,腹胁胀硬,咳嗽见血,痰粘不利。

枳实麸炒 木香 槟榔 赤茯苓去皮 五味子 甜葶苈隔纸炒令紫色 诃黎勒去核 甘草微炙。各半两 杏仁一两,汤洗,去皮尖双仁,麸炒黄色

上㕮咀,每服三钱,水一中盏,生姜半分,煎至六分,去滓温服,不拘时。

伏梁丸东垣 治心之积,起脐上,大如臂,上至心下,久不愈,令人烦心,其脉沉而芤。

黄连去须,一两半 人参去芦 厚朴去粗皮,姜制。各半两 黄芩三钱 肉桂 茯神去皮 丹参炒。各一钱 川乌炮,去皮脐 干姜

炮　红豆　菖蒲　巴豆霜各五分

上除巴豆霜外,为末,另研巴霜,旋入和匀,炼蜜为丸,如桐子大。初服二丸,一日加一丸,二日加二丸,渐加至大便微溏,再从二丸加服,淡黄连汤下,食远,周而复始,积减大[1]半勿服。秋冬加厚朴半两,通前共一两,减黄连半两,只用一两,黄芩全不用。

《三因》伏梁丸

茯苓去皮　人参去芦　厚朴去粗皮,姜制炒　枳壳去瓤,麸炒　三棱煨　半夏汤泡七次　白术各等分

上为细末,面糊丸,如梧子大。每服五十丸,食远用米饮汤下。

干漆丸　治伏梁气,横在心下,坚牢不散,胸中连背多疼。

干漆捣碎,炒烟尽　芫花醋拌炒　鳖甲去裙襕,醋涂炙　硇砂研。以上各一两　桃仁去皮尖,麸炒　木香不见火　川乌头去皮脐,剉,盐拌炒黄。各半两　雄黄细研　麝香研。各二钱半

上为细末,入别研药令匀,醋煮面糊为丸,如绿豆大。每服十丸,食前用温酒送下。

半夏散　治伏梁积,心下硬急满闷,不能食,胸背疼痛。

半夏汤泡去滑　鳖甲醋炙。各一两半　川大黄剉,炒　诃黎勒皮　桂心　前胡　当归焙　青橘皮去白　槟榔　木香　荆三棱炮。各一两

上为末,每服三钱,水一中盏,生姜半分,煎至六分,去滓,不拘时,稍热服。治伏梁气在心下,结聚不散。

用桃奴三两,为末,空心温酒下。桃奴,是实著树不落者,正月采树上干桃是也。

痞气丸东垣　治脾之积,在胃脘,腹大如盘,久不愈,令人四肢不收,发黄疸,饮食不为肌肤,其脉浮大而长。

厚朴制,半两　黄连去须,八钱　吴茱萸洗,三钱　黄芩　白术各二钱　茵陈酒制炒　缩砂仁　干姜炮,各一钱半　白茯苓另为末　人参　泽泻各一钱　川乌炮,去皮脐　川椒各五分　巴豆霜另研　桂各

---

〔1〕大:原作"太",据虞衙本改。

四分

上除茯苓、巴豆霜另研为末旋入外,余药同为细末,炼蜜丸,桐子大。初服二丸,一日加一丸,二日加二丸,渐加至大便微溏,再从二丸加服,淡甘草汤下,食远,周而复始,积减大半勿服。

加减痞气丸东垣　孟秋合此。

厚朴一钱　黄芩酒制　黄连酒制　益智仁　当归尾　橘皮去白　附子各三分　半夏五分　吴茱萸　青皮　泽泻　茯苓　神曲炒　蓬莪术　昆布　熟地黄　人参　炙甘草　巴豆霜　葛根各二分　红花半分

上为细末,蒸饼为丸,如桐子大。依前服法。

《三因》痞气丸

赤石脂火煅醋淬　川椒炒去汗　干姜炮。各二两　桂心　附子各半两,炮　大乌头炮,去皮脐,二钱半

上为细末,炼蜜和丸,如梧子大,以朱砂为衣。每服五十丸,食远米汤下。

蒜红丸　治脾积,腹胀如鼓,青筋浮起,坐卧不得者。

丁香　木香　沉香　缩砂仁　青皮去白　槟榔　陈皮去白　蓬莪术　草果去皮　牵牛各一两　粉霜　肉豆蔻面裹煨,各一钱　白茯苓去皮　人参各半两　蒜二百瓣,半生用,半火煨熟

上为细末,以生熟蒜研膏,生绢绞取汁,和药为丸,如梧子大。每服五七丸,加至十五丸,食后淡盐汤送下。忌咸酸鱼鲊茶酱,淹藏鸡鸭,生冷马牛杂肉之类,只可食淡白粥百日。

鳖甲丸　治痞气,当胃脘结聚如杯,积久不散,腹胁疼痛,体瘦成劳,不能饮食。

鳖甲三两,去裙襕,以米醋一小盏,化硇砂一两,用涂鳖甲炙,以醋尽为度　附子炮,去皮脐　京三棱炮　干漆捣碎,炒烟尽　木香各一两　吴茱萸半两,汤泡微炒　川大黄二两,剉碎,醋拌炒令干

上为细末,醋煮面糊丸,如桐子大。每服二十丸,空心温酒送下。

匀气汤　治脾积痞气,胃脘不安,肌瘦减食。

陈曲炒　麦蘖炒　桂心去粗皮　郁李仁半生,半炒　厚朴去粗皮,姜汁炙　白术各一两　大腹子二枚,连皮　牵牛一两,半生半炒　良姜炮,半两　甘草炙,二两

咬咀,每服三钱,水一盏,生姜三片,枣一枚擘破,同煎至七分,去滓,食远稍热服,日三。

沉香饮子　治痞气,升降阴阳。

沉香　木香　羌活　桑白皮微炒　人参　独活　白茯苓　紫苏叶各等分

咬咀,每服三大钱,水一盏半,生姜五片,大枣二枚,煎至七分,去滓,食前温服,二滓又作一服。

奔豚丸东垣　治肾之积,发于小腹,上至心下,若豚状,或上或下无时,久不已,令人喘逆,骨痿少气。及治男子内结七疝,女子瘕聚带下,其脉沉而滑。

厚朴姜制,七钱　黄连炒,五钱　苦楝子酒煮,三钱　白茯苓另末　泽泻　菖蒲各二钱　玄胡索一钱半　附子去皮　全蝎　独活各一钱　川乌头炮　丁香各五分　巴豆霜四分　肉桂二分

上除巴豆霜、茯苓另为末旋入外,余药为细末炼蜜丸,如梧子大。初服二丸,一日加一丸,二日加二丸,渐加至大便微溏,再从二丸加服,淡盐汤下,食远,周而复始,积减大半勿服。

秋冬加厚朴半两,通前一两二钱。如积势坚大,先服前药不减,于一料中加存性牡蛎三钱,疝、带下勿加。如积满腹或半腹,先治其所起是何积,当先服本脏积药,诸疾自愈,是治其本也,余积皆然。如服药人觉热,加黄连。如服药人气短,加厚朴。如服药人闷乱,减桂。

《三因》奔豚汤

甘李根皮焙　干葛　川芎　当归　白芍药　黄芩　甘草炙。各一钱半　半夏汤泡七次,二钱

上作一服,水二盅,姜五片,煎至一盅,食前服。

沉香石斛汤　治肾脏积冷,奔豚气攻,少腹疼痛,上冲胸胁。

沉香　石斛　陈曲炒。各一两　赤茯苓去皮　人参　巴戟去

心 桂心去粗皮 五味子微炒 白术 芎䓖各七钱半 木香 肉豆蔻各半两

咬咀,每服三钱,水一盏,生姜三片,枣三枚擘破,煎至六分,去滓,食前热服。

木香槟榔散 治积气不散,结伏奔豚,发即上冲心胸,令人喘逆,骨痿少力。

木香 槟榔煨 磁石火煅,醋淬 诃黎勒去核 牡蛎煅 桂心去粗皮 茴香子炒 芎䓖 沉香 白芷炒。各半两 陈橘皮汤浸去白,七钱半

上为细末,每服二钱,炒生姜、盐汤下。

万病紫菀丸《元戎》 治脐腹久患痃癖如碗大,及诸黄病,每地气起时,上气冲心,绕脐绞痛,一切虫咬,十种水病,十种蛊病,及反胃吐食,呕逆恶心,饮食不消,天行时病,女人多年月露不通,或腹如怀孕多血,天阴即发。又治十二种风顽痹,不知年岁,昼夜不安,梦与鬼交,头多白屑,或哭或笑,如鬼魅所著,腹中生疮腹痛,服之皆效。

紫菀去苗土 菖蒲九节者,去毛 吴茱萸汤洗七次,焙干 柴胡去须 厚朴姜制,一两 桔梗去芦 茯苓去皮 皂荚去皮弦子,炙 桂枝 干姜炮 黄连去须,八钱 蜀椒去目及闭口者,微炒出汗 巴豆去皮膜,出油研 人参去芦。各半两 川乌炮,去皮脐,半两加三钱 羌活 独活 防风各半两

上为细末,入巴豆研匀,炼蜜丸,如桐子大。每服三丸,渐加至五丸、七丸,生姜汤送下,食后,临卧服。有孕者不宜服。此方分两,一依元版善本校定,厚朴、黄连下有分两而无各字,川乌乃云半两加三钱,不知何谓。考温白丸方,惟川乌二两半,余药各半两,亦恐有讹,重于变古,姑仍之。

痔漏肠风酒下,赤白痢诃子汤下,脓血痢米饮汤下,堕伤血闷,四肢不收酒下,蛔虫咬心槟榔汤下,气噎忧噎荷叶汤下,打扑损伤酒下,中毒蕈灰、甘草汤下,一切风升麻汤下,寸白虫槟榔汤下,霍乱干姜汤下,咳嗽杏仁汤下,腰肾痛豆淋酒下,阴毒伤寒温酒下,吐

逆生姜汤下,饮食气块面汤下,时气井花水下,脾风陈皮汤下,头痛水下,心痛温酒下,大小便不通灯草汤下,因物所伤以本物汤下,吐水梨汤下,气病干姜汤下。小儿天吊风搐防风汤下,防己亦可,小儿疳痢葱白汤下,小儿乳食伤白汤下。月信不通红花酒下。妇人腹痛川芎酒下,怀孕半年后胎漏艾汤下,有子气冲心酒下,产晕痛温酒下,血气痛当归酒下,产后心腹胀满豆淋汤下,难产益智汤下,产后血痢当归汤下,赤白带下酒煎艾汤下,解内外伤寒粥饮下。室女血气不通酒下,子死腹中葵子汤下。又治小儿惊痫,大人癫狂,一切风,及无孕妇人身上顽麻,状如虫行,四肢俱肿,呻吟走痛等疾。杨驸马患风气冲心,饮食吐逆,遍身枯瘦,日服五丸至七丸,至二十日,泻出肉块,如虾蟆五六枚,白脓二升愈。赵侍郎先食后吐,目无所见,耳无所闻,服至五十日,泻青蛇五七条,长四寸许,恶脓三升愈。王氏患大风病,眉发堕落,手掌生疮,服之半月,泻出癞虫二升,如马尾,长寸许,后愈。李灵患肥气,日服五丸,经一月,泻出肉鳖三枚愈。茹黄门卒中风病,发时服药,泄出恶脓四升,赤黄水一升,一肉虫如乱发,愈。李知府妻杨氏,带下病七年,月崩不止,骨痿着床,日服五丸至十丸、十五丸,取下脓血五升,黄水一升,肉块如鸡子状,愈。此药治一切万病如神,唯初有孕者不宜服。

温白丸《和剂》 治心腹积聚,久癥癖块,大如杯碗,黄疸宿食,朝起呕吐,支满上气,时时腹胀,心下坚结,上来抢心,傍攻两胁,十种水气,八种痞塞,翻胃吐逆,饮食噎塞,五种淋疾,九种心痛,积年食不消化,或疟疾连年不瘥,及疗一切诸风,身体顽麻,不知痛痒,或半身不遂,或眉发堕落,及疗七十二种风,三十六种遁尸疰忤,及癫痫,及妇人诸疾,断绪不生,带下淋沥,五邪失心,忧愁思虑,饮食减少,月水不调,及腹中一切诸疾,有似怀孕,连年羸瘦困惫,或歌或哭,如鬼所使,但服此药,无不除愈。即前万病紫菀丸方减羌活、独活、防风。

易老治五积:肺息贲,人参、紫菀;心伏梁,菖蒲、黄连、桃仁;脾痞气,吴茱萸、干姜;肝肥气,柴胡、川芎;肾奔豚,丁香、茯芩[1]、远志。俱于温白丸内加之。

万病感应丸 于上温白丸内加羌活、三棱、甘遂、杏仁、防风各一两五钱，威灵仙一两，却减蜀椒。

厚朴丸见反胃。

《千金》硝石丸[2] 止可磨块，不令困人，须量虚实。

硝石六两 大黄八两 人参 甘草各三两[3]

上为细末，以三年苦酒醋也三升，置器中，以竹片作准，每入一升作一刻，先入大黄，不住手搅，使微沸尽一刻，乃下余药，又尽一刻，微火熬使[4]可丸，如鸡子黄大，每服一丸。如不用大丸，作梧子大，每服三十丸。服后下如鸡肝、米泔、赤黑色等物。下后忌风冷，宜软粥将息。

醋煮三棱丸《宝鉴》 治一切积聚，不拘远年近日，治之神效。

京三棱四两，醋煮软，竹刀切片，晒干 川芎二两，醋煮微软，切片 大黄半两，醋浸，湿纸裹，煨过切

上为末，醋糊丸，如桐子大。每服三十丸，温水下，无时。病甚者一月效，小者半月效。

神功助化散太无 专治男子女人腹中痞块，不拘气血食积所成，此方之妙，不可尽述。

地萹蓄 瞿麦穗 大麦蘖各五钱 神曲二钱半 沉香 木香各一钱半 甘草五钱 大黄二两

上为细末，净依分两和匀，男以灯心、淡竹叶二味等分煎汤，及无灰酒同调服，汤多于酒；妇人用红花、灯心、当归等分煎汤，及无灰酒同调服，酒多于汤。忌油腻动气之物，及房事一月，药须于黄昏服，大小便见恶物为度。

圣散子《宝鉴》 治远年积块，及妇人干血气。

硇砂 大黄各八钱 麦蘖六两，炒取净面 干漆炒烟尽，三两 萹

---

〔1〕芩:原作"芐"，据虞衙本改。

〔2〕硝石丸:《千金方》卷十一作"硝石大丸"。

〔3〕各三两:《千金方》卷十一本方作"各二两"。

〔4〕使:原作"便"，据《千金方》卷十一本方改。

蓄　茴香炒　槟榔各一两

妇人干血气,加穿山甲二两,炮。

上为细末,每服五钱,临卧温酒调下,仰卧,此药只在心头。至天明大便如烂鱼肠,小便赤为验。药并无毒,有神效。小儿用一钱,十五以上三钱,空心服之更效。此按古本校定,今《纲目》刻本硇砂乃六两,大黄乃八两,岂不误人。

鸡爪三棱丸《宝鉴》　治五脏痃癖气块。

鸡爪三棱　石三棱　京三棱　木香　青皮去白　陈皮去白。各半两　硇砂三钱　槟榔　肉豆蔻各一两

上为细末,生姜汁打面糊为丸,桐子大。每服二十丸,姜汤下,空心、临卧各一服。忌一切生冷硬粘物。

硇砂煎丸《宝鉴》　消磨积块痃癖,一切凝滞。

黑附子二枚,各重五钱以上,正坐妥者,炮裂,去皮脐,剜作瓮子　硇砂　木香各三钱　破故纸隔纸微炒　荜茇各一两

上将硇砂末,用水一盏,续续化开,纳在瓮内,火上熬干,为末,安在附子瓮内,却用剜出附子末填,盖口,用和成白面,裹约半指厚,慢灰火内烧匀黄色,去面,同木香等为细末,却用元裹附子熟黄面为末,醋调煮糊为丸,如桐子大。每服十五丸至三十丸,生姜汤下。

红丸子见伤饮食。

削坚丸　治五积六聚,气结成块,食积癖痃,心腹胀满,瘦悴少食。

鳖甲醋浸两宿,去裙襕,再蘸醋炙黄,取末秤　干漆捣碎,炒令烟出,取末秤　京三棱剉如半枣大,好醋浸两宿,焙,取末秤。以上各二两半　细松烟墨烧去胶　沉香　肉桂去粗皮　干姜炮　没药另研　萝卜子　干蝎去毒,炒　胡椒　槟榔　木香　硇砂通明者,为末,用汤内飞另研。各半两　乳香另研　粉霜另研　轻粉各二钱半

为细末,研匀,好醋煮薄面糊为丸,如小绿豆大。每服二十丸,淡醋煎生姜汤送下,日进二服,夜间一服。如未利,渐加丸数服,微利即减。

二贤散　消积块,进饮食。

橘红一斤,净　甘草四两　盐半两

上用水二四碗,从早煮至夜,以烂为度,水干则添水,晒干为末,淡姜汤调下。有块者,加姜黄半两,同前药煮。气滞加香附二两,同煎药煮;气虚者加沉香半两,另入。噎口痢,加莲肉二两,去心,另入。

妙应丸　即控涎丹。见行痹。　龙荟丸见胁痛。

阿魏丸　去诸积。

山楂肉　南星皂角水浸　半夏同南星浸　麦芽　神曲　黄连各一两　连翘　阿魏醋浸　贝母　瓜蒌各半两　风化硝　石碱　胡黄连　白芥子各二钱半　萝卜子蒸,一两

上为末,姜汁浸炊饼丸。一方,加香附、蛤粉,治嗽。

阿魏丸　去肉积。

阿魏　山楂肉各一两　连翘五钱　黄连六钱半

上三味,为末,以阿魏醋煮为糊丸,如梧桐子大。每服五六十丸,食前用白汤送下。脾胃虚者,用白术三钱,陈皮、茯苓各一钱,煎汤送下。

导痰汤　五饮汤俱见痰饮。

散聚汤《三因》　治九气积聚,状如癥瘕,随气上下,发作心腹绞痛,攻刺腰胁,小腹膜胀,大小便不利。

半夏汤洗七次　槟榔　当归各七钱半　陈皮去白　杏仁去皮尖,麸炒　桂心各二两　茯苓　炙甘草　附子炮,去皮脐　川芎　枳壳去穣,麸炒　厚朴姜制　吴茱萸汤浸。各一两

每服四钱,水一盏,姜三片,煎七分,食前温服。大便不利,加大黄。

沉香降气散见气。苏合香丸见中风。

《宣明》三棱汤　治癥瘕痃癖,积聚不散,坚满痞膈,食不下,腹胀。

京三棱二两　白术一两　蓬术　当归各半两　槟榔　木香各七钱半

上为末，每服三钱，沸汤调下。

三圣膏

用石灰十两，细筛过，炒红，急用好醋熬成膏，入大黄末一两，官桂末半两，搅匀，以瓦器封贮，纸摊贴患处，火烘热贴。大黄须锦纹者。

阿魏膏　治一切痞块。更服胡连丸。

羌活　独活　玄参　官桂　赤芍药　穿山甲　生地黄　两头尖　大黄　白芷　天麻各五钱　槐、柳、桃枝各三钱　红花四钱　木鳖子二十枚，去壳　乱发如鸡子大一团

上用香油二斤四两，煎黑去粗，入发煎，发化仍去粗，徐下黄丹煎，软硬得中，入芒硝、阿魏、苏合油、乳香、没药各五钱，麝香三钱，调匀即成膏矣。摊贴患处，内服丸药。黄丹须用真正者效。凡贴膏药，先用朴硝随患处铺半指厚，以纸盖，用热熨斗熨良久，如硝耗，再加熨之，二时许方贴膏药。若是肝积，加芦荟末同熨。

加减四物汤东垣　治妇人血积。

当归　川芎　芍药　熟地黄　蓬莪术　桂去粗皮　京三棱　干漆炒烟尽。各等分

上为粗末，每服二钱，水二盏，煎法如常。

当归丸丹溪　治妇人月经不调血积证。

当归　赤芍药　川芎　熟地黄　蓬莪术　京三棱各半钱　神曲　百草霜各二钱半

上为细末，酒糊为丸，桐子大。温水下。

牡丹散云岐　治妇人久虚羸瘦，血块走注，心腹疼痛。

牡丹皮　桂心　当归　玄胡索各一两　莪术　牛膝　赤芍药各三两　京三棱一两半

上为粗末，每服三钱，水、酒各半盏煎服。

化气汤《三因》　治息积。

砂仁　桂心　木香各二钱半　甘草炙　茴香炒　丁香皮　青皮炒　陈皮　干姜　蓬术炮。各半两　胡椒　沉香各一钱

上为细末，每服二钱，姜、苏、盐汤调下，妇人醋汤下。

痰 饮

水煮金花丸洁古

南星 半夏各一两,俱生用 天麻五钱 雄黄二钱 白面三两

上为细末,滴水为丸。每服五十丸至百丸,先煎浆水沸,下药煮令浮为度,漉出,淡浆水浸,另用生姜汤下。

防风丸《和剂》 治一切风及痰热上攻,头痛恶心,项背拘急,目眩旋运,心怔烦闷,手足无力,骨节疼痹,言语謇涩,口眼㖞动,神思恍惚,痰涎壅塞,昏愦健忘,虚烦少睡。

防风洗 川芎 天麻去苗,酒浸一宿 甘草炙。各二两 朱砂半两,研,水飞

上为末,炼蜜为丸,每两作十丸,以朱砂为衣。每服一丸,荆芥汤化服,茶、酒嚼下亦得,无时。

川芎丸《和剂》 消风壅,化痰涎,利咽膈,清头目。治头痛旋运,心忪烦热,颈项紧急,肩背拘倦,肢体烦疼,皮肤瘙痒,脑昏目疼,鼻塞声重,面上游风,状如虫行。

川芎 龙脑薄荷叶焙干。各七十五两 桔梗一百两 甘草爁,三十五两 防风去苗,二十五两 细辛洗,五两

上为细末,炼蜜搜和,每一两半分作五十丸。每服一丸,腊茶清细嚼下,食后、临卧。

化痰玉壶丸见头痛。

〔丹溪〕**搜风化痰丸**

人参 僵蚕 槐角 白矾 天麻 陈皮去白 荆芥各一两 半夏四两,汤浸 辰砂半两,另研[1]

上为末,姜汁浸[2]蒸饼为丸[3],辰砂为衣。每服四十丸,姜汤下。

小黄丸洁古 治热痰咳嗽。

---

〔1〕另研:原脱,据《丹溪心法》卷二本方补。
〔2〕浸:原作"研",据《丹溪心法》卷二本方改。
〔3〕为丸:此下原衍"除",据《丹溪心法》卷二本方删。

南星汤洗　半夏汤洗　黄芩各一两

上为细末,姜汁浸蒸饼为丸,桐子大。每服五七十丸,生姜汤下,食后。

小柴胡汤见寒热。

白术丸洁古　治湿痰咳嗽。

南星　半夏各一两,俱汤洗　白术一两半

上为细末,汤浸蒸饼为丸,如梧子大。每服五七十丸,食后生姜汤下。

玉粉丸洁古　治气痰咳嗽。

南星　半夏各一两,俱汤洗　橘皮去白。二两

上为细末,汤浸蒸饼为丸,如桐子大。每服五七十丸,人参、生姜汤下,食后。

桔梗汤《和剂》　除痰下气。治胸胁胀满,寒热呕哕,心下坚痞,短气烦闷,痰逆恶心,饮食不下。

桔梗细剉,微炒　半夏汤洗七次,姜汁制　陈皮去白。各十两　枳实麸炒赤黄色,五两

上为粗末,每服二钱,水一中盏,入姜五片,同煎至七分,去滓,不拘时温服。

姜桂丸洁古　治寒痰咳嗽。

南星洗　半夏洗　官桂去粗皮。各一两

上为细末,蒸饼为丸,桐子大。每服三五十丸,生姜汤送下,食后。痰而能食,大承气汤微下之;痰而不能食,厚朴汤主之。

胡椒理中丸《和剂》　治肺胃虚寒,气不宣通,咳嗽喘急,逆气虚痞,胸膈噎闷,腹胁[1]满痛,迫塞短气,不能饮食,呕吐痰水不止。

款冬花去梗　胡椒　甘草炙　荜茇　良姜　细辛去苗　陈皮去白　干姜各四两　白术五两

上为细末,炼蜜为丸,如梧子大。每服三十丸,加至五十丸,温汤、温酒、米饮任服,无时,日二。

---

〔1〕腹胁:原作"胁腹",据《和剂局方》卷四本方乙。

吴茱萸汤仲景

吴茱萸一升,洗　人参三两　生姜六两,切　大枣十二枚,擘

上四味,以水七升,煮取二升,去滓,温服七合,日三服。

桂苓术甘汤见短气。　十枣汤见水肿。

小胃丹

芫花好醋拌匀过一宿,于瓦器内不住手搅炒令黑,不可焦　甘遂湿面裹,长流水浸半月,煮,晒干　大戟长流水煮一时,再用水洗,晒干,各半两　大黄湿纸裹煨勿令焦,切、焙干,再以酒润,炒熟焙干,一两半　黄柏炒,三两

上为末,以白术膏丸,如萝卜子大。临卧津液吞下,或白汤送下。取膈上湿痰热积,以意消息之。欲利,空心服。一方,加木香、槟榔各半两。

大青龙汤仲景

麻黄六两,去节　桂枝二两,去粗皮　甘草二两,炙　杏仁四十粒,去皮　生姜三两,切　大枣十二枚,擘　石膏如鸡子大,碎如米

上七味,以水九升,先煮麻黄,减二升,去上沫,内诸药煮取三升,去滓,温服一升。

小青龙汤见咳嗽。　小半夏汤见呕吐。

泽泻汤仲景

泽泻五两　白术二两

水二升煮一升,分温再服。

倍术丸《和剂》　治五饮:一曰留饮,停水在心下;二曰澼饮,水在两胁;三曰痰饮,水在胃中;四曰溢饮,水溢在膈;五曰流饮,水在肠间,动摇有声[1]。皆由饮水过多,或饮冷酒所致。

白术二两　桂心　干姜各一两

上为末,蜜丸。每服二十丸,温米饮下,加至三十丸,食前服。

---

〔1〕水在肠间,动摇有声:原作"水在胁间,沥沥有声",据《和剂局方》卷四本方改。

大五饮丸《千金翼》

远志去心　苦参　藜芦　白术　乌贼[1]骨　甘遂　大黄　石膏　桔梗　五味子　半夏汤泡　紫菀　前胡　芒硝　瓜蒌　桂心　肉苁蓉　贝母　芫花　人参　当归　茯苓　芍药　大戟　葶苈　黄芩各一两　附子炮,去皮脐[2]　常山　甘草　薯蓣　厚朴　细辛各七钱半　巴豆三十粒,去皮心,熬

上三十三[3]味,为细末,炼蜜丸,桐子大,酒下三丸,日三服,稍加之。忌肉食、生物、饧饴、冷水。

五饮汤海藏　治五饮最效。

旋覆花　人参　陈皮去白　枳实　白术　茯苓　厚朴制　半夏制　泽泻　猪苓　前胡　桂心　白芍药　炙甘草以上各等分

上每一两,分四服,姜十片,水二盏,煎至七分,去滓,温服无时。因酒成饮,加葛根、葛花、砂仁。

黄芩利膈丸见痞。

滚痰丸《养生主论》　痰之为病,成偏头风,成雷头风,成太阳头痛,眩晕如坐舟车,精神恍惚。或口眼瞤动,或眉棱耳轮俱痒。或颔腮四肢游风肿硬,似疼非疼。或浑身燥痒,搔之则瘾疹随生,皮毛烘热,色如锦斑。或齿颊似痒似痛,而疼无定所,满口牙浮,痛痒不一。或嗳气吞酸,鼻闻焦臭,喉间豆腥气,心烦鼻塞,咽嗌不利,咯之不出,咽之不下,或因喷嚏而出,或因举动而唾,其痰如墨,又如破絮,或如桃胶,或如蚬肉;或心下如停冰铁,闭滞妨闷,嗳噫连声,状如膈气。或寝梦刑戮,刀兵剑戟。或梦入人家,四壁围绕,暂得一窦,百计得出,则不知何所。或梦在烧人,地上四面烟火,枯骨焦气扑鼻,无路可出。或不因触发,忿怒悲啼,雨泪而寤。或时郊行,忽见天边两月交辉,或见金光数道,回头无有。或足膝酸软,或骨节腰肾疼痛,呼吸难任。或四肢肌骨间痛如击戳,乍起乍止,并

---

〔1〕贼:原作"鱼",据《千金翼方》卷十九本方改。
〔2〕附子炮,去皮脐:原脱,据《千金翼方》卷十九本方补。
〔3〕三:原作"二",据本方药味及《千金翼方》卷十九本方改。

无常所。或不时手臂麻疼,状如风湿。或卧如芒刺不安,或如毛虫所螫。或四肢不举,或手足重滞。或眼如姜蜇,胶粘痒涩,开阖甚难。或阴晴交变之时,胸痞气结,闭而不发,则齿痒咽痛,口糜舌烂,及其奋然而发,则喷嚏连声,初则涕唾稠粘,次则清水如注。或眼前黑暗,脑后风声,耳内蝉鸣,眼睑肉惕。治之者,或曰腠理不密,风府受邪,或曰上盛下虚,或曰虚,或曰寒,或曰发邪。惟洞虚子备此疾苦,乃能治疗。病势之来,则胸腹间如有二气交纽,噎塞烦郁,有如烟火上冲,头面烘热,眼花耳鸣,痰涎涕泪,并从肺胃间涌起,凛然毛竖,喷嚏千百,然后遍身烦躁,则去衣冻体,稍止片时。或春秋乍凉之时,多加衣衾,亦得暂缓。或顿饮冰水而定,或痛饮一醉而宁,终不能逐去病根。乃得神秘沉香丸方,屡获大效,愈人数万,但不欲轻传匪人,故以隐语括之。诗曰:甑里翻身甲带金,于今头戴草堂深,相逢二八求斤正,硝煅青礞倍若沉。十七两中零半两,水丸梧子意须斟,除驱怪病安心志,水泻双身却不任。

大黄蒸少顷,翻过再蒸少顷,即取出,不可过 黄芩各八两 青礞石硝煅如金色 沉香 百药煎此用百药煎,乃得之方外秘传。盖此丸得此药,乃能收敛周身顽涎聚于一处,然后利下,甚有奇功。曰倍若沉者,言五倍子与沉香,非礞倍于沉之谓也。以上各五钱

上为末,水丸如梧子大。白汤食后空心服。

一切新旧失心丧志,或癫或狂等证,每服一百丸,气盛能食狂甚者加二十丸,临时加减消息之。一切中风瘫痪,痰涎壅塞,大便或通或结者,每服八九十丸,或加至百丸,永无秘结之患。一切阳证,风毒脚气,遍身游走疼痛,每服八九十丸,未效加至百丸。一切无病之人,遍身筋骨疼痛不能名者,或头疼,牙痛,或摇或痒,风蛀等证,风寒鼻塞,身体或疼或不疼,非伤寒证者,服八九十丸,痰盛气实者加之。一切吞酸嗳逆膈气,及胸中疼闷,腹中气块冲上,呕沫吐涎,状如反胃,心下恍惚,如畏人捕,怵惕不安,阴阳关格,变生乖证,食饥伤饱,忧思过虑,心下嘈杂,或痛或哕,或昼夜虚饱,或饥不喜食,急慢喉闭,赤眼,每用加减服。一切新旧痰气喘嗽,或呕吐头运目眩,加减服之。一切颈颔肿硬,若瘰疬者,及口糜舌烂,咽喉

生疮者,每服六七十丸,加蜜少许,一处嚼碎噙化,睡时徐徐咽之。曾有口疮者,服二三十丸,依前法噙之,二三夜瘥。一切男妇大小虚实,心疼连腹,身体羸瘦,发时必呕绿水黑汁冷涎,乃至气绝,心下温暖者,量虚实加减服之。若事属不虞之际,至于百丸,即便回生。未至癫危者,虚弱疑似之间,只服三十丸或五十丸,立见生意,然后续续进之,以瘥为度。兼服生津化痰,温中理气之药。一切荏苒疾病,凡男妇患非伤寒内外等证,或酒色过度,或吐血,或月事愆期,心烦志乱,或腹胀胁痛,劳倦痰眩,或暴行日中,因暑伏痰,口眼㖞邪,目痛耳愦鼻塞,骨节酸疼,干呕恶心,诸般内外疼痛,百药无效,众医不识者,依前法加减服之效。大抵服药,须临卧在床,用熟水一口许咽下便卧,令药在喉膈间,徐徐而下。如日间病出不测,疼痛不可忍,必欲急除者,须是一依前卧法服,大半日不可食汤水,及不可起身行坐言语,直候药丸除逐上焦痰滞恶物过膈入腹,然后动作,方能中病,每夜须连进二次,次日痰物既下三五次者,仍服前数,下五七次,或直下二三次,而病势顿已者,次夜减二十丸。头夜所服并不下恶物者,次夜加十丸,人壮病实者,多加至百丸,惟候虚实消息之。或服过仰卧[1],咽喉稠粘,壅塞不利者,痰气泛上,乃药病相攻之故也。少顷药力既胜,自然宁帖。往往病久结实于肺胃之间,或只暴病全无泛滥者,服药下咽即仰卧,顿然百骸安静,五脏清宁,次早先去大便一次,其余遍数皆是痰涕恶物,看什么粪,用水搅之,尽是痰片粘涎,或稍稍腹痛,腰肾拘急者,盖有一种顽痰恶物,闭气滑肠,里急后重者,状如痢疾,片饷即已。若有痰涎易下者,快利不可胜言,顿然满口生津,百骸爽快。间有片时倦怠者,盖因连日病苦不安,一时为药力所胜,气体暂和,如醉得醒,如浴方出,如睡方起。此药并不洞泄,刮肠大泻,但取痰积恶物自肠胃次第而下,腹中糟粕,并不相伤,其推下肠腹之粪,则药力所到之处,是故先去其粪。其余详悉,不能备述,服者当自知之。

----

〔1〕卧:原作"服",据虞衙本改。

利痰丸《玄珠》

南星　皂角　石膏　牵牛头末　芫花以上各二两

上为细末,用姜汁糊丸,如梧子大。每服一二十丸,量人虚实用之,姜汤下。一方,加青盐五钱,巴豆少许,青礞石硝煅如金色五钱。若风痰壅塞,此药乃为先锋,服之痰即已,如寒不宜用。

导痰丸《玄珠》

大半夏六两,分作三分,一分用白矾一两,为末浸水;一分用肥皂角一两[1],为末浸水;一分用巴豆肉一百粒,为末浸水

上件余药在下,以半夏在上,浸至十日或半月,要常动水,令二药相透,次相合处,拣去巴豆并皂角,将余水以慢火煮令水干,取出半夏,切,捣碎晒干,或阴干亦佳,后入:

甘遂制　百药煎各二两　全蝎　僵蚕各一两

上为细末,薄糊丸,如梧子大。每服十丸或十五丸,亦量人虚实,白汤下。

妙应丸　即控涎丸。见行痹。

祛风丸《宝鉴》　有人喜食酸咸,酒色过节,渗注成痰饮,聚于胸膈,满则呕逆,恶心涎流,一臂麻木,升则头目昏眩,降则腰脚疼痛,深则左瘫右痪,浅则厥然仆地。此药宽中祛痰,搜风理气,和血驻颜,延年益寿。

半夏曲　荆芥各四两　槐角子炒　白矾生　橘红　朱砂各一两

上为末,姜汁糊丸。每服五六十丸,生姜、皂角子仁汤送下,日参服。

川芎丸《本事》　治膈上痰。

川芎二两,细剉,慢火熬熟　川大黄二两,蒸令干

上件焙干为末,用不蛀皂角五七挺,温水揉汁,绢滤出查,瓦罐中熬成膏,和前二味为丸,如桐子大。每服十五丸,小儿三丸,姜汤下。

保和丸见伤食。　**消暑丸**见伤暑。　**苏子降气汤**见气。

---

〔1〕一两:原脱,据《四库》本补。

导痰汤《济生》　治痰涎壅盛,胸膈留饮,痞塞不通。

半夏汤洗七次,四两　天南星炮,去皮　枳实去瓤,麸炒　赤茯苓去皮　橘红各一两　甘草炙,半两

上㕮咀,每服四钱,水二[1]盏,姜十片,煎八分,去滓[2],食后温服

小半夏茯苓汤《和剂》

半夏　茯苓各等分

每服五钱,水一盏半,姜五片,煎七分,服无时。

丁香五套丸　治胃气虚弱,三焦痞涩,不能宣行水谷,故为痰饮,结聚胸膈,呕吐恶心,胀满不食。常服温脾顺气。　方见肩背痛。

二陈汤《和剂》　治痰饮为患,或呕逆恶心,或头眩心悸,或中脘不快,或食生冷,饮酒过度,脾胃不和,并宜服之。

半夏汤洗七次　橘红各五两　白茯苓三两　炙甘草一两半

上㕮咀,每服四钱,水一盏,姜七片,乌梅一枚,煎六分,不拘时热服。

青州白丸子见中风。　来复丹见中暑。

八神来复丹《济生》

硝石一两,同硫黄为末,磁器内以微火炒,用柳篦搅,不可火太过,恐伤药力,再研极细,名二气末　太阴玄精石飞研,一两　五灵脂水澄清,滤去砂石,晒干　青皮去白　陈皮去白,各二两　舶上硫黄透明　沉香　木香坚实者　天南星粉白者。各一两

上为末,飞面糊丸,如梧桐子大。每服三十丸,空心米饮送下。

八味丸见虚劳。

六君子汤

人参　白术　茯苓　陈皮　制半夏各一钱　炙甘草五分

水二盏,姜五片,煎至一盏,去滓,不拘时温服。

理中化痰丸　治脾胃虚寒,痰涎内停,呕吐少食,或大便不实,

---

〔1〕二:原作"一",据《重订严氏济生方·痰饮论治》本方改。
〔2〕去滓:原脱,据《重订严氏济生方·痰饮论治》本方补。

饮食难化,咳唾痰涎。此属中气虚弱,不能统涎归源也。

  人参 白术炒 干姜 甘草炙 茯苓 半夏姜制

  上为末,水丸桐子大。每服四五十丸,白汤下。

  补中益气汤见伤劳倦。 七气汤见气。 越鞠丸见郁。

  附方

  橘皮汤 治胸膈停痰。

  橘皮 茯苓 半夏各一钱半 旋覆花 青皮 桔梗 枳壳姜制 细辛 人参各一钱 甘草半钱

  上作一服,用水二盅,姜五片,煎一盅,食远服。

  前胡半夏汤 治痰盛。

  前胡 半夏姜制 茯苓各二钱 陈皮 木香 紫苏 枳壳 甘草各一钱

  上作一服,用水二盅,生姜三片,乌梅一个,煎至一盅,食远服。

  桔梗汤 治胸膈胀满,短气,痰盛呕逆,或吐涎沫。

  桔梗炒 半夏姜制 陈皮去白。各三钱 枳实麸炒,一钱半

  上作一服,水二盅,姜五片,煎一盅,不拘时服。

  枇杷叶散 治痰逆。此药温胃,可思饮食。

  青皮去白,焙 草豆蔻各半两 前胡 枇杷叶拭去毛,炙黄 半夏汤泡 茯苓去皮 人参 大腹皮 白术 厚朴去粗皮,姜汁炙。各一两

  上㕮咀,每服四钱,水一中盏,生姜半分,煎至六分,去滓,不拘时热服。

  旋覆花散 治心胸痰热,头目旋痛,饮食不下。

  旋覆花 甘草炙。各半两 枳壳去瓤,麸炒 石膏细研。各二两 赤茯苓 麦门冬去心 柴胡去苗 人参各一两 犀角屑 防风去叉 黄芩各七钱半

  上㕮咀,每服五钱,水一大盏,生姜半分,煎至五分,去滓,食后良久温服。

  化涎散 治热痰,利胸膈,止烦渴。

  凝水石煅,研,一两 铅白霜另研 马牙硝另研 雄黄另研。各一

钱　白矾枯,研　甘草炙。各二钱半　龙脑少许

上为细末,研匀,每服一钱,不拘时,水调下。小儿风热痰涎,用沙糖水调下半钱。此药大凉,不可多服。

辰砂化痰丸　治风痰,安神志,利咽膈,清头目。

辰砂飞研,为衣　白矾枯,研。各半两　天南星炮,一两　半夏曲三两

上为细末,姜汁煮面糊和丸,如桐子大。辰砂为衣,每服三十丸,食后生姜汤下。

半夏利膈丸　治风痰壅盛,头疼目眩,咽膈不利,涕唾稠粘;并治酒过停饮,呕逆恶心,胸胁引痛,腹内有声。

半夏汤洗,三两　白附子生用,二两　白茯苓去皮　白矾生用　人参去芦　白术　滑石　贝母各一两　天南星生用,一两半

上为细末,面糊和丸,如梧子大。每服三十丸,食后姜汤下。

破痰消饮丸　治一切停痰留饮。

陈皮去白　川姜炮　京三棱炮,捶碎　草果面裹煨　良姜湿纸裹煨　蓬术炮　青皮各一两　半夏汤泡七次,三两

上为细末,水煮面糊和丸,桐子大。阴干,每服五十丸,食远姜汤送下。

化痰铁刷丸　治男妇风痰、酒痰、茶痰、食痰、气痰;一切痰逆呕吐,头疼目眩,肺痿咯脓,声如拽锯,并皆治之。此药坠痰,止嗽定喘。

白附子炮　南星炮　半夏洗　白矾生用。各半两　寒水石　皂角去子。各一两　干姜七钱半　硇砂　轻粉各一钱

上为细末,水煮面糊和丸,如梧子大。每服二三十丸,食后用淡姜汤下。

沉香坠痰丸　治宿食不消,咽膈不利,咳嗽痰涎,头目昏晕,呕逆恶心,胸膈不快。

沉香　木香各二钱　青皮去白,二钱半　槟榔大者二枚,用面裹煨熟　半夏曲二两

上为细末,用生姜汁浸蒸饼和丸,如小豆大。每服二十丸,不

拘时，姜汤下。

茯苓丸一名《指迷》茯苓丸　本治臂痛，具《指迷方》中，云：有人臂痛，不能举手[1]，或左右时复转移，由伏痰在内，中脘停滞，脾气不流行，上与气搏。四肢属脾，脾滞而气不下，故上行攻臂，其脉沉细者是也。后人为此臂痛，乃痰证也，但治痰而臂痛自止。及妇人产后发喘，四肢浮肿者，用此而愈。

半夏二两　茯苓一两　枳壳去瓤，麸炒，半两　风化朴硝二钱五分，如一时未易成，但以朴硝撒在竹盘中，少时盛水，置当风处，即干如芒硝，刮取用亦可

上为细末，生姜汁煮面糊为丸，如桐子大。每服三十丸，姜汤送下。累[2]有人为痰所苦，夜间两臂如人抽搦，两手战掉，茶盏亦不能举，服此随愈。痰药方多，唯此立见功效。

神仙坠痰丸　治痰饮，胸膈痞塞。此药下痰。

皂角无虫蛀者，刮去皮弦，酥炙黄色，去子净，一两六钱　白矾一两二钱，生用　黑牵牛一斤，取头末四两

为细末，滴水丸，梧子大。每服三十丸，渐加至百丸，空心温酒送下。看病轻重，轻者五日、十日愈，重者半月、一月愈。久服永无瘫痪之疾。

搜饮丸　治证同前。

木瓜一枚，切下顶，去瓤作罐，用生白矾、半夏曲等分，为细末，填木瓜内，却用原顶盖定，麻缕扎缚，于饭甑上炊熟捣[3]，烂研，以宿蒸饼和丸，如桐子大。每服三五十丸，不拘时，姜汤下。

治悬饮，心腹气滞，两胁多疼。

半夏三两，捣为末　皂角六两，三两去黑皮，酥炙令黄　捣为末，三两去皮子捣碎，以酒一升，挼取汁，去滓，煎成膏，将半夏以膏和作饼，以青蒿盖出青衣，如造曲法，捣罗为细末　旋覆花一两　木香　槟榔各二两

---

〔1〕不能举手：此下原衍"足"。据《百一选方》卷五本方删。

〔2〕累：《普济方》卷一百六十五作"昔"。

〔3〕熟捣：原作"两次"。据《奇效良方》卷三十一本方改。

上为细末,酒煮面糊和丸,如桐子大。每服二十丸,食前用姜汤下。

破饮丸　治五饮停蓄胸膈,呼吸之间痛引两胁,胀满气促,胸腹结为癥癖,支满胸膈,旁及两胁,抢心疼痛,饮食不下,反胃吐逆,九种心疼,积年宿食不消,久疟久痢。遁尸疰忤,癫痫厥运,心气不足,忧愁思虑,妇人腹中诸病,悉能治之。

荜茇　丁香不见火　缩砂仁　蝎梢　胡椒　木香不见火　乌梅肉　青皮　巴豆去皮膜。各等分

上将青皮、巴豆以浆水同浸一宿,次日滤出同炒,青皮焦去巴豆,水淹乌梅肉,蒸一炊久,细研为膏,入药末和匀,丸如绿豆大。每服五七丸,临睡生姜汤送下。

八珍丸　治膈痰结实,满闷喘逆。

丹砂研,半两　犀角镑　羚羊角镑　茯神去木　牛黄研　龙脑研。各二钱半　牛胆南星　硼砂研。各一两

上为细末,研匀,炼蜜和丸,如鸡头实大。每服一丸,食后细嚼,人参、荆芥汤下。

鹅梨煎丸　治热痰,凉心肺,利胸膈,解热毒,补元气。

大鹅梨二十枚,去皮核,用净布绞取汁　薄荷生,半斤,研汁　皂角不蛀者十挺,去皮子,浆水二升,揉取浓汁　白蜜半斤[1]　生地黄半斤,研取汁,同上五味,慢火熬膏,和下药　人参　白茯苓去皮　白蒺藜炒,去刺　肉苁蓉酒浸,切,焙干　牛膝酒浸　半夏汤泡　木香各一两　槟榔煨,二两　防风去叉　青橘皮去白　桔梗炒　羌活　白术　山药各七钱半　甘草炙。各半两

上为细末,同前膏拌匀,杵令得所,丸如桐子大。每服十五丸,加至二十丸,食后荆芥汤送下,日二服。

麝香丹砂丸　治痰热,咽膈不利,头目昏痛。

麝香另研　木香　丁香　犀角　甘草炙。各二钱半　龙脑另研,一钱　人参　藿香去梗　牛胆南星　防风去叉　黄芪各半两　麦门

---

〔1〕半斤:原作"半升",据《奇效良方》卷三十一本方改。

冬去心,七钱半 丹砂另研,一两

上为细末,炼蜜和丸,如鸡头实大。每服一丸,食后嚼破,用荆芥汤下。

金珠化痰丸 治痰热,安神志,除头痛眩晕,心怔恍惚,胸膈烦闷,涕唾稠粘,咳嗽,咽溢不利。

皂角子仁炒 天竺黄另研 半夏汤浸洗七次,生姜二两去皮,同捣作饼,炙微黄 白矾透明者,枯过另研。以上各四两 龙脑另研,半两 辰砂水飞,研,二两

上将皂角仁、半夏为末,与诸药研匀,生姜汁煮面糊丸,如桐子大,金箔二十片为衣。每服十五丸,加至二十五丸,食后姜汤下。

皂角化痰丸东垣 治劳风,心脾壅滞,痰涎盛多,喉中不利,涕唾稠粘,嗌[1]塞吐逆,不思饮食,或时昏愦。

皂角木白皮酥炙 白附子炮 半夏汤洗七次 天南星炮 白矾枯 赤茯苓去皮 人参各一两 枳壳炒,二两

上为细末,生姜汁面糊丸,如梧子大。每服三十丸,温水送下,食后。

法制清气化痰丸 顺气快脾,化痰消食。

半夏 南星去皮脐 白矾 皂角切 干姜各四两

上先将白矾等三味,用水五碗,煎取水三碗,却入半夏二味浸两日,再煮至半夏、南星无白点为度,晒干。

陈皮 青皮去穰 紫苏子炒 萝卜子炒,另研 杏仁去皮尖,炒,研 葛根 神曲炒 麦蘖炒 山楂 香附各二两

上为末,蒸饼丸,桐子大。每服五七十丸,临卧食后茶汤下。

薛新甫曰:一男子素厚味,胸满痰盛,余以膏粱之人,内多积热,与此丸服之而愈。彼见有验,修合馈送,脾胃虚者,无不受害。

飞矾丹 化痰神效。

白矾通明者,二两,枯 白僵蚕一两半,用米醋浸一宿,炒 半夏汤洗七次 南星各一两,切作片子,用皂角一两半,去皮弦,用水一小碗同熬,

---

〔1〕嗌:原作"益",据虞衙本改。

水尽去皂角不用，只用南星

细末，姜汁糊丸，如桐子大，水丸亦可。每服十五丸至二十丸，姜汤下。又治喉闭，用薄荷两叶，以新汲水浸少时，嚼薄荷吞药，用水送下。咽不得，即用十五丸捣细，用皂角水调，灌下即开。又治小儿急慢惊风，牙关紧急，不可开者，亦用皂角水调涂牙龈上，入咽即活。

法制半夏《御药》 消饮化痰，壮脾顺气。

用大半夏，汤洗泡七遍，以浓米泔浸一日夜，每半夏一两，用白矾一两半，研细，温水化浸半夏，上留水两指许，频搅，冬月于暖处顿放，浸五日夜，取出焙干，用铅白霜一钱，温水化，又浸一日夜，通七日尽取出，再用浆水慢火煮，勿令滚，候浆水极熟，取出焙干，以磁器收贮。每服一二粒，食后细嚼，温姜汤下。又一法，依前制成半夏，每一两，用白矾水少许渍半夏，细飞朱砂末淹一宿，敛干焙用，依前法。亦可用生姜自然汁渍焙用。

神芎导水丸《心印》，下同

黄芩一两 黄连 川芎 薄荷各半两 大黄二两 滑石 黑牵牛头末。各四两

河间制，治一切热证，其功不可尽述。设或久病热郁，无问瘦悴[1]老弱，并一切证可下者，始自十丸以为度。常服此药，除肠胃积滞，不伤和气，推陈致新，得利便快，并无药燥搔扰，亦不困倦虚损，遂病人心意。或热甚必急须下者，使服四五十丸，未效再服，以意消息。常服二三十丸，不动脏腑，有益无损。或妇人血病下恶物，加桂半两，病微者常服，甚者取利，因而结滞开通，恶物自下也。凡老弱虚人，脾胃经虚，风热所郁，色黑齿槁，身瘦萎黄，或服甘热过度，成三消等病，若热甚于外则肢体躁扰，病于内则神志躁动，怫郁不开，变生诸证，皆令服之。惟脏腑滑泄者，或里寒脉迟者，或妇人经病，产后血下不止，及孕妇等，不宜服。

十枣汤见水肿。

---

〔1〕悴：原作。"瘁"，据《宣明论》卷四改。

舟车神祐丸

甘遂　芫花　大戟各一两,俱醋炒　大黄二两　黑牵牛头末四两　青皮　陈皮　木香　槟榔各半两　轻粉一钱　取盅,加芫荑半两为末,水丸。空心服。

河间依仲景十枣汤例制出此方,主疗一切水湿为病。戴人云:十枣泄诸水之上药,所谓温药下者是已。如中满腹胀,喘嗽淋闭,水气盅肿,留饮癖积,气血壅滞,不得宣通,风热燥郁,肢体麻痹,走注疼痛,久新疟痢等,患妇人经病带下,皆令按法治之,病去如扫,故贾同知称为神仙之奇药也。缘此方河间所定,初服五丸,日三服,加至快利后,却常服以病去为度。设病愈后,平人能常服保养,宣通气血,消运饮食。若病痞闷极甚者便多服,反烦满不开,转加痛闷,宜初服二丸,每服加二丸,加至快利为度,以意消息。小儿丸如麻子大,随强弱增损,三四岁者三五丸,依前法加减。至戴人变为神芎丸,神秘不传。然每令病人夜卧先服百余粒,继以浚川等药投之,五更当下,种种病出,投下少末,再服和膈药,须以利为度,有五日一下者,三日一下者,病轻者可一二度止,重者五六度方愈,是擒纵卷舒之妙,临证制宜,非言可谕。观其药虽峻急,认病的确,自非老手谙练,有大负荷者,焉敢见诸行事。予每亲制用之,若合符节,然又随人强弱,当依河间渐次进服,强实之人,依戴人治法行之,神效。

大圣浚川散

大黄煨　牵牛取头末　郁李仁各一两　木香三钱　芒硝三钱　甘遂半钱

评曰:此下诸积之圣药也。诸湿为土,火热能生湿土,故夏热则万物湿润,秋凉则湿复燥干,湿病本不自生,因于火热怫郁,水液不能宣通,停滞而生水湿也。凡病湿者,多自热生,而热气多为兼病。《内经》云:明知标本,正行无间[1]者是也。夫湿在上者,目黄而面浮;在下者,股膝肿厥;在中者,肢满痞膈痿逆;在阳不去者,久

---

〔1〕间:原作“问”,据集成本改。

则化气；在阴不去者，久则成形。世俗不祥《内经》所言留者攻之，但执补燥之剂，怫郁转加，而病愈甚也。法当求病之所在而为施治，泻实补虚，除邪养正，以平为期而已。又尝考戴人治法，假如肝木乘脾土，此土不胜木也，不胜之气，寻救于子，己土能生庚金，庚为大肠，味辛者为金，故大加生姜，使伐肝木，然不开脾土，无由行也，遂以舟车丸先通闭塞之路，是先泻其所不胜，后以姜汁调浚川散大下之，是泻其所胜也。戴人每言，导水丸必用禹功散继之，舟车丸必以浚川散随后。如寒疝气发动，腰脚胯急痛者，亦当下之，以泻其寒水。世俗暗于治体，一概卤莽，有当下而非其药，终致委顿而已。岂知巴豆可以下寒，甘遂、芫花可以下湿，大黄芒硝可以下燥，如是分经下药，兼食疗之，非守一方，求其备也。故戴人曰：养生与攻痾、本自不同，今人以补剂疗病，宜乎不效，是难言也。

咳　　嗽

《金匮》：咳而脉浮者，**厚朴麻黄汤**主之。

厚朴五两　麻黄四两　石膏如鸡子大　杏仁　半夏　五味子各半升　干姜　细辛各二两　小麦一升

上以水一斗二[1]升，先煮小麦熟，去渣，内诸药，煮取三升，温服一升，日三服。

安肾丸《直指》　治肾经虚寒，咳嗽痰唾，面色黯黑，小腹动气作痛。见喘。

桂枝汤见伤湿。

《易简》杏子汤　治咳嗽，不问外感风寒，内伤生冷，及虚劳咯血，痰饮停积，皆治疗之。

人参　半夏　茯苓　细辛减半　干姜减半　甘草　桂枝减半　五味子　芍药各等分

上㕮咀，每服四钱，水一盏半，杏仁去皮尖剉五枚，生姜三片，煎至六分，去渣温服。

---

〔1〕二：原作"三"，据《金匮要略》卷上本方改。

若感冒得之[1]加麻黄等分。 若脾胃素实者,用御米壳去筋膜,剉碎,以醋淹炒,等分加之,每帖加乌梅一枚煎服,尤妙。呕逆恶心者,不可用此。若久年咳嗽,气虚喘急,去杏仁、人参,倍加麻黄,芍药、干姜、五味子各增一半,一名小青龙汤。

附《济生》**橘苏散** 治伤风咳嗽,身热有汗恶风,脉浮数有热,服杏子汤不得者。

橘红 紫苏叶 杏仁去皮 五味子 制半夏 桑白皮炙 贝母去心 白术各一两 甘草炙,半两

上咬咀,每服四钱,水一盏,生姜五片,煎七分,温服,无时。

二陈汤见痰饮。

宁嗽化痰汤 治感冒风寒,咳嗽鼻塞。

桔梗 枳壳麸炒 半夏姜汤泡七次 陈皮 前胡 干葛 茯苓各一钱 紫苏一钱二分 麻黄一钱,冬月加,夏月减 杏仁炒,去皮尖 桑皮各一钱 甘草四分

水二盅,姜三片,煎八分,食远热服。

金沸草散《和剂》 治肺感寒邪,鼻塞声重,咳嗽不已。

旋覆花去梗 麻黄去节 前胡去芦。各七分 荆芥穗一钱 甘草炒 半夏汤洗七次,姜汁浸 赤芍药各五分

水一盏半,生姜三片,枣一枚,煎八分,不拘时温服。

消风散见眩晕。 六君子汤见痰饮。 六味丸见虚劳。 黄连解毒汤见发热。

栀子仁汤

郁金 枳壳麸炒 升麻 山栀仁炒。各等分

上每服五钱,水煎。

麦门冬汤 治火热乘肺,咳嗽有血,胸膈胀满,五心烦热。

麦门冬 桑白皮炒 生地黄各一钱 半夏 紫菀 桔梗 淡竹叶 麻黄各七分 五味子 甘草各五分

上姜水煎服。

---

〔1〕之:原脱,据《和剂局方》卷四本方补。

白虎汤见发热。　香薷饮见中暑。　补中益气汤见劳倦。

华盖散《和剂》　治肺受风寒,咳嗽声重,胸膈烦满,头目昏眩。

麻黄去根节　紫苏子炒　杏仁炒,去皮尖　桑白皮炒　赤茯苓去皮　橘红以上各一钱　甘草五分

水二盅,生姜五片,红枣一枚,煎至一盅,去滓,不拘时服。

加减麻黄汤　治肺感寒邪咳嗽。

麻黄去节,二钱　杏仁炒,去皮尖　半夏姜制　陈皮各一钱　辣桂　甘草炙,各半钱

水二盅,生姜四片,紫苏半钱,同煎至一盅,去滓,不拘时服。

小柴胡汤见往来寒热。

小青龙汤

麻黄　芍药　干姜　炙甘草　细辛　桂枝各三两　五味子　半夏各半升,汤洗

上八味,以水一斗,先煮麻黄减二升,去上沫,内诸药,煮取三升,去滓,温服一升。

白术酒见中湿。辰砂化痰丸见痰饮。

八风丹　治诸风及痰热上攻,头痛面赤,目眩旋运,鼻塞咽干,颈项不利,痰唾稠浊,神情如醉,百节疼痛,耳啸蝉鸣,面上游风,口眼蠕动。

滑石细研　天麻酒浸。各一两　龙脑研　麝香研。各二钱五分　白僵蚕微炒　白附子炮。各半两

半夏白矾制,二两　凝水石火烧通赤,细研水飞,半斤

上件药,捣罗为细末,入研者药同研令匀,炼蜜和丸,如樱桃大。每服一丸,细嚼,温荆芥汤下,茶清亦得,食后服。

竹叶石膏汤见消瘅。

应梦人参散《和剂》

甘草炙,六两　人参　桔梗　青皮　白芷　干葛　白术各三两　干姜炮,五钱半

每服三钱,水一盏,姜二片,枣二枚,煎七分,不拘时热服。

观音应梦散《夷坚志》

人参一寸,用官楝者　胡桃二枚,去壳,不去皮

上以水二盏,姜五片,枣二枚,临卧煎服。盖人参定喘,带皮胡桃能敛肺也。

款冬花散《和剂》

知母　桑叶洗,焙　款冬花去梗。各十两　阿胶炒　麻黄去根节　贝母去心,炒　杏仁去皮尖,各四十两　甘草炙　半夏汤洗,姜制。各二十两

每服三钱,水一盏,姜三片,煎七分,食后温服。

二母散《和剂》

知母　贝母各等分

每服五钱,水二盏,姜三片,煎八分,温服无时。

四七汤见气。

紫菀茸汤《济生》　治饮食过度,或食煎煿,邪热伤肺,咳嗽咽痒,痰多唾血,喘急胁痛,不得睡卧。

紫菀茸洗　款冬花　百合蒸,焙　杏仁去皮尖　阿胶蛤粉炒　经霜桑叶　贝母去心　蒲黄炒　半夏各一两,制　犀角镑　甘草炙　人参各半两

上㕮咀,每服四钱,水盏半,姜五片,煎八分,食后温服。

润肺丸《统旨》

诃子　五味子　五倍子　甘草各等分

上为末,蜜丸噙化。　久嗽,加罂粟壳。

清音丸《统旨》

桔梗　诃子各一两　甘草五钱　硼砂　青黛各三钱　冰片三分

上为细末,炼蜜丸,如龙眼大,每服一丸,噙化。

橄榄丸《得效》

百药煎　乌梅　甘草　石膏各等分

上为末,炼蜜丸,如弹子大。临卧噙化一丸。

清咽宁肺汤《统旨》

桔梗二钱　山栀炒　黄芩　桑皮　甘草　前胡　知母　贝母

各一钱

水二盅,煎八分,食后服。

蛤蚧汤　治咳嗽吐脓血,及肺痿羸瘦,涎涕稠粘。

蛤蚧酒浸,酥炙　知母焙　贝母焙　鹿角胶炙令燥　枇杷叶去毛,炙　葛根　桑皮炙　人参　甘草炙　杏仁汤浸,去皮尖双仁,炒,以上各一两

每服三钱,水一盏半,煎至八分,去滓,不拘时温服。

保和汤　治劳证久嗽,肺燥成痿,服之决效。

知母　贝母　天门冬去心　麦门冬去心　款冬花各一钱　天花粉　薏苡仁炒　杏仁去皮尖,炒,各五分　五味子十二粒　马兜铃　紫菀　桔梗　百合　阿胶蛤粉炒　当归　百部各六分　粉草炙　紫苏　薄荷各四分

水二盅,姜三片,煎七分,入饴糖一匙,食后服。

吐血或痰带血,加炒蒲黄、生地黄、小蓟。痰多加橘红、茯苓、瓜蒌仁。喘去紫苏、薄荷,加苏子、桑皮、陈皮。

知母茯苓汤　治肺痿喘嗽不已,往来寒热,自汗。

知母　白术各八分　茯苓去皮　五味子　人参　半夏汤泡七次　柴胡　甘草炙。各一钱　薄荷　川芎　阿胶各半钱　款冬花　桔梗　麦门冬　黄芩各七分

水二盅,生姜五片,煎至一盅,食后服。

紫菀散　治欬中有血,虚劳肺痿。

人参　紫菀各一钱　茯苓　知母　桔梗各一钱半　阿胶蛤粉炒,一钱　贝母一钱二分　五味子十五粒　甘草五分

水二盅,煎八分,食后服。

五味子汤　治咳嗽,皮肤干燥,唾中有血,胸膈疼痛。

五味子炒　桔梗炒　紫菀　甘草炒　续断各五分　竹茹一钱　赤小豆一撮　生地黄　桑白皮炒。各二钱

上水煎服。

《本事》鳖甲丸　治劳嗽虚证,及鼻流清涕,耳作蝉鸣,眼见黑花,一切虚证,丈夫妇人皆可服。

五味子二两　鳖甲　地骨皮各三两

上为末,炼蜜丸,如梧子大。空心食前,温酒或盐汤任意服三五十丸,妇人醋汤下。　此方乃曲江人家秘方,服效者众,且处方有理。

三拗汤《和剂》　治寒燠不常,暴嗽喘急,鼻塞痰壅。

麻黄不去根[1]节　杏仁不去皮[2]尖　甘草不炙。各等分,一本甘草减半

每服五钱,水一盏,生姜五片,煎服。有汗即愈。

青金丸《三因》　治肺虚风壅,咳嗽喘满,咯痰血。

杏仁去皮尖,二两,用牡蛎煅成粉,与杏仁同炒黄色,去牡蛎粉不用　青黛一两

上为末,研匀,用黄蜡一两熔化搜和丸,如弹子大,压扁如饼。每用梨三个,或软柿饼一个去核,入药在内,湿纸裹煨,约药熔方取出,去火毒,细嚼,糯米饮下。

一方,名甲乙饼,治咳出血片,兼痰内有血丝,不问年深日近,但只声在,一服取效。上用青黛一两,牡蛎粉七钱,杏仁七粒去皮尖研,蜡丸,汤使同上。

人参养肺丸　治肺胃俱伤,气奔于上,客热熏肺,咳嗽喘急,胸中烦悸,涕唾稠粘,吐血呕血,并皆治之。

人参去芦　黄芪蜜炙。各一两八钱　白茯苓去皮　瓜蒌根各六钱　杏仁炒,去皮,二两四钱　半夏曲炒,四两　皂角子三十个,炒,去皮

上为细末,炼蜜和丸,如弹子大。每服一丸,食后细嚼,用紫苏汤送下,喘用桑白皮汤下。

宁肺汤　治荣卫俱虚,发热自汗,肺气喘急,咳嗽痰涎。

人参　当归　白术　熟地黄　川芎　白芍药　五味子　麦门冬去心　桑白皮　白茯苓去皮　甘草炙,以上各一钱　阿胶蛤粉炒,一钱半

上作一服,用水二盏,生姜五片,煎至一盏,食后服。

---

〔1〕根:原脱,据《局方》卷二本方补。
〔2〕皮:原脱,据《局方》卷二本方补。

贝母散　治暴发咳嗽,多日不愈。

贝母　杏仁去皮尖　桑白皮各二钱　五味子　知母　甘草各一钱　款冬花一钱半

上作一服,用水二盏,生姜三片,煎至一盏,食后服。

治嗽得效方　治诸嗽久不瘥。

人参　款冬花　白矾枯　佛耳草　甘草各二钱

上剉碎,作一服,用水二盏,生姜三片,枣一枚,乌梅半个,煎至七分,食后服。

治嗽补虚方

牛骨一副,取髓　白沙蜜八两　杏仁四两,汤去皮尖,另研如泥　干山药刮去皮,四两,研为细末　胡桃肉四两,去皮,另研如泥

上将牛骨髓、沙蜜,砂锅内煎熬沸,以绢帛滤去滓,盛在瓷瓶内,将山药、杏仁、胡桃三味亦入瓶内,以纸密封瓶口,重汤内煮一日一夜取出,每日早晨用白汤化一匙服。

雌黄丸　治暴嗽,久嗽,劳嗽。

上以金粟丸叶子雌黄一两,研细,用纸筋泥固济小盒子一个,令干,勿令泥厚,将药入合子内,水调赤石脂封盒子口,更以泥封之,候干,坐盒子于地上,上面以未入窑瓦坯子拥合子,令作一尖子,上用炭十斤簇定,顶上着火,一熨斗笼起,令火从上渐炽,候火消三分去一,看瓦坯通红,则去火候冷,开盒子取药,当如镜面光明红色,入乳钵内细研,汤浸蒸饼和丸,如粟米大。每服三丸、五丸,食后用甘草汤下,服后睡良久,妙。

紫金散　治一切痰嗽,日夜不得眠卧。

天南星去皮脐　白矾　甘草以上各半两　乌梅取肉,二两

上为粗散,用慢火于银石器内炒令紫色,放冷,研为细末。每服二钱,临卧时身体都入铺卧内,用薑汁七分,温汤三分,暖令稍热,调前药末服之。咽下便仰卧低枕,想药入于肺中,须臾得睡,其嗽立止。

治久咳嗽上气,心胸烦热,唾脓血。

紫苏子微炒　鹿角胶捣碎,炒　杏仁汤泡,去皮尖双仁,炒微黄,以

上各三两　生姜汁一合　白蜜一中盏　生地黄汁一合

上前三味,都捣令熟,入姜汁、地黄汁,蜜相和,以慢火熬成膏,于不津器中密封之。每服半匙许,用温粥饮调下,日三四服。

苏子煎　治上气咳嗽。

紫苏子　生姜汁　生地黄汁　白蜜　杏仁各一升

上捣苏子,以地黄汁、姜汁浇之,以绢绞取汁,更捣以汁浇之,绞令味尽,去滓,熬令杏仁微黄黑如脂,又以汁浇之,绢绞往来六七度,令味尽去滓,内蜜合和,置铜器中,于汤上煎之,令如饴。每服方寸匕,日三夜一。一方,无地黄汁。

《救急》疗上气咳,肺气胸痛。《病源》:咳嗽上气者,肺气有余也。肺感于寒,则成咳嗽。肺主气,气有余则喘咳上气。此为邪搏于气,气壅滞不得宣通,是为有余,故咳嗽而上气也。其状,喘咳上气,及多涕唾,面目浮肿,则气逆也。

杏仁三大升,去皮尖及双仁者,研如泥　白蜜一大升　牛酥二大升

上将杏仁于磁盆中,用水研取汁五升,净磨铜铛,勿令脂腻,先倾三升汁于铛中,刻木记其深浅,又倾汁二升,以缓火煎,减至于所记处,即内蜜、酥等,煎还至木记处,药乃成,贮于不津磁器中。每日三度,以暖酒服一大匙,不能饮酒,和粥服亦得。服至一七日唾色变白,二七日唾稀,三七日咳断。此方非独治咳,兼补虚损,去风冷,悦肌肤白如瓠。妇人服之尤佳。

百合汤　治肺气壅滞,咳嗽喘闷,膈脘不利,气痞多渴,腰膝浮肿,小便淋涩。

百合　赤茯苓　陈皮汤浸,去白　紫苏茎叶　人参　大腹皮　猪苓去黑皮　桑根白皮　枳壳麸炒　麦门冬去心　甘草炙。各一两　马兜铃七枚,和皮

上粗捣筛,每服四钱,水一盏半,入生姜一枣大,同煎至八分,去滓,不拘时温服。

葶苈散　治咳嗽面目浮肿,不得安卧,涕唾稠粘。

甜葶苈隔纸炒　郁李仁汤去皮,炒　桑白皮各一两　紫菀去苗土　旋覆花　槟榔　木通各半两　大腹皮七钱半

上为散,每服三钱,水一中盏,生姜半分,煎至六分,去滓,不拘时温服。

天门冬丸　治肺脏壅热,咳嗽痰唾稠粘。

天门冬去心,一两半,焙　百合　前胡　贝母煨　半夏汤洗去滑　桔梗　桑白皮　防己　紫菀　赤茯苓　生干地黄　杏仁汤浸,去皮尖双仁,麸炒黄,研如膏,以上各七钱半

上为细末,炼蜜和捣二三百杵,丸如桐子大。每服二十丸,不拘时,生姜汤送下,日三服。

前胡散　治咳嗽,涕唾稠粘,心胸不利,时有烦热。

前胡　桑白皮　贝母煨。各一两　麦门冬一两半,去心　甘草炙,二钱半　杏仁半两,汤浸,去皮尖双仁,炒

上为散,每服四钱,以水一中盏,入姜半分,煎至六分,去滓温服,无时。

久嗽

丹溪　肺受风寒久嗽,非此不能除。南星、款花、鹅管石、佛耳草、雄黄。为末拌艾,以姜一厚片,留舌上,次用艾上烧之,须令烟入喉中。一方,无佛耳草,有郁金。又方,鹅管石、雄黄各一分半,另为末,款花、佛耳草各一分半,另为末。却用纸一幅,方方阔四五寸,以鸡子清涂中央,四旁各悬一寸许不涂,然后以鹅管石、雄黄末掺于鸡子清上,又以款花、佛耳草末掺其上覆之,又用箭箸从不涂纸旁卷起为一纸筒,用糊粘牢其旁,抽箭箸出,焙干。用时将一纸筒含在口,一头火烧,以口吸烟令满咽之,咽至烧筒尽为度,却吃茶二三口压之。

疗久嗽熏法:每旦取款花好[1]鸡子,少许蜜拌花使润,纳一升铁铛中,又用一瓦碗钻一孔,孔内安小竹筒,或笔管亦得,其筒稍长,置碗铛相合及插筒处,皆面糊涂之,勿令泄气,铛下着炭火,少时款冬烟自行管出,以口含筒吸取咽之。如胸中稍闷,须举头,即将指按住竹筒,勿令漏烟出气,及烟尽止。凡如是,五日一为之,至六日则饱食羊肉馄饨一顿,永瘥。　一法,不用铛碗,用有嘴瓦瓶烧药,

---

〔1〕好:校本同,疑作"如"。

盖住瓶口，却以口于瓶嘴吸烟咽之，尤捷。

枳壳汤洁古 治久嗽胸膈不利者，多上焦发热。

枳壳炒，三两 桔梗二两[1] 黄芩一两半

上为细末，每早取二两半，水三盏，煎至一盏，日作三服，午时、申[2]时、卧时各一服，三日七两半服尽。又服半夏汤，用半夏姜制切片，每三钱半，水盏半，姜五片，煎至一盏，食后，日二三服。二三日服了，再服枳壳丸[3]，尽其痰为度。论曰：先消胸中痰气，后去膈上痰，再与枳术丸，谓首尾合治，尽消其气，令痰不复作也。

款气丸洁古 治久嗽痰喘，肺气浮肿。

青皮 陈皮 槟榔 木香 杏仁 茯苓 郁李仁去皮 川当归 蓬莪术 马兜铃炮 葶苈各三钱 人参 防己各四钱 牵牛头末，二两半

上为细末，姜汁面糊丸，如梧桐子大。每服二十丸，加至七十丸，食后姜汤送下。

马兜铃丸洁古 治多年喘嗽不止，大有神功。

马兜铃去土 半夏汤洗七次，焙干 杏仁去皮尖，麸炒。各一两 巴豆二十一粒，去皮细，研

以上除巴豆、杏仁另研外，余为细末，用皂角膏子为丸，如梧子大，雄黄为衣。每十丸，临卧煎乌梅汤下，以利为度。

贝母汤《本事》 治诸嗽久不瘥。

贝母一两，去心姜制 黄芩[4] 干姜生 五味子 陈皮各一两 桑白皮[5] 半夏 柴胡 桂心各半两[6] 木香 甘草各二钱半

上为粗末，每服五钱，水一盏半，加杏仁七粒去皮尖，生姜七片，煎去滓，热服。有蒋氏之妻积年嗽，制此方授之，一服瘥，以治

---

〔1〕二两：《保命集》卷下本方作"三两"。

〔2〕申：原作"中"，据修敬堂本改。

〔3〕枳壳丸：《保命集》卷下作"枳术丸"。

〔4〕黄芩：此下原衍"半两"，据《本事方》卷三本方删。

〔5〕桑白皮：此下原衍"半两"，据《本事方》卷三本方删。

〔6〕各半两：原作"各一两"，据《本事方》卷三本方改。

诸般嗽悉愈。　　上方有寒有热,有收有散,诸嗽通用也。

　　人参散　治诸咳嗽喘急,语言不出。年久者多服见效。

　　人参　　知母　　贝母　　马兜铃去皮用肉　　麻黄去节　　杏仁生用　　半夏以上各一钱半　　天仙藤一钱

　　上作一服,水二盏,乌梅一枚,蜜一匙,煎至一盏,临睡服。

　　人参清肺汤《和剂》　治肺胃虚寒,咳嗽喘急,坐卧不安,并治久年劳嗽,吐血腥臭。

　　地骨皮　　人参去芦　　阿胶麸炒　　杏仁去皮尖,麸炒　　桑白皮去粗皮　　知母　　乌梅去核　　炙甘草　　罂粟壳去蒂盖,蜜炙。各等分

　　上咬咀,每服三钱,水一盏半,乌梅、枣子各一枚,煎一盏,临卧温服。

　　参粟汤《和剂》

　　人参　　款冬花　　罂粟壳醋炙,各等分

　　每服四钱,水一盏,阿胶一钱,乌梅一个,煎七分,临卧温服。

　　〔丹溪〕**久嗽丸子**

　　海蛤粉研细　　胆星臣　　杏仁臣　　诃子佐　　青黛佐　　皂角使

　　上为末,姜汁丸,如桐子大。姜汤下。

　　久嗽乃积痰久留肺脘,粘滞如胶、气不能升降,或挟湿与酒而作。

　　香附子童便浸　　僵蚕炒　　海蛤粉　　瓜蒌仁　　蜂房　　杏仁　　姜汁　　竹沥　　神曲各等分

　　上为末,蜜调噙化。

　　谢老人,形实,夏月无汗,成久嗽痰。

　　半夏姜制　　紫苏叶各一两

　　上二味,入莎末、蚬壳末、神曲末,以瓜蒌瓤、桃仁半两和丸。先服三拗汤三帖、方服此丸子。

　　男子五十岁,旧年因暑月入冷水作劳患疟,后得痰嗽,次年夏末得弦脉而左手虚,叩之必汗[1]少而有痰,身时时发热,痰如稠黄

―――――――――――

〔1〕汗:原作"汁",据修敬堂本改

胶,与下项方药,乃灸大椎、风门、肺俞五处。

半夏一两　白术七钱　茯苓六钱　黄芩　陈皮　桔梗　枳壳　石膏煅。各半两　僵蚕炒,二钱半　五味子一钱半

上用神曲糊丸。姜汤下三十丸。先与三拗汤加黄芩、白术二帖,夜与小胃丹十丸,以搅其痰。

肾气

八味丸见虚损。　生料鹿茸丸见溲血。

大菟丝子丸《和剂》　治肾气虚损,五劳七伤,脚膝酸疼,面色黧黑,目眩耳鸣,心忡气短,时有盗汗,小便滑数。

菟丝子净洗,酒浸　泽泻　鹿茸去毛,酥炙　石龙芮去土　肉桂去粗皮　附子炮,去皮。各一两　石斛去根　熟干地黄　白茯苓去皮　牛膝酒浸一宿,焙干　续断　山茱萸去核　肉苁蓉酒浸,切,焙　防风去芦　杜仲去粗皮,炒去丝　补骨脂去毛,酒炒　荜澄茄　沉香　巴戟去心　茴香炒。各三两[1]　五味子　桑螵蛸酒浸,炒　覆盆子去枝叶萼　芎藭各半两

上为细末,酒煮面糊丸,如桐子大。每服二十丸,空心温酒、盐汤任下。

时行

参苏饮见发热。

干咳嗽

丹溪云:干咳嗽极难治,此系火郁之证,乃痰郁其火邪在中,用苦桔梗以开之,下用补阴降火之剂,不已即成劳,倒仓法好。此不得志者有之,宜用补阴方,四物汤加竹沥、炒柏之类。

海藏云:甘桔汤,此仲景少阴咽痛药也。孙真人治肺痈吐脓血,用生甘草加减二十余条。　甘桔汤方,用桔梗三两,甘草一两,白水煎服。

咳逆气者加陈皮,咳嗽者加贝母、知母,咳发渴者加五味子,吐脓血者加紫菀,肺痿者加阿胶,面目肿者加茯苓,呕者加生姜、半夏,少气者加人参、麦门冬,肤痛者加黄芪,目赤者加栀子、黄连,咽

---

〔1〕各三两:《和剂局方》卷五本方作"各三分"。

痛者加鼠粘子、竹茹,声不出者加半夏、桂枝,疫毒头肿者加鼠粘子、大黄、芒硝,胸痛膈不利者加枳壳,心胸痞者加枳实,不得眠者加栀子,发狂者加防风、荆芥,酒毒者加葛根、陈皮。

一中年妇人干咳,寸脉滑动似豆状,余皆散大不浮,左大于右,每五更心躁热有汗,但怒气则甚,与桔梗不开,诸药不效,遂以石膏、香附为君,芩、连、青黛、门冬、瓜蒌、陈皮、炒柏、归、桔为臣,五味、砂仁、川芎、紫菀佐之,凡二十余帖而安。

喉中有声

射干麻黄汤仲景

射干　细辛、紫菀　款冬花各三两　麻黄　生姜各四两　五味子　半夏各半升　大枣七枚

水一斗二升,先煮麻黄两沸,去上沫,纳诸药,煮取三升,分温三服。

白前汤《千金》　治咳逆上气,身体浮肿,短气肿满,旦夕倚壁不得卧,喉中水鸡声。

白前　紫菀　半夏　大戟各二两[1]

水一斗,浸一宿,明旦煮取三升,分三服。

清金汤　治丈夫妇人远年近日咳嗽,上气喘急,喉中涎声,胸满气逆,坐卧不宁,饮食不下。

陈皮去白　薏苡仁　五味子　阿胶炒　茯苓去皮　紫苏　桑白皮　杏仁去皮尖,炒　贝母去心　款冬花　半夏曲　百合各一钱　粟壳蜜炒　人参　甘草炙。各半钱

上作一服,水二盅,生姜三片,枣二枚,乌梅一枚,煎一盅,食后服。

失音

杏仁煎　治咳嗽,失音不出。

杏仁去皮尖,三两,研　生姜汁　白蜜　饧糖各一两半　桑皮　贝母去心　木通各一两二钱半　紫菀去土　五味子各一两

---

〔1〕各二两:原作"各三两",据《千金方》卷十八本方改。

　　上剉碎,用水三升,熬至半升,去滓,入前杏仁等四味,再熬成膏,每服一匕,含化。一方,加款冬花、知母各一两。

　　通声煎　治咳嗽气促,胸中满闷,语声不出。

　　杏仁一升,去皮尖双仁,炒,另研如泥　木通　五味子　人参　桂心去粗皮　细辛　款冬花　菖蒲　竹茹　酥以上各三两　白蜜　生姜汁各一升　枣肉二升

　　上前八味,剉如麻豆大,以水五升,微火煎五七沸,去滓,内酥、蜜、姜汁并枣肉,再煎令稀稠得所,每服一匙,用温酒一小盏化下。一方无酒,含咽之。

　　热痰

　　小陷胸汤仲景

　　黄连一两　半夏半升洗　瓜蒌实大者一枚

　　上以水六升,先煮瓜蒌,取三升,去滓,内诸药,煮取二升,去滓,分温三服。

　　青礞石丸　去痰,或痞痛经络中有痰。

　　青礞石煅,五钱　半夏二两　风化硝二钱　白术一两　陈皮　茯苓各七钱半　黄芩半两

　　上炒神曲,姜汁糊丸。

　　又方礞石丸

　　礞石半两,煅　半夏七钱半　南星　茯苓各五钱　风化硝二钱

　　上为末,神曲糊丸。

　　痰嗽化痰方

　　白芥子去壳　滑石各半两　贝母　南星各一两　风化硝二钱半　黄芩酒洗,一两半

　　上为末,汤浸蒸饼丸。　　丹溪云:胁下痰,非芥子不能除。

　　人参半夏丸《宝鉴》　化痰坠涎,止嗽定喘。疗风痰食痰,一切痰逆呕吐,痰厥头痛,或风气偏正头痛,或风壅头目昏,或耳鸣、鼻塞、咽干,胸膈不利。

　　人参　茯苓去皮　南星　薄荷各半两　寒水石　白矾生用　半夏　姜屑各一两　蛤粉二两　藿香二钱半

上为末，水面糊为丸，如桐子大。每服三十丸。姜汤下，食后，日三服，白汤亦得。一方，加黄连半两，黄柏二两，尤效。又治酒病，调和脏腑殊妙。

人参清镇丸　治热止嗽，消痰定喘。

人参　柴胡各一两　黄芩　半夏　甘草炙，各七钱　麦门冬　青黛各三钱　陈皮二钱　五味子十三粒

上为末，面糊丸，如桐子大。每服三十丸，温白汤送下，食后。

玉液丸　治风壅，化痰涎，利咽膈，清头目，止咳嗽，除烦热。

寒水石煅令赤，出火毒，水飞过，三十两　半夏汤洗，焙，为细末　白矾枯，研细，各十两

上研和匀，面糊丸，如桐子大。每服三十丸，食后用淡生姜汤下。

寒痰

半夏温肺汤《拔粹》　治心腹中脘痰水冷气，心下汪洋，嘈杂肠鸣[1]，常多涎唾，口中清水自出，胁肋急胀，痛不欲食，此胃气虚冷所致，其脉沉弦细迟。

旋覆花　人参　细辛　桂心　甘草　陈皮　桔梗　芍药　半夏制。各半两　赤茯苓七钱半

上㕮咀，每服四钱，生姜三片[2]，水煎，食后服。

温中化痰丸　治停痰留饮，胸膈满闷，头眩目晕，咳嗽涎唾，或饮酒过多，呕哕恶心

良姜炒　青皮去白　干姜炒　陈皮去白。各五钱

上为细末，醋煮面糊为丸，如桐子大。每服五十丸，食后用米饮送下。

风痰

祛痰丸　治风痰喘嗽。

人参去芦　陈皮去白　青皮去白　茯苓去皮　白术煨　木香　天麻各一两　槐角子　半夏汤泡七次，各七钱半　猪牙皂角去皮

---

〔1〕肠鸣：原脱，据《济生拔粹·医学发明》本方补。
〔2〕三片：《济生拔粹·医学发明》本方作"七片"。

弦子,酥炙,五钱

上为细末,姜汁煮面糊为丸,如梧子大。每服五七十丸,食后温酒送下,生姜汤亦可。

气痰

星香丸 治诸气嗽生痰。

南星 半夏各三两,用白矾一两入水,同二味浸一宿 陈皮五两,米泔浸一周时,去白,取净三两 香附子三两,皂角水浸一周时,晒干

上四味,俱不见火,碾为细末,姜汁煮面糊和丸,如梧子大。每服五十丸,食后淡生姜汤送下。

湿痰

白术汤 治五脏受湿,咳嗽痰多,上气喘急,身体重痛,脉濡细。

白术三钱 白茯苓去皮 半夏汤泡七次 橘红各二钱 五味子 甘草炙。各一钱

上作一服,用水二盅,生姜五片,煎至一盅,不拘时服。

麻黄汤 治肺脏发欬,咳而喘急有声,甚则唾血。

麻黄三钱 桂枝二钱 甘草一钱 杏仁二十粒。

上水煎服。

桔梗汤 治心脏发咳,咳而喉中如梗状,甚则咽肿喉痹。

苦桔梗三钱 甘草六钱

上水煎服。

小柴胡汤见往来寒热。

升麻汤 治脾脏发咳,咳而右胁下痛,痛引肩背,甚则不可以动。

升麻 白芍药 甘草各二钱 葛根三钱

上水煎服。

麻黄附子细辛汤 治肾脏发咳,咳则腰背相引而痛,甚则咳涎。又治寒邪犯齿,致脑齿痛,宜急用之,缓则不救。

麻黄 细辛各二钱 附子一钱

上水煎服。

乌梅丸 治胃腑发咳,咳而呕,呕甚则长虫出。

乌梅三十枚　细辛　附子　桂枝　人参　黄柏各六钱　干姜一两　黄连一两五钱　当归　蜀椒各四两

上为末,先用酒浸乌梅一宿,去核蒸之,与米饭捣如泥为丸,桐子大。每服三十丸,白汤下。

黄芩半夏生姜汤　治胆腑发欬,呕苦水如胆汁。

黄芩炒　生姜各三钱　甘草炙　半夏各二钱

上姜、水煎服。

赤石脂禹余粮汤　治大肠腑发欬,欬而遗矢。

赤石脂　禹余粮各二两,并打碎

上水煎服。

芍药甘草汤　治小肠腑发咳,咳而失气。

芍药　甘草炙。各四钱

上水煎服。

茯苓甘草汤　治膀胱腑发咳,咳而遗溺。

茯苓二钱　桂枝二钱五分　生姜五大片　炙甘草一钱

上水煎服。

〔钱氏〕**异功散**　治久咳不已,或腹痛少食,面肿气逆。又治脾胃虚弱,饮食少思等证。

人参　茯苓　白术　甘草　陈皮各等分

上每服三五钱,姜、枣水煎服。

肺痿

人参养肺汤　治肺痿咳嗽有痰,午后热,并声嘶者。

人参去芦　阿胶蛤粉炒　贝母　杏仁炒　桔梗　茯苓　桑皮　枳实　甘草以上各一钱　柴胡二钱　五味子半钱

上水二盅,生姜三片,枣一枚,煎至一盅,食远服。

肺胀

越婢加半夏汤见喘。

喘

三拗汤　华盖散俱见咳嗽。　渗湿汤见伤湿。　白虎汤见发热。

越婢加半夏汤《金匮》

麻黄六两　石膏半斤　生姜三两　甘草一两[1]　半夏半升　大枣十五枚

上六味，以水六升，先煮麻黄，去上沫，内诸药，煮取三升，分温三服。

小青龙加石膏汤《金匮》

麻黄　芍药　桂枝　细辛　甘草　干姜各三钱[2]　五味子　半夏各半升　石膏二两

上九味，以水一斗，先煮麻黄，去上沫，内诸药煮取三升，强人服一升，羸者减之，日三服，小儿服四合。

麻黄定喘汤东垣　治小儿寒郁而喘，喉鸣，腹内鸣坚满，鼻流清涕，脉沉急而数。

麻黄　草豆蔻各一钱　益智仁一分半　厚朴　吴茱萸各二分　甘草　柴胡梢　黄芩生,各一分　当归尾　苏木　升麻　神曲各半分　红花少许　全蝎一枚

上分二服，水一大盏，煎七分，稍热服，食远。忌风寒，微汗效。

麻黄苍术汤东垣　治秋暮冬天每夜连声嗽不绝，大喘，至天明日高方缓，口苦，两胁下痛，心下痞闷，卧而多惊，筋挛肢节痛，痰唾涎沫，日晚神昏呵欠，不进饮食。

柴胡根　羌活根　苍术各五分　麻黄八分　防风根　甘草根生　归梢各四分　黄芩　熟甘草各三分　五味子九个　草豆蔻六分　黄芪一钱半

上分二帖，水煎，稍热服，临卧。

四磨汤　四七汤俱见气。

平气散《宝鉴》

白牵牛二两,半生半炒,取头末一半　青皮去白　鸡心槟榔各三钱　陈皮去白,半两　大黄七钱

---

〔1〕一两：《金匮要略》卷上本方作“二两”。

〔2〕各三钱：《金匮要略》卷上本方作“各三两”。

上为细末，每服三钱，生姜汤一盏调下，无时。

《内经》曰：肺苦气上逆，急食苦以泻之。故白牵牛苦寒，泻气分湿热上攻喘满，故以为君。陈皮苦温，体轻浮，理肺气；青皮苦辛平，散肺中滞气，故以为臣。槟榔辛温，性沉重，下痰降气；大黄苦寒荡涤满实，故以为使也。

加减泻白散

桑白皮一两　地骨皮　知母　陈皮去白　桔梗各五钱　青皮去白　黄芩　炙甘草各三钱

上㕮咀，每服五钱，水二盏，煎至一盏，食后温服。

木防己汤《金匮》

木防己三两　石膏鸡子大一块　桂枝二两　人参四两

上四味，以水六升，煮取二升，分温再服。

木防己加茯苓芒硝汤

木防己　桂枝各二两　人参　茯苓各四两　芒硝三合

上五味，以水六升，煮取二升，去滓，内芒硝，再微煎，分温再服。微利则愈。

葶苈大枣泻肺汤《三因》　治肺痈，胸膈胀满，上气喘急，身面目俱浮肿，鼻塞声重，不知香臭。

葶苈不以多少，炒令黄

上件细研，丸如弹子大，水三盏，枣十枚，煎一盏，去枣，入药煎七分，食后服。法令先投小青龙汤三服，乃进此药。即《济生》葶苈散，汤使不同。《济生方》炒甜葶苈、桔梗、瓜蒌子、薏苡仁、升麻、桑皮、葛根各一两，炙甘草半两。

千缗汤《妇人大全》　治喘急有风痰者。

半夏七个，炮制，四片破之　皂角去皮弦　甘草炙。各一寸[1]　生姜如指大

上用水一碗，煮去半，顿服。一方，不用甘草，但用半夏末一两，皂角半两，生姜七片，同入纱袋中，水三升，煎至一盏五分，以手揉

---

〔1〕各一寸：原作"各一十"，据修敬堂本改。

洗取清汁,分作三服,并服二服效。

半夏丸《保命》　治因伤风而痰作喘逆,兀兀欲吐,恶心欲倒。

半夏一两　槟榔　雄黄各三钱

上为细末,姜汁浸蒸饼为丸,桐子大。每服三五十丸,姜汤下。小儿丸如米大。

人参半夏丸见嗽。　沉香滚痰丸见痰饮。

槐角利膈丸《宝鉴》　治风胜痰实,胸满,及喘满咳嗽。

皂角一两,酥炙,去皮弦子　半夏　槐角炒,各半两　牵牛一两半

上同为细末,生姜汁面糊丸,如桐子大。每服三十丸,食后生姜汤下。

定喘饼子《宝鉴》

芫花醋浸一宿,炒　桑白皮[1]　吴茱萸炒　马兜铃　陈皮去白各一两　寒食面三两　白牵牛三两,半生半炒,取净[2]末二两

上为末,和匀,滴水丸如樱桃大,捏作[3]饼子。取热灰半碗,在锅内同炒饼子热,每夜服一饼,嚼烂,煎马兜铃汤下。如患人心头不快,加上一饼或两饼,至微明利下,神效。妇人有胎者不可服。

木香金铃散[4]《保命》　治暴热心肺,上喘不已。

大黄五钱　金铃子[5]　木香各三钱　朴硝二钱　轻粉少许

上为末,柳白皮煎汤调下,食后,三四钱,以利为度。

麦门冬汤《金匮》

麦门冬七升　半夏一升　人参二两[6]　甘草二两　粳米三合　大枣十二枚

上六味,以水一斗二升,煮取六升,温服一升,日三夜一服。

天门冬丸《保命》　治妇人喘嗽,手足烦热,骨蒸寝汗,口干引

---

〔1〕桑白皮:此下原衍"炒",据《卫生宝鉴》卷十二本方删。

〔2〕净:原作"头",据《卫生宝鉴》卷十二本方改。

〔3〕作:原脱,据《卫生宝鉴》卷十二本方补。

〔4〕木香金铃散:《保命集》卷中作"木香金铃子散"。

〔5〕金铃子:此下原衍"去核",据《保命集》卷中本方删。

〔6〕二两:原作"四两"。据《金匮要略》卷上本方改。

饮,面目浮肿。

天门冬十两,去心　麦门冬八两,去心　生地黄三斤,取汁为膏

上前二味为细末,膏子为丸,如桐子大。每服五十丸,逍遥散下。逍遥散须去甘草,加人参。或与王氏《博济方》人参荆芥散亦得。如面肿不已,经曰:面肿曰[1]风,故宜汗。麻黄、桂枝可发其汗,后与柴胡饮子去大黄。咳论曰:治脏者治其腧,治腑者治其合,浮肿者治其经。治腧者治其土也,治合者亦治其土也,如兵围魏救赵之法也。

人参平肺散东垣　治肺受热而喘。

桑白皮炒,二钱　知母一钱半　甘草炙　茯苓　人参　地骨皮　天门冬去心。各一钱　青皮　陈皮各六分　五味子三十粒,捶碎

水二盅,生姜五片,煎一盅,食远温服。如热甚,加黄芩、薄荷叶各一钱。

参苏温肺汤东垣　治肺受寒而喘。

人参　肉桂　甘草　木香　五味子　陈皮　制半夏　桑白皮　白术　紫苏茎叶各二两　白茯苓一两

上㕮咀,每服五钱,水一盏半,生姜三片,煎至七分,去滓,食后温服。如冬寒,每服不去节麻黄半分,先煎去沫,下诸药。

调中益气汤见劳倦。　分气紫苏饮见气。

《指迷》七气汤　即大七气汤去三棱,加半夏。见积聚。

安肾丸和剂　治肾经久积阴寒,膀胱虚冷[2],下元衰惫,耳重唇焦,腰腿肿疼,脐腹撮痛,两胁刺胀,小腹坚疼,下部湿痒,夜梦遗精,恍惚多惊,皮肤干燥,面无光泽,口淡无味,不思饮食,大便溏[3]泄,小便滑数,精神不爽,事多健忘。常服补元阳,益肾气。

肉桂去粗皮,不见火　川乌头炮。去皮脐,各十六两　桃仁麸炒　白蒺藜炒,去刺　巴戟去心　山药　茯苓去皮　肉苁蓉酒浸,炙　石斛

---

〔1〕曰:原作"因",据《素问·平人气象论》改。

〔2〕冷:原作"令",据虞衡本改。

〔3〕溏:原作"涩",据《和剂局方》卷五本方改。

去根,炙　萆薢　白术　破故纸各四十八两

上为末,炼蜜为丸,如梧子大。每服三十丸,温酒或盐汤送下,空心食前。小肠气,茴香酒下。

小安肾丸附　治肾气虚乏,下元冷惫,夜多旋溺,肢体倦怠,渐觉羸瘦,腰膝沉重,嗜卧少力,精神昏愦,耳作蝉鸣,面无颜色,泄泻肠鸣,眼目昏暗,牙齿蛀痛。

香附子　川乌头　川楝子以上各一斤,用盐四两,水四升,同煮候干,切,焙　茴香十二两　熟地黄八两　川椒去目及闭口者,微炒出汗,四两

上六味,为细末,酒糊为丸,如桐子大。每服二十丸至三十丸,空心临卧,盐汤、盐酒任下。

八味丸见虚劳。　养正丹见气。　息贲丸见积聚。

加减泻白散《发明》　治阴气在下,阳气在上,咳嗽呕吐喘促。

桑白皮一两　茯苓三钱　地骨皮七钱　甘草　陈皮　青皮去白　五味子　人参去芦。各半两

上咬咀,每服四钱,水一盏半,入粳米数十粒[1]同煎,温服,食后。

定喘奇方　治稠痰壅盛,体肥实而喘者。

广橘红二两,用明矾五钱同炒香,去矾不用　半夏一两半　杏仁麸炒　瓜蒌仁去油。各一两　炙甘草七钱　黄芩酒拌晒干,五钱　皂角去皮弦子,烧存性,三钱

上为末,蒸饼用淡姜汤打糊为丸,绿豆大。每食后白汤下一钱,日二次。服三五日,大便下稠痰而愈。虚弱人,每服七分。

人参定喘汤　治肺气上逆喘,喉中有声,坐卧不安,胸膈紧痛,及治肺感寒邪,咳嗽声重。

人参去芦　麻黄去节　阿胶蛤粉炒　半夏曲　五味子　罂粟壳去蒂,蜜炙　甘草各一钱　桑白皮二钱

上作一服,用水二盅,姜三片,煎至一盅,食后服。

────────────

〔1〕数十粒:《医学发明》卷四本方作"十粒"。

团参散　治肺气不利,咳嗽上喘。

紫团参　紫菀茸各三钱　款冬花二钱

上作一服,水二盏,乌梅一枚,煎一盏,食远服。

杏参散　治坠堕惊恐,或度水跌仆,疲极喘息。

杏仁炒,去皮尖　人参去芦　橘红　大腹皮　槟榔　白术　诃子面裹煨,去核　半夏汤泡　桂心不见火　紫菀洗　桑白皮　甘草炙。各一钱

上作一服,水二盏,姜三片,紫苏七叶,煎一钟,去滓,服无时。

紫苏子汤　治忧思过度,邪伤脾肺,心腹膨胀,喘促烦闷,肠鸣气走,漉漉有声,大小便不利,脉虚紧而涩。见胀满。

五味子汤　治喘促,脉伏而数者。

五味子二钱　人参去芦　麦门冬去心　杏仁去皮尖　橘皮去白。各二钱半

上作一服,用水二盏,生姜三片,红枣三枚,煎至一盏,去滓,不拘时服。

九宝汤　治经年喘嗽通用。

麻黄去节　陈皮　桂枝　紫苏　桑皮炒　杏仁去皮尖,炒　大腹皮　薄荷　甘草炙。各一钱六分

上作二帖,每帖用水二盏,生姜五片,乌梅一枚,食远煎服。

加味控涎丸　治风热上攻壅盛,中脘停痰,留饮喘急,四肢浮肿,脚气入腹,及腹中诸气结聚,服之得利即效。

大戟　芫花醋炒　甘遂　苦葶苈炒。各三钱　巴豆去油,一钱　牵牛头末炒,一两

上为细末,滴水和丸,如粟米大。每服三丸,茶清下,汤亦可。

皱肺丸　治喘。

款冬花　知母　秦艽　百部去心　紫菀茸　贝母　阿胶　糯米炒。各一两　杏仁去皮尖,别研,四两

上为末,将羊肺一具,先以水灌洗,看容得水多少,即以许水更添些,煮杏仁令沸滤过,灌入肺中系定,以糯米泔煮熟,研细成膏,搜和前药末,杵数千下,丸如梧子大。每服五十丸,食前用桑白皮

煎汤下。

百花膏　治喘嗽不已,痰中有血。

百合蒸,焙　款冬花各等分

上为细末,炼蜜丸如龙眼大。每服一丸,食后细嚼,生姜汤送下,噙化尤佳。

喘不得卧

神秘汤[1]《发明》

紫苏叶　陈皮洗[2]　生姜　桑白皮炒　人参各五钱　白茯苓去皮　木香各三钱

上㕮咀,以水三升,煎至一升,去滓,大温分三服。

小青龙汤见咳嗽。

桂苓五味甘草汤《金匮》

桂枝去皮　茯苓各四两　甘草炙,三两　五味子半升

上四味,以水八升,煮取三升,分温三服[3]。

真应散《三因》　治远年喘急不能眠,百药不效者。

白石英四两,通明者,以生绢袋盛,用雄猪肚一具,以药入内缝定,煮熟取药出,再换猪肚一具,如前法煮三次,煮了取药出,晒干研

上为末,以官局款冬花散二钱,入药末二钱,再加桑白皮二寸,生姜三片,枣子一枚,水一盏半,煎至七分,通口服。猪肚亦可食,只不得用酱、醋、盐、椒、姜等调和。款冬花散方,用款冬花一钱,贝母、知母、桑叶、杏仁、半夏、阿胶、甘草各二钱,麻黄去节四钱,为粗末是也。

哮

紫金丹《本事》　治多年肺气喘急哮嗽,夕不得卧。

砒水飞,半钱　淡豆豉好者二钱,用水略润少时,以纸挹干,研膏

上用豉膏子和砒同杵极匀,丸[4]如麻子大。每服五丸至十丸,量大小与之,并用腊茶清极冷吞下,临卧,以知为度。

---

〔1〕神秘汤:原作"三因神秘汤",据《医学发明》卷四本方改。
〔2〕洗:原作"去白",据《医学发明》卷四本方改。
〔3〕分温三服:原作"分三温服",据《金匮要略》卷中本方乙。
〔4〕丸:原脱,据《本事方》卷二本方补。

《简易》黄丸子　消痰定喘及齁鼾。

雄黄研　雌黄研。各一钱　山栀仁七枚　绿豆四十九粒　明矾一字,研细,并生用

上为末,稀糊丸,绿豆大。每服一二丸,薄荷茶清冷下,临卧服。

清金丹　治食积痰壅,哮喘咳嗽,遇厚味发者用之。

萝卜子淘净蒸熟,晒干为末,一两　猪牙皂角烧存性,三钱

上以生姜汁浸蒸饼丸,如小绿豆大。每服三五十丸,咽下。劫喘,以姜汁炼蜜丸,如梧子大,每服七八十丸,噙下止之。

治远年近日哮喘痰嗽

蝉蜕去足　轻粉另研　马兜铃各一两　五灵脂生　雄黄生　杏仁去皮尖　砒生。各五钱　淡豆豉四十九粒

上为末,用生姜、葶苈自然汁,合轻粉诸药为丸,小弹子大。每服一丸,细嚼,临卧姜汤下。

治齁嗽方

苏子二钱　麻黄去节　款冬花　桑叶蜜炙　半夏各三钱　杏仁去皮尖　甘草各一钱半　白果二十一枚,去壳衣,炒黄色

水三盅,不用姜,煎二盅,徐徐频服。

又方　治同前。

用糯米泔水,磨茶子滴入鼻中,令吸入口内服之,口中横咬竹管一根,片时间则涎自口鼻中流出如绵,当日立愈,二次绝根。

治水哮

芫花为末　大水上浮淳滤过　大米粉

上三味,搜为粿,清水煮熟,恣意食之。

又方　青皮一枚　半开者,入巴豆一粒,铁线缚定,烧存性,为末,姜汁并酒各一呷同调服,过口便定。

定喘汤

白果二十一枚,去壳切碎,炒黄色　麻黄　款冬花　桑皮蜜炙　法制半夏如无,以甘草汤泡七次,去皮用。各三钱　苏子二钱　杏仁　黄芩炒。各一钱半　甘草一钱

水三盅,煎二盅,分二服,不用姜,徐徐服,无时。

压掌散　治男妇哮喘痰嗽。

麻黄去节,二钱半　炙甘草二钱　白果五个,打碎

上水煎,临卧服。

产后喘

芎归汤

川芎三钱　当归酒拌,五钱

上水煎服。

夺命丹见胀满。

二味参苏饮　治产后瘀血入肺,咳嗽喘急。

人参一两　苏木二两

上作一剂,水煎服。若既愈,即当用六君子汤以补脾胃。若口鼻黑气起,急用此药加附子五钱,亦有得生者。

血竭散　治产后败血冲心,胸满上喘。

真血竭如无,紫矿代　没药等分

上研细,频筛再研,取尽为度,每服二钱,用童便合好酒大半盏,煎一沸,温服,方产下一服,上床良久再服。其恶血自循经下行,更不冲上,免生百病。

旋覆花汤《三因》　治产后伤风寒,咳喘嗽,痰涎壅盛,坐卧不宁。

旋覆花　赤芍药　荆芥穗　半夏曲　五味子　麻黄　茯苓　杏仁　甘草　前胡各等分

每服四钱,水一盏半,姜五片,枣一枚,煎七分,食前温服。

小调经散　产后四肢浮肿者,败血循经流入四肢,淫留日深,腐烂如水,故令四肢肿,面黄,服此血行肿消则愈。

没药　琥珀　桂心　芍药　当归各一钱　细辛　麝香各五分

上为细末,每服半钱,姜汁、酒各少许调停服。

见睍[1]**丸**　治伤咸冷饮食而喘者。

姜黄　三棱　荜澄茄　陈皮　良姜　人参　蓬术各等分

〔1〕睍:原作"睨",据修敬堂本改。

上为细末,用萝卜慢火[1]煮烂研细,将汁煮[2]面糊丸,如桐子大。萝卜子汤下[3]。

短　　气

苓桂术甘汤[4]仲景

茯苓四两　桂枝　白术各三两　甘草二两

上四味,以水六升,煮取三升,分温三服。

肾气丸　即八味丸。见虚劳。　小青龙汤见咳嗽。　厚朴大黄汤见痞。　泽泻汤见眩晕。　葶苈大枣汤　木防己汤并见喘。　茯苓杏仁甘草汤　橘枳姜汤　瓜蒌薤白半夏汤并见痞。

四柱饮[5]《和剂》　治元脏气虚,真阳耗散,两耳蝉鸣,脐腹冷痛,小便滑数,泄泻不止[6]。

木香湿纸裹煨　茯苓　人参　附子炮,去皮脐,各等分

每服二钱,用水一盏,生姜三片[7]枣一枚,盐少许,煎七分,空心食前温服。

椒附丸《和剂》　补虚壮气,温和五脏。治下经不足,内挟积冷,脐腹弦急,痛引腰背,四肢倦怠,面色黧黑,唇口干燥,目暗耳鸣,心忪短气,夜多异梦,昼少精神,时有盗汗,小便滑数,遗沥白浊,脚膝缓弱,举动乏力,心腹胀满,不进饮食,并宜服之。

附子炮,去皮脐　川椒去目[8],炒出汗　槟榔各半两　陈皮去白　牵牛微炒　五味子　石菖蒲　干姜炮。各一两

上八味,剉碎,以好米醋于磁器内,用文武火煮令干,焙,为细末,醋煮面糊为圆,如梧桐子大。每服三十丸,盐酒或盐汤空心食

---

〔1〕慢火:原作"浸",据《三因方》卷十七本方改。

〔2〕煮:原脱,据《三因方》卷十七本方补。

〔3〕萝卜子汤下:《三因方》卷十七本方作"萝卜子汤下三十丸"。

〔4〕苓桂术甘汤:原作"桂苓术甘汤",据《金匮要略》卷中本方乙。

〔5〕四柱饮:《和剂局方》卷三作"四柱散"。

〔6〕小便滑数,泄泻不止:原作"大小便滑数",《和剂局方》卷三本方改。

〔7〕三片:《和剂局方》卷三本方作"二片"。

〔8〕目:原作"子",据《和剂局方》卷五本方改。

前吞下。妇人血海冷当归酒下,泄泻饭饮下,冷痢姜汤下,赤痢甘草汤下。极暖下元,治肾气亏乏,及疗腰疼。

半夏汤 治胸痹短气。

半夏汤洗,焙 柴胡各半两 前胡去苗 赤茯苓去皮 官桂去粗皮 人参各七钱 甘草二钱半

㕮咀,每服五钱,水二盏,姜五片,枣三枚擘开,煎一盏,去滓,不拘时温服。

麦门冬饮子 治吐血久不愈,或肺气虚而短气不足以息,或肾虚发热,唾痰,皮毛枯燥。

五味子十粒 麦门冬去心 当归身 人参各五分 黄芪一钱 生地黄五钱

上为粗末,作一服,水二盏,煎至一盏,去粗,稍热服,不拘时。以三棱针于气冲出血,立愈。

呕吐膈气

生姜半夏汤《元戎》 止呕吐,开胃消食。

半夏㕮咀 生姜切片。各三钱

上量水多少,煎至七分服。

姜橘汤《活人》 治呕哕,手足逆。

橘皮去白 生姜切片。各三钱

水一盏,煎七分。

橘皮半夏汤《元戎》 治积气痰痞,不下饮食,呕吐
不止。

陈皮去白 半夏各二两 生姜一两半

上㕮咀,水五盏,煎至二大盏,去滓,分三服,食后
临卧服。

水煮金花丸见痰饮。紫沉丸见呕吐。

半夏生姜大黄汤 治反胃。

半夏二两 生姜一两半 大黄二两

水五升,煮取三升,分温再服。

呕　　吐

大半夏汤仲景 治胃反呕吐。

半夏二升,洗完用 人参三两 白蜜一升

以水一斗二[1]升,和蜜扬之二百四十遍,煮药取二
升半[2],温服一升,余分再服。

二陈汤见痰饮。

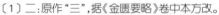

〔1〕二:原作"三",据《金匮要略》卷中本方改。

〔2〕二升半:原作"三升",据《金匮要略》卷中本方改。

杂病证治类方第三册

金坛王肯堂 辑

理中汤见霍乱。

治中汤　即理中汤加陈皮、青皮等分。

丁香吴茱萸汤东垣　治呕吐哕，胃寒所致。

吴茱萸　草豆蔻　人参　苍术　黄芩各一钱　升麻七分　当归一钱半　柴胡　半夏　茯苓　干姜　丁香　甘草各五分

上为细末，每服半两，水二盏，煎至一盏，去渣，食前热服。忌冷物。

藿香安胃散东垣　治脾胃虚弱，不进饮食，呕吐不待腐熟。

藿香一钱半　丁香　人参各二钱　橘红五钱

上为细末，每服二钱，水二盏，生姜三片，同煎至一盏，去渣凉服，食前，和渣服亦可。

铁刷汤见恶寒。

温中汤　即理中汤加丁香。

红豆丸《宝鉴》　治诸呕逆膈气，反胃吐食。

丁香　胡椒　砂仁　红豆各二十一粒

上为细末，姜汁[1]丸，皂角子大。每服一丸，以大枣一枚，去核填药，面裹煨熟，去面细嚼，白汤下，空心日三服。

小柴胡汤见往来寒。

猪苓散仲景

猪苓　茯苓　白术各等分

上杵为散，饮服方寸匕，日三服。

吴茱萸汤见伤寒吐。

半夏泻心汤见痞。

丁香透膈汤

五膈宽中汤俱见胃反。

枳南汤见咽喉[2]。

导痰汤见痰饮。

---

〔1〕姜汁：此下原衍"糊"，据《卫生宝鉴》卷十三本方删。
〔2〕枳南汤见咽喉：本书第八册"咽喉"无此方，疑讹。

新法半夏汤《和剂》 治脾胃气弱,痰饮不散,呕逆酸水,腹肋胀痞,头旋恶心,不思饮食。

缩砂仁 神曲炒 陈皮去白 草果仁各五两[1] 白豆蔻仁 丁香各半两 大半夏四两,汤浸[2]洗七次,切作两片,白矾末一两,沸汤浸一昼夜,洗去矾,俟干,一片切作两片,姜汁浸一昼夜,隔汤炖,焙干为末,姜汁拌成饼,炙黄用 甘草二两,半生半炙

上为细末,每服二钱,先用生姜自然汁调成膏,入炒盐汤,不拘时点服。

挝脾汤《和剂》
麻油四两 良姜十五两 茴香炒,七两半 甘草十一两七钱
上炒盐一斤,同药炒,为细末。每服一钱,不拘时,白汤点服。

灵砂丹《和剂》 治上盛下虚,痰涎壅盛。最能镇坠,升降阴阳,和五脏,助元气。

水银一斤 硫黄四两
上二味,用新铫内炒成砂子,入水火鼎煅炼,为末,糯米糊丸,如麻子大。每服三丸,空心,枣汤、米饮、井花水、人参汤任下,量病轻重,增至五七丸。忌猪羊血、绿豆粉、冷滑之物。

养正丹见气。

半硫丸见大便闭。

竹茹汤《本事》 治胃热呕吐[3]
干葛 半夏姜汁半盏,浆水一升,煮耗一半,各三钱 甘草二钱
上为末,每服五钱,水一盏,姜三片,竹茹一弹大,枣一枚,同煎至七分,去渣温服。

槐花散《良方》 大凡吐多是膈热,热且生痰,此药能化胃膈热涎,有殊效。

皂角去皮,烧烟绝 白矾熬沸定 槐花炒黄黑色 甘草炙

〔1〕各五两:原作"各一两",据《局方》卷四本方改。
〔2〕浸:原脱,据《局方》卷四本方补。
〔3〕吐:原脱,据《本事方》卷四本方补。

上各等分,为末,每服二钱,白汤调下。

枇杷叶饮[1]《本事》　止呕啘,和中利膈。

枇杷叶去毛,二钱　人参　半夏各一钱　茯苓五钱　茅根二两
生姜七片

水煎,去渣,入槟榔末五分,和匀服。

漏气

麦门冬汤《三因》　治漏气。因上焦伤风,开其腠理,上焦之气
慓悍滑疾,遇开即出,经气失道,邪气内着,故有是证。

麦门冬去心　生芦根　竹茹　白术各五两　甘草炙　茯苓各二
两　人参　陈皮　萎蕤各三两

上剉散,每服四大钱,水一盏半,姜五片,陈米一撮,煎七分,去
滓热服。

走哺

人参汤《三因》　治走哺。盖下焦气起于胃下口,别入回肠,注
于膀胱,并与胃传糟粕而下大肠。今大小便不通,故知下焦实热之
所为也。

人参　黄芩　知母　萎蕤　茯苓各三钱　芦根　竹茹[2]　白
术　栀子仁　陈皮各半两　石膏煅,一两

上为剉散,每服四钱,水一盏半,煎七分,去滓温服。

吐食

桔梗汤《家珍》　治上焦气热上冲,食已暴吐,脉浮而洪。

桔梗　白术各一两半　半夏曲二两　陈皮去白　枳实炒　白茯
苓　厚朴各一两,姜制炒香

上粗末,每服一两,水一盏,煎至七分,取清温服。

木香散

木香　槟榔各等分

上为细末,前药调服。

――――――――――

〔1〕枇杷叶饮:《本事方》卷四作“枇杷叶散”。
〔2〕竹茹:《三因方》卷十一本方无,疑衍。

大承气汤见大便不通。

荆黄汤《保命》　治证同桔梗汤。

荆芥一两　人参五钱　甘草二钱半　大黄三钱[1]

上粗末,作一服,水二盏,煎至一盏,去渣,调槟榔散二钱,空心服。

槟榔散

槟榔二钱　木香一钱半　轻粉少许

上为细末,同煎药下。亦用水浸蒸饼为丸,如小豆大,每服二十丸,食后服。

紫沉丸《洁古》　治中焦吐食,由食积与寒气相格,故吐而疼。

砂仁　半夏曲各三钱　乌梅去核　丁香　槟榔各二钱　沉香　杏仁去皮尖　白术　木香各一钱　陈皮五钱　白豆蔻　巴豆霜各五分,另研

上为细末,入巴豆霜令匀,醋糊为丸,如黍米大。每服五十丸,食后姜汤下,愈则止。小儿另丸。一法,反胃吐食,用橘皮一个,浸少时去白,裹生姜一块,面裹纸封,烧令熟,去外面,煎汤下紫沉丸一百丸,一日二服,后大便通,至不吐则止,此主寒积气。《病机》有代赭石、肉果,无白术。

大黄甘草汤《金匮》

大黄四两　甘草一两

水三升,煮取一升,分温再服。

金花丸洁古　治吐食而脉弦者,由肝胜于脾而吐,乃由脾胃之虚,宜治风安胃。

半夏汤洗,一两　槟榔二钱　雄黄一钱半

上细末,姜汁浸蒸饼为丸,如桐子大。小儿另丸,姜汤下。从少至多,渐次服之,以吐止为度。

青镇丸　治呕吐脉弦,头痛而有汗。

柴胡一两　黄芩七钱半　甘草　人参各五钱　半夏一两半,

---

〔1〕三钱:原作"二钱",据《保命集》卷中本方改。

洗[1]　青黛二钱半

上细末，姜汁浸蒸饼为[2]丸，桐子大。每服五十丸，姜汤下。

茯苓泽泻汤《金匮》

茯苓半斤　泽泻四两　甘草二两　桂枝二两　生姜四两　白术三两

上以水一斗，煮取三升，内泽泻，再煮取二升半，温服八合，日三服。

干呕

陈皮汤《金匮》

陈皮四两　生姜半斤

水七升，煮取三升，温服一升，下咽即愈。

恶心

生姜半夏汤《金匮》

半夏半升　生姜汁一升[3]

以水三升，煮半夏，取二升，内生姜汁，煮取一升半，小[4]冷，分四服，日三夜一服。止，停后服。

茯苓半夏汤《拔粹》

炒曲三钱　大麦蘖半两，炒黄　陈皮　天麻各二钱　白术　白茯苓　半夏各一两

上为粗末，每服五钱，水二盏，生姜五片，煎至一盏，去渣热服。

柴胡半夏汤《拔粹》

半夏二钱　苍术　炒曲各一钱　生姜三片　柴胡　藁本　升麻各五分　白茯苓七分

上为粗末，水二盏，煎至五沸，去渣温服。

---

〔1〕一两半，洗：原作"三钱"，据《洁古家珍·吐论》本方改。

〔2〕为：原脱，据《洁古家珍·吐论》本方补。

〔3〕生姜汁一升：原作"生姜一斤"，据《金匮要略》卷中本方改。

〔4〕小：原作"少"，据《金匮要略》卷中本方改。

吐酸

八味平胃散《三因》

厚朴去皮,姜炒　升麻　射干米泔浸　茯苓各一两半　大黄蒸　枳壳去瓤,麸炒　甘草炙,各一两　芍药半两

每服四钱,水一盏,煎七分,空心热服。

咽醋丸丹溪

吴茱萸去枝梗,煮,晒干　陈皮去白　黄芩炒,各五钱　苍术七钱半　黄连一两,细切,用陈壁泥同炒

上为细末,曲糊丸,桐子大。

神术丸《本事》　治停饮成癖,久则呕吐酸水,吐已停久复作,如潦水之有科臼,不盈科则不行也。脾土恶湿,而水则流湿,莫若燥脾以胜湿,崇土以堆科臼,则疾当去矣。

苍术一斤,米泔浸　生芝麻五钱,用水二盏,研细取浆　大枣十五枚,煮熟去皮核,研细

上以苍术焙干为末,然后以芝麻浆及枣肉和匀杵丸,如梧桐子大。每服五十丸,温汤下。忌桃、李、雀、蛤。初服觉燥,以山栀末一钱,汤调服。

干姜丸《圣惠》

干姜　枳壳　橘红　葛根　前胡各五钱　白术　半夏曲各一两　吴茱萸　甘草各二钱半

上细末,炼蜜丸,桐子大。每服三十丸,米饮下。

参萸丸丹溪　治湿热滞气者,湿热甚者用为向导,上可治吞酸,下可治自利。

六一散七两,即益元散　吴茱萸二两,煮过

一方,去茱萸,加干姜一两,名温六丸。

呕清水

茯苓饮《金匮》

茯苓　人参　白术各三两　枳实二两　陈皮二两半[1]　生姜四两

---

〔1〕二两半:原作"五钱",据《金匮要略》卷中本方改。

水六升,煮取一升八合,分温三服,如人行八九里进之。

五苓散见消瘅。

吐涎沫

吴茱萸汤见伤寒吐。

小青龙汤见咳嗽。

呕脓

地黄汤《直指》　治脓血呕吐。

生地黄洗,焙　川芎各一两　半夏制　甘草炙,各七钱半　南星汤洗七次　芍药　白芷　茯苓　北梗　前胡　知母　人参各半两

每服三钱半,姜五片,乌梅一个,煎服。

呕虫

乌梅丸见伤寒蛔厥。

反　胃

香砂宽中汤《统旨》　治气滞,胸痞噎塞,或胃寒作痛者。

木香临服时,磨水入药三四匙　白术　陈皮　香附各一钱半　白豆蔻去壳　砂仁　青皮　槟榔　半夏曲　茯苓各一钱　厚朴姜制,一钱二分　甘草三分

水二盏,姜三片,煎八分,入蜜一匙,食前服。

补气运脾汤《统旨》　治中气不运,噎塞。

人参二钱　白术三钱　橘红　茯苓各一钱半　黄芪一钱,蜜炙　砂仁八分　甘草四分,炙　有痰加半夏曲一钱。

水二盏,姜一片,枣一枚,煎八分,食远服。

滋血润肠汤《统旨》　治血枯及死血在膈,饮食不下,大便燥结。

当归酒洗,三钱　芍药煨　生地黄各一钱半　红花酒洗　桃仁去皮尖,炒　大黄酒煨　枳壳麸炒,各一钱

水一盏半,煎七分,入韭菜汁半酒盏,食前服。

人参利膈丸《宝鉴》　治胸中不利,大便结燥,痰嗽喘满,脾胃壅滞,推陈致新,治膈气之圣药也。

木香　槟榔各七钱半　人参　当归酒洗　藿香　甘草　枳实麸

炒黄,各一两　大黄酒浸[1]蒸熟　厚朴姜制,各二两

上为细末,滴水为丸,如桐子大。每服三五十丸,食后温汤送下。[2]

滋阴清膈饮《统旨》　治阴火上冲,或胃火太盛,食不入,脉洪数者。

当归　芍药煨　黄柏盐水炒　黄连各一钱半　黄芩　山栀　生地黄各一钱　甘草三分

水二盅,煎七分,入童便、竹沥各半酒盏,食前服。

二陈汤见痰饮。

来复丹见中暑。

丁沉透膈汤《和剂》　治脾胃不和,痰逆恶心,或时呕吐,饮食不进。十膈五噎,痞塞不通,并皆治之。

白术二两　香附子炒　缩砂仁　人参各一两　丁香　麦蘖　木香　肉豆蔻　白豆蔻　青皮各半两　沉香　厚朴姜制　藿香　陈皮各七钱半　甘草炙,一两半　半夏汤洗七次　神曲炒　草果各二钱半

每服四钱,水二大盏[3],姜三片,枣一枚,煎八分[4]不拘时热服。

五膈宽中散《和剂》　治七情四气伤于脾胃,以致阴阳不和,胸膈痞满,停痰气逆,遂成五膈。并治一切冷气。

白豆蔻去皮,二两　甘草炙,五两　木香三两　厚朴去皮,姜汁炙熟,一斤　缩砂仁　丁香　青皮去白　陈皮去白。各四两　香附子炒,去毛,十六两

上为细末,每服二钱,姜三片,盐少许,不拘时,沸汤点服。

谷神嘉禾散《和剂》　治脾胃不和,胸膈痞闷,气逆生痰,不进饮食,或五噎五膈。

白茯苓去皮　缩砂去皮　薏苡仁炒　枇杷叶去毛,姜汁炙香　人

---

〔1〕浸:原作"湿",据《卫生宝鉴》卷十三本方改。

〔2〕温汤送下:原作"诸饮送下",据《卫生宝鉴》卷十三本方改。

〔3〕水二大盏:原作"水一盏",据《局方》卷三本方改。

〔4〕煎八分:原作"煎七分",据《局方》卷三本方改。

参去芦。各一两　白术炒,二两　桑白皮炒　槟榔炒　白豆蔻炒,去皮　青皮去白　谷蘗炒　五味子炒,各半两　沉香　杜仲去皮,姜汁、酒涂炙　丁香　藿香　随风子[1]　石斛酒和炒　半夏姜汁捣和作饼,炙黄色　大腹子炒　木香各七钱半　甘草炙,两半　陈皮去白　神曲炒。各二钱半

每服三钱,水一盏,姜二片[2],枣二枚,煎七分,不拘时温服。五噎,入干柿一枚;膈气吐逆,入薤白三寸,枣五枚。

代抵当丸见蓄血。

秦川剪红丸《良方》　治膈气成翻胃,服此吐出瘀血及下虫而效。

雄黄别研　木香各五钱　槟榔　三棱煨　蓬术煨　贯仲去毛　干漆炒烟尽　陈皮各一两　大黄一两半

上为细末,面糊为丸,如梧桐子大。每服五十丸,食前用米饮送下。

芫花丸《本事》

芫花醋炒,一两　干漆[3]　狼牙根　桔梗炒黄　藜芦炒　槟榔各半两　巴豆十粒,炒黑

上为细末,醋糊为丸,如赤豆大。每服二三丸,加至五七丸,食前生姜汤下。此方常服,化痰、消坚、杀虫。予患饮癖三十年,暮年多嘈[4]杂,痰饮来潮[5]即吐,有时急[6]饮半杯酒即止,盖合此症也。因读巢氏《病源》论酒瘕云:饮酒多而食谷少,积久渐瘦,其病常[7]思酒,不得酒则吐,多睡,不复[8]能食,是胃中有虫使然,名为酒瘕,

---

〔1〕随风子:即未成熟的诃子。《本草图经》:诃子"其子未熟时,风飘堕者,谓之随风子"。

〔2〕姜二片:原作"姜三片",据《局方》卷三本方改。

〔3〕干漆:原作"牛膝",据《本事方》卷三本方改。

〔4〕多嘈:原作"尝多",据《本事方》卷三本方改。

〔5〕来潮:此下原衍"迟",据《本事方》卷三本方删。

〔6〕急:原脱,据《本事方》卷三本方补。

〔7〕其病常:此下原衍"欲",据《本事三方》卷三本方删。

〔8〕不复:原作"复不",据《本事方》卷三本方乙。

此药治之。要之，须禁酒即易治，不禁无益也。

厚朴丸　主番胃吐逆，饮食噎塞，气上冲心，腹中诸疾。

厚朴　蜀椒去目，微炒　川乌头炮，去皮，各一两五钱　紫菀去土苗　吴茱萸汤洗　菖蒲　柴胡去苗　桔梗　茯苓　官桂　皂角去皮弦，炙　干姜炮　人参各二两　黄连二两半　巴豆霜半两

上为细末，入巴豆霜匀，炼蜜为剂，旋旋丸如桐子大。每服三丸，渐次加至五七丸，以利为度，生姜汤下，食后而卧。此药治效，与《局方》温白丸同，及治处暑以后秋冬间下痢，大效。春夏加黄连二两，秋冬再加厚朴二两。如治风，于春秋所加黄连、厚朴外，更加菖蒲、茯苓各一两半。如治风痛不愈者，依春秋加药外，更加人参、菖蒲、茯苓各一两半。如心之积，加菖蒲、白茯苓为辅。如肝之积，加柴胡、蜀椒为辅。如肺之积，加黄连、人参为辅。如脾之积，加茱萸、干姜为辅。秋冬久泻不止，加黄连、茯苓。

万病紫菀丸见积聚。

益元散见伤暑。

三乙承气汤子和

北大黄去粗皮　芒硝即焰硝　厚朴姜制　枳实生用。各半两　甘草去皮，炙，一两　当归酒洗，焙，二钱半重

上㕮咀，每服半两，水盏半，生姜五片，枣二枚擘开，同煎七分，去滓热服，不拘时候。病重者，每服一两，加姜二片，枣一枚，若不纳药，须时时呷服之，以通为度。虽为下药，有泄有补，卓有奇功。刘河间又加甘草，以为三一承气，以甘和其中，最得仲景之秘。试论只论四味，当归不在试论之列，不可即用，然等分不多，纵用亦无妨。

四生丸子和　治一切结热。常服肢体润泽，耐老。

北大黄去粗皮，酒洗，纸包煨香，不可过，存性，一两　黑牵牛三两，取头末一两　皂角去皮，生用，一两　芒硝生用，半两

上为末，滴水为丸，梧桐子大。每服二三十丸，白汤送下。

对金饮子子和

净陈皮八两，焙制　苍术四两，焙　人参一两　厚朴四两，姜

炒　甘草炙,三两　黄芩二两半,去皮心黑灰　黄芪一两

咬咀,每服半两,水盏半,生姜五片,枣二枚,同煎七分,去滓热
服。先服承气汤,夜服四生丸。如已效,进食不格拒,方用对金饮子。
然初病作,且于呕吐胃热类内选用清利之药,审其虚实重轻,方用
前药更佳。

噎

人参散见大便秘。

厚朴丸见反胃。

昆布丸《良方》　治五噎,咽喉妨塞,食饮不下。

昆布洗去咸水　麦门冬去心,焙　天门冬去心,焙　诃梨勒去
核,各一两半　木通　川大黄微炒　川朴硝　郁李仁汤浸,去皮,微
炒　桂心　百合各一两　羚羊角屑　杏仁汤浸,去皮尖,麸炒黄　紫苏
子微炒　射干各半两　柴胡去芦　陈皮汤浸,去白　槟榔各二钱半

上为细末,炼蜜和捣三百杵,丸如梧桐子大。每服三十丸,不
拘时,热酒送下。夜饭后用绵裹弹子大一丸嚼化。

代抵当丸见蓄血。

竹皮散《良方》　治噎声不出。

竹皮一方用竹叶　细辛　通草　人参　五味子　茯苓　麻
黄　桂心　生姜　甘草各一两

上咬咀,以水一斗,煮竹皮,下药煮取三升,分三服。

补中益气汤见劳倦。

吴茱萸丸东垣　大理脾胃,胸膈不通,调中顺气。

吴茱萸　草豆蔻仁各一钱二分　橘皮　益智仁　人参　黄芪
升麻各八分　白僵蚕　泽泻　姜黄　柴胡各四分　当归身　甘草炙,
各六分　木香二分　青皮三分　半夏一钱

大麦蘖一钱五分

上为细末,用汤浸蒸饼为丸。如绿豆大。每服三十丸,细嚼,
白汤送下,无时。

利膈丸见反胃。

黄芪补中汤见痞。

滋肾丸见小便不通。

消痞丸见痞。

吐　利

黄芩加半夏生姜汤仲景

黄芩三两　甘草炙,二两　芍药一两[1]　半夏半升[2]　生姜三两[3]　大枣十二枚[4]

上水一斗,煮取三升,去滓[5],温服一升,日再夜一服。

黄芩汤《外台》

黄芩二两　人参　干姜各三两　桂枝一两　半夏半两　大枣十二枚

上水七升,煮取三升,温分三服。

理中丸见痞。

六一散　即益元散。见伤暑。

水煮金花丸洁古　治风痰。

半夏汤洗　天南星洗　寒水石烧存性。各一两　天麻半两　雄黄一钱半　白面四两

上为末,滴水为丸,桐子大。每服百丸,先煎浆水沸,下药煮令浮为度,漉出,生姜汤下,食前。

霍　乱

加减理中汤《良方》

人参　干姜　白术各三钱　甘草炙,一钱

水二盅,煎一盅,不拘时服。

---

〔1〕一两:原作"三两",据《金匮要略》卷中本方改。

〔2〕半升:原作"半斤",据《金匮要略》卷中本方改。

〔3〕三两:原作"四两",据《金匮要略》卷中本方改。

〔4〕十二枚:原作"二十枚",据《金匮要略》卷中本方乙。

〔5〕去滓:原脱,据《金匮要略》卷中本方补。

若为寒湿气所中者,加附子一钱,名附子理中汤。

若霍乱吐泻者,加橘红、青皮各一钱半,名治中汤。

若干霍乱心腹作痛,先以盐汤少许频服,候吐出令透,即进此药。

若呕吐者,于治中汤内加丁皮、半夏各一钱,生姜十片煎。

若泄泻者,加橘红、茯苓各一钱,名补中汤。

若溏泄不已者,于补中汤内加附子一钱;不喜饮食,水谷不化者,再加砂仁一钱。

若霍乱呕吐,心腹作痛,手足逆冷,于本方内去白术,加熟附子,名四顺汤。若伤寒结胸,先加桔梗、枳壳等分,不愈者,及诸吐利后胸痞欲绝,心胸高起急痛,手不可近者,加枳实、白茯苓各一钱,名枳实理中汤。

若渴者,再于枳实理中汤内加瓜蒌根一钱。

若霍乱后转筋者,理中汤内加火煅石膏一钱。

若脐上筑者,肾气动也,去术,加官桂一钱半。肾恶燥,去术;恐作奔豚,故加官桂。

若悸多者,加茯苓一钱。若渴欲饮水者,加白术半钱。若寒者,加干姜半钱。

若腹满者,去白术,加附子一钱。若饮酒过多,及啖炙煿热食,发为鼻衄,加川芎一钱。

若伤胃吐血,以此药能理中脘,分利阴阳,安定血脉,只用本方。

二香散《良方》　治暑湿相搏,霍乱转筋,烦渴闷乱。

藿香　白术　厚朴　陈皮　茯苓　半夏　紫苏　桔梗　白芷　香薷　黄连　扁豆各一钱　大腹皮　甘草各半钱

水二盏,姜五片,葱白三根,煎至一盏,不拘时服。

香薷散《活人》　治阴阳不顺,清浊相干,气郁中焦,名为霍乱。此皆饱食多饮,复睡冷席,外邪内积,结而不散,阴阳二气,壅而不反,阳气欲降,阴气欲升,阴阳交错,变成吐利,百脉混乱,荣卫俱虚,冷抟筋转,皆宜服此。

厚朴去皮,姜汁炒　黄连姜汁炒,各二两　香薷四两　甘草半两上为末,每服四钱,水煎,不犯铁器,慢火煎之。兼治不时吐利,霍乱,腹撮痛,大渴烦躁,四肢逆冷,冷汗自出,两脚转筋,痛不可忍者,须井中沉令极冷,顿服之乃效。

桂苓白术散《宝鉴》 治冒暑饮食所伤,传受湿热内盛,霍乱吐泻,转筋急痛,满腹痛闷,小儿吐泻惊风,皆宜服此。

桂枝 人参[1] 白术 白茯苓各半两 泽泻 甘草 石膏 寒水石各一两 滑石二两 一方,有木香、藿香、葛根各半两。

上为细末,每服三钱,白汤调下,或新汲水姜汤下亦可。

桂苓甘露饮《宝鉴》 流湿润燥,治痰涎,止咳嗽,调脏腑寒热呕吐,服之令人遍身气液宣平,及治水肿泄利。

肉桂 藿香 人参各半两 木香二钱半 白茯苓去皮 白术 甘草 泽泻 葛根 石膏 寒水石各一两 滑石二两

上为末,每服三钱,白汤、冷水任调下。

六和汤见伤暑。

苏合香丸见卒中。

除湿汤见中湿。

诃子散《三因》 治老幼霍乱,一服即效。

诃子炮,去核 甘草炙 厚朴姜制 干姜炮 神曲炒 草果去壳 良姜炒 茯苓 麦芽炒 陈皮各等分

上为细末,每服二钱,候发不可忍时,用水煎,入盐少许服之。

七气汤《三因》 治七气郁结五脏之间,互相刑克,阴阳不和,挥霍变乱,吐利交作。

半夏汤泡 厚朴 白芍药 茯苓各二钱 桂心 紫苏 橘红 人参各一钱

上作一服,用水二盏,生姜七片,红枣一枚,煎至一盏,不拘时服。

吴茱萸汤《良方》 治冒暑伏热,腹痛作泻或痢,并饮水过度,霍乱吐泻,其证始因饮冷,或冒寒,或忍饥,或大怒,或乘舟车,伤动

---

〔1〕人参:《卫生宝鉴》卷十六本方中无此药,疑衍。

胃气,令人上吐下泻并行,头旋眼晕,手脚转筋,四肢逆冷,用药迟慢,须臾不救。

吴茱萸　木瓜　食盐各半两

上同炒令焦,先用瓷瓶盛水三升,煮令百沸,入药煎至二升以下,倾一盏,冷热随病人服之。卒无前药,用枯白矾为末,每服一大钱,沸汤调服。更无前药,用盐一撮,醋一盏,同煎至八分,温服。或盐梅醎酸等物皆可服。

通脉四逆汤见泄泻。五苓散见消瘅。四逆汤见厥。平胃散见中食。建中汤见伤寒吐。

建中加木瓜柴胡汤　平胃散加木瓜亦可。

桂枝二两半　芍药二两　甘草一两　胶饴半升　生姜一两半　大枣六枚　木瓜　柴胡各五钱

每服一两,水三盏,煎一盏半,去渣,下胶饴两匙服。

四君子加白芍药高良姜汤

四君子汤各一两　白芍药　良姜各五钱

同前法煎服。

四君子加姜附厚朴汤

四君子汤各一两　生姜　附子炮　厚朴姜制。各三钱

同前法煎服。

建中加附子当归汤

桂枝一两　芍药二两　甘草半两　胶饴半升　附子炮　当归各三钱　生姜一两半　大枣六枚　同前法煎。

藿香正气散见中风。　来复丹见中暑。　神保丸见伤饮食。　养正丹见气。　四顺汤　即理中汤倍加甘草。　十补散　即十全大补汤。

木瓜汤《直指》　治吐泻不已,转筋扰闷。

酸木瓜一两　茴香二钱半,微炒　吴茱萸半两,汤洗七次　甘草炙,二钱

上剉散,每四钱,姜五片,紫苏十叶,空腹急煎服。

止渴汤《良方》

人参去芦　麦门冬去心　茯苓去皮　桔梗　瓜蒌根　葛根　泽
泻　甘草炙。各五钱

上为细末,每服二钱,不拘时,蜜汤调下。

增损缩脾饮《宝鉴》

草果　乌梅　甘草　砂仁各四两　干葛二两

每服五钱,生姜五片同煎以水浸极冷,旋旋服之,无时。

茯苓泽泻汤《三因》

茯苓八两　泽泻四两　甘草炙　桂心各二两　白术三两

每服四钱,生姜三片同煎,食前服。一方,有小麦五两。

麦门冬汤《良方》

麦门冬去心　白茯苓去皮　半夏汤炮七次　橘皮　白术各一钱
半　人参　小麦　甘草炙,各一钱

水二盏,生姜五片,乌梅少许,同煎至一盏,不拘时服。

白术散《良方》　治伤寒杂病一切吐泻烦渴,霍乱虚损气弱,保
养衰老,及治酒积呕哕。

白术　茯苓去皮　人参　藿香各半两　葛根一两　木香二钱
半　甘草炙,一两半

上为细末,每服二钱,白汤调下。如烦渴,加滑石二两,甚者加
姜汁,续续饮之,无时。

乌梅散《良方》

乌梅肉微炒　黄连去须,微炒　当归微炒　附子炮裂,去皮脐　熟
艾以上各七钱半　阿胶捣碎,炒令燥　肉豆蔻去壳　赤石脂以上各一
两　甘草炙,半两

上为细末,不拘时,粥饮调下二钱。

黄连丸《良方》

黄连去须,微炒　黄柏微炒　厚朴去皮,生姜汁涂炙令香,以上各七
钱半　当归微炒　干姜炮裂　木香不见火　地榆以上各半两　阿胶捣
碎,炒黄燥,一两

上为末,炼蜜和捣二三百杵,丸如桐子大。每服二十丸,不拘
时,粥饮送下。

止血汤《良方》 治霍乱下焦虚寒，或便利后见血。

当归焙 桂心去粗皮 续断各三两 生地黄焙 干姜炮裂[1]。各四两 阿胶炙令燥 蒲黄 甘草炙。各二两

上捣筛，每服三钱，水一盏，煎七分，去滓温服，日三服。

赤石脂汤《良方》 治霍乱下焦热结，或利下脓血烦痛。

赤石脂四两 升麻 白术各一两半 乌梅去核，炒干 干姜炮裂。各一两 陈廪米微炒 栀子仁各半两

上捣筛，每服五钱，水一盏半，煎八分，去滓，空心温服。

厚朴汤《良方》 治干霍乱。

厚朴去皮，生姜汁涂炙令香 枳壳去瓤，麸炒 高良姜 槟榔 朴硝各七钱半 大黄炒，二两

上捣筛，每服三钱，水一盏半，煎一盏，温服。

活命散 治脾元虚损，霍乱不吐泻，腹胀如鼓，心胸痰壅。

丁香七粒 葛根[2]半两 甘草炙，一分[3] 生姜半两 盐一合

上剉碎，用童便一盏半，煎一盏，分二次温服。

冬葵子汤《良方》 治干霍乱，大小便不通，手足俱热，闷乱。

冬葵子 滑石研 香薷各二两 木瓜一枚，去皮瓤

上捣筛，每服五钱，水二盅，煎一盅，温服，日四五服。

人参散《大全》 治脾胃虚寒，霍乱吐泻，心烦腹痛，饮食不入。

人参 厚朴姜制 橘红各一钱 当归 干姜炮 甘草炙。各五分

上用枣，水煎服。

人参白术散《良方》 治脾胃虚弱，吐泻作渴，不食。

白术 茯苓 人参 甘草炒 木香 藿香各五分 干葛一钱

上用水煎服。吐甚，加生姜汁频饮之。

木瓜煎《良方》 治吐泻转筋，闷乱。

吴茱萸汤炮七次 生姜切。各二钱半 木瓜木刀切，一两半

---

〔1〕裂：原作"制"，据《奇效良方》卷二十本方改。
〔2〕葛根：原作"菖蒲根"，据《奇效良方》卷二十本方改。
〔3〕一分：原作"一两"，据《奇效良方》卷二十本方改。

每服二三钱，用水煎。

关　格

柏子仁汤

人参　半夏　白茯苓　陈皮　柏子仁　甘草炙　麝香少许，
另研

上生姜煎，入麝香调匀和服。加郁李仁更妙。

人参散

人参　麝香　片脑各少许

上末，甘草汤调服。

既济丸《会编》　治关格，脉沉细，手足厥冷者。

熟附子童便浸　人参各一钱　麝香少许

上末，糊丸如桐子大，麝香为衣。每服七丸，灯心汤下。

槟榔益气汤《会编》　治关格劳后，气虚不运者。

槟榔多用　人参　白术　当归　黄芪　陈皮　升麻　甘草
柴胡　枳壳

上生姜煎服。

木通二陈汤《会编》　治心脾疼后，小便不通，皆是痰隔于中
焦，气滞于下焦。

木通　陈皮去白　白茯苓　半夏姜制　甘草　枳壳

上生姜煎服，服后探吐。更不通，加味小胃丹，加味控痰丸。

导气清利汤《会编》　治关格吐逆，大小便不通。

猪苓　泽泻　白术　人参　藿香　柏子仁　半夏姜制　陈
皮　白茯苓　甘草　木通　栀子　黑牵牛　槟榔　枳壳　大
黄　厚朴姜制　麝香少许

上生姜煎服，兼服木香和中丸。吐不止，灸气海、天枢；如又不
通，用蜜导。

加味麻仁丸《会编》　治关格大小便不通。

大黄一两　白芍药　厚朴姜汁炒　当归　杏仁去皮尖　麻仁
槟榔　南木香　枳壳各五钱　麝香少许

上为末,蜜丸。熟水下。

皂角散《会编》 治大小便关格不通,经三五日者。

大皂角烧存性

上为末,米汤调下。又以猪脂一两煮熟,以汁及脂俱食之。又服八正散加槟榔、枳壳、朴硝、桃仁、灯心草、茶根。

大承气汤见伤寒潮热。

呃 逆

大补阴丸丹溪 降阴火,益肾水。

黄柏盐酒拌,新瓦上炒褐色 知母去皮,酒拌湿炒,各四两 熟地黄怀庆肥大沉水者,酒洗,焙干用 败龟板酥炙黄,各六两

上细末,猪脊髓加炼蜜为丸,如桐子大。每服五十丸,空心姜、盐汤下。

大补丸丹溪 治肾经火,燥下焦湿。

黄柏酒炒褐色

为末,水丸。随证用药送下。

理中汤见霍乱。

橘皮竹茹汤

陈皮二升 竹茹二升 大枣三十枚 生姜半斤 甘草五两 人参一两

以水一斗,煮取三升,温服一升,日三[1]服。

黄连泻心汤见痞。小承气汤见大便不通。调胃承气汤见发热。桃仁承气汤见蓄血。木香和中丸见大便不通。

二陈汤 导痰汤并见痰饮。

陈皮汤

陈皮四两 生姜半斤

以水七升,煮取三升,温服一升,下咽即愈。

小青龙汤见咳嗽。

---

〔1〕三:原作"五",据《金匮要略》卷中本方改。

柿钱散洁古

柿钱　丁香　人参各等分

上为细末,水煎,食后服。

丁香柿蒂散《宝鉴》

丁香　柿蒂　青皮　陈皮各等分

上为粗末,每服三钱,水一盏半,煎七分,去渣温服,无时。

羌活附子汤《宝鉴》

羌活　附子炮　木香　茴香炒,各五钱　干姜一两

上为细末,每服二钱,水一盏半,盐一撮,煎二十沸,和滓热服。

小半夏茯苓汤见呕吐。　枳实半夏汤见伤饮食。　木香调气散见中气。　丁香煮散见不能食。

丁香散《妇人良方》　治心烦呃噫。

丁香　白豆蔻各半两　伏龙肝一两

上为末,煎桃仁、吴茱萸汤,每服一钱调下。

羌活散同上　治呃逆。

羌活　附子炮　茴香炒。各半两　木香　白姜[1]炮。各一钱

上为末,每服二钱,水一盏,盐一捻,煎服。

参附汤同上　治阳气虚寒,自汗恶寒,或手足逆冷,大便自利;或脐腹疼痛,呃逆不食;或汗多发痉等症。

人参一两　附子炮,五钱

上姜、枣,水煎,徐徐服。去人参,加黄芪,名芪附汤。

噫

旋覆代赭汤见伤寒痞。

枳壳散《本事》　治心下蓄积,痞闷或作痛,多噫败卵气。

枳壳　白术各半两　香附一两　槟榔三钱[2]

上为细末,每服二钱,米饮调下,日三服,不拘时候。

────────────

〔1〕白姜:即干姜。

〔2〕三钱:原作"二钱",据《本事方》卷三本方改。

丹溪治宣州人,与前方,证皆除,气上筑心膈。噫气稍宽,脉之右关弱短,左关左尺长洪大而数,此肝有热,宜泻肝补脾。

青皮一钱　白术二钱半　木通　甘草二分

煎,下保和丸十五粒,抑青丸二十粒。

噫气,胃中有火有痰。

南星制　半夏　软石膏　香附

各等分,水煎服。

诸 逆 冲 上

调中益气汤见劳倦。

苏子降气汤见诸气。

黑锡丹《和剂》　治痰气壅塞,上盛下虚,心火炎盛,肾水枯竭,一应下虚之证,及妇人血海久冷无子,赤白带下。

沉香　葫芦巴酒浸,炒　附子炮　阳起石研细水飞,各一两　肉桂半两　破故纸　舶茴香炒　肉豆蔻面裹煨　木香　金铃子蒸,去皮核,各一两　硫黄　黑锡去滓秤,各二两

上用黑盏或新铁铫内如常法结黑锡、硫黄砂子,地上出火毒,研令极细,余药并细末和匀,自朝至暮,以研至黑光色为度,酒糊丸,如梧子大,阴干,入布袋内擦令光莹。每四十丸,空心盐姜汤或枣汤下,女人艾枣汤下。

养正丹见中风。

沉附汤《直指》

附子生,一钱　沉香　辣桂　荜澄茄　甘草炙。各半钱　香附一钱

水二盏,姜七片,煎八分,空心温服。

正元散见自汗　四柱汤见泄泻。灵砂丹见呕吐。三炒丹见嗽血。朱砂丹见泄泻。

诸 见 血 证

南天竺饮《圣济》　治血妄行,九窍皆出,服药不止者。

南天竺草生瞿麦是,如拇指大一把,剉碎　生姜一块,如拇指大　山栀子三十枚,去皮　灯心如小拇指一把　大枣去核,五枚　甘草炙,半两

水一大碗,煎至半碗,去渣,不拘时温服。

四神汤《元戎》　治妇人血虚[1],心腹疼[2]痛不可忍者。

当归　川芎　赤芍药各一两　干姜炮,半两

上为细末,酒调服三钱。

十全大补汤见虚损。

茜根汤《普济》　治吐血、咯血、呕血等症。

四物汤加童便浸香附一钱五分,茜草根二钱半,忌铁

水煎,二、三服立愈。

生血地黄百花丸《良方》　治诸虚不足,下血、咯血、衄血,肠澼内痔,虚劳寒热,肌肉枯瘦。

生地黄十斤,捣汁　生姜半斤,捣汁　藕四斤,捣汁　白沙蜜四两　无灰酒一升

以上五味,用银器或砂锅内熬至二碗许,渐成膏,一半磁器收之,一半入干山药末三两,再熬一二十沸,次入后药:

当归焙　熟地黄焙　肉苁蓉酒浸,焙　破故纸　阿胶麸炒　黄芪蜜炙　石斛去根,焙　覆盆子　远志去心　麦门冬去心　白茯苓去皮　枸杞子以上各二两

上为细末,以山药膏子和丸,如梧桐子大。每服五十丸,用温酒调地黄膏子送下,空心食前,日进三服。

生地黄饮子《良方》　治诸吐血、下血、溺血、衄血。

生地黄　熟地黄　枸杞子　地骨皮　天门冬　黄芪　芍药　黄芩　甘草各等分

上剉碎,每服一两,水二盏,煎七分,食后温服。

如脉微身凉恶风,加桂半钱,吐血者多有此证。

必胜散《元戎》　治男女血妄行,吐血、衄血、呕血、咯血、衄血。

---

[1]虚:原作"气",据《医垒元戎·厥阴证》本方改。

[2]疼:原脱,据《医垒元戎·厥阴证》本方补。

人参　当归　熟地黄　小蓟并根用　川芎　蒲黄炒　乌梅肉

上等分,粗末,水煎,去滓温服,无时。

柏皮汤《元戎》　治衄血、吐血、呕血,皆失血虚损,形气不理,羸瘦不能食,心忪少气,燥渴发热。

生地黄　甘草　黄柏　白芍药各一两

上㕮咀,用醇酒三升,渍之一宿,以铜器盛,米饮下蒸一炊时久,渍汁半升服,食后。时对病增损。《肘后》用熟地黄,水、酒煎饮清。

犀角地黄汤　治主脉浮,客脉芤,浮芤相合,血积胸中,热之甚,血在上焦,此药主之。

犀角　大黄各一钱　黄芩三钱　黄连二钱　生地黄四钱

水二钟,煎至一钟,食后服。

鼻　衄

茅花汤《活人》

茅花

每服三钱,水一盏半,煎七分,不拘时温服。

止衄散《得效》

黄芪六钱　赤茯苓　白芍药　川当归　生地黄　阿胶各三钱

上为细末,食后黄芪汤调服二钱。

理中汤见霍乱。　小建中汤见伤劳倦。

三黄补血汤东垣

熟地黄二钱　生地黄三钱　当归　柴胡各一钱半　白芍药五钱　川芎二钱　牡丹皮　升麻　黄芪各一钱,补之,治血溢者上竭

上粗末,每服半两,水二盏,煎五沸,去渣温服,食前。

两手脉芤,两头则有,中间全无而虚曰芤。血至胸中,或衄血、吐血,犀角地黄汤主之。

犀角地黄汤《活人》　易老云:此药为最胜。

犀角如无以升麻代之　芍药　生地黄　牡丹皮

上㕮咀,水煎服。

热多者,加黄芩。脉大来迟,腹不满,自言满者,无热也,不用黄芩。升麻与犀角性味主治不同,以升麻代之,以是知引入阳也,治疮疹太盛。如元虚人,以黄芩芍药汤主之。黄芩芍药汤,用黄芩、芍药、甘草。一方,加生姜、黄芪,治虚家不能饮食,衄血吐血。

芎附饮《三因》

川芎二两　香附四两

上为细末,每服二钱,不拘时,茶汤调服。

一字散《济生》

雄黄　细辛各半两　川马尖生,五个

上为细末,每服一字,入[1]姜汁少许[2],茶芽煎汤,不拘时调服。

四物汤见虚劳。　养正丹见气。　八味丸见虚劳。　肾著汤见伤湿。　五苓散见消瘅。金沸草散见嗽。

黄芪芍药汤东垣　治鼻衄,血多面黄[3],眼涩多眵[4],手麻木。

黄芪三两[5]　甘草炙,二两　升麻一两　葛根　羌活各半两　白芍药二钱[6]

上为粗末,每服半两,水二盏,煎至一盏,去渣温服。

六脉细弦而涩,按之空虚,其色必白而夭不泽者,脱血也。此大寒证,以辛温补血养血,以甘温滑润之剂佐之即愈,此脱血伤精气之证也。六脉俱大,按之空虚,心动面赤,善惊上热,乃手少阴心之脉也。此因气盛多而亡血,以甘寒镇坠之剂泻火与气,以坠浮气,以辛温微苦峻补其血,再用三黄补血汤。

茯苓补心汤《三因》

木香五分　紫苏叶　干葛　熟半夏　前胡去苗　茯苓去皮。各

---

〔1〕入:原脱,据《重订严氏济生方·头面门》本方补。

〔2〕少许:原脱:据《重订严氏济生方·头面门》本方补。

〔3〕血多面黄:原作"血面多黄",据《兰室秘藏》卷中本方乙。

〔4〕眵:原作"眩",据《兰室秘藏》卷中本方改。

〔5〕三两:原作"一两",据《兰室秘藏》本方改。

〔6〕二钱:《兰室秘藏》卷中本方无,《医方类聚》卷八十五引《东垣试效方》本方作"一两"。

七分　枳壳去穰,麸炒　桔梗去芦　甘草炙　陈皮去白。各五分　生地黄　白芍药　川芎　当归各一钱

姜五片,枣一枚,水二盅,煎一盅,食远温服。

生料鸡苏散《玄珠》　治鼻衄血者,初出多不能止,用黄丹吹入鼻中,乃肺金受相火所制然也。

鸡苏叶　黄芪去芦　生地黄　阿胶　白茅根各一两　麦门冬去心　桔梗　蒲黄炒　贝母去心　甘草炙。各五钱

每服四钱,姜三片,水煎服。

苏合香丸见中风。

小乌沉汤《和剂》　调中快气,治心腹刺痛。

乌药去心,十两　甘草炒,一两　香附子沙盆内渐去毛皮,焙干,二十两

上为细末,每服一钱,不拘时,沸汤点服。

黑神散《和剂》

黑豆炒,半升,去皮　干熟地黄酒浸　当归去芦,酒制　肉桂去粗皮　干姜炮　甘草炙　芍药　蒲黄各四两

上为细末,每服二钱,酒半盏,童子小便半盏,不拘时,煎调服。

苏子降气汤见诸气。　十全大补汤见虚损。

地黄散《元戎》　治衄血往来,久不愈。

生地黄　熟地黄　地骨皮　枸杞子

上等分,焙干,为细末。每服二钱,蜜汤调下,无时。

舌　衄

妙香散见心痛。

戎盐丸《奇效》,下同　治舌上黑有数孔,大如箸,出血如涌泉,此心脏病。

戎盐　黄芩一作葵子　黄柏　大黄各五两　人参　桂心　甘草各二两

上为细末,炼蜜和丸,如梧桐子大。每服十丸,米饮送下,日三服。亦烧铁烙之。

香参丸　治心脏热盛,舌上出血。

人参　生蒲黄　麦门冬去心　当归切,焙。各半两　生地黄一两,焙　甘草二钱半,炙

上为细末,炼蜜和丸,如小弹子大。每服一丸,温水化下,一日三四服。

升麻汤　治心脏有热,舌上出血如涌泉。

升麻　小蓟根　茜根各一两半　艾叶七钱半　寒水石三两,研

每服三钱匕,水一盏,煎至七分,去滓,入生地黄汁一合,更煎一二沸温服。

寸金散　治心经烦热,血妄行,舌上血出不止。

新蒲黄三钱匕　新白面三钱匕　牛黄研　龙脑研,各半钱匕

上研匀,每服一钱,生藕汁调服,食后。

熟艾汤　治心经蕴热,舌上血出,及诸失血。

熟艾以糯米半合同炒　松黄　柏叶炙。各半两

每服三钱匕,水一盏,煎七分,去渣,不拘时温服。

紫霜丸《良方》　治舌上出血,窍如针孔。

紫金砂即露蜂房顶上实处是,研,一两　芦荟研,三钱　贝母去心,四钱

上为细末,炼蜜和丸,如樱桃大。每服一丸,水一小盏化开,煎至五分,温服。吐血、衄血,用温酒化开服。

治舌上出血如簪孔方

黄连半两　黄柏三两　栀子二十枚

上以酒二升,渍一宿,煮三沸,去滓顿服。

圣金散《良方》　治舌上出血不止。

黄药子一两　青黛二钱五分

上为细末,每服一钱匕,食后新汲水调下,日二服。

黄柏散《良方》　治心经热极,舌上出血[1]。

---

〔1〕治心经热极,舌上出血:原作"治舌出血不止,名曰舌衄"据《奇效良方》卷六十本方改。

黄柏二两[1],涂蜜,以慢火炙焦,研为末

每服二钱匕,温米饮调下。

齿　衄

消风散见头痛。　安肾丸见咳嗽喘。　黑锡丹见诸逆冲上。　清胃散见齿。　甘露饮见齿。

雄黄麝香散《奇效》,下同　治牙龈肿烂出血。

雄黄一钱半　麝香一字　铜绿　轻粉　黄连　黄丹炒。各一钱　血竭　白矾枯。各半钱

上为细末,研匀,每用些少,敷患处。

黄连散　治齿龈间出血,吃食不得。

黄连　白龙骨　马牙硝各一两　白矾一分　龙脑一钱

上为细末,每用少许,敷牙根下。

生肌桃花散　治牙龈内血出,或有窍,时出血。

寒水石煅,三钱　朱砂飞,一钱　甘草炒,一字　片脑半字

上为细末,研匀,每用少许,贴患处。

郁金散　治齿出血。

郁金　白芷　细辛各等分

上为细末,擦牙,仍以竹叶、竹皮浓煎,入盐少许含咽,或炒[2]盐敷亦可。治牙宣出血

明白矾煅,二钱　乳香半钱　麝香少许

上研细,轻手擦良久,盐汤灌漱。

神效散　治牙缝血出。

草乌　青盐　皂荚各等分

上入瓦器内,烧灰存性。每用一字揩齿,立效。

治满口齿血出

上用枸杞为末,煎汤漱之,然后吞下,立止。根亦可。一方,用

─────────

〔1〕二两:原作"不拘多少",据《奇效良方》卷六十本方改。

〔2〕咽,或炒:原脱,据《奇效良方》卷六十二本方补。

子汁含满口,更后吃。

治齿缝忽然血出不止方

上用梧桐泪,研为细末,干贴齿缝,如血不止再贴。

治齿缝中血出

上以纸纽子,蘸干蟾酥少许,于血出处按之,立止。

耳　衄

柴胡清肝散薛氏　治肝胆三焦风热疮疡,或怒火憎寒发热,或疮毒结于两耳前后,或身外侧至足,或胸乳小腹下,或两股内侧至足等证。

柴胡　黄芩炒　人参各三分　山栀炒　川芎各五分　连翘　桔梗各四分　甘草三分

上水煎服。

六味地黄丸见虚劳。

麝香佛手散《奇效》　治五般耳出血水者。

麝香少许　人牙煅过存性,出火毒

上为细末,每用少许,吹耳内即干。及治小儿痘疮出现而靥者,酒调一字服之,即出。

芍药散　治热壅生风,耳内痛与头相连,血水流出。见耳。

吐　血

苏子降气汤　养正丹俱见气。

人参饮子《奇效》　治脾胃虚弱,气促气虚,精神短少,衄血、吐血。

人参去芦,二钱　五味子二十粒　黄芪去芦　麦门冬去心　白芍药　当归身各一钱半　甘草炙,一钱

上作一服,水二盅,煎至一盅,食远服。

团参丸《奇效》　治吐血咳嗽,服凉药不得者。

人参　黄芪　飞罗面各一两　百合五钱

上为细末,滴水和丸,如梧桐子大。每服三五十丸,用茅根汤

下,食远服。

石膏散《奇效》

石膏　麦门冬各二两　黄芩　生地黄　升麻　青竹茹　葛根　瓜蒌根各一两　甘草炙,半两

每三钱,水一中盏,煎六分,去滓,不拘时温服。

肾著汤见伤湿。　五苓散见消瘅。

鸡苏丸《奇效》　治虚热,昏冒倦怠,下虚上壅,嗽血、衄血。

鸡苏叶八两　黄芪　防风去芦　荆芥各一两　菊花四钱[1]　片脑半钱　川芎　生地黄　桔梗　甘草各半两

上为细末,炼蜜和丸,如弹子大。每服一丸,细嚼,麦门冬去心煎汤下,不拘时服。又治肺损吐血,日渐乏力,行步不得,喘嗽痰涎,饮食不美,或发寒热,小便赤涩,加车前子三钱,用桑枝剉炒香煎汤嚼下。

龙脑鸡苏丸《和剂》　治胸中郁热,肺热咳嗽,吐血,鼻衄,血崩,下血,血淋,凉上膈虚劳烦热。

柴胡二两,剉,同木通以沸汤大半升浸一二宿,绞汁后入膏　木通二两,剉,同柴胡浸　阿胶　蒲黄　人参各二两　麦门冬去心,四两　黄芪一两　鸡苏净叶一斤,即龙脑薄荷　甘草一两半　生干地黄末六两,后入膏

上为细末,以蜜二斤,先炼一二沸,然后下生地黄末,不住手搅,时时入绞下柴胡、木通汁,慢慢熬成膏,勿令焦,然后将其余药末同和为丸,如豌豆大。每服二十丸,热[2]水下。

十四友丸见惊。　苏合香丸见中风。　黑神散　小乌沉汤俱见鼻衄。

天门冬汤《奇效》　治思虑伤心,吐血、衄血。

天门冬去心　远志去心,甘草煮　黄芪去芦　白芍药　麦门冬去心　藕节　阿胶蛤粉炒　生地黄　当归去芦　人参　没药　甘草炙。各一钱

---

〔1〕四钱:原作"三钱",据《奇效良方》卷五十本方改。
〔2〕热:原作"熟",据《局方》卷六本方改。

水二盏,生姜五片,煎至一盏,不拘时服。

松花散《奇效》 治吐血久不止。

松花一两半 生地黄 鹿角胶炒黄 薯蓣以上各一两 艾叶二钱半 茜草根 白茯苓 紫菀去苗 人参 百合 刺蓟 甘草炙赤。各半两

上为细末,每服二钱,不拘时,米饮调下。

百花煎《奇效》 治吐血不止,咳嗽,补肺。

生地黄汁 藕汁各一升 黄牛乳一升半 胡桃仁十枚,研如糊 生姜汁半升 干柿五枚,细到,研如糊 大枣二十一枚,煮,去皮核,研如糊 清酒一升,将上七味同酒入银锅煎沸,方下后药 黄明胶炙燥,为末 秦艽各半两,为末 杏仁汤浸,去皮尖双仁,炒,研如糊,三两,同入煎中

上相次下煎,减一半,却入好蜜四两,徐徐着火,养成煎,后入磁盒中盛。每日三度,每服一匙,糯米饮调下,酒亦可。

大阿胶丸《和剂》 治肺虚客热,咳嗽咽干,多唾涎沫,或有鲜血,并劳伤肺胃,吐血、呕血。

麦门冬去心 丹参 贝母炒 防风各半两 山药 五味子 熟地黄 阿胶炒 茯苓各一两 茯神 柏子仁 百部根 制杜仲各半两 远志肉 人参各二钱半

上为细末,蜜丸,弹子大。每一丸,用水一盏,煎至六分,和滓服。

大阿胶丸《宝鉴》 治嗽血、唾血。

阿胶微炒 卷柏 生地黄 熟地黄 大蓟独根者,晒干 鸡苏叶 五味子各一两 柏子仁另研 茯苓 百部 远志 人参 麦门冬 防风各半两 干山药一两

上为细末,炼蜜丸,如弹子大。煎小麦、麦门冬汤,嚼下一丸,食后。

大蓟散《得效》 治食啖辛热,伤于肺经,呕吐出血,名曰肺疽。

大蓟根洗 犀角镑 升麻 桑白皮去皮,炙 蒲黄炒 杏仁去皮尖。各二钱 甘草炙 桔梗炒。各一钱

水二盅，生姜五片，煎至一盅，不拘时服。

理中汤见霍乱。　十全大补汤见虚损。　茯苓补心汤见鼻衄。

四生丸　治吐衄，血热妄行。

生荷叶　生艾叶　侧柏叶　生地黄各等分

上捣烂为丸，如鸡子大。每服一丸，用水二盅，煎一盅，去渣服。

咳　嗽　血

金沸草散见嗽。

补肺汤[1]《和剂》　治肺气不足，久年咳嗽，以致皮毛焦枯，唾血腥臭，喘乏不已。

钟乳碎如米粒　桑白皮　麦门冬去心。各三两　白石英碎如米粒　人参去芦　五味子拣　款冬花去梗　肉桂去粗皮　紫菀洗去土。各二两

上为粗末，每服四钱，水二盏，姜五片，大枣一枚，粳米三十余粒，煎一盏，食后温服。

养正丹见气。　灵砂丹见呕吐。

三炒丹《和剂》

吴茱萸去枝梗，洗净，以破故纸一两同炒　草果仁以舶上茴香一两炒　葫芦巴以山茱萸一两同炒，俟候香熟，除去同炒之药。以上各一两

上为末，酒煮面糊丸，如梧桐子大。每服六十丸，不拘时，盐汤下。

百花膏《济生》

款冬花　百合蒸，焙。各等分

上为末，炼蜜丸，如龙眼大。每服一丸，临卧嚼姜汤下。

七伤散丹溪　治劳嗽吐血痰。

黄药子　白药子各一两半　赤芍药七钱半　知母　玄胡索各半两　郁金二钱半　当归半两　山药　乳香　没药　血竭各二钱

上为末，每服二钱，茶汤下。本草云：黄药子、白药子治肺热有功。一法，红花、当归煎汤下。大阿胶丸见吐血。

---

〔1〕补肺汤：《局方》卷四作"钟乳补肺汤"。

五味[1]**黄芪散**《宝鉴》　治因嗽咯血成劳,眼睛疼,四肢困倦,脚膝无力。

黄芪　麦门冬　熟地黄　桔梗各半两　甘草二钱半　白芍药　五味子各二钱　人参三钱

上为粗末,每服四钱,水一盏半,煎七分,日三服。

黄芪鳖甲散《宝鉴》　治虚劳客热,肌肉消瘦,四肢倦怠,五心烦热,口燥咽干,颊赤心忡,日晚潮热,夜有盗汗,胸胁不利,食减多渴,咳嗽稠粘,时有脓血。

黄芪一两　黄芩　桑白皮　半夏　甘草炙　知母　赤芍药　紫菀各五钱　秦艽　白茯苓焙　生地黄　柴胡　地骨皮各六钱六分　肉桂　人参　桔梗各三钱二分　鳖甲去裙,酥炙　天门冬去心,焙。各一两

上为粗末,每服二大钱,水一大盏,食后煎服。

人参黄芪散《宝鉴》　治虚劳客热,肌肉消瘦,四肢倦怠,五心烦热,咽干颊赤,心忡潮热,盗汗减食,咳嗽脓血。

人参　桔梗各一两　秦艽　鳖甲去裙,酥炙　茯苓各二两　知母二钱半　半夏汤洗　桑白皮各一两半　紫菀　柴胡各二两半　黄芪三两半

上为粗末,每服五钱,水煎服。

滋阴保肺汤《统旨》

黄柏盐水炒　知母各七分　麦门冬去心,三钱　天门冬去心,一钱二分　枇杷叶去毛炙,一钱半　当归　芍药煨　生地黄　阿胶蛤粉炒,各一钱　五味子十五粒　橘红　紫菀各七分　桑白皮一钱半　甘草五分

上水煎服。

人参蛤蚧散《宝鉴》　治三二年间肺气上喘咳嗽,咯唾脓血,满面生疮,遍身黄肿。

蛤蚧一对全者,河水浸五宿,逐日换水,洗去腥气,酥炙黄色　杏仁去

---

〔1〕五味:此下原衍"子",据《卫生宝鉴》卷十二本方及本书目录删。

皮尖,炒,五两　甘草炙,五两[1]　人参　茯苓　贝母　知母　桑白皮
各二两

上为细末,磁器内盛。每日如茶点服,神效。

麦门冬汤《元戎》

麦门冬去心　桑白皮　生地黄各一两　半夏汤洗七次　紫菀　桔
梗炒　淡竹茹　麻黄去根节。各七钱五分　五味子　甘草炙,各半两

上为粗末,每服五钱,水二盏,生姜二钱半,枣三枚劈破,同煎
去楂,食后温服。

鸡苏丸见吐血。　倒仓法见积聚。

人参救肺散《奇效》　治咳吐血。

人参　黄芪　当归尾　熟地黄各二钱　苍术[2]　升麻　白芍
药　柴胡各一钱　苏木　陈皮　甘草各半钱

水二盏,煎至一盏,食远服。

杏子汤见嗽。

白扁豆散《本事》

白扁豆　生姜各半两　枇杷叶去毛　半夏　人参　白术各二钱
半　白茅根七钱半

水三升,煎一升,去渣,下槟榔末一钱和匀,分作四服,不拘
时候。

甘桔汤见咽喉。

劫劳散《大全》　治肺痿痰嗽,痰中有红线,盗汗发热,热过即
冷,饮食减少。

白芍药六两　黄芪　甘草　人参　当归　半夏　白茯苓　熟
地黄　五味子　阿胶炒。各二两

每服三钱,水一盏半,生姜二片,枣三枚,煎九分,无时温服,
日三。

噙化丸丹溪

---

〔1〕五两:原作"三两",据《卫生宝鉴》卷十二本方改。
〔2〕苍术:原作"桑白皮",据《奇效良方》卷五十本方改。

香附童便浸　北杏仁童便浸,去皮尖,炒　山栀仁炒　青黛　海粉　瓜蒌仁　诃子肉　马兜铃

上为细末,入白硼砂少许,炼蜜少加姜汁为丸。每噙化一丸,白汤下。

天一丸丹溪　此壮水之主,以制阳光剂也。与前方相兼服,治阴虚火动咳血等症,甚效。

怀地黄　牡丹皮　黄柏童便浸,晒干　知母童便浸,晒干　枸杞子　五味子　麦门冬　牛膝　白茯苓

上为末,炼蜜丸,桐子大。空心白汤吞下八九十丸。

咯　血

四物汤见虚劳。　白扁豆散见嗽血。　黑神散　小乌沉汤俱见鼻衄。　七珍散见不能食。

白及枇杷丸戴氏

白及一两　枇杷叶去毛,蜜炙　藕节各五钱

上为细末,另以阿胶五钱,剉如豆大,蛤粉炒成珠,生地黄自然汁调之,火上顿化,入前件为丸,如龙眼大。每服一丸,噙化。

白及莲须散戴氏

白及一两　莲花须金色者佳　侧柏叶　沙参各五钱

上为极细末,入藕节汁、地黄汁,磨京墨令黑,调药二钱,如稀糊啜服。

溲　血

五苓散见消瘅。　四物汤见虚劳。

胶艾汤《和剂》

阿胶碎,炒燥　芎藭　甘草炙。各二两[1]　当归　艾叶微炒,各三两　白芍药　熟干地黄各四两

每服三钱,水一盏,酒六分,煎八分,空心稍热服。

---

〔1〕各二两:原作"各一两",据《局方》卷九本方改。

鹿茸丸《济生》

川牛膝去芦,酒浸 鹿茸去毛,酒蒸 五味子各二两 石斛去根 棘刺 杜仲去皮,炒 阳起石煅 川巴戟去心 山药炒 菟丝子淘净,酒蒸 附子炮,去皮尖 川楝子取肉,炒 磁石煅 官桂不见火 泽泻各一两 沉香半两,另研

上为末,酒糊丸,如梧桐子大。每服七十丸,空心温酒送下。

八味地黄丸见虚劳。

鹿角胶丸《济生》 治房室劳伤,小便尿血。

鹿角胶半两 没药另研 油头发灰各三钱

上为末,用茅根汁打面糊为丸,如桐子大。每服五十丸,盐汤下。

辰砂妙香散见心痛。 调胃承气汤见发热。

玉屑膏《三因》 治尿血并五淋砂石,疼痛不可忍受者。

黄芪 人参各等分

上为末。用萝卜大者,切一指厚,三指大,四五片,蜜淹少时,蘸蜜炙干,复蘸复炙,尽蜜二两为度,勿令焦,至熟蘸黄芪、人参末吃,不以时,仍以盐汤送下。

小蓟饮子《济生》 治下焦结热,尿血成淋。

生地黄四两 小蓟根 滑石 通草 蒲黄炒 藕节 淡竹叶 当归去芦,酒浸 山栀仁 甘草炙。各半两

上㕮咀,每服四钱,水一盏,煎八分,空心温服。

当归散《玄珠》 治妇人小便出血,或时尿血。

当归 羚羊角 赤芍药各五钱 生地黄一两 大蓟叶七钱半

分作三帖,水煎,食前服。

治血淋方

牛膝一两 黄柏 知母 泽泻各一两 麦门冬 天门冬 山栀仁各一两半 生地黄二两

上为末,粥糊丸,如梧桐子大。每空心白汤吞下八九十丸。

又方

人参 白术 川当归 熟地黄 川芎 山楂 茯苓各八分 黄芪七分 升麻三分

上水煎服。

又方

牡丹皮　当归　生地黄　山栀子　白芍药　甘草梢　滑石
泽泻　白茯苓　木通各等分

每服五七钱,加生姜皮二分,灯心一分,水煎,食前服。

瞿麦散《奇效》下同　治血淋尿血。

瞿麦穗　赤芍药　车前子　白茅根无根用花　赤茯苓　桑白皮
炒　石韦去毛　生干地黄　阿胶炒　滑石　黄芩　甘草炙。各二钱

上为细末,每服二钱,入血余烧灰一钱,食前沸汤调服。

柿蒂散　治血淋

上用干柿蒂,烧灰存性,为末。每服二钱,空心米饮调下。

当归汤　治血淋及五淋等疾。

当归去芦　淡竹叶　灯心　竹园荽　红枣　麦门冬去心　乌
梅　木龙一名野葡萄藤　甘草

上各等分,剉碎,煎汤作熟水,患此疾者多渴,随意饮之。

羚羊角饮　治血淋,小便结热涩痛。

羚羊角屑　栀子仁　葵子炒。以上各一两　青葙[1]子　红蓝花
炒　麦门冬去心　大青　大黄炒。各半两

上捣筛,每服三钱匕,水一盏,煎七分,去滓,不拘时温服。

鸡苏饮子　治血淋不绝。

鸡苏一握,切　石膏八分,碎　竹叶一握,切　生地黄一升,切　蜀
葵子四分,为末

上先将四味,以水五升,煮取二升,去滓,下葵子末,分温二服,
如人行五里久进一服。忌芜荑、蒜、面、炙肉等。

金黄散　治小便血淋疼痛。

大黄煨　人参　蛤粉　黄蜀葵花焙,各等分

上为细末,每服一钱匕,灯心煎汤调服,日三。

神效方　治血淋。

---

〔1〕葙:原作"箱",据《奇效良方》卷三十五本方改。

海螵蛸　生干地黄　赤茯苓各等分

上为细末,每服一钱,用柏叶、车前子煎汤下。

发灰散　治血淋,若单单小便出血如尿。

上用乱发烧灰,入麝香少许,每服一钱,用米醋温汤调下。

治尿血方

淡竹叶　麦门冬　白茅花　车前子　陈柳枝　天门冬去心　地榆　香附子　郁金灯心各半钱

上以水二碗,煎八分,去滓,调四苓散,空心服。

四苓散

茯苓去皮　猪苓去皮　白术　泽泻各等分

上为细末,每服二钱,空心用前煎药调服。

蒲黄丸　治虚损,膀胱有热,尿血不止。

蒲黄　葵子　赤茯苓　黄芪以上各一两　车前子　当归微炒　荆实以上各七钱半　麦门冬去心　生地黄各二两

上为细末,炼蜜和捣二三百杵,丸如梧桐子大。每服三十丸,食前用米饮送下。

牡蛎散　治劳损伤中尿血。

牡蛎煅,为粉　车前子　白龙骨煅令赤　熟地黄　黄芩　桂心各一两

上为细末,每服二钱,食前米饮调下。

如神散　治心脏有热,热乘于血,血渗小肠,故尿血也。

阿胶蛤粉炒,一两　山栀仁　车前子　黄芩　甘草各二钱半

上细末,每服半钱或一钱,井花水调服,日三。

鹿茸散　治小便尿血,日夜不止。

鹿茸酒洗,去毛,涂酥炙令黄　生地黄焙　当归焙。以上各二两　蒲黄一合　冬葵子炒,四两半

上为极细末,每服三钱匕,空心用温酒调服,日二。一方,治下元虚惫尿血,炼蜜为丸,如梧桐子大。每服二十丸,食前用炒盐汤下。

治小便频数,卒然下血不止,并不疼痛。此缘心中积恶,机谋艰险,长怀嫉妒,多积忿气,伤损肝心正气;又因色伤,小肠气虚,血

乘虚妄行，故有此疾，宜服此方。

桑寄生一两　熟地黄　茯苓各半两　人参　川芎　独活　蒲黄各二钱半　甘松　沉香各八分四厘

上为细末，每服三钱匕，水一盏，煎一二沸，便泻出去滓，非时吃。服此药后，其血已安，校觉丹田元气之虚，腰膝沉重，多困少力者，宜用桑寄生为细末，每服一二钱，非时点服补之。

犀角地黄汤　治小肠淋沥出血，疼痛难忍，及治心血妄行衄血等疾，食后临卧服之，用丝茅根煎服。余癸丑夏，尝苦淋漓之疾，出血不已，得黄应明授此方，数服而愈。

犀角如无，以升麻代之，半两　芍药二钱　牡丹皮半两　生地黄二钱

上剉碎，作一服，水一盏，煎八分，空心服。

下　　血

赤小豆当归散《金匮》

赤小豆五两，水浸令芽出，曝干　当归一两

上捣为末，浆水服方寸匕，日三服。

黄土汤《金匮》

甘草　熟地黄[1]　白术　附子炮　阿胶　黄芩各三两　灶中黄土半斤[2]　水八升，煮取三升，分温二服。

黄连汤洁古

黄连　当归各五钱　甘草炙，二钱半

每服五钱，水煎。

芍药黄连汤洁古

芍药　黄连　当归各半两　大黄一钱　淡桂五分　甘草炙，二钱

每服五钱，水煎。痛甚者，调木香、槟榔末一钱。

升麻补胃汤东垣

升麻　柴胡　防风各一钱半　黄芪　羌活各一钱　独活　白芍

---

〔1〕熟地黄:《金匮要略》卷中本方作"干地黄"。
〔2〕斤:原作"升"，据《金匮要略》卷中本方改。

药　牡丹皮　熟地黄　生地黄　甘草炙。各五分　葛根　当归身
各三分　肉桂少许

上作二服,水二盏,煎一盏,去渣,稍热食前服。

和中益胃汤东垣

熟地三钱　当归身酒洗,三分　升麻五分　柴胡五分　苏木一
分　藁本二分　甘草炙,三分　益智三分

水三大盏,煎至一盏,去渣,午饭前服。

升阳除湿和血汤东垣

生地黄　牡丹皮　炙甘草　生甘草各五分　白芍药一钱半　黄
芪一钱　升麻七分　熟地黄　当归身　苍术　秦艽　肉桂各三分　陈
皮二分

水四大盏,煎至一盏,稍热空心服。

益智和中汤东垣

白芍药一钱五分　当归身　黄芪　升麻　炙甘草各一钱　牡丹
皮　柴胡　葛根　益智仁　半夏各五分　桂枝四分　肉桂一分　干
姜少许

上为粗末,水三盏,煎一盏,去渣,食后温服。七味白术散见消瘅。

升阳除湿防风汤东垣

苍术泔[1]浸,去皮净,炒,四钱　白术　白茯苓　白芍药各一钱　防
风二钱

上除苍术另作片,水一碗半,煮至二大盏,内诸药,同煎至一大
盏,去渣,稍热空心食前服。

如飧泄不禁,以此药导其湿。如飧泄及泄不止,以风药升阳,
苍术益胃去湿。脉实,腹胀闭塞不通,宜从权,以苦多甘少药泄之。
如得通,复以升阳汤助其阳。或不便,以升阳汤中加泄药通之。

结阴丹《宝鉴》　治肠风下血,脏毒下血,诸大便血疾。

枳壳麸炒　威灵仙　黄芪　陈皮去白　椿根白皮　何首乌　荆
芥穗各半两

---

〔1〕泔:原作"酒",据《脾胃论》卷中本方改。

上为末，酒糊丸，如桐子大。每服五七十丸，陈米饮入醋少许，煎过放温送下。

平胃地榆汤《宝鉴》

苍术　升麻　黑附子炮。各一钱　地榆七分　白术　陈皮　茯苓　厚朴　干姜　葛根各半钱　甘草炙　当归　炒曲　白芍药　益智仁　人参各三分

水二盏，生姜三片，枣二枚，煎至一盏，去渣，食前温服。

胃风汤《易简》

人参　茯苓　川芎　官桂　当归　芍药　白术各等分

每服二钱，水一大盏，粟米百余粒，同煎七分，去渣，稍热空心服。小儿量力增减。

若加熟地、黄芪、甘草等分为十味，名十补汤。若虚劳嗽加五味子，若有痰加半夏，若发热加柴胡，若有汗加牡蛎，若虚寒加附子，若寒甚加干姜，皆依本方等分。若骨蒸发热，饮食自若者，用十补汤加柴胡一两。若气弱，加人参，若小便不利加茯苓，若脉弦涩加川芎，若恶风加官桂，若脉涩加当归，若腹痛加白芍药，若胃热湿盛加白术。

连蒲散

黄连　蒲黄炒。各一钱二分　黄芩　当归　生地黄　枳壳麸炒　槐角　芍药　川芎各一钱　甘草五分

水二盅，煎八分，食前服。酒毒加青皮、干葛，湿毒加苍术、白术。

理物汤　即理中汤、四物汤并用。

黄连阿胶丸见滞下。　香连丸见滞下。　四物汤见虚劳。　理中汤见霍乱。　黑神散见鼻衄。　胶艾汤见溲血。　震灵丹见泄泻。　驻车丸见滞下。　吴茱萸丸见噎。　平胃散见中食。　五苓散见消瘅。

神应丸见伤食。

枳壳散《和剂》

枳壳去穰，炒，二十四两　甘草爁，六两

上为末，每服一钱，空心沸汤点服。

酒煮黄连丸见伤暑。　乌梅丸见伤寒厥。　小乌沉汤见鼻衄。

乌连汤《三因》

黄连　乌头炮。各等分

每服三钱,水一盏,煎五分,空心温服。热加黄连,冷加乌头。

荆梅花丸缺。

蒜连丸《济生》

独头蒜一个　黄连去须,不拘多少,研末

上先用独头蒜煨香熟,和药拌匀丸,如梧桐子大。每服四十丸,空心陈米饮送下。

乌荆丸《和剂》　治诸风纵缓,言语謇涩,遍身麻痹[1],皮肤瘙痒;并妇人血风,头疼眼晕;及肠风脏毒,下血不止;有病风挛搐,头颔宽亸不收,六七服瘥。

川乌炮。去皮脐,一两　荆芥穗二两

上为末,醋糊丸,如梧桐子大。每服二十丸,酒、汤任下。有疾,食空时日进三四服;无疾,早晨一服。

棕灰散《事亲》

败棕不拘多少,烧灰存性,为细末

上每服二钱,空心,好酒或清米饮调服。

三灰散《杨氏》

干侧柏略焙,为末,五钱　桐子炭再烧作炭,为末,二钱　棕榈烧存性,为末,勿令化作白灰,三钱

上分作二服,空心糯米饮调下。

败毒散见伤湿。

槐花汤《统旨》

槐花炒　侧柏叶杵　荆芥穗　枳壳麸炒黄色。各二钱五分

水二盅,煎八分,空心温服。

断红丸《济生》

侧柏叶炒黄　川续断酒浸　鹿茸燎[2]去毛,醋煮　附子炮,去皮

---

〔1〕痹:原作"痛",据《局方》卷一本方改。

〔2〕燎:原作"火",据《济生方》卷八本方改。

脐　阿胶蛤粉炒成珠子　黄芪去芦　当归去芦,酒浸,以上各一两　白矾枯,半两

上为末,醋煮米糊丸,如梧桐子大。每服七十丸,空心米饮送下。

十全大补汤见虚损。黄芪饮　即黄芪六一汤。见自汗。

附方

痔下血不止

芎归丸

川芎　当归　神曲炒　槐花微炒　黄芪　地榆以上各半两　荆芥穗　头发烧存性　木贼阿胶炒。各一两

上为细末,炼蜜为丸,如梧桐子大。每服五十丸,食前用米饮送下。

黑丸子《良方》　专治久年痔漏下血。

百草霜　白姜各一两　木馒头二两[1]　乌梅　败棕　柏叶　乱发以上各一两二钱半,俱各烧存性,为末　桂心三钱　白芷五钱

上为细末,研匀,醋糊为丸,如梧桐子大。每服三五十丸,空心用米饮汤送下。

加味四君子汤　治五痔下血,面色萎黄,心忪耳鸣,脚弱气乏,口淡食不知味。

人参　白术　茯苓　白扁豆蒸　黄芪　甘草各等分

上为细末,每服二钱,白汤点服。一方,有五味子,无甘草。

臭樗皮散《良方》　治痔漏下血及脓不止。

臭樗皮微炒　酸石榴皮　黄连去须　地榆　阿胶炒令黄。各一两　艾叶三分,微炒

上为细末,每服二钱,食前粥饮调下。

神效方《良方》　治痔疾下血,日夜不止。

白矾五两　绿矾三两　黄丹　伏龙肝　猬皮各二两

上捣碎,入磁罐子内,用炭火五七斤,烧炭尽为度,候冷取出,

〔1〕二两:原作"三两",据《奇效良方》卷五十一本方改。

研如粉,以面糊为丸,如梧桐子大,每服十丸,空心米饮下。

地榆散《良方》 治血痔。

上用地榆为细末,每服二钱匕,食前米饮调下,日三服。

治血箭痔

上用苦楝子肉,为细末,酒煮糊为丸,如梧桐子大,每服三十丸,空心苍耳子煎汤送下,日三服。

止血方 治痔疮血出不止。

上用明血竭,为末敷之。

治痔疾便血方

上用活鲫鱼一个,八两重者,洗净,鳞、尾、肠、肚皆不去。用棕皮二两,洗净寸截,先将棕一两,铺在瓦罐子内,次安鱼,上面却将棕一两盖之,即闭罐口,黄泥固济,火畔炙干。量罐子开一地坑,先安小砖一片,后坐罐子,四面用熟炭火六七斤烧煨,候烟绝取罐子,于净地以瓦盆合定,净土拥,勿令透气,经一宿出火毒,开取药细研。每服一钱,食前用米饮调下。忌动风之物。

猪脏丸 治大人小儿大便下血日久,多食易饥,腹不痛,里不急。先用海螵蛸炙黄,去皮,白者为末,以木贼草煎汤调下,三日后效。

黄连二两,剉碎　嫩猪脏二尺,去肥

上以黄连塞满猪脏,扎两头,煮十分烂,研细,添糕糊丸,如梧桐子大。每服三五十丸,食前米饮送下。

槐角散 治脾胃不调,胀满下血。

槐角二两　枳壳　当归　苍术　陈皮　厚朴制。各一两　乌梅　甘草各半两

上㕮咀,每服五钱,水一盏,煎七分,去滓,食前服。

猪脏丸 治痔瘘下血。

猪脏一条,洗净控干　槐花炒,为末,填入脏内,两头扎定,石器内米醋煮烂

上捣和丸,如梧桐子大。每服五十丸,食前当归酒下。

鲫鱼方 治肠风血痔,及下痢脓血,积年泻血,面色萎黄。

大活鲫鱼一尾,不去鳞肚,下穿孔,去其肠秽,入白矾　白矾一块,如

金橘大

上用败棕皮重包,外用厚纸裹,先煨令香熟,去纸,于熨斗内烧,带生存性,为细末。每服一钱,空心温米饮调下。一方,瓦瓶内盖定,炭火烧为灰,软饭和丸,如梧桐子大。每服二十丸,食前粥饮下。

胜金丸一名百药散　治肠风下血,溺血不止,及脏毒或便血。

百药煎三两,一两生用,一两炒焦,一两烧存性

上为细末,软饭和丸,如桐子大。每服五十丸,空心米饮下。一方,为细末,米汤调二钱服。

四季侧柏散　治肠风脏毒,下血不止。

侧柏叶烧存性,春采东,夏采南,秋采西,冬采北

上为细末,每服二钱,糯米饮调下。一方,用叶一斤,洗炙为末,每服二钱,食前枳壳汤调下。

肠风黑散　治脏毒下血。

荆芥烧　枳壳炒。各二两　乱发　槐花　槐角　猬皮炙　甘草炙,各一两半

上同入磁瓶内,泥固济,烧存三分性,出火气,同枳壳炙木馒头为末。每服二钱,食前温酒调服,水煎亦可。

黄连散　治肠风下血,疼痛不止。

黄连　贯众　鸡冠花　乌梅肉　大黄各一两　甘草炙,三分

上为细末,每服二钱,不拘时,米汤调下。

椿皮丸　治痔漏下血疼痛。

东行椿根白皮

上为细末,醋糊和丸,如梧桐子大。每服七十丸,空心用米汤送下。

卷柏散[1]治脏毒。

卷柏生石上,高四五寸,根黄如丝,茎[2]细,上有黄点子,取枝焙干用　黄芪各等分

---

〔1〕卷柏散:原作"卷柏丸",据《世医得效方》卷七本方及本方制服法改。
〔2〕茎:原脱,据《世医得效方》卷七本方补。

　　上为细末,每服二钱,空心米饮调服。

　　治肠风脏毒方

　　山里果晒干

　　上为细末,每服二钱,空心米饮调下。

蓄　　血

　　犀角地黄汤见鼻衄。　　桃仁承气汤　抵当汤并见伤寒蓄血。

　　许州陈大夫传[**仲景**]**百劳丸方**　治一切劳瘵积滞疾,不经药坏证者宜服。

　　当归炒　乳香　没药各一钱　虻虫十四个,去翅足　人参二钱　大黄四钱　水蛭十四个,炒　桃仁十四个,浸,去皮尖

　　上为细末,炼蜜为丸,桐子大。都作一服,可百丸,五更用百劳水下,取恶物为度,服白粥十日。百劳水,杓扬百遍,乃仲景甘澜水也。

　　抵当丸与汤四味同,但分两减半,捣细,水调服。前之百劳丸,乃是此抵当丸内加人参、当归、没药、乳香,蜜丸,甘澜水下。

　　通经丸方　乃仲景抵当丸内加穿山甲、蓬莪术、桃仁、桂,蜜丸。妇人伤寒妊娠不可以此丸下,当以四物汤、大黄各半汤下之。

　　又方　卫州张推官在勘院,王公以职医宿直夜,口传此方,治人效者不可胜数,寻常凝滞,其效尤速,任冲不调,经脉闭塞,渐成癥瘕。

　　虻虫麸炒,四十个　水蛭炒,四十个　斑蝥去翅足,炒　杜牛膝各一两　当归　红花各三钱　滑石二钱半

　　上细末,每服一钱,生桃仁七个细研,入酒调下。如血未通再服,以通为度,食前。

　　地黄汤韩氏《微旨》　治病人七八日后,两手脉沉迟细微,肤冷,脐下满,或喜或妄,或狂或躁,大便实而色黑,小便自利者,此蓄血证具也。若年老及年少气虚弱者,宜此方主之。

　　生地黄自然汁一升,如无生地黄,只用生干地黄末二两[1]　生藕自然汁半升,如无藕,以蓟刺汁半升,如无蓟刺汁,用蓟刺末一两　蓝叶一握,切

――――――――――――――――――

〔1〕二两:原作"一两",据《伤寒微旨论》本方改。

碎,干者末,一两[1]　虻虫二十个[2],去足翅,炒黄　大黄一两,剉如骰子大　桃仁半两　水蛭十个,麸炒[3]　干漆炒烟尽,半两[4]

上同一处,水三升半[5],慢火熬及二升以来,放冷,分三服。投一服,至半日许血未下,再投之。此地黄汤,比抵当汤丸其实甚轻也。如无地黄与藕汁,计升数添水同煎。

生漆汤《元戎》　病人七八日后,两手脉沉细而数,或关前脉大,脐下满,或狂走,或喜妄,或谵语,不大便,小便自利,若病人年少气实,即血凝难下,恐抵当丸力不能及,宜此。

生地黄汁一升,如无汁,用生干地黄三两半　犀角一两,镑,为末　大黄三两,剉碎如骰子大　桃仁三十个擂碎

上作一处,用水三升,好酒一升,慢火熬,三升以来,倾出滤去滓,再入锅,投点光生漆一两半,再熬之,至二升即住,净滤去滓,放冷,作三服,每投服,候半日许血未下,再投一服,候血下即止。服药如无生地黄汁,更添水一升同煎。

《活人》大黄汤《元戎》　治阳毒伤寒未解,热结在内,恍惚如狂者。

桃仁二十粒,麸炒黄　官桂七钱　芒硝二钱半　大黄　甘草　木通　大腹皮各一两

上㕮咀,每服四钱,水一盏,煎至六分,去滓温服,无时。此方细末,蜜丸桐子大,温酒下二三十丸,治妇人经闭或不调。若瘀血已去,以复元通气散加当归煎服亦可。又法,筋骨损伤,用左经丸之类;或用草乌头,枣肉为丸,服之以行诸经者,以其内无瘀血,故用之。药剂寒热温凉不一,惟智者能择之,而不可偏执也。

代抵当丸　行瘀血。自制。

大黄川产如锦纹者,去皮及黑心,四两　芒硝一两,如欲稳,以玄明粉

---

〔1〕一两:《伤寒微旨论》本方无,《济生拔粹·此事难知》本方作"半两"。

〔2〕二十个:原作"三十个",据《伤寒微旨论》本方改。

〔3〕麸炒:原在"桃仁半两"之下,据《伤寒微旨论》本方移此。

〔4〕干漆炒烟尽,半两:原脱,据《伤寒微旨论》及《济生拔粹·此事难知》本方补。

〔5〕水三升半:此下原衍"同",据《伤寒微旨论》本方删。

代　桃仁麸炒黄,去皮尖,另研如泥,六十枚　当归尾　生地黄　穿山甲蛤粉炒。各一两　桂三钱或五钱

上为极细末,炼蜜丸,如桐子大。蓄血在上焦,丸如芥子大,临卧去枕仰卧,以津咽之,令停留喉下,搜逐膈上,中焦食远,下焦空心,俱桐子大,以百劳[1]水煎汤下之。用归地者,欲下血而不损血耳,且引诸药至血分也,诸药皆犷悍,而欲以和剂之也。如血老成积,此药攻之不动,宜去归、地,加广茂,醋浸透焙干,一两,肉桂七钱。

通真丸　妇人通经,男子破血。

大黄去皮,米醋同煮烂　桃仁各四两,去皮尖,另研　天水末四两,天水一名益元散　干漆二两,用瓦上焙烟尽　杜牛膝二两,生

上为末,醋糊丸,如桐子大。每服六七十丸。

大内伤丸　治血瘀。

白术黄土炒　枳壳麸炒　黄芩酒炒。各六钱　厚朴姜汁炒　香附童便炒　苍术米泔水洗,葱汁炒　草果炒　木瓜　赤曲炒　三棱蜜炙,各五钱　蓬术蜜水炒,七钱　青皮麸炒　川芎　白芍药酒炒　神曲炒　枳实麸炒　石菖蒲各一两　小茴香炒　肉桂　甘草炙　乳香出汗。各一两　前药二十一味,共为细末,神曲糊丸,如弹子大[2],朱砂一两为衣。汤、酒任下,多不过二丸。

上部内伤方

牡丹皮一钱　江西红曲八分　香附八分,童便制　麦芽一钱　桔梗五分,中部不用　川通草一钱　穿山甲一钱,麸炒,有孕不用　降香一钱,为末　红花七分　山楂八分　苏木一钱,捶碎

上酒、水各一盏,煎八分。甚者加童便一盏。如痰盛加姜制半夏七分半,有孕者油炒。如痛甚加真乳香、没药各七分半。中部加枳壳,胁痛加柴胡。

---

〔1〕劳:原作"涝",据前百劳丸改。

〔2〕大:原作"夫",据虞衙本改。

麻黄附子细辛汤见伤寒太阳。

吴茱萸汤见伤寒吐。

清空膏东垣

羌活 防风各一两 柴胡七钱 川芎五钱 甘草炙,一两半 黄连炒,一两 黄芩三两,一半酒制,一半炒

上为细末,每服二钱,热盏内入茶少许,汤调如膏,抹在口内,少用白汤临卧送下。

白虎汤见伤寒发热。

安神散东垣

黄芪 羌活 酒黄柏各一两 防风二钱半 酒知母 酒生地黄 柴胡 升麻各五钱 炙甘草 生甘草各三钱

每服半两,水二盏,煎至一盏半,加蔓荆子半钱,川芎三分,再煎至一盏,临卧去渣热服。东垣、丹溪治虚热头痛,大率皆以酒芩、酒连、酒柏加风剂也。

川芎散《宝鉴》 治头风,偏正头痛昏眩,妙方。

川芎 细辛 羌活 槐花 甘草炙 香附子 石膏各半两 荆芥 薄荷 菊花 防风去叉 茵陈各一两

上为末,每服二钱,食后茶清调下,日三服。忌动风物。

清上泻火汤东垣 昔有人年少时气弱,于气海、三里节次约灸五七百壮,至年老添热厥头痛,虽冬天大寒,犹喜寒风[1],其头痛便愈,微来暖处,或见烟火,其

---

〔1〕寒风:原作"风寒",据《兰室秘藏》卷中本方乙。

杂病证治类方第四册

金坛王肯堂

辑

痛复作,五七年不愈,皆灸之过也。

羌活三钱　酒知母　酒黄芩各一钱半　黄芪　酒黄柏各一钱　防风　升麻各七分　柴胡　藁本　酒黄连　生地黄　甘草各五分　川芎　荆芥　蔓荆子各二分　苍术　当归各三分　细辛　红花各少许

分作二服,每服水二盏,煎至一盏,去渣,稍热服,食远。

补气汤东垣　服前药之后服此药。

黄芪八分　甘草炙　当归身各二钱　柴胡　升麻各二分　细辛少许　麻黄炒　苦丁香各半钱

上水煎服。

石膏散《宝鉴》

麻黄去根节　石膏各一两　何首乌半两　葛根七钱半

上为细末,每服三钱,生姜三片,水煎,稍热服。

石膏散《宝鉴》

川芎　石膏乱纹好者　白芷各等分

上为细末,每服四钱,热茶清调下。

荆芥散《本事》　治头风。

荆芥　石膏煅存性,等分

上为细末,每服二钱,姜三片,葱白三寸和须,使水一盏,煎至七分,食后服。治丈夫妇人风虚头疼,气虚头疼,妇人胎前产后伤风头疼,一切头疼,并皆治之。

茵陈拣净,五两　麻黄　石膏煅存性。各二两

上为末,每服一钱,腊茶调下,食后服,服毕仰卧霎时。

羌活附子汤东垣

黄芪　麻黄各一钱　羌活　苍术各半钱　防风　升麻　甘草各二分　黑附子壹分　白芷　白僵蚕　黄柏各三分

水煎,去渣温服,食后。若有寒嗽,加佛耳草三分。

麻黄吴茱萸汤东垣

苍术一钱　麻黄　羌活各五分　吴茱萸三分　藁本　柴胡　升麻　黄芪　当归　黄柏　黄连　黄芩各二分　半夏　川乌　蔓荆子各一分　细辛　红花各少许

水二盏,煎至一盏,去渣,稍热服,食远。

透顶散《本事》　治偏正头风,夹脑风,并一切头风,不问年深日近。

细辛表白者,三茎　瓜蒂七个　丁香三粒　糯米七粒　脑子　麝香各一黑豆大

上将脑、麝,乳钵内研极细,却将前四味研匀,另自治为末,然后入乳钵内,荡起脑、麝令匀,用瓦罐子盛之,谨闭罐口。患人随左右搐之,一大豆许,良久出涎一升许则安。

大川芎丸河间　治头风旋晕眩[1]急,外合阳气,风寒相抟,胃膈痰饮,偏正头疼,身体拘倦。

川芎一斤　天麻四两,用郓州者

上为末,炼蜜丸,每两作十丸。每服一丸,细嚼,茶、酒下,食后服。

神圣散河间　治脑风,邪气留饮不散,项背怯寒,头痛不可忍者。

麻黄去节　细辛去苗　干蝎[2]生一半,炒一半　藿香叶各等分

上为末,每服二钱,煮荆芥、薄荷,酒调下,茶调亦得。并治血风证。

乳香盏落散《宝鉴》　治男子妇人偏正头疼不可忍者。

御米壳去蒂,四两　陈皮　甘草炙　桔梗去芦　柴胡去苗。各一两

上为细末,每服三[3]钱,水一盏,入灯心十茎,长四指,同煎七分,去渣,食后温服。

顺气和中汤　治气虚头痛。

黄芪一钱半　人参一钱　白术　陈皮　当归　芍药各五分　甘草炙　升麻　柴胡各三分　蔓荆子　川芎　细辛各二分

水二盏,煎至一盏,去渣温服,食后。服之减半,再服而愈。

---

〔1〕眩:原作"弦",据《宣明论》卷二本方改。

〔2〕蝎:原作"葛",据《宣明论》卷二本方改。

〔3〕三:原作"二",据《卫生宝鉴》卷九本方改。

调中益气汤见劳倦。 半夏白术天麻汤见眩晕。

玉壶丸[1]《和剂》 治风痰吐逆，头痛目眩，胸膈烦满，饮食不下，及咳嗽痰盛，呕吐涎沫。

天南星生 半夏生。各一两 天麻半两 头白面三两

上为细末，滴水为丸，如梧桐子大。每服三十丸，用水一大盏，先煎令沸，下药煮五七沸，候药浮即熟，漉出放温，别用生姜汤下，不计时候服。

水煮金花丸见痰饮。

玉真丸《本事》 治肾气不足，气逆上行，头痛不可忍，谓之肾厥，其脉举之则弦，按之则坚。

硫黄二两 石膏煅通赤，研 半夏汤洗 硝石研。各一两

上为细末，研匀，生姜汁糊丸，如桐子大，阴干。每服二十丸，姜汤或米饮下。更灸关元百壮。《良方》中黄丸子亦佳。虚寒甚者，去石膏，用钟乳粉一两。

正元散见劳倦。 大三五七散见中风。 来复丹见中暑。 黑锡丹见痞。

茸朱丹《魏氏》

好辰砂 草乌 瞿麦 黄药子各一两

上为粗末，瓷碗一个，以姜汁涂炙数次，入砂在内，上铺诸药，复以盏盖了，掘一小坑，安碗在内，用熟炭五斤，煅令火尽，吹去草药灰，取辰砂研细，或只独用辰砂末。每服一钱半，淡姜汤下。或加用鹿茸，燎去毛，切片酒浸，为末三两，和黄枣肉丸，如梧桐子大。每服三四十丸，人参汤下，空心服。熟砂有毒，更宜斟酌。

钩藤散见眩晕。 治中汤 红丸子二方并见伤食。 葛花解醒汤见伤饮。 沉香降气散见气。 苏子降气汤见气。 养正丹见气。 既济解毒汤见上热下寒。

白芷散东垣 治风头痛，搐鼻。

石膏 芒硝各二钱 薄荷三钱 郁金 白芷各二钱

---

〔1〕玉壶丸：《局方》卷四作"化痰玉壶丸"。

上为细末,口含水搐鼻。

若症在太阳,加羌活二钱,防风一钱,红豆二粒,为末搐之。

川芎散[1]东垣 　搐鼻。

青黛一[2]钱半　蔓荆子　川芎各一钱二分　郁金　芒硝各一钱　石膏一钱三分　细辛根一钱　薄荷叶二钱　红豆一粒

上为末。

瘦人搐鼻药丹溪

软石膏　朴硝半钱　脑子　檀香皮　荆芥　薄荷叶各一钱　白芷　细辛各三钱

如圣散《宝鉴》 治眼目偏痛,头风。

麻黄烧灰,半两　盆硝二钱半　麝香　脑子各少许

上为细末,搐之。

又方

杨梅青　硝石　伏龙肝

各等分,为末搐鼻。

瓜蒂神妙散河间 治偏正头目昏眩,及偏正头痛。

焰硝　雄黄　川芎　薄荷叶　道人头即苍耳子　藜芦各一分　天竺黄一钱半

上为细末,含水,鼻中搐一字,神验。

火筒散初虞 治头风。

蚯蚓粪四钱　乳香二钱　麝香少许

上为末,用纸筒自下烧上,吸烟搐鼻内。

一滴金丸《奇效》 治首风,及偏正头风。

人中白　地龙各一分

上为细末,用羊胆汁和丸,如芥子大。每用一[3]丸,新汲水一滴化开,滴入两鼻中。

----

〔1〕川芎散:《兰室秘藏》卷中本方作"碧云散"。

〔2〕一:原作"二",据《兰室秘藏》卷中本方改。

〔3〕一:原脱,据虞衙本补。

治八般头风《本事》

草乌尖　细辛等分　黄丹少许

上为细末,用苇管搐入鼻中。

《斗门方》　治卒头上痛。皂荚末吹鼻,嚏即止。

头风摩散方　《金匮》

大附子一枚,炮　食盐等分

上二味为末,以方寸匕摩疢上,令药力行。

《圣惠》治风头痛,每天欲阴风雨先发者。用桂心一两,为末,以酒调如膏,用敷顶上并额角。

治头风饼子《圣惠》

五倍子　全蝎　土狗各七个

上为末,醋糊作如钱大饼子,发时再用醋润透,贴太阳穴上,炙热贴之,仍用帕子缚之,啜浓茶,睡觉即愈。

冲和膏　《玄珠》　治偏正头风肿痛,并眼痛者。

紫荆皮炒,五两　独活去节,炒,三两　赤芍药炒,二两　白芷　菖蒲各一两

上为末,葱头煎浓汤调涂。

秘方贴头风热痛

用大黄、朴硝各等分,为末,井底泥和捏作饼,贴两太阳穴。

秘方茶调散《玄珠》　治风热上攻,头目昏痛,及头风热痛不可忍。

片芩二两,酒拌炒三次,不可令焦　小川芎一两　细芽茶三钱　白芷五钱　薄荷三钱　荆芥穗四钱

头巅及脑痛,加细辛、藁本、蔓荆子各三钱。

上为细末,每服二三钱,用茶清调下。

芎术汤　《奇效》,下并同　治湿头痛,眩晕痛极。

川芎　附子生,去皮脐　白术以上各三钱　桂心去皮　甘草各一钱

上作一服,水二盅,生姜七片,枣二枚,煎至一盅,食远服。

川芎散　治风盛膈壅,鼻塞清涕,热气上攻,眼目多泪生眵,及偏正头痛。

川芎　柴胡各二钱　细辛　半夏曲　人参　前胡　防风　甘菊花　甘草炙。各一钱　薄荷少许

上作一服,水二盅,姜三片,煎至一盅,食后服。

菊花散　治风热上攻,头痛不止。

甘菊花去梗　旋覆花去梗　防风去芦　枳壳去瓤,麸炒　川羌活去芦　蔓荆子　石膏　甘草炙。各一钱半

上作一服,水二盅,姜五片,煎一盅,不拘时服。

芎辛导痰汤　治痰厥头痛。

川芎　细辛　南星　陈皮去白　茯苓以上各一钱半　半夏二钱　枳实麸炒　甘草各一钱

上作一服,水二盅,姜七片,煎至一盅,食后服。

大追风散　治久新偏正头疼,肝脏久虚,血气衰弱,风毒上攻,头目眩晕,心烦,百节酸疼,鼻塞声重,项背拘急,皮肤瘙痒,面上游风,状若虫行,一切头风。兼治妇人血风攻注。此药消风化痰,清利头目。

川乌炮,去皮脐　防风　川芎　荆芥　僵蚕炒去丝　石膏煅　甘草炙。以上各一两　白附子炮　全蝎去毒,炒　羌活　地龙去上,炒　南星　天麻　白芷以上各五钱　乳香研　没药研　草乌炮　雄黄以上各一钱半

上为细末,每服半钱,临睡细茶汤调服。

止痛太阳丹

天南星　川芎各等分

上为细末,用连须葱白,同捣烂作饼,贴于太阳痛处。

治气攻头疼不可忍者

蓖麻子　乳香各等分[1]

上同捣烂作饼,贴太阳穴上。如痛定,急去顶上解开头发出气,即去药。一方,无乳香。治头痛不可忍方

上用蒜一颗,去皮,研取自然汁,令病人仰卧垂头,以铜箸点少

〔1〕各等分:原脱,据《奇效良方》卷二十四本方补。

许,滴入鼻中,急令搐入脑,眼中泪出,瘥。

治头痛

上用水调决明子末,贴太阳穴。一方,作枕,去头风,明目。

急风散　治男女偏正头疼[1],夹脑风,太阳穴痛,坐卧不安。

川乌生,去皮脐　辰砂研,各一两　南星生,二两

上为细末,用酒调涂痛处,小儿贴囟门。

点头散　治偏正头疼。

川芎二两　香附子四两,炒,去毛

上为细末,每服二钱,食后用茶清调服。

芎犀丸　治偏正头疼,一边鼻不闻香臭,常流清涕,或作臭气一阵,服芎、蝎等药不效者,服此不十服愈,及治喷嚏稠浓。

川芎　朱砂研,内一两为衣　石膏研　片脑以上各四两　人参　茯苓　甘草炙　细辛以上各二两　犀角生用　栀子各一两　阿胶炒,一两半　麦门冬去心,三两

上为细末,炼蜜为丸,如弹子大。每服一丸或二丸,食后细嚼,茶、酒任下。

葫芦巴散[2]　治气攻头痛如破。

葫芦巴炒　三棱剉,醋浸炒干　干姜炮。各一两

上为细末,每服二钱,不拘时,温生姜汤或温酒调服。及治瘴疟瘥后头痛。

偏头风

川芎散《宝鉴》

甘菊花　石膏　川芎各三钱[3]　白僵蚕生用[4],六钱

上为极细末,每服三钱,茶清调下。

洁古方　治头痛连睛痛。

石膏　鼠粘子炒

---

〔1〕疼:原作"风",据《奇效良方》卷二十四本方改。

〔2〕葫芦巴散:原作"葫芦巴丸",校本同,据本方制剂改。

〔3〕各三钱:原脱,据《卫生宝鉴》卷九本方补。

〔4〕用:原作"各",据《卫生宝鉴》卷九本方改。

上为细末,茶清食前调下。

细辛散东垣

细辛二分　川芎七分　柴胡二钱　黄芩酒炒,一钱　生黄芩五分　瓦粉二分　甘草炙,一钱半　黄连酒炒,七分　芍药半钱

每服三钱,水煎,食后温服。

治偏头疼方

郁金一颗　苦葫芦子一合

上为细末,用白绢子裹药末一钱,于新汲水内浸过,滴向患处鼻中,得黄水出即瘥。

仙灵脾浸酒方　治偏头风,手足不遂,皮肤不仁。用仙灵脾一斤,细剉,以无灰酒二斗浸之,春五、夏三、秋七、冬十日,取出药。每日随性暖酒饮之,常令醺醺,不得大醉,酒尽再合。合时忌鸡、犬见之。

白附散[1]《本事》　治风寒客于头中疼痛,牵引两目,遂至失明。

白附子一两　麻黄不去节　川乌　南星各半两　全蝎五个　干姜　朱砂　麝香各二钱半

上为细末,酒调一字服。略睡少时效。

治偏头风

猪牙皂角去皮筋　香白芷　白附子各等分

上为末,每服一钱,腊茶调下。右疼右边卧,左疼左边卧,皆疼仰卧,食后服。

一粒金东垣　治偏头风。

莗茇以猪胆汁拌匀,入胆内悬待阴干用　玄胡索　青黛　白芷　川芎各一两

上为细末,无根水为丸。每用一丸,以无根水化开,搐鼻内,外以铜钱咬口内出涎。

雷头风

清震汤[2]《保命》　治头面疙瘩,增寒拘急,发热,状如伤寒。

---

〔1〕白附散:《本事方》卷二本方作"白附子散"。
〔2〕清震汤:《保命集》卷下本方作"升麻汤"。

升麻　苍术米泔浸一宿,各四钱　荷叶一个,全者

用水二盅,煎八分,食后服。

茶调散　即二仙散。

瓜蒂不以多少　好茶中停

上为细末,每服二钱,齑汁调下,空心用之。[1]

神芎丸子和　治心经积热,风痰壅滞,头目赤肿,或有疮疖,咽膈不利,大小便闭涩,一切风热之证,并宜服之。

大黄生　黄芩各二两　牵牛生　滑石各四两　黄连　薄荷叶川芎各半两

为末,滴水丸,梧桐子大,每服五十丸,食后温水送下。

乌荆丸见中风。

愈风饼子子和

川乌炮,半两　川芎　甘菊　白芷　防风　细辛　天麻　羌活　荆芥　薄荷　甘草炙。各一两

上为细末,水浸蒸饼为剂,捏作饼子。每服三五饼,细嚼,茶酒送下,不计时候。

凉膈散见发热。

黑锡丹《和剂》　治真头痛。

沉香　附子制　葫芦巴　肉桂各半两　茴香　破故纸　肉豆蔻　金铃子　木香各一两　黑锡　硫黄与黑锡结砂子。各二两

上为末,同研匀,酒煮面糊和丸,如梧桐子大,阴干,以布袋擦令光莹。每服四十丸,空心姜、盐汤送下。一方有阳起石半两,巴戟一两。

普济消毒饮子东垣

黄芩　黄连各半两　人参三钱　橘红　玄参　甘草生。各二钱　连翘　鼠粘子　板蓝根　马屁勃各一钱　白僵蚕炒　升麻各七

---

〔1〕瓜蒂不以多少……空心用之:原作"大黄、黄芩各二两,牵牛、滑石各四两。上为细末,滴水为丸,如小豆大。温水下十五丸,每服加十丸,以利为度,日三服",此方与方名不符。考《证治准绳·杂病》卷四雷头风清震汤后云"张子和用茶调散吐之"。考张子和《儒门事亲》卷十二茶调散用瓜蒂、茶叶二味确有催吐作用,而本方原作"大黄、黄芩"等显系有误(清下之剂),故据《儒门事亲》卷十二本方改。

分 柴胡 桔梗各二钱

上共为细末,用汤调,时时服。或拌蜜为丸,嚼化。或加防风、薄荷、川芎、当归身,咬咀如麻豆大,每服五钱,水煎去渣,热服之,食后时时服之。如大便硬,加酒煨大黄一钱,或二钱以利之。肿热甚者,宜砭刺之。

黑白散洁古 治大头病,如神。

乌黑蛇酒浸 白花蛇去头尾,酒浸 雄黄二钱 大黄煨,半两

上为极细末,每服一二钱,白汤调,无时。

甘桔汤见咽喉。

眉棱骨痛

选奇汤东垣

防风 羌活各三钱 酒黄芩一钱,冬不用。如能食,热痛者加之 甘草三钱,夏生,冬炙用

每服三钱,水煎,稍热服,食后时时。

祛风清上散《统旨》 治风热上攻,眉棱骨痛。

酒黄芩二钱 白芷一钱半 羌活 防风 柴胡梢各一钱 川芎一钱二分 荆芥八分 甘草五分

水二盅,煎八分,食后服。

二陈汤见痰饮。

羌乌散丹溪 治因风眉骨痛不止者。

川乌 草乌各一钱,此二味俱用童便浸二宿 细辛 羌活 片芩酒拌炒 甘草炙。各半钱

上为细末,分二服,茶清调下。

生熟地黄丸见目。 导痰汤见痰饮。

小芎辛汤《良方》 治风寒在脑,或感湿邪头痛脑晕,及眉棱眼眶痛者。

川芎三钱 细辛洗去土 白术各二钱 甘草一钱

水二盅,姜三片,煎八分,食远服。

上清散《奇效》 治头痛、眉骨痛、眼痛不可忍者。

川芎 郁金 芍药 荆芥穗 芒硝以上各半两 薄荷叶 乳

香　没药以上各一钱　片脑半钱

上为细末,每用一字,鼻内搐之。

治眉心并眉梁骨疼者。用二陈汤煎饮,下青州白丸子,立验。

头风屑

泻青丸

当归去芦,焙称　草龙胆焙称　川芎　栀子　川大黄煨　羌活　防风去芦

上各等分,为末,炼蜜为丸,鸡头大。每服一丸,煎竹叶汤同砂糖温水化下。

人参消风散《宝鉴》　治诸风上攻,头目昏痛,项背拘急,肢体烦疼,肌肉蠕动,目眩旋运,耳啸蝉鸣,眼涩好睡,鼻塞多嚏,皮肤顽麻,燥痒瘾疹。又治妇人血风,头皮肿痒,眉骨疼旋欲倒,痰逆恶心。

芎劳　羌活　防风　人参　茯苓去皮　白僵蚕炒　藿香叶　荆芥穗　甘草炙　蝉壳去上,各二两　厚朴去皮,姜制　陈皮去白。各半两

上为细末,每服二钱,茶清调下。如久病偏头风,每三日服,便觉轻减。如脱着沐浴,暴感风寒,头痛声重,寒热倦疼,用荆芥茶清调下半盏。小儿虚风,目涩昏倦,及急慢惊风,用乳香、荆芥汤调下亦得。

紫菀丸见积聚。

头重

红豆散

麻黄根炒,半钱　苦丁香半钱　红豆十粒　羌活烧　连翘各三钱

上五味,为细末,鼻内搐之。

治头内如虫蛀响,名天白蚁。用茶子细末吹鼻中。

颈 项 强 痛

驱邪汤《会编》

麻黄　桂枝　杏仁　甘草　防风　羌活　独活　川芎　藁本　柴胡　家葛　白芷　升麻

上生姜、薄荷水煎服。又方,多加紫金藤。

消风豁痰汤

黄芩酒炒　羌活　红花　半夏姜制　陈皮　白茯苓　甘草　独活　防风　白芷　家葛　柴胡　升麻

上生姜煎服。又方,多加紫金藤。

疏风滋血汤

当归　川芎　白芍药　熟地黄　羌活　独活　红花　牛膝防风　白芷　家葛　升麻　甘草　柴胡　桃仁

上生姜煎服。又方,多加紫金藤。

升麻防荆汤

柴胡　黄芩　半夏姜制　甘草　防风　荆芥　羌活　独活家葛　升麻　赤芍药　川芎　白芷

上生姜、薄荷煎服。无汗加麻黄,有汗加桂枝。

加味胜湿汤

羌活　独活　藁本　防风　蔓荆子　川芎　苍术泔浸,炒　黄柏酒炒　荆芥　甘草炙

上生姜煎服。又方,多加紫金藤。

发热恶寒有外邪者,加麻黄、桂枝;腰痛沉沉者,加熟附、防己;虚极者,去黄柏,加人参。

养神汤东垣

黄芪一钱　人参三分　甘草七分　苍术五分　白术三分　柴胡四钱　升麻四钱　归身五分　麦芽五分　木香一分　川芎三分　半夏七分　橘皮一钱　黄连五分　黄芩酒浸,二分　黄柏一分

㕮咀,每服五钱,水二盏,煎去渣,稍热服,无时。

椒附散《本事》　治项筋痛连背髀,不可转移。

大附子一枚,六钱以上者,炮,去皮脐,末之

上末每二大钱,好川椒二十粒,用白面填满,水一盏半,生姜七片,同煎至七分,去椒入盐,空心服。予一亲患此,服诸药无效,尝忆《千金髓》有肾气攻背强一证,处此方与之,一服瘥。

木瓜煎《本事》

木瓜两个,取盖去瓤　没药研,二两　乳香研,二钱半

二味内木瓜中,盖合,竹签签定,饭上蒸三四次,研成膏。每服三五匙,地黄酒化下。生地黄汁半盏,和无灰酒二盏,用八分一盏,暖化服。

和气饮见水肿。　六味地黄丸见虚损。

心痛胃脘痛

金铃子散《保命》　治热厥心痛,或作或止,久不愈者。

金铃子　玄胡索各一两

上为末,每服三钱,酒调下。痛止,与枳术丸。枳术丸见伤食。

煮黄丸《洁古》　治饮食过多,心腹胀满,胁肋走气,痃癖刺痛,如神。

雄黄研,一两　巴豆五钱,去皮心,研如泥

上入白面二两,同研匀,滴水丸,如桐子大。滚浆水煮十二丸,滤入冷浆水内,令沉冷,每一[1]时用浸药冷浆下一丸,一日十二时尽十二丸,以微利为度,不必尽剂。

藁本汤洁古　治大实心痛,大便已利,宜以此撤其痛也。

藁本半两　苍术一两

每服一两,水二盏,煎至半盏,温服。

术附汤《活人》　治寒厥暴心痛,脉微气弱。

附子炮,去皮脐,一两　白术四两　甘草炙,一两

上粗末,每三钱,水一盏半,姜五片,枣一枚,煎至一盏,去渣温服,食前。

麻黄桂枝汤《三因》　治外因心痛,恶寒发热,内攻五脏,拘急不得转侧。

麻黄去节,汤浸,焙　桂心　芍药　细辛去苗　干姜　甘草炙。各七钱半　半夏　香附各五钱

每服五钱,水盏半,生姜五片,煎七分,去渣,食前服。大便秘,入大黄,量虚实加减。

----

〔1〕一:原作"用",据修敬堂本改。

九痛丸《金匮》　治九种心痛。

附子炮,三两[1]　生狼牙炙香　巴豆去皮心,炒,研如脂。各一两[2]
人参　干姜　吴茱萸各一两

上为末,炼蜜丸,如桐子大。酒下,强人初服三丸,日三服,弱者
二丸。兼治卒中恶,腹胀痛[3],口不能言。又治连年积冷,流注心胸
痛,并冷肿上气,落马坠车血疾等证,皆主之。忌口如常法。

乌头赤石脂丸《金匮》

蜀椒一两　乌头炮,二钱五分　附子炮,半两　干姜炮,一两　赤
石脂一两[4]

末之,蜜丸如桐子大。先食服一丸,日三服;疾未已,稍加服。

瓜蒌薤白半夏汤《金匮》

栝蒌实一枚　薤白三两　白酒一斗　半夏半升

上同煮至四升,服一升,日三服。

大建中汤《金匮》

蜀椒二合,去汗　干姜四两　人参二两

以水四升,煮取二升,去渣,内胶饴一升,微火煎取一升半,分
温再服。如一炊顷,可饮粥二升,后更服。当一日食糜,温覆之。

桂枝生姜枳实汤《金匮》

桂枝　生姜各三两[5]　枳实五个

水六升,煮取三升,分温三服。

藿香正气散见中风。　五积散见中寒。

扶阳助胃汤　罗谦甫治漕运使崔君长男云卿,年二十五,体本
丰肥,奉养膏粱,时[6]有热证,友人劝食寒凉物,及[7]服寒药。至元

〔1〕三两:原作"二两",据《金匮要略》卷上本方改。
〔2〕各一两:原作"各半两",据《金匮要略》卷上本方改。
〔3〕痛:原脱,据《金匮要略》卷上本方补。
〔4〕一两:原作"二两",据《金匮要略》卷上本方改。
〔5〕各三两:原作"各一两",据《金匮要略》卷上本方改。
〔6〕时:此下原衍"时",据《卫生宝鉴》卷十三本方删。
〔7〕及:原作"因",据《卫生宝鉴》卷十三本方改。

庚辰秋疟发,医以砒霜等药治之,新汲水下,禁食热物。疟病未除,反添吐泻,脾胃复伤,中气愈虚,腹痛肠鸣,时复胃脘当心而痛,不任其苦,屡医未效,至冬不瘥。延至四月间,劳役烦恼过度,前证大作,请予治之。诊视脉得弦细而微,手足稍冷,面色青黄不泽,情思不乐,恶人烦冗,饮食减少,微饱则心下痞闷,呕吐酸水,每发作冷汗时出,气促闷乱不安,须人额相抵而坐。少时易之。予思《内经》云:中气不足,溲便为之变,肠为之苦鸣;下气不足,则为痿厥心冤。又曰:寒气客于肠胃之间,则卒然而痛,得热则已。非甘辛大热之剂,则不能愈,遂制此方。

附子炮,去皮脐,二钱 干姜炮,一钱半 草豆蔻 益智仁 拣参 甘草炙 官桂 白芍药各一钱 吴茱萸 陈皮 白术各五分

《内经》曰:寒淫于内,治以辛热,佐以苦温。附子、干姜大辛热,温中散寒,故以为君。草豆蔻、益智仁辛甘大热,治客寒犯胃,为佐。脾不足者,以甘补之。炙甘草甘温,白术、陈皮苦温,补脾养气;水挟木势[1],亦来侮土,故作急痛,桂辛热以退寒水,芍药味酸以泻木来克土,吴茱萸苦热泄厥气上逆于胸中,为使。上剉如麻豆大,都作一服,水三[2]盏,姜三片,枣二枚,同煎至一盏,去渣温服,食前。三服大势去,痛减半。至秋先灸中脘三七壮,以助胃气。次灸气海百余壮,生发元气,滋荣百脉。以还少丹服之,喜饮食,添肌肉,皮肤润泽。明年春,灸三里二七壮,乃胃之合穴,亦助胃气,引气下行。又以芳香助脾,服育气汤加白檀香平治之。戒以惩忿窒欲,慎言语,节饮食,一年而平复。

草豆蔻丸东垣 治客寒犯胃,热亦宜用,止可一二服。

草豆蔻一钱四分,面裹煨熟,去皮 吴茱萸汤泡去苦 益智仁 僵蚕炒。各八分 当归身 青皮各六分 神曲 姜黄各四分 生甘草三分[3] 桃仁去皮,七个 半夏汤泡七次,一钱 泽泻一钱,小便利减半,一作

---

〔1〕势:原作"气",据《卫生宝鉴》卷十三本方改。
〔2〕三:原作"二",据《卫生宝鉴》卷十三本方改。
〔3〕三分:《医学发明》卷五本方作"六分"。

一分,疑误　麦蘖炒黄,一钱半　炙甘草六分　柴胡四分,详胁下痛多少与之　人参　黄芪　陈皮各八分

上除桃仁另研如泥外,为极细末,同研匀,汤浸炊饼为丸,桐子大,每服三十丸,熟白汤送下,食远,旋斟酌多少用之。

大柴胡汤见伤寒往来寒热。　大承气汤见伤寒潮热。　小胃丹见痰饮。　厚朴丸见积聚。　紫菀丸见积聚。

星半安中汤《统旨》　治痰积作痛。

南星　半夏各一钱半,俱姜汤泡[1]　滑石　香附　枳壳麸炒　青皮醋炒　木香　苍术米泔浸一宿,炒　砂仁　山栀炒黑　茯苓　橘红各一钱　甘草炙,五分

气攻痛者,去南星、滑石,加厚朴、延胡索各一钱;痰甚,加白螺蛳壳烧灰一钱,临服搅[2]入。

水二盅,姜三片,煎八分,食前服。

海蛤丸丹溪　治痰饮心痛。

海蛤烧为灰,研极细,过数日火毒散用之　瓜蒌仁带瓤同研

上以海蛤入瓜蒌内,干湿得所,为丸。每服五十丸。

清中汤《统旨》　治火痛。

黄连　山栀炒。各二钱　陈皮　茯苓各一钱半　半夏一钱,姜汤泡七次　草豆蔻仁捶碎　甘草炙,各七分

水二盅,姜三片,煎八分,食前服。

妙香散《良方》　治心气不足,精神恍惚,虚烦少睡,夜多盗汗。常服补益气血,安镇心神。

山药姜汁炙　茯苓去皮　茯神去皮木　远志去心,炒　黄芪各一两　人参　桔梗去芦　甘草炙。各半两　木香煨,二钱半　辰砂三钱,另研　麝香一钱,另研

上为细末,每服二钱,不拘时,温酒调下。

加味七气汤《统旨》　治七情郁结,心腹痛,或因气而攻痛。

---

〔1〕泡:原作"炮",据修敬堂本改。

〔2〕搅:原脱,据修敬堂本补。

蓬术　青皮　香附俱米醋炒。各一钱半　延胡索一钱　姜黄一钱　草豆蔻仁八分　三棱炮七分　桂心五分　益智仁七分　陈皮八分　藿香七分　炙甘草四分

水二盅,煎八分,食前服。死血胃脘痛,加桃仁、红花各一钱。

沉香降气散　正气天香散并见气。桃仁承气汤见伤寒蓄血。

失笑散《经验》　治妇人心痛气刺不可忍。

五灵脂净好者　蒲黄等分

上为末,每二钱,用黄醋一杓熬成膏,再入水一盏,煎至七分,热服。

手拈散《奇效》　治心脾气痛。

延胡索　五灵脂　草果　没药各等分

上为细末,每服三钱,不拘时,温[1]酒调下。

集效丸　万应丸　煎红丸三方并见虫。　乌梅丸见伤寒蛔厥。

甘草粉蜜汤《金匮》

甘草二两　粉一两　蜜四两

以水三升,先煮甘草,取二升,去渣,内粉,蜜搅令和,煎如薄粥,温服一升,瘥即止。

五苓散见伤寒渴。　参苏饮见发热。　二陈汤见痰饮。　越鞠丸见郁。

温胃汤东垣　治服寒药多,致脾胃虚弱,胃脘痛。

白豆蔻三分　益智　砂仁　厚朴　甘草　干姜　姜黄各二分　黄芪　陈皮各七分　人参　泽泻各三分

上为细末,每服三钱,水一盏,煎至半盏,食前温服。

术桂汤东垣　治寒热所客,身体沉重,胃脘痛,面色萎黄。

麻黄一钱　桂枝五分　杏仁十粒　草豆蔻仁　半夏　泽泻　炒曲各五分　苍术三钱　陈皮　白茯苓各一钱　猪苓　黄芪各五分　炙甘草二分

水二大盏,煎至一盏,去渣,稍热服,食前。

---

〔1〕温:原作"热",据《奇效良方》卷二十六本方改。

桂黄散　大承气汤　小建中汤　大柴胡汤三方[1]并见伤寒。　胃苓汤见泄泻。　理中汤见伤寒。　补中益气汤见劳倦。　温中丸见黄疸。　大安丸即保和丸加白术二两,见伤食。　木香槟榔丸见伤食。　紫雪见发热。　小胃丹见痰饮。　佐金丸见发热。　十全大补汤见虚劳。　五膈宽中散见反胃。　四七汤见中气。　挝脾汤见呕吐。　苏子降气汤见痰饮。　小半夏茯苓汤同上。　半硫丸见大便秘。

附方

拈痛丸《奇效》,下同　治九种心痛。

五灵脂　蓬莪术煨　木香　当归各等分

上为细末,炼蜜和丸,如梧桐子大。每服二十丸,食前,用橘皮煎汤送下。

大沉香丸　治冷气攻冲,心腹刺痛,亦治卒暴心痛。

沉香　干姜炮　姜黄　辣桂　檀香以上各四钱　甘松洗,焙　白芷　天台乌药　甘草以上各八两　香附一斤　白豆蔻仁二两

上为细末,炼蜜和丸,如弹子大。每服一丸,食前细嚼,用生姜汤下。

沉香降气汤加乳香,治阴阳不和,心腹刺痛。方见气门。

灵脂酒　治热气乘心作痛。

五灵脂去砂石,炒　玄胡索　没药炒。各等分

上为细末,每服二钱,温酒调下。

芜荑散　治大人小儿蛔咬心痛。经云:虫贯心则杀人。欲验之,大痛不可忍,或吐青黄绿水涎沫,或吐虫出,发有休止,此是蛔心痛也,宜速疗之。

芜荑　雷丸各半两　干漆捶碎,炒大烟尽,一两

上为细末,每服三钱,温水七分盏,调和服,不拘时。甚者不过三服。小儿每服半钱。

蚕砂散　治男子妇人心气痛不可忍者。

上用晚蚕沙为末,滚汤泡过,滤清汁服之,不拘时候。

〔1〕三方:按前列方当为四方,或"桂黄散"方脱出处。

治男妇急心气疼，禁了牙关欲死者，可急救。

上将隔年老葱白三五根，去皮须叶，捣为膏，将病人口斡开，用银铜匙送葱膏入咽喉中，用香油四两灌送葱膏，油不可少用，但得葱膏下喉中，其人即苏，少时将腹内所停虫病等物化为黄水，微利为佳，除根永不再发。

《海上方》 治一切心痛，不问新久，并宜服之。

上用生地黄，随人所食多少，捣绞取汁，溲面作怀[1]饦或冷淘食。良久当利出虫，长一尺许，头似守宫，后不复患矣。食冷淘不用盐。

白螺壳丸丹溪 治痰积胃脘作痛。

白螺壳火煅 滑石炒 苍术 山栀子 红曲炒 香附童便浸 南星煨裂，各一两 枳壳麸炒黄 青皮 木香 半夏 砂仁各半两 桃仁炒，去皮尖，三十枚

上为末，春加川芎，夏加黄连，秋冬加吴茱萸，用生姜汁浸蒸饼为丸，绿豆大。每服五十丸。

麻黄豆蔻丸东垣 治客寒犯胃，心胃[2]大痛不可忍。见腹痛。

加味枳术丸《正传》 治清痰、食积、酒积、茶积、肉积在胃脘，当心而痛，及痞满恶心，嘈杂嗳气，吞酸吐呕，脾疼等证。

白术三两 枳实麸炒黄色 苍术米泔浸三宿，焙 猪苓去黑皮 麦蘖面炒黄 神曲炒微黄 半夏汤泡透。各一两 泽泻去毛 赤茯苓去皮 川芎 黄连陈壁土炒，去土 白螺壳煅。各七钱 缩砂仁 草豆蔻 黄芩陈壁土同炒 青皮去白 莱菔子炒 干生姜各五钱 陈皮去白 香附米童便浸 瓜蒌仁 厚朴姜制炒 槟榔各三钱 木香 甘草各二钱

吞酸，加吴茱萸汤泡，寒月五钱，热月二钱半。久病挟虚，加人参、白扁豆、石莲肉各五钱。时常口吐清水，加炒滑石一两，牡蛎五钱。

---

〔1〕怀：原作"怀"，据崔元亮《海上方》本方改。
〔2〕胃：原作"头"，据《兰室秘藏》卷上本方改。

上为细末,用青荷叶泡汤,浸晚粳米研粉作糊为丸,如桐子大。每服七十丸,多至百丸,清米饮送下。

胸 痛

补肝汤见胁痛。 旋覆花汤方未考。《金匮》妇人门有旋覆花汤,未知是否? 五苓散见伤寒渴。泽漆汤见咳嗽。 倒仓法见积聚。

腹 痛

理中汤见伤寒吐利。 小建中汤见伤寒腹痛。 草豆蔻丸见心痛。 四逆汤见伤寒下利。 正阳散 回阳丹俱见伤寒囊缩。 当归四逆汤见伤寒厥。

四物苦楝汤 即四物汤四两,加玄胡索、苦楝实各一两。

酒煮当归丸 丁香楝实丸二方即一方,见疝门。

芍药甘草汤《金匮》

芍药二两 甘草一两

上㕮咀,每服五钱,水煎服。

海藏云:白收而赤散也,酸以收之,甘以缓之。

桂枝加芍药汤见伤寒热入血室。 桂枝加大黄汤见伤寒腹满。 黄芩芍药汤见滞下[1]。 化虫丸见虫。 桂枝芍药汤见伤寒。 真武汤见伤寒下利。

香砂理中汤 即理中汤加藿香、砂仁。

治中汤 即理中汤加陈皮、青皮等分。

五积散见中寒。 藿香正气散见中风。 来复丹见中暑。 苏感丸 即苏合香丸、感应丸并用。见中风并伤食。 神保丸见伤食。 四顺清凉饮。黄连解毒汤俱见发热。 神芎丸见头痛。

大金花丸子和

黄连 黄柏 黄芩 大黄各等分

上为末,水丸,新水下三十丸。加栀子减大黄,名栀子金花丸。

---

[1] 下:原脱,据修敬堂本补。

调胃承气汤见伤寒。　十味香薷饮见伤暑。　六和汤见伤暑。　胃苓汤见泄泻。　星半安中汤见心痛。　温中丸　枳术丸　木香槟榔丸俱见伤食。

木香顺气散《统旨》　治气滞腹痛。

木香　香附　槟榔　青皮醋炒　陈皮　厚朴姜汁炒　苍术米泔浸一宿,炒　枳壳麸炒　砂仁各一钱　甘草炙,五分

水二盅,姜三片,煎八分,食前服。

桃仁承气汤见伤寒蓄血。　七气汤见气。

七气汤　治喜怒忧思悲恐惊七气为病则心腹刺痛不可忍者,或外感风寒湿气作痛,亦宜服之。

半夏汤泡洗,三钱　桂心不见火　玄胡索炒,去皮,各二钱半　人参去芦　乳香　甘草各一钱

上作一服,用水二盅,生姜五大片,红枣二枚,煎一盅,食远服。

万应丸见虫。　乌梅丸见伤寒蛔厥。

神圣复气汤东垣

柴胡　羌活各一钱　藁本　甘草各八分　半夏汤泡　升麻各七分　白葵花五朵,去心　归身酒洗浸,六分　人参　防风[1]　郁李仁汤浸,去皮。各五分　干姜炮　黑附子炮,去皮脐。各三分

上作一服,水五盏,煎至二盏,入:

黄芪　草豆蔻面煨,去皮秤。各一钱　陈皮五分

上件入在内,再煎至一盏,再入下项药:

黄柏三分[2],酒浸　黄连三分,酒浸　枳壳三分　生地黄二分,酒浸

以上四味,预一日另用新水浸,又次入:

细辛二分　川芎三分　蔓荆子三分

预一日用水半大盏,分作二处,浸此三味并黄柏等,煎[3]正药作一大盏,不去渣,入此浸药,再上火煎至一大盏,去渣,稍热服,空

---

〔1〕防风:此下原衍"桃仁汤浸去皮研",据《脾胃论》卷下及《兰室秘藏》卷上本方删。

〔2〕三分:原作"五分",据《脾胃论》卷下及《兰室秘藏》卷上本方改。

〔3〕煎:原作"药前",据《脾胃论》卷下及《兰室秘藏》卷上本方改。

心,又能治咬颊、咬唇、咬舌、舌根强硬[1]等证,如神。忌肉汤及食肉,使不助经络中火邪也。大抵肾并膀胱经中有寒[2],元气不足者,皆宜服之,神验。于月生月满时食[3],隔三五日一服,如病急不拘时候。

益智和中丸东垣

草豆蔻仁四钱　益智仁一钱三分　砂仁七分　甘草炙,二钱半　黄芪　当归身　人参　干姜　麦门冬　曲末　陈皮各五分　桂枝　桂花各一钱半　大麦蘗炒,三钱半　黄连　生地黄各一钱　姜黄三分　木香二分

上为细末,汤浸蒸饼为丸,如梧桐子大。每服三二十丸,温水送下,细嚼亦可。

麻黄[4]豆蔻丸东垣

麻黄去节,二钱　草豆蔻　炒曲各一钱　益智八分　升麻　大麦蘗　砂仁　黄芪　半夏汤泡　白术　陈皮去白。各五分　柴胡　甘草炙　吴茱萸　当归身　青皮　木香　厚朴各二钱　荜澄茄　红花　苏木各五分

上为末,汤浸蒸饼为丸,如桐子大。每服三五十丸,细嚼,温水送下。

厚朴汤东垣

厚朴姜制　陈皮去白。各二两　甘草炙　干姜各五钱　茯苓去皮,一两

上㕮咀,每服一两,水煎服。

厚朴三物汤《金匮》

厚朴八两[5]　大黄四两　枳实五个

---

〔1〕硬:原作"梗",据《脾胃论》卷下及《兰室秘藏》卷上本方改。
〔2〕有寒:此下原衍"肺气",据《脾胃论》卷下本方删。
〔3〕食:原脱,据《兰室秘藏》卷上本方补。
〔4〕麻黄:此下原衍"草",据本册"心痛胃脘痛"及《兰室秘藏》卷上本方删。
〔5〕八两:原作"一两"据《金匮要略》卷上本方改。

上以水一斗二升[1]，先煮朴、枳二味至五升，下大黄，煮取三[2]升，温服一升，以利为度。

当归丸海藏

四物汤各半两　防风　独活　全蝎各五钱　茴香炒　续断各一两　苦楝　玄胡索各七钱　木香　丁香各二钱半

上为细末，酒糊丸，梧桐子大。空心温酒送下三五十丸。

失笑散见心痛。　养胃汤见伤暑。

少腹痛

抵当丸　桃仁承气汤二方俱见蓄血。

苦楝丸　治奔豚，小腹痛，神效。

川苦楝子　茴香各二两　附子一两，炮，去皮脐

上三味，酒二升，煮尽为度，焙干，细末之，每秤药末一两，入玄胡索半两，全蝎一十八个，炒丁香一十八粒，别为末，和匀，酒糊为丸，桐子大。温酒下五十丸，空心服。痛甚，加当归煎酒下。

云母膏　太乙膏俱见疡科。

胁　　痛

加味小柴胡汤《良方》　治伤寒胁痛。

柴胡　黄芩各二钱　人参去芦　半夏各一钱半　牡蛎粉　枳壳麸炒　甘草各一钱

上作一服，水二盏，姜三片，红枣二枚，煎一盏，食远服。

枳壳煮散《本事》　治悲哀烦恼伤肝气，至两胁骨疼，筋脉紧急[3]，腰脚重滞，两股筋急，两胁牵痛，四肢不能举，渐至脊膂挛急，此药大治胁痛。

枳壳麸炒，四两，先煎　细辛　川芎　桔梗　防风各四两[4]　葛

---

〔1〕一斗二升：原作"二斗"，据《金匮要略》卷上本方改。
〔2〕三：原作"二"，据《金匮要略》卷上本方改。
〔3〕急：原脱，据《本事方》卷七本方补。
〔4〕各四两：原作"各二两"，据《本事方》卷七本方改。

根一两半　甘草二两[1]

上为粗末,每服四钱,水一盏半,姜三片[2],同煎至七分,去渣,空心食前温服。

导痰汤见痰饮。　半硫丸见大便不通。

芎葛汤《本事》　治胁下痛不可忍者。

川芎　干葛　桂枝　枳壳麸炒　细辛　芍药　麻黄　人参去芦　防风各半两　甘草炙,二钱

上作粗末,每服五钱,水二盅,生姜三片,煎至七分,去渣温服,日三。有汗避风。

香橘汤《良方》　治七情所伤,中脘不快,腹胁胀满。

香附子炒　橘红　半夏姜制。各三钱　甘草炙,一钱

上作一服,水二盅,生姜五片,红枣二枚,煎至一盅,食远服。

分气紫苏饮《良方》

紫苏叶　桑白皮　五味子去梗　桔梗去芦　草果仁　大腹皮　白茯苓　陈皮　甘草炙。各一钱半

上作一服,水二盅,生姜三片,入盐少许,煎至一盅,空心服。

推气散《济生》　治右胁疼痛,胀满不食。

片姜黄　枳壳麸炒　桂心不见火。各五钱　甘草炙,三钱[3]

上为细末,每服二钱,姜、枣汤调下,食远服。

枳芎散《济生》　治左胁刺痛,不可忍者。

枳实　川芎各半两　粉草炙,二钱半[4]

上引同上,酒调亦可。

柴胡疏肝散《统旨》

柴胡　陈皮醋炒者二钱　川芎　芍药　枳壳麸炒,各一钱半　甘草炙,五分　香附一钱半

上作一服,水二盅,煎八分,食前服。

---

〔1〕二两:原作"一两",据《本事方》卷七本方改。

〔2〕三片:原作"枣",据《本事方》卷七本方改。

〔3〕三钱:原作"二钱",据《重订严氏济生方·心腹痛门》本方改。

〔4〕半:原脱,据《重订严氏济生方·心腹痛门》本方改。

桃仁承气汤见伤寒蓄血。

复元活血汤《发明》 治从高坠下,恶血流于胁下,及疼痛不可忍者。

柴胡半两 瓜蒌根 当归各三钱 红花 甘草 穿山甲炮。各二钱 大黄酒浸,一两 桃仁酒浸,去皮尖。研如泥,五十枚

《黄帝针经》云:有所堕坠,恶血留内。若有所大怒,气上而不行,下干胁则伤肝。肝胆之经俱行于胁下,经属厥阴、少阳,宜以柴胡为引,用为君。以当归和血脉,又急者痛也,甘草缓其急,亦能生新血,甘生血阳生阴长故也,为臣。穿山甲、瓜蒌根、桃仁、红花破血润血,为之佐。大黄酒制,以荡涤败血,为之使。气味和合,气血各有所归,痛自去矣。

上件除桃仁外,剉如麻豆大,每服一两,水一盏半,酒半盏,同煮至七分,去滓,大温服之,食前,以利为度。得利痛或不尽,服乳香神应散。

破血散疼汤东垣 治乘马跌伤,损其脊骨,恶血流于胁下,其痛苦楚,不能转侧,妨于饮食。

羌活 防风 中桂各一钱 苏木一钱五分 连翘 当归尾 柴胡各二钱 水蛭三钱,炒烟[1]尽,别研 麝香少许,别研

分作二服,每服水一大盏,酒二大盏,除水蛭、麝香别研如泥,煎余药作一大盏,去渣,上火令稍热,二味调入,空心服。

导痰汤见痰饮。 保和丸见伤食。

当归龙荟丸钱氏

当归焙 草龙胆 山栀 黄连 黄柏 黄芩各一两 大黄 芦荟 青黛各半两 木香二钱半 麝香半钱,别研

上为细末,炼蜜丸,如小豆大,小儿如麻子大。生姜汤下二三十丸。忌发热诸物。兼服防风通圣散。

桂枝散《本事》 治因惊伤肝,胁骨里疼痛不已。

枳壳一两,小者 桂枝半两

〔1〕烟:原作"烘",据虞衙本改。

上为细末,每服二钱,姜、枣汤调下。

大黄附子汤《金匮》

大黄三两　附子三枚,炮　细辛二两

上三味,用水五升,煮取二升,分温三服;若强人,煮取二升半,分温三服,服后如人行四五里,更进一服。

煮黄丸见心痛。　　控涎丹见行痹。

枳实散《本事》　治男子两胁疼痛。

枳实一两　白芍药炒　雀脑芎[1]　人参各半两

上细末,姜、枣汤调二钱,酒亦得,食前,日三服。

黑锡丹见头痛。

补肝散滑氏

山茱萸　桂心[2]　薯蓣　天雄　茯苓　人参各五分　川芎　白术　独活　五加皮　大黄各七分　橘皮三分　防风　干姜　丹参　厚朴　细辛　桔梗各一两半　甘草　菊花各一两　贯众半两　陈麦曲　大麦蘗各一升

上为末,酒服方寸匕,日二。若食不消,食后服。若止痛,食前服。

补肝汤滑氏

山茱萸　甘草　桂心各三两[3]　桃仁　细辛　柏子仁　茯苓　防风各三两　大枣二十四枚

上㕮咀,以水九升,煮五升,去渣,分三服。

补肝散滑氏　治肝肾二经气血亏损,胁胀作痛,或胁胀头眩,寒热发热,或身痛经不调。

山茱萸肉　当归　五味子炒杵　山药　黄芪炒　川芎　木瓜各半两　熟地黄自制　白术炒。各一钱　独活　酸枣仁炒。各四钱

上为末,每服五钱,枣水煎服。

---

〔1〕雀脑芎:即川芎。

〔2〕桂心:原作"柏心",据《古今图书集成·医部全录》卷一百七十三引本方改。

〔3〕各三两:虞衙本同。修敬堂本、集成本均作"各一两"。

槟榔汤滑氏

槟榔二十四个　附子七枚　母姜[1]七两　茯苓　橘皮　桂心各三两　桔梗　白术各四两

上㕮咀，以水九升，煮三升，去渣温服，每服一升。

若气喘者，加苧蓉三两，半夏四两，甘草二两。

神保丸见伤食。　神芎丸见头痛。

治胁下风气作块，寒疝发作[2]连小腹痛揍心，其积属肝，在右胁下，故病发则右边[3]手足头面昏[4]痛，不思饮食。

干葛一两　麻黄三分去节[5]　附子一个　川芎　防风　当归　枳实　芍药　桂枝　羌活　甘草各四钱

上为粗末，每服四钱，水一盏半，生姜三片，同煎至七分，去渣服，日三。有汗避风。

薏苡仁丸　治胁痛如前[6]，兼去手足枯悴。

薏苡仁一两　石斛用细者，二钱　附子半两　牛膝　生地黄各三钱　细辛　人参　枳壳　柏子仁　川芎　当归各半两，甘草　桃仁各一两

上为细末，炼[7]蜜丸，如桐子大。每服三四十丸，酒吞下，食前，日三服。丸子食前，煮散[8]食后，相兼服为佳。

沉香导气散　治一切气不升降，胁肋痞塞。

沉香二钱半　人参五钱　槟榔二钱半　白术　乌药　麦蘖炒　神曲炒　紫苏叶　大腹皮炒　厚朴制。各一两　诃子皮炮，半两　香附炮，一两半　姜黄　橘红　甘草各四两　京三棱二两　蓬莪术炮，四两　益

---

〔1〕母姜：生姜之宿根。

〔2〕作：原作"则"，据《本事方》卷七本方改。

〔3〕边：原作"胁"，据《本事方》卷七本方改。

〔4〕昏：校本同，疑作"皆"。

〔5〕三分去节：原作"五钱"，据《本事方》卷七本方改。

〔6〕治胁痛如前：本方出《本事方》卷七枳壳煮散之后，"治胁痛如前"，是指本方所治胁痛与前枳壳煮散所治胁痛相同。

〔7〕炼：原脱，据修敬堂本补。

〔8〕煮散：即本篇的第二方枳壳煮散。

智二两　红花四两

上为细末,每服二钱,食前沸汤点服。

气针丸《奇效》,下同　治久积风壅,心胸筑痛,两胁心胸似有针刺,六脉沉伏,按之手不可近。此药屡试神验,常服疏滞气,止刺痛。

木香　槟榔　青皮　陈皮　大黄以上各四两　牵牛取头末半斤,半生半炒

上为细末,炼蜜和丸,如梧桐子大。每服三十丸,姜汤送下,食前服。量虚实加减。

治胁痛如打

芫花　菊花　踯躅花各等分

上用布囊贮[1],蒸热以熨痛上,冷复易之。

木通散　治男子妇人胁肋苦痛。

木通去节　青皮去白　萝卜子炒　茴香炒　川楝子取肉,用巴豆半两,同炒黄,去巴豆。各一两　滑石另研　莪术　木香以上各半两

上为细末,每服三钱,不拘时,用葱白汤调服,甚者不过三服。

芍药散　治妇人胁痛

白芍药　玄胡索炒　肉桂以上各一两　香附子二两,醋一升,盐半两,同煮干

上为细末,每服二钱,不拘时,白汤调下。

白术丸　治息积病,胁下满逆妨闷,喘息不便,呼吸引痛。不可针灸,宜导引服药。

白术　枳实　官桂以上各一两半　人参二两　陈皮　桔梗醋炒　甘草炙。以上各一两

上为细末,炼蜜和丸,如桐子大。每服五十丸,不拘时,温酒送下,日三服。

芎归芍药汤　治肝积,气滞左胁下,遇发作手足头面昏[2]痛。

―――――――――

〔1〕贮:原脱,据《奇效良方》卷二十八本方补。
〔2〕昏:校本同,疑作"皆"。

　　川芎　当归　芍药　桂枝　防风　枳实　羌活　甘草各一钱六分　干葛四分　麻黄　侧子二分

　　上咬咀，分作二帖，每帖用水二盏，生姜五片，煎至七分，去滓，不拘时服。有汗避风。

　　乳香神应散附　治从高坠下，疼痛不可忍，及腹中疼痛。

　　乳香　没药　雄黑豆　桑白皮　独科栗子各一两　破故纸二两，炒香

　　上为细末，每服半两，醋一盏，于砂石器内煎至六分，入麝香少许，去滓温服。

腰　痛

　　五积散见中寒。　小续命汤见中风。

　　独活寄生汤《宝鉴》　治肾气虚弱，冷卧湿地，腰腿拘急，筋骨挛痛。当风取凉过度，风邪流入脚膝，为偏枯冷痹，缓弱疼痛，或腰痛牵引，脚重行步艰难。

　　独活　桑寄生如无，以川续断代　杜仲去皮，切，炒去丝　牛膝　细辛　秦艽　茯苓　桂心　防风　芎劳　人参各一钱半　甘草　当归　芍药　干地黄各一钱

　　水二大盏，生姜五片，同煎至七分，食前服。

　　三仙丹《和剂》

　　川乌头一两，生，去皮，判作骰子块，用盐半两，同炒黄色，去盐　茴香净秤三两，炒令香透　苍术二两，米泔浸一宿，刮去皮，切碎，以葱白一握，同炒黄色，去葱

　　上为末，酒煮面糊丸，如梧桐子大。每服二十丸，空心温酒、盐汤任下。

　　牛膝酒《三因》

　　牛膝　川芎　羌活　地骨皮　五加皮　薏苡仁　甘草各一两　海桐皮二两　生地黄十两

　　上判，以绢袋裹，入好酒二斗，浸二七日，夏三五宿，每服一杯，日三四杯，令酒气不绝为佳。一方，入杜仲一两，炒断丝。

渗湿汤　肾着汤俱见伤湿。

生附汤　治受湿腰痛。

附子生用　白术　茯苓　牛膝　厚朴　干生姜　甘草炙。以上各一钱　苍术炒　杜仲去皮,姜制炒。各二钱

上作一服,水二盏,生姜三片,红枣二枚,煎至一盏,食前服。

川芎肉桂汤东垣　丁未年冬,曹通甫自河南[1]来,有役人小翟,宿于寒湿之地,腰痛不能转侧,两胁搐急作痛,月余不愈。腰痛论中所说,皆为足太阳、足少阴血络中有凝血作痛,间有一二症,属少阳胆经外络脉病,皆宜去血络之凝乃愈。其《内经》有云:冬三月禁不得用[2]针,只宜服药通其经络,破其血络中败血,此方主之。

羌活一钱半　柴胡一钱　独活五分　肉桂　苍术各一钱　防风　汉防己各三分　桃仁五枚,去皮,另研如泥　归梢　甘草炙　川芎各一钱　炒曲五分

上㕮咀,水、酒煎,去渣,食远热服。

麻黄苍术汤《良方》　治寒湿所客,身体沉重,腰痛,面色萎黄不泽。

麻黄　泽泻梢炒曲　白茯苓　橘皮各一钱　半夏　桂枝　草豆蔻　猪苓各半钱　黄芪三钱　杏仁十个　苍术　甘草炙。各二钱

上作一服,水二盏,煎一盏,食前服。

摩腰膏丹溪　治老人腰痛,妇人白带。

附子尖　乌头尖　南星各二钱半　朱砂　雄黄　樟脑　丁香各一钱半　干姜一钱　麝香大者五粒,小则加之

上为末,蜜丸如龙眼大。每一丸,用生姜汁化开如厚粥,火上烘热,放掌上摩腰中,候药尽贴腰上,即烘绵衣缚定,腰热如火,间二日用一丸。

苍术汤东垣　治湿热腰腿疼痛。

---

〔1〕南:原作"东",兰《兰室秘藏》卷中本方改。
〔2〕用:原脱,据《兰室秘藏》卷中本方补。

苍术五钱,去湿止痛　柴胡三钱,行经　防风一钱半,去风胜湿　黄柏一钱半,始得之时,寒也,久不愈,寒化为热,除热止痛

水二盅,煎至一盅,空心食前服。

独活汤东垣　治因劳役,得腰痛如折,沉重如山。

羌活二钱　防风　独活　肉桂各三钱　甘草炙,二钱　当归尾五钱　桃仁五十粒　连翘五钱　汉防己　黄柏酒浸,各一两　泽泻　大黄煨。各三钱

上㕮咀,每服五钱,如麻头大,酒半盏,水一盏,去渣热服。

羌活汤东垣　治腰膝无力沉重。

羌活三钱　防风一钱半　甘草生熟各半钱　草豆蔻　黄柏　葛根各五分　砂仁一钱　陈皮六分　知母二钱半　黄芪二钱　苍术　升麻　独活　柴胡各一钱

上为粗末,作二服,水二盏,煎至一盏,去渣,空心服。

羌活胜湿汤东垣　治脊痛项强,腰似折,项似拔,冲头痛,乃足太阳经不行也。

羌活　独活　藁本　防风各一钱　蔓荆子三分　川芎二分　甘草炙,五分

上㕮咀,作一服,水二盏,煎一盏,去渣,食后温服。

姜附汤见中寒。

甘豆汤《直指》　治内蓄风热入肾,腰痛,大小便不通。

黑豆二合　甘草二钱　加续断、天麻。

间服败毒散。

上加生姜七片引,水煎服。

败毒散《直指》　伤寒热症通用。

人参　赤茯苓　川芎　北梗　羌活　独活　前胡　柴胡　枳壳制　甘草炒。各等分

上剉散,每服三钱,生姜五片,煎服。人参羌活散,用药亦同。

乳香趁痛散《直指》　治打坠腰痛。

虎胫骨酒炙黄　败龟酒炙。各二两　麒麟竭　赤芍药　当归　没药　防风　自然铜煅,醋淬,细研　白附子炮　辣桂去粗皮　白芷　苍

耳子微炒　骨碎补炒,去毛。各三两　牛膝　天麻[1]　槟榔　五加皮　羌活各一两

上末,每服一钱,温酒调下。加全蝎妙。脚气通用。

黑神散见鼻衄。　复元通气散见诸气。　和气饮见水肿。　苏合香丸见中风。

普贤正气散《和剂》

陈皮　半夏　苍术　厚朴　藿香　甘草　生姜各等分

每服五钱,水二盏,葱二段,黑豆百粒,煎八分,不拘时热服。

十补汤　即大补十全散见虚损

青娥圆《直指》　治肾虚腰痛。益精助阳,乌须壮脚,用安胎饮吞,神效。

破故纸四两,炒香　杜仲去粗皮,剉,四两,用生姜二两半擦淹炒干

上为末,用胡桃肉三十个研膏,入少熟蜜圆,桐子大。每服五十圆,调气散食前下。调气散[2]方见胀满门[3]。

地龙汤东垣

中桂四分　桃仁六个　羌活二钱　独活　甘草　黄柏各一钱　麻黄五分　地龙四分　苏木六分　当归梢一钱

上为粗末,每服五钱,水二盏,煎一盏,食远热服。

橘核酒《三因》　治打扑腰痛,恶血瘀蓄,痛不可忍。用橘核炒去皮研细,每服二钱匕,酒调服。或用猪腰子一个,去筋膜破开,入药同葱白、茴香盐,湿纸裹,煨熟细嚼,温酒下。

熟大黄汤《三因》　治坠堕闪挫,腰痛不能屈伸。

大黄切如指大　生姜切。各半两

上同炒令焦黄色,以水一盏,浸一宿,五更去渣服。天明取下如鸡肝者,即恶物也。

调荣活络饮　治失力腰闪,或跌扑瘀血,及大便不通而腰痛。

---

〔1〕天麻:原作"大麻",据修敬堂本改。

〔2〕调气散:原作"调气饮",据上文"调气散食前下"改。

〔3〕方见胀满门:是指调气散方见于《仁斋直指方·胀满门》。

川大黄　当归条　川牛膝去芦,酒洗　杏仁去皮,研如泥。各二钱　赤芍药　红花　羌活

怀生地黄酒洗。各一钱　川芎一钱半　桂枝三分

水一盏半,煎至八分,食前温服。

人参顺气散《良方》　治气滞腰痛。

人参　川芎　桔梗　白术　白芷　陈皮　枳壳　麻黄去节　乌药　白姜炮　甘草炙,各[1]一钱

水二盏,煎至一盏,食前服[2];或为细末,食前用甘草汤调服。一方,加五加皮一钱。

乌药顺气散见中风。

无比山药丸子和　治诸虚百损,五劳七伤,肌体消瘦,目暗耳鸣。

赤石脂煅　茯神去皮木　山茱萸去核　熟干地黄酒浸　巴戟去心　牛膝去苗,酒浸　泽泻以上各一两　杜仲去皮,切,姜汁炒　菟丝子酒浸　山药以上各三两　五味子拣,六两　肉苁蓉酒浸,四两

上为细末,炼蜜为丸,如梧桐子大。每服三十丸,空心温酒或盐汤送下。

虎骨散《良方》,下同　治腰胯连脚膝晓夜疼痛。

虎胫骨酥炙　败龟板酥炙　当归　芎䓖　萆薢　牛膝　桂心　羌活以上各一两

上细末,每服二钱,空心温酒调下。

补骨脂丸　治腰脚疼痛不止。

补骨脂微炒　牛膝去苗,各三两　骨碎补一两　桂心一两半　槟榔二两　安息香二两,入胡桃仁捣熟

上为细末,炼蜜入安息香,和捣百余杵,丸如梧子大。每服十丸至二十丸,空心温酒下。

百倍丸　治男妇腰膝疼痛,筋脉拘急。

─────────────

〔1〕各:原脱,据《奇效良方》卷二十七本方补。

〔2〕食前服:原脱,据《奇效良方》卷二十七本方补。

败龟板　虎骨二味各醋浸一宿,蘸醋炙令黄为度　苁蓉酒浸一宿　牛膝酒浸一宿　乳香另研　没药另研　木鳖子去壳　骨碎补去毛　自然铜醋淬七次　破故纸炒,以上各等分

上为细末,以浸苁蓉、牛膝酒煮面糊和丸,如梧桐子大。每服三十丸,食前温酒下。

养贤散　治腰脚筋骨疼痛,不能步履。

苍术去皮,一两　全蝎半两　天麻三钱　黑附子炮,去皮脐　草乌去尖。各二钱

上为细末,每服一钱,淋黑豆酒调下。药气所至,麻痹少时,瘥。

八味丸见虚劳。

大建中汤[1]《和剂》

当归　白芍药　白术　麦门冬去心　黄芪　甘草　肉苁蓉酒浸　人参　川芎　肉桂　附子炮,去皮　半夏　熟地黄　茯苓各等分

每服五钱,水二盏,姜三片,枣二枚,煎八[2]分,空心温服。

鹿茸丸见溲血。

麋茸丸《本事》　治肾虚腰痛,不能转侧。

麋茸一两,鹿茸亦可　菟丝子取末一两　舶上茴香半两

上为末,以羊肾二对,用酒浸,煮烂去膜,研如泥和丸,如桐子大,阴干,如羊肾少,入酒糊佐之。每服三五十丸,温酒或盐汤下。

六味丸见虚劳。　滋肾丸见小便不通。　封髓丹见遗精。

补阴丸丹溪

败龟板酒炙　黄柏酒炒　知母　侧柏叶　枸杞子　五味子　杜仲姜汁炒去丝　砂仁各等分　甘草减半

上为末,猪脊髓加地黄膏为丸。

调肝散　治郁怒伤肝,发为腰痛。

半夏制,三分　辣桂　宣木瓜　当归　川芎　牛膝　细辛各二分　石菖蒲　酸枣仁荡去皮,微炒　甘草炙。各一分

---

〔1〕大建中汤:《局方》卷五作"十四味建中汤"。
〔2〕八:原作"人"据修敬堂本改。

每三钱,姜五片,枣二枚,煎服。

沉香降气汤　调气散并见诸气。　煨肾丸见痿。　七气汤见腹痛。

橘香丸《良方》

橘核炒　茴香炒　葫芦巴炒　庵䕡子炒　破故纸炒　附子炮各等分

上为细末,酒煮面糊和丸,如梧子大。每服三四十丸,食前用盐汤送下。

治腰痛

杜仲　肉苁蓉　破故纸　人参　当归　秋石　川巴戟　鹿角霜各等分

为末,用猪腰子一个,洗净血水,淡盐泡过,劈开两半,勿令断,中间细花开,用前药掺入,另用稀绢一块包裹,线缚定,外用小糖罐入酒少许,罐上用纸封固,毋令走泄药气,煮腰子候熟,取食之,饮醇酒三杯,立愈。

立安丸《奇效》,下同　治五种腰痛。常服补暖肾经,壮健腰脚。

破故纸　干木瓜　杜仲去皮,姜炒去丝　牛膝酒浸　续断以上各一两　萆薢二两

上细末,炼蜜丸,如梧子大。每服五十丸,空心用温酒或盐汤送下。

二至丸　治老人虚弱,肾气虚损,腰痛不可屈伸。

附子炮,去皮脐　桂心不见火　杜仲去皮,剉,炒去丝　补骨脂炒,各一两　鹿角镑　麋角镑。各二两　鹿茸酒炙　青盐另研。各半两

上细末,酒煮糊和丸,如梧桐子大。每服七十丸,空心用胡桃肉细嚼,用盐汤或盐酒送下。

如恶热药者,去附子,加肉苁蓉一两。

速效散　治男女腰痛不可忍者。

川楝子取肉,巴豆五粒去壳同炒赤,去巴豆　茴香盐炒香,去盐　破故纸炒。以上各一两

上为细末,每服三钱,空心热酒调服。

　　散滞丸　治腰痛不可忍者。

　　上用黑牵牛,不以多少,碾取头末,去滓不用。取大蒜,每一瓣入巴豆肉一粒在内,以湿纸裹定,煨令香熟,去巴豆。将蒜研细,和牵牛末为丸,如梧子大。每服五丸,空心食前醋茶汤下,量虚实服。一方,无巴豆,以朱砂为衣,每服二十丸,酒下,只一服便安。

　　治腰痛方

　　胡桃肉　补骨脂　杜仲各四两

　　上㕮咀,作二贴,每帖用水二盏煎,空心服。

　　张走马家飞步丸　此第一方筋骨药,能去筋脉骨节手足腰背诸般疼痛挛缩不伸之患。乳香一两,另研　白芍药　川乌生,去皮脐　草乌生,去皮脐　白胶香　木鳖子取肉,另研去油,以上各二两

　　上为细末,用赤小豆末煮糊为丸,如梧子大。每服十五丸,木瓜汤下,病在上食后服,病在下空心服。忌热物片时。

　　虎骨散　治腰胯连脚膝晓夜疼痛。

　　虎胫骨酥炙　败鳖酥炙　当归　芎䓖　草薢　牛膝　桂心　羌活各一两

　　上为细末,每服二钱,食前温酒调服。

　　神应丸　治肾经不足,风冷乘之,腰痛如折,牵引背膂,俛仰不利[1],或劳役伤于肾,或寝湿地,或坠堕伤损,风寒客搏[2],皆令腰痛。

　　威灵仙　桂心　当归各二两

　　上细末,酒煮面糊丸,梧子大。每服二三十丸,食前用温酒或茴香汤下,妇人桂心汤下。

　　如神汤一名舒筋汤　治男妇腰痛,闪肭血滞,腹中疼痛,产后服之更妙。

　　玄胡索微炒　当归　桂心各等分

　　上细末,每服二钱,不拘时,温酒调服。一方,加杜仲,或加桃

〔1〕不利:原脱,据《局方》卷八本方补。
〔2〕搏:原作"博",据修敬堂本改。

仁、牛膝、续断亦可。

牵牛丸　治冷气流注，腰疼不可俯仰。

黑牵牛　玄胡索微炒　补骨脂三味另炒，另捣取末。各二两

上煨蒜研膏，丸如梧子大。每服五十丸，食前葱、酒、盐汤任下。一方，不用玄胡、骨脂，用麸炒为末，酒糊丸。

立安散　专治腰痛。

杜仲炒　橘核炒，取仁

等分，细末，每服二钱，不拘时，用盐酒调服。

补骨脂丸　治腰痛不可忍。

补骨脂二两，酒浸一宿，用麸炒，为末入　杏仁汤泡，去皮尖，研　桃仁炮，去皮尖，研。各一两

上和匀，以浸药酒煮面糊和丸，如梧桐子大。每服五十丸，空心盐汤或盐酒下。

菴䕡丸　治坠堕闪肭，血气凝滞腰痛。

菴䕡子　当归酒浸，焙　威灵仙　破故纸炒　杜仲炒　桂心各五钱　乳香别研　没药别研。各二钱半

上为细末，酒煮面糊和[1]丸，如梧子大。每服七十丸，空心用盐汤或盐酒任下。治腰痛如神方

杜仲炒去丝　木香各四两　官桂一两

上为细末，每服二钱，空心温酒调下。此药活血化气。

药棋子《本事》　治腰痛气滞者。

黑牵牛不拘多少，以新瓦火烧赤，便以牵牛倒在瓦上，自然一半生一半熟，不得搅动，取头末一两，入硫黄一分，同研匀，分三服。每用白面一匙，水和捏如棋子样，五更初用水一盏煮熟送下，痛住即止；未住，明日五更再服。

肾着除湿丹《统旨》

槟榔　甘遂　芍药煨　威灵仙　泽泻　葶苈各二两　乳香　没药各一两　大戟炒，三两　陈皮四两　黑牵牛头末，一两

---

[1] 和:原脱，据《奇效良方》卷二十七本方补。

上为末,面糊丸,如桐子大。每服三十丸,空心用灯草汤送下。

渗湿汤见伤湿。　导痰汤见痰饮。

禹攻散子和

黑牵牛四两　茴香炒,一两

上为末,姜汁调一二钱服。

清湿散《统旨》

黄柏盐水拌炒,一钱五分　泽泻一钱　苍术一钱半,米泔浸炒　杜仲　白芍药煨　牛膝酒浸　木瓜　威灵仙　陈皮各一钱　甘草三分

痛甚者,加乳香、没药末五分,临服调入。

水二盅,姜三片,煎八分,食前服。

脊痛脊强

羌活胜湿汤见前腰痛。　地龙汤同上。

肩　背　痛

通气防风汤东垣

柴胡　升麻　黄芪各一钱　防风　羌活　陈皮　人参　甘草各五分　藁本　青皮各三分　黄柏一分　白豆蔻仁二分

水煎,温服,食后。气盛者宜服,面白脱色气短者勿服。

当归拈痛汤见身痛。　神保丸见伤食。　星香散见中风　导痰汤见痰饮。

丁香五套丸《和剂》

南星每个切作十数块,同半夏先用水浸三日,每日易水,次用白矾二两,研碎调入水内,再浸三日,洗净焙干　半夏切破,各二两　干姜炮　白术　良姜　茯苓各一两　丁香不见火　木香　青皮　陈皮去白。各半两

上为末,用神曲一两,大麦蘖二两,同研取末打糊,丸如梧桐子大。每服五十丸,加至七十丸,不拘时,温熟水送下。

和气饮见水肿。　补中益气汤见劳倦。　八物汤见虚劳。　龙荟丸见胁痛。

加减当归饮子《玄珠》　治肩背忽痛。

当归　防风　柴胡　生地黄　大黄各一两半　芍药　黄芩　人
参各一两　黄连五钱　滑石六两　甘草一两三钱

上每服六七钱,水煎。

治背痛方

姜黄四两　甘草炙　羌活　白术各一两

上每服一两,水煎。

臂　　痛

五积散见中寒。　乌药顺气散见中风。　蠲痹汤见痹。　五痹
汤见痹。

琥珀散《济生》

赤芍药　蓬莪术　京三棱　牡丹皮去木　刘寄奴去梗　玄胡索
炒,去皮　乌药　当归去芦,酒浸　熟地黄酒浸　官桂不见火,各一两

上前五味,用乌豆一升,生姜半斤,切片,米醋四升,同煮豆烂
为度,焙干,入后五味,同为细末。每服二钱,空心温酒调服。

劫劳散《和剂》

人参　甘草　黄芪　当归　芍药　熟地黄　阿胶　紫菀各等分

每服五钱,水二盏,姜三片,枣二枚,煎八分,食前温服。又方
有五味子。

和气饮见水肿。　导痰汤见痰饮。

《指迷》茯苓丸　治中脘留伏痰饮,臂痛难举,手足不得转移,
此治痰之第一方也。

半夏二两　茯苓一两　枳壳去瓤,麸炒,半两　风化朴硝二钱五分

上为末,姜汁面糊丸,如梧桐子大。每服三十丸,姜汤下。

控涎丹见行痹。　四物汤见鼻衄。

舒经汤　治臂痛不能举。有人常苦左臂痛,或以为风为湿,诸
药悉投,继以针灸,俱不得效,用此方而愈。盖是气血凝滞经络不
行所致,非风非湿。腰以下食前服,腰以上食后服。

片姜黄二钱,如无,则以嫩莪术代之　赤芍药　当归　海桐皮去
粗皮　白术以上各一钱半　羌活　甘草　炙。各一钱

上作一服,水二盏,生姜三片,煎至一盏,去滓,磨沉香汁少许,
食前服。

身　体　痛

甘草附子汤见伤寒身痛。

当归拈痛汤东垣　治湿热为病,肢节烦疼,肩背沉重,胸膈不
利,遍身疼痛,流注于[1]足胫,肿痛不可忍。

羌活　甘草炙　黄芩酒炒　茵蔯酒炒。各半两　人参　苦参酒洗
升麻　葛根　苍术各二钱　白术一钱半　泽泻　猪苓　防风　当归
身[2]　知母酒洗。各三钱

水煎,不拘时服。

补中益气汤见劳倦。

麻黄复煎汤东垣　治阴室中汗出懒语,四肢困倦乏力,走注疼
痛,乃下焦伏火不得伸,浮而躁热汗出,一身疼痛,盖风湿相搏也。
以麻黄发汗,渐渐发之,在经者亦宜发汗,况值季春之月,脉缓而
迟,尤宜发之,令风湿去而阳气升,困倦乃退,血气俱得生旺也。

麻黄去节,用水五盏,先煎令沸去沫,渣再煎至三盏,方入下药　黄芪各
二钱　白术　人参　柴胡根　防风　生地黄各五分　甘草三分　羌
活　黄柏各一钱　杏仁三个去皮尖

上入麻黄汤内,煎至一盏,临卧服,勿饱服。

四物苍术各半汤　即四物汤与苍术各半两,煎服下活血丹。

活血丹《元戎》

熟地黄三两　当归　白术　白芍药　续断　人参各一两

末之,酒糊丸,如桐子大。每服百丸。

痹

防风汤见行痹。　五积散见中寒。

---

〔1〕于:原作"手足",据《医学发明》卷八本方改。

〔2〕当归身:原在"苍术"之下,据《医学发明》卷八本方移此。

茯苓川芎汤

赤茯苓一钱半　桑白皮　防风　苍术米泔浸一宿,炒　麻黄　芍药煨　当归酒洗。各一钱

官桂五分　川芎一钱二分　甘草四分

水二盅,枣二枚,煎八分,食前温服。

升麻汤河间

升麻三钱　茯神去皮木　人参　防风　犀角镑　羚羊角镑　羌活各一钱　官桂三分

水二盅,煎八分,入竹沥半酒盏,不拘时服。

五苓散见伤寒。

吴茱萸散

吴茱萸　肉豆蔻面裹煨　干姜炮　甘草炙　砂仁　神曲炒。各一钱　白术　厚朴姜汁制　陈皮各二钱

上为细末,每服二钱,空心米饮调下。

肾着汤见腰痛。

肾沥汤

麦门冬去心　五加皮　犀角各一钱半　杜仲姜汁炒去丝　桔梗　赤芍药煨　木通各一钱　桑螵蛸一个

水二盅,入羊肾少许,煎八分,食前服。

当归汤

当归二钱,酒洗　赤芍药煨,一钱半　独活　防风　赤茯苓　黄芩　秦艽各一钱　杏仁八分,去皮尖　甘草六分　桂心三分

水二盅,姜三片,煎八分,不拘时温服。

蠲痹汤　治周痹及手足冷痹,脚腿沉重,或身体烦疼,背项拘急。

当归酒洗　赤芍药煨　黄芪　姜黄　羌活各一钱半　甘草五分

水二盅,姜三片,枣二枚,不拘时服。

茯苓汤

半夏汤泡七次　赤茯苓　橘红各二钱　枳壳麸炒　桔梗去芦　甘草炙。各一钱

水二盅,姜五片,煎八分,不拘时服。

加味五痹汤　治五脏痹症。

人参　茯苓　当归酒洗　白芍药煨　川芎各一钱,肝、心、肾痹倍之　五味子十五粒　白术一钱,脾痹倍之　细辛七分　甘草五分

水二盅,姜一片,煎八分,食远服。

肝痹,加酸枣仁、柴胡。

心痹,加远志、茯神、麦门冬、犀角。

脾痹,加厚朴、枳实、砂仁、神曲。

肺痹,加半夏、紫菀、杏仁、麻黄。

肾痹,加独活、官桂、杜仲、牛膝、黄芪、萆薢。

石楠散《奇效》,下同　治热痹,肌肉热极,体上如鼠走,唇口反坏,皮肤色变,兼治诸风。

石楠叶醋炙　山芋　萎蕤剉　天雄炮,去皮脐　升麻各一两　黄芪剉　桃花生用　菊花未开者,炒　甘草各五钱　石膏另研,一两　珍珠另研,二钱半　山茱萸去核,一两半　丹砂二钱半,别研,仍与珍珠、石膏末一处同研极细

上为细末,入别研药,更研令匀。每服一钱,渐加至二钱,空心用温酒调服。

人参散　治肝痹气逆,胸胁引痛,眠卧多惊,筋脉挛急,此药镇肝去邪。

人参二两　杜仲去粗皮,炒　黄芪蜜炙　酸[1]枣仁微炒　茯神去木。各一两　五味子　细辛去苗　熟地黄　秦艽去苗土　羌活去芦　丹砂细研　芎劳各半两

上为细末,入丹砂再研令匀。每服一钱,不拘时,温酒调下,日三服。

防风丸　治热痹。

防风去叉　羌活去芦　茯神去木　五加皮　枳壳麸炒　牛膝酒浸　桂心去粗皮　麦门冬去心　人参　玄参　薏苡仁　生地黄

---

〔1〕酸:原作"酥",据修敬堂本改。

焙　芍药　丹参各一两　槟榔二两　磁石火煅醋淬,四两　大黄剉,炒　松子仁　木香各半两

上为细末,炼蜜为丸,如梧桐子大。每服三十丸,渐加至四十丸,空心温酒下。

巴戟天汤　治冷痹,脚膝疼痛,行履艰难。

巴戟天去心,三两　附子炮,去皮脐　五加皮各二两　牛膝酒浸,焙　石斛去根　甘草炙　萆薢各一两半　白茯苓去皮　防风去叉。各一两七钱半

上剉如麻豆大,每服五钱,生姜三片,水一盏半,煎至一盏,去滓,空心温服。一方,无生姜。

补肝汤　治肝痹,两胁下满,筋急不得太息,疝瘕四逆,抢[1]心腹痛,目不明。乌头四枚,炮,去皮脐　附子二枚,炮,去皮脐　山茱萸去核。各七钱半　官桂去粗皮,七钱半　薏苡仁　甘草炙　独活各半两　白茯苓去皮,一两二钱　柏子仁另研　防风去叉　细辛各二两

上剉如麻豆大,入研药拌匀。每服五钱,水一盏半,大枣二枚去核,同煎至八分,去滓,不拘时温服。

萆薢丸　治肝痹,缓筋脉,去邪毒,调荣卫。

萆薢　羌活去芦　天麻酒浸一宿,切,焙。各一两　附子炮,去皮脐,半两　乳香别研　没药别研。各二钱半

上为细末,入乳香、没药同研匀,炼蜜丸,弹子大。每服一丸,空心温酒化下,日再服。

犀角散　治心痹,精神恍惚,恐畏闷乱,不得睡卧,志气不定,语言错误。

犀角屑　牛黄别研　麝香另研　羚羊角屑　白鲜皮　茯神去木　沙参去芦　天竺黄别研　防风　天麻　独活　人参　升麻　龙齿　远志去心　甘草炙。各二钱五分　麦门冬去心　丹砂别研。各半两　龙脑别研,一钱二分

为细末,入别研药,再研令极细。每服二钱,不拘时用麦门冬

[1] 抢:原作"枪",据《奇效良方》卷三十八本方改。

汤调下。

茯神汤　治心痹,神思昏塞,四肢不利,胸中烦闷,时复恐悸。

茯神去木　羌活去芦　麻黄去根节　麦门冬去心,焙　龙齿各一两　远志去心　犀角屑　薏苡仁　人参去芦　蔓荆子　防风各七钱五分　赤芍药　甘草炙。各半两

上㕮咀,每服三钱,水一盏,生姜五片,同煎至七分,去滓,不拘时温服。

枳实散　治心痹,胸中气坚急,心微痛,气短促,咳唾亦痛,不能饮食。

枳实麸炒　桂心　细辛　桔梗各七钱五分　青皮去白,一两

上㕮咀,每服三钱,水一中盏,姜一钱半,煎至六分,去滓,不拘时温服。

黄芪丸　治脾痹,肌肉消瘦,心腹胀满,水谷不化,食即欲呕,饮食无味,四肢怠惰,或时自利。

黄芪剉　石斛去根　附子炮,去皮脐　肉苁蓉酒浸,切,焙　益智去皮　白术　人参各一两　厚朴去皮,姜汁炙　桂心各一两半　五味子　当归　白豆蔻去壳　枳实麸炒　沉香剉　良姜各七钱五分　诃梨勒煨,去核,二两　吴茱萸汤泡　丁香各半两

为细末,煮枣肉和捣五百杵,丸如梧子大。每服三十丸,食前用温酒送下。

温中法曲丸　治脾痹,发咳呕汁。

法曲炒　枳实麸炒　白茯苓　吴茱萸汤浸,焙,炒　桂心　厚朴去皮,姜汁炙　当归切,焙　甘草炙。各三两　麦蘖微炒,五合　细辛去苗　干姜炮　麦门冬去心,焙　附子炮,去皮脐　桔梗炒　人参以上各一两

上为细末,炼蜜丸,如桐子大。每服七十丸,食前熟水下,日三服。

当归汤　治肺痹,上气闭塞,胸中胁下支满,乍作乍止,不得饮食,唇干口燥,手足冷痛。

当归切,焙　防风去义　黄芪以上各二两　杏仁去皮尖,炒,五十

粒 黄芩去腐 细辛去苗 麻黄去根节,水煮二三沸,掠去沫,控干 人参以上各一两 桂心三两 柴胡去苗,八两 半夏汤泡去滑,五两

上㕮咀,每服四钱,水一盏,姜七片,枣二枚,煎七分,去滓,不拘时温服,日三夜二。

五味子汤 治肺痹,上气发咳。

五味子三两 麻黄去根节 细辛去苗 紫菀去苗土 黄芩去腐 甘草炙。各二两 当归焙 人参 桂心各一两 紫苏子炒,八两 半夏汤洗七次,三两

上㕮咀,每服四钱,水一盏,生姜五片,煎至六分,去滓,不拘时温服。上气病,亦单煮紫苏子及生紫苏叶,冬月煮干枝茎叶服。

紫苏子汤 治肺痹,胸心满塞,上气不下。

紫苏子炒,八两 半夏汤洗,五两 陈皮去白 桂心各三两 人参 白术 甘草炙。各二两

上㕮咀,每服四钱,水一盏,入生姜五片,枣二枚,煎至七分,去滓,不拘时温服

舒筋丸 治筋骨不能屈伸。

海桐皮 没药 血竭 木香各二钱 肉桂 牛膝 虎骨 防风 木瓜 天麻各二钱半 乳香三钱 甜瓜仁半两 沉香 楮实子各一钱半 自然铜 当归各一钱

上为细末,炼蜜为丸,如弹子大。每服一丸,细嚼,用温酒送下。忌热物。未服药,先饮酒半盏,后服药。

行　痹

防风汤 河间

防风 当归酒洗 赤茯苓去皮 杏仁去皮尖,炒。各一钱 黄芩 秦艽 葛根各二钱 羌活八分 桂枝 甘草各五分

水二盅,姜三片,煎七分,入好酒半盏,食远服。

薏苡仁散《本事》

薏苡仁一两 当归 小川芎 干姜 茵芋 甘草 官桂 川乌 防风 人参 羌活 白术 麻黄 独活各半两

为细末,每服二钱,空心临卧酒调下,日三服。

和血散痛汤东垣

羌活身 升麻 麻黄去节。各一钱半 桃仁十个 柴胡二钱 红花一分 当归身一分 防风一钱 甘草炙,二分 独活五分 猪苓五分 黄柏一钱 防己六分 知母酒,一钱 黄连酒,二分

上分作四服,每服水一大盏,煎至一半,去渣,空心热服。

如意通圣散《集验》,下同 治走注风疼痛。

当归去芦 陈皮去白 麻黄去节 甘草炙 川芎 御米壳去顶膈 丁香各等分

上用慢火炒令黄色,每服五钱,水二盏,煎至一盏,去渣温服。如腰脚走注疼痛,加虎骨、没药、乳香同煎。如心痛,加乳香、良姜同煎。如赤眼,加草龙胆、黄连同煎。此药治诸痛之仙药也,又可服一粒金丹。

虎骨散 治风毒走注,疼痛不定,少得睡卧。

虎胫骨醋炙 败龟醋炙。各二两 麒麟竭[1]另研 没药另研 自然铜醋淬 赤芍药 当归去芦 苍耳子炒 骨碎补去毛 防风各七钱半,去芦 牛膝酒浸 天麻 槟榔 五加皮 羌活去芦,各一两 白附子炮 桂心 白芷各半两

上为细末,每服二钱,温酒调下,不拘时候。

桂心散 治风走注疼痛。

桂心 漏芦 威灵仙 芎䓖 白芷 当归去芦 木香 白僵蚕炒,地龙炒,去土。各半两

上为细末,每服二钱,温酒调下,不拘时候。

仙灵脾散 治风走注,往来不定。

仙灵脾 威灵仙 芎䓖 苍耳子炒 桂心各一两

上细末,每服一钱,温酒调,不拘时服。

治风走注疼痛

地龙一两,去土,炒 麝香二钱半,另研

---

〔1〕麒麟竭:即血竭。

上为细末,每服一钱,以温酒调下,不拘时。

又方　治男妇走注疼痛,麻木困弱。

水蛭半两,糯米内炒熟　麝香二钱半,另研

上为细末,每服一钱,以温酒调下,不拘时,日进二服。

没药散　治遍身百节风虚劳冷,麻痹困弱,走注疼痛,日夜不止。

没药二两,另研　虎骨四两,醋炙

上为细末,每服五钱,温酒调下,不拘时候,日进二服。

小乌犀丸　治一切风走注,肢节疼痛不可忍者。

乌犀角屑　干蝎炒　白僵蚕炒　地龙去土　朱砂水飞　天麻　羌活去芦　芎劳　防风去芦　甘菊花　蔓荆子各一两　干姜炮　麝香另研　牛黄各半两,研　虎胫骨醋炙　败龟醋炙　白花蛇酒浸　天南星姜制　肉桂去粗皮　附子炮,去皮脐　海桐皮　木香　人参去芦　当归各七钱半,去芦

上为细末,入研令匀,以炼蜜和丸,如弹子大。每服一丸,用温酒或薄荷汤嚼下。

没药丸　治风毒走注疼痛,四肢麻痹。

没药另研　五加皮　干山药　桂心　防风去芦　羌活去芦　白附子炮　香白芷　骨碎补去毛　苍耳炒　自然铜各半两,醋淬　血竭二钱半,另研　虎胫骨醋炙　败龟各一两,醋炙

上为细末,同研令匀,以酒煮面糊为丸,如梧子大。每服二十丸,空心温酒送下,日进二服。

虎骨丸　治男子妇人走注疼痛,麻木困弱。

虎骨四两,醋炙　五灵脂炒　白僵蚕炒　地龙去土,炒　白胶香另研　威灵仙各一两　川乌头二两,炮,去皮脐　胡桃肉二两半,去内皮,捣研如泥

为细末,同研令匀,以酒煮面糊和丸,如梧桐子大。每服十丸至十五丸,空心温酒送下,日进二服。妇人当归酒送下。打扑损伤,豆淋酒送下。老幼加减服之。

十生丹　治风走注疼痛。

天麻　防风去芦　羌活去芦　独活去芦　川乌　草乌头去芦　何首乌　当归去芦　川芎　海桐皮各等分,并生用

上为细末,以炼蜜为丸,每丸重一钱。每服一丸,细嚼,冷茶清送下,病在上食后服,病在下空心服。忌食热物一日。

骨碎补丸　治走注疼痛。

骨碎补一两,半　威灵仙　草乌头各一两,炒　天南星姜制　木鳖子去壳　枫香脂另研　自然铜醋淬　地龙各一两,去土,炒　没药另研　乳香另研,各半两

上为细末,同研令匀,醋煮面糊为丸,如梧子大。每服五丸,加至十丸,用温酒下,不拘时候,日进二服。

定痛丸　治风虚走注疼痛。

威灵仙　木鳖子去壳　川乌炮,去皮脐　防风去芦　香白芷　五灵脂　地龙各半两,去土,炒　水蛭糯米炒熟　朱砂各三钱,水飞

上捣,研为细末,酒煮面糊和丸,如梧子大,以朱砂为衣。每服十丸,空心温酒送下。妇人红花酒下。常服轻身壮骨。

八神丹　治风虚走注疼痛,昏迷无力,四肢麻木。

地龙去土,炒　五灵脂炒　威灵仙　防风去芦　木鳖子去壳　草乌头各一两,炒　白胶香另研　乳香另研。各三钱

上为细末,酒煮面糊丸,如桐子大。每服五七丸至十丸,温酒送下,不拘时。若汗出,其痛麻自散,是其效也,老幼加减服之。

一粒金丹　治腰膝风走注疼痛。

草乌头剉,炒　五灵脂各一两　地龙去土,炒　木鳖子去壳,各半两　白胶香一两,另研　细墨煅　乳香各半两,研　没药另研　当归各一两,去芦　麝香一钱,另研

上为细末,以糯米糊和丸,如桐子大。每服二丸至三丸,温酒下。服药罢,遍身微汗为效。

乳香应痛丸　治风走注疼痛。

乳香半两,另研　五灵脂　赤石脂各一两,研　草乌头一两半,炒　没药五钱,另研

上为细末,醋糊和丸,如小豆大。每服十五丸,空心温酒送下,

日进二服。

控涎丹《三因》

甘遂去心　紫大戟去皮　白芥子真者。各等分

上为末，煮糊丸，如桐子大，晒干。食后[1]、临卧淡姜汤或熟水下五七丸至十丸。疾[2]猛气实，加丸数不妨。

控涎散丹溪　治身及胁走痛，痰挟死血。加桃仁泥丸，治走注疼痛。

威灵仙一钱　川芎七分　栀子炒，一钱　当归一钱　肉桂一分　苍术一钱　桃仁七粒　甘草五分

上用生姜五片，水二盏，煎半干，入童便半盏，竹沥半盏，沸热服。忌肉、面、鸡。

治痛风走注疼痛丹溪

黄柏酒炒　苍术酒炒，各二钱

上作一服，煎就调酒威灵仙末、羚羊角灰臣、苍术佐、芥子使。用姜一片，入药末一钱，擂碎，以前药再温服。

龙虎丹丹溪　治走注疼痛，或麻木不遂，或半身疼痛。

草乌　苍术　白芷各一两

上研为末，水拌发热过，再入乳香、没药各[3]二钱，当归、牛膝各半两，酒糊丸，弹子大。每服一丸，温[4]酒化下。

透骨丹《集验》，下同　治男妇一切走注疼痛不可忍。

地骨皮　甜瓜子炒　芸薹子葱捣为饼。各三两　乳香另研　没药另研　草乌头各一两，剉，炒　苍术　牛膝酒浸　赤芍药　当归去芦　川乌头炮，去皮脐　自然铜醋煅　五灵脂各二两

上为细末，醋糊丸，梧子大。每服十丸，加至十五丸，以温酒送下，不拘时候。先用甜瓜子一两，炒香研烂，酒煎数沸，量虚实调黑牵牛末五钱服之，以利为度，然后服此。

----

〔1〕食后：原脱，据《三因方》卷十三本方补。

〔2〕疾：原作"痰"，据《三因方》卷十三本方改。

〔3〕没药各：原脱，据《丹溪心法》卷四本方补。

〔4〕每服一丸，温：原脱，据《丹溪心法》卷四本方补。

神效膏　治风走注疼痛,上下不定。

牛皮胶一两,水熔成膏　芸薹子　安息香　川椒生用　生附子各半两

上为细末,入胶中和成膏,纸摊,随痛处贴之。

《神巧[1]万全方》神效膏　治风毒走注疼痛。

牛膝一两[2],酒煮研为膏　芸薹子　安息香酒熬为膏　川椒生用　附子生用。各半两

上三味,为细末,入牛膝、安息膏中,调匀摊纸,随患处贴之。

摩风膏　治风毒攻注,筋骨疼痛。

蓖麻子一两,去皮,研　草乌头半两,生用　乳香一钱,另研

上以猪肚脂炼去沫成膏,方入药搅匀,涂摩攻注之处,以手心摩挲如火之热,却涂摩患处,大妙。

治风走注疼痛不定方

芫花　桑白皮　川椒各二两　桂心一两　柳蛀屑半两　麦麸一升

上为粗末,用醋一升,拌炒令热,以青布裹,熨痛处,冷即更入醋再炒,依前熨之,以瘥为度。

又方

芫花一斤　黑豆五升　生姜半斤,切

上件同炒,旋入醋拌,用青布裹熨,痛止更再炒熨,以效为度。

治风走注疼痛,及四肢顽痹强硬,屈伸不得,宜用此方。

皂荚一斤,不蛀者　食盐五升

上细剉皂荚,和盐炒热,以青布裹,熨痛处,立瘥。

痛 痹

小续命汤见中风。

乌药顺气散　治风气攻注四肢,骨节疼痛,遍身顽麻。及疗瘫

〔1〕巧:原作"效",据《医方类聚》卷十六引《神巧万全方》改。
〔2〕一两:原作"二两",据《医方类聚》卷十六引《神巧万全方》本方改。

痪,步履艰难,脚膝痿弱。

麻黄去根节　陈皮　乌药各二钱　白僵蚕去丝嘴,炒　干姜炮。各五分　川芎　枳壳　桔梗　白芷　甘草炒,各一钱

水二盅,姜三片,枣一枚,煎八分,食远服。

除湿蠲痛汤

苍术米泔浸炒,二钱　羌活　茯苓　泽泻　白术各一钱半　陈皮一钱　甘草四分

水二盅,煎八分,入姜汁、竹沥各三二匙服。在上痛者,加桂枝、威灵仙、桔梗;在下痛者,加防己、木通、黄柏、牛膝。

防己黄芪汤见身重。五痹汤见痹。

豁痰汤《养生》　治一切痰疾。余制此剂,为滚痰丸相副。盖以小柴胡为主,合前胡半夏汤,以南星、紫苏、橘皮、厚朴之类出入加减。素抱痰及肺气壅塞者,以柴胡为主,余者并去柴胡,用前胡为主。

柴胡洗去土并苗,四两　半夏洗去滑,四两　黄芩去内外腐,三两　人参去芦,风壅者不用　赤甘草各二两　带梗紫苏　陈皮去白　厚朴去粗皮,姜汁制　南星去脐。各二两　薄荷叶一两半　羌活去芦,一两,无怒气者不用　枳壳去瓤,一两[1],麸炒

上方,中风者去陈皮,入独活。胸膈不利者去陈皮,加枳实去瓤麸炒,更加赤茯苓去皮。内外无热者去黄芩,虚弱有内热者勿去黄芩,加南木香。一切滚痰气之药,无有出其右者。气无补法之说,正恐药味窒塞之故,是以选用前件品味,并是清疏温利,性平有效者也。

二陈汤见痰饮。　控涎丹见行痹。

潜行散丹溪　治痛风。

黄柏不以多少,酒浸,焙干为末

生姜汁和酒调服,必兼四物等汤相间服妙。

二妙散丹溪　治筋骨疼痛因湿热者。如有气加气药,如血虚

---

〔1〕一两:原脱,据修敬堂本补。

加补血药,如痛甚以姜汁热辣服之。

黄柏炒　苍术炒制,去皮

上为末,生姜研,入汤煎沸调服。此二物皆有雄壮之气,如表实气实者,少酒佐之。一法,二妙为君,加甘草、羌活各二钱,陈皮、芍药各一钱,酒炒威灵仙半钱,为末服之佳。

四物苍术各半汤　活血丹俱见身体痛。　五积散见中寒。　五苓散见伤寒渴。　八正散见淋。　大橘皮汤见胀满。　大柴胡汤见伤寒潮热。　防风通圣散见眩晕。

苍术复煎散东垣

苍术四两,水二碗,煎至二大盏,去渣,入下药　羌活一钱　升麻　柴胡　藁本　泽泻　白术各五分　黄柏三分　红花少许

上为粗末,用苍术汤二盏,煎至一盏,去渣,空心温服。微汗为效。忌酒面。

缓筋汤东垣

羌活　独活各二钱　藁本　麻黄　柴胡　升麻　草豆蔻　生地黄　当归身　黄芩　黄柏各三分　炙甘草　生甘草根　熟地黄各二分　苍术五分　苏木一分

上粗末,水二盏,煎至一盏,去粗,食远热服。

活血应痛丸《宝鉴》

狗脊去毛,六两　苍术米泔浸一宿,十两　香附炒,十二两　陈皮九两　没药一两二钱　草乌炮,二两半　威灵仙三两

上为细末,酒煮面糊为丸,如桐子大。每服十五丸,温酒或热汤送下,不拘时候。常服和血脉,壮筋骨,使气脉宣通。忌桃、李、雀、鸽诸血物。

大羌活汤《宝鉴》　真定府张大,素嗜酒,五月间病手指节肿痛,屈伸不利,膝髌亦然,心下痞闷,身体沉重,不欲饮食,食即欲吐,面色萎黄,精神短少。至六月间,求予治之。诊其脉沉而缓,缓者脾也。《难经》云:俞主体重节痛。俞者,脾之所主,四肢属脾,盖其人素饮酒,加之时助,湿气大胜,流于四肢,故为肿痛。《内经》云:诸湿肿满,皆属脾土。仲景云:湿流关节,肢体烦痛,此之谓也。

《内经》云:湿淫于内,治以苦温,以苦发之,以淡渗之。又云:风胜湿。羌活、独活苦温,透关节而胜湿,故以为君。升麻苦平,威灵仙、苍术防风苦辛温,发之者也,故以为臣。血壅而不流则痛,当归辛温以散之,甘草甘温益气,泽泻咸平,茯苓甘平,导湿而利小便,以淡渗之,使气味相合,上下分散其湿也。

羌活 升麻各一钱 独活七分 苍术 防风去芦叉 甘草 威灵仙去芦 茯苓去皮 当归 泽泻各半钱

上剉作一服,水二盏,煎至一盏,温服,食前一服,食后一服。忌酒、面、生冷、硬物。

桂枝芍药知母汤仲景

桂枝 知母 防风各四两 芍药三两 附子炮 甘草 麻黄各二两 白术 生姜各五两

水七升,煮取二升,温服七合,日三服。

乌头汤仲景 治病历节,不可屈伸疼痛。

麻黄 芍药 黄芪各三两 甘草炙 川乌五枚,㕮咀,以蜜二升,煎取一升,即去乌头

上五味[1],㕮咀四[2]味,以水三升,煮取一升,去渣,纳蜜再煎,服七合,不时尽服之。

牛蒡子散《本事》

牛蒡子 新豆豉炒 羌活各三两 生地黄二两半 黄芪一两半

上为细末,汤调二钱,空心食前,日三服。

犀角汤《千金》 治热毒流入四肢,历节肿痛。

犀角二两 羚羊角一两 前胡 黄芩 栀子仁 射干各三两[3] 大黄 升麻各四两 豉一升

上㕮咀,每服五钱,水二盏煎服。

茵芋丸《本事》 治历节肿满疼痛。

---

〔1〕五味:原脱,据《金匮要略》卷上本方补。
〔2〕四:原作"五",据《金匮要略》卷上本方改。
〔3〕各三两:原脱,据《千金方》卷八本方补。

茵芋　朱砂　薏苡仁各一分[1]　牵牛一两半　郁李仁半两

上为细末,炼蜜杵丸,如桐子大,轻粉滚为衣。每服十丸至十五丸,五更温水下,到晚未利可二三服,快利为度,白粥将息。

趁痛散

乳香　没药　桃仁　红花　当归　羌活　地龙酒炒　牛膝酒洗　甘草　五灵脂酒淘[2]　香附童便浸

上为末,每服二钱,酒调。或加酒炒芩、柏。

治酒湿痰痛风

黄柏酒炒　威灵仙酒炒。各五钱　苍术　羌活　甘草三钱[3]　陈皮　芍药各一钱

上为末,每服一钱或二钱,沸汤入姜汁调服。

治气实表实骨节痛方

滑石飞,六钱　甘草一钱　香附　片芩各三钱

上为末,姜汁糊丸,梧子大。每服五七十丸,白汤送下。

治食积肩腿痛

龟板酒浸,炙,一两　酒柏叶　香附五钱[4]　辣芥子　凌霄花一钱半[5]

上为末,酒糊为丸,桐子大。煎四物,加陈皮、甘草汤下。

丹溪治一男子,家贫多劳,秋凉忽浑身发热,两臂膊及腕、两足并胕皆疼痛如煅,昼轻夜剧,医与风药则增痛,与血药则不效,惟待毙而已。脉之,两手俱涩而数,右甚于左,饮食则如平时,形瘦削,盖大痛而瘦,非病也。用苍术、酒黄柏各一钱,生附子一片,生甘草三分,麻黄五分,研桃仁五粒,作一帖煎,入姜汁些少令辣。服至四帖后,去附子,加牛膝一钱。至八帖后,来告急云:气上喘促,不得睡,痛似微减,意其血虚,因服麻黄过剂,阳虚被发动而上奔,当与

---

〔1〕各一分:原作"各一两",据《本事方》卷三本方改。
〔2〕淘:原作"炒",据《丹溪心法》卷四本方改。
〔3〕三钱:校本同,疑作"各三钱"
〔4〕五钱:校本同,疑作"各五钱"。
〔5〕一钱半:校本同,疑作"各一钱半"。

补血镇坠及酸剂收之。遂以四物汤加川芎、芍药、人参二钱,五味子十二粒,与二帖服之,喘随定,是夜遂安。三日脉之,数减大半,涩脉如旧,问其痛,则曰不减,然呻吟之声却无。察其起居,则疲弱无力,病人却自谓不弱,遂以四物汤加牛膝、白术、人参、桃仁、陈皮、甘草、槟榔,入姜三片煎服,如此药与五十帖而安。一月后,因负重担复痛作,饮食亦减,再与此药,加黄芪三分,又二十帖全愈。一人年逾六十,性急,作劳患两腿痛,动作则痛甚。视之曰:此兼虚证,当补血则病自安。遂与四物加桃仁、陈皮、牛膝、生甘草煎,入姜研潜行散,热饮,三四十帖而安。何县长年四十余,形瘦性急,因作劳背痛、臂疼、骨节疼,足心发热,可与四物汤带热下大补丸,保和丸,共六十粒,食前服。

一妇人脚疼怕冷,夜剧日轻。

生地黄　白芍药　归尾各五钱　黄柏炒　黄芩　白术　苍术陈皮各三钱　牛膝二钱　甘草梢一钱

上分四帖,水煎,带热服。

朱阃内年三十,味厚性急,患痛风挛缩,数月医不应。予视之曰:此挟痰与气证,当和血疏痰导气,病自安。遂以潜行散入生甘草、牛膝、枳壳、通草、陈皮、桃仁、姜汁煎饮,半年而安。

六郎左腿叉骨臼痛,小便赤涩,此积忧痰涎所为。

白术　枳壳　赤芍药各一钱　条芩　连翘　通草　甘草梢各三分

上剉,水煎服。

一妇脚叉骨痛

苍术　白术　陈皮　芍药各三分　木通二钱　甘草五分

作二服,水煎,下大补丸五十粒。

经验九藤酒　治远年痛风,及中风左瘫右痪,筋脉拘急,日夜作痛,叫呼不已等证,其功甚速。

青藤　钓钩藤　红藤即理省藤　丁公藤又名风藤　桑络藤　菟丝藤即无根藤　天仙藤即青木香　阴地蕨名地茶,取根。各四两　五味子藤俗名红内消　忍冬藤各二两上细切，以无灰老酒一大斗，用磁罐一个盛酒，其药用真绵包裹，放酒中浸之，密封罐口，不可泄气，春秋七日，冬十日，夏五日。每服一盏，日三服，病在上食后及卧后服，病在下空心食前服。

加味二妙丸　治两足湿痹疼痛，或如火燎，从足跗热起，渐至腰胯，或麻痹痿软，皆是湿为病，此药主之。

苍术四两，米泔浸　黄柏二两，酒浸，日干　川牛膝去芦　当归尾酒洗　川萆薢　防己　龟板酥炙。各一两

上为细末，酒煮面糊为丸，如梧桐子大。每服一百丸，空心姜、盐汤下。

薰洗痛风法　治手足冷痛如虎咬者。

上用樟木屑一斗，以急流水一担熬沸，以樟木屑置于大桶内，桶边放一兀凳，用前沸汤泡之，桶内安一矮凳子，令人坐桶边，放脚在内，外以草荐一领围之，勿令汤气入眼，恐坏眼，其功甚捷。

着痹即麻木

神效黄芪汤东垣

黄芪二钱　人参去芦　白芍药　炙甘草各一钱　蔓荆子剉，二分　陈皮去白，五分

水一盏八分，煎至一盏，去渣，临卧稍热服。如小便淋涩，加泽泻五分；如有大热证，加黄柏酒炒四次三分；麻木不仁，虽有热不用黄柏，再加黄芪一钱；如眼缩小，去芍药。忌酒、醋、湿面、大料物、葱、韭、蒜及淡渗、生冷、硬物。如麻木重甚者，加芍药、木通各一钱。

芍药补气汤[1]东垣

黄芪一两　白芍药一两半　陈皮一两　泽泻半两　甘草一两炙

上每服一两，用水二大盏，煎至一盏，去渣温服。

人参益气汤　治五六月间，两手麻木，四肢困倦，怠惰嗜卧，乃湿热伤元气也。

黄芪八钱　人参　生甘草各五钱　炙甘草二钱　五味子一百二十

〔1〕芍药补气汤：《兰室秘藏》卷下作"补气汤"。

粒　升麻二钱　柴胡二钱半　芍药三钱

上㕮咀,每服半两,水二盏,煎一盏,去渣,空心服。服后少卧,于麻痹处按摩屈伸少时,午饭前又一服,日二服。

第二次药煎服如前。

黄芪八钱　红花五分　陈皮一钱　泽泻五分

第三次服药。

黄芪六钱　黄柏一钱二分　陈皮三钱　泽泻　升麻各二钱　白芍药五钱　生甘草四钱　五味子一百粒　生黄芩八钱　炙甘草一分

分作四服,煎服如前法,稍热服。秋凉去五味子,冬月去黄芩,服之大效。

除湿补气汤东垣

黄芪八钱　甘草梢六钱　五味子一百二十粒　升麻梢六钱　当归　柴胡梢　泽泻各二钱　红花二钱半　陈皮一钱　青皮四钱

分作四服,水三大盏,煎至一盏,去粗,稍热服,食前。

黄芪桂枝五物汤仲景

黄芪　芍药　桂枝各三两　生姜六两　大枣十二枚

水六升,煮取二升,温服七合,日三服。一方,有人参。

补气升阳和中汤东垣

黄芪五钱　人参三钱　甘草炙,四钱　陈皮　当归身各二钱　甘草根生,一钱,去肾热　佛耳草四钱　白芍药三钱　草豆蔻一钱半,益阳退寒　黄柏一钱,酒洗,除湿泻火　白术二钱　苍术一钱半,除湿调中　白茯苓一钱,除湿导火　泽泻一钱,用同上　升麻一钱,行阳明经　柴胡一钱

每服三钱,水二大盏,煎至一盏,去渣,稍热服,早饭后、午饭前服之。

温经除湿汤东垣　治肢节沉重,疼痛无力之圣药也。

羌活七分　独活　黄柏　麻黄去节　当归各三分　柴胡　黄芪　黄连　木香　草豆蔻　神曲各二分　人参　甘草炙　泽泻　猪苓　白术各一钱　陈皮　苍术各二钱　白芍药三钱　升麻五分

上作二服,用水二大盏,煎至一盏,去渣,稍热服,食远。

除风湿羌活汤 东垣

羌活　防风各一两　柴胡五分　藁本三分　独活五分　苍术米泔制,一钱　茯苓二钱　泽泻二分　猪苓去皮,二分　甘草炙,五分　黄芪一钱　陈皮三分　黄柏三分　黄连去须,一分　升麻七分　川芎三分,去头痛

每服三钱或五钱,水二盏,煎至一盏,去渣,稍热服。量虚实施用,如不尽证候,依加减法用之。

茯苓汤《济生》

半夏汤泡七次[1]　赤茯苓去皮　陈皮各一两　枳实去瓤,麸炒　桔梗去芦　甘草炙,各半两

每服四钱,水一盏半[2]姜七片,煎服,不拘时。

前胡散 河间

前胡　白芷　细辛　官桂　白术　川芎各三两　附子炮　吴茱萸汤泡,炒　当归各二两　川椒去目并闭口者,生用,二钱[3]

上剉,以茶、酒三升拌匀,同窨一宿,以炼成猪脂膏五斤入药煎,候白芷黄紫色,漉去渣成膏,在病处摩之。大凡瘾疹疮痹皆治,并去诸风痛痒,伤折坠损。

苦参丸

苦参二两,取粉　丹参去土,炙　沙参去土　人参　防风去叉　五加皮　蒺藜炒,去刺　乌蛇酒浸,用肉　蔓荆子　败龟板酥炙黄　虎骨酥炙黄　玄参坚者。各一两

上为细末,用不蛀皂角一斤剉碎,以水三升接取汁,去滓,于无油铁器内熬成膏,用炼蜜四两和丸,如梧桐子大。每服十五丸至二十丸,食后良久夜卧共三服,荆芥、薄荷酒下。

补中益气汤见劳倦。　四君子汤见虚劳。　二陈汤见痰饮。　四物汤见鼻衄。

---

〔1〕七次:原脱,据《重订严氏济生方·诸痹门》本方补。

〔2〕半:原脱,据《重订严氏济生方·诸痹门》本方补。

〔3〕二钱:原作"二两",据《宣明论》卷一本方改。

清阳补气汤东垣　戊申春,节使赵君,年七旬,病体热麻,股膝无力,饮食有汗,妄喜笑,善饥,痰涎不利,舌强难言,声嗄不鸣,身重如山。求治于先师,诊得左手脉洪大而有力,是邪热客于经络中也。两臂外有数瘢,遂问其故,对以燃香所致。先师曰:君子病皆此也。夫人之十二经,灌溉周身,终而复始。盖手之三阳,从手表上行于头,加之以火邪,阳并于阳,势甚炽焉,故邪热毒行流散于周身而热麻。《针经》云:胃中有热则虫动,虫动则胃缓,胃缓则廉泉开,故涎下。热伤元气而沉重无力,饮食入胃,慓悍之气,不循常度,故多汗。心火盛则妄喜笑,脾胃热则消谷善饥,肺金衰则声嗄不鸣。仲景云:微数之脉,慎不可灸,焦骨[1]伤筋,血难复也。君奉养以膏粱之味,无故加以大毒,热伤于经络而为此病明矣。《内经》曰:热淫所胜,治以苦寒,佐以苦甘,以甘泻之,以酸收之。当以黄柏、知母之苦寒为君,以泻火邪,壮筋骨,又肾欲坚,急食苦以坚之。黄芪、生甘草之甘寒,泻热补表;五味子酸止汗,补肺气之不足,以为臣。炙甘草、当归之甘辛,和血润燥;柴胡升麻之苦平,行少阳、阳明二经,自地升天,以苦发之者也,以为佐。㕮咀同煎,取清汁服之,更缪刺四肢,以泻诸阳之本,使十二经络相接,而泄火邪,不旬日而良愈。

苍术四钱　藁本二钱　升麻六钱　柴胡三钱　五味子一钱半　黄柏酒制,三钱　知母酒,二钱　陈皮二钱半　甘草生二钱　当归二钱　黄芪三钱

上㕮咀,每服五钱,水一盏半,煎至一盏,去渣,空心服。待少时,复以美膳压之。

续断丸《奇效》下同　治风湿流注,四肢浮肿,肌肉麻痹。

川续断　当归炒　萆薢　附子　防风　天麻各一两　乳香　没药各半两　川芎七钱半

上为细末,炼蜜丸,如桐子大。每服四十丸,空心用温酒或米饮送下。

---

〔1〕骨:原作"枯",据《伤寒论》卷三改。

防风汤 治血痹,皮肤不仁。

防风二钱 赤茯苓去皮 川独活 桂心 秦艽去芦 赤芍药 杏仁去皮尖 黄芩 甘草炙 各一钱 川当归去芦,洗,一钱半

上作一服,用水二盏,生姜五片,煎至一盏,不拘时候服。一方,有葛根、麻黄,无独活、赤芍。

羌活散 治风痹,手足不仁。

羌活 汉防己 防风 酸枣仁 道人头 川芎各一两 附子炮,去皮脐 麻黄去根节 天麻各一两半 黄松节 薏苡仁各二两 荆芥一握

上为细末,每服二钱,不拘时,用温酒调下。

乌头粥 治风寒湿痹,麻木不仁。

川乌头生研为细末

上用熟白米半碗,入药末四钱,同米以慢火熬熟作稀薄粥,不可稠,下生姜汁一茶脚许,白蜜三大匙,搅匀,空心温啜之为佳。如是中湿,更入薏苡仁末二钱,增米作一中碗,煮服。此粥大治手足四肢不随,及重痛不能举者,有此证者,预服防之。左氏云:风淫末疾。谓四肢为四末也。脾主四肢,风邪客于肝则淫脾,脾为肝克,故疾在末。谷气引风温之药径入脾经,故四肢得安。此汤剂极有功,余尝制此方以授人,服者良验。

蔓荆实丸 治皮痹不仁。

蔓荆实去浮皮,七钱五分 枳壳麸炒 蒺藜子炒,去刺 白附子炮 桔梗炒 羌活去芦 防风去叉,以上各半两 皂荚不蛀者半斤,剉碎,用新汲水浸一宿,以熟绢滤去滓,入面少许,同煎成膏和药

上为细末,以皂荚膏和丸,如梧桐子大。每服二十丸,食后用熟水送下。

黄芪酒一名小黄芪酒 治血痹及诸痹,甚者四肢不遂,风湿寒痹,举体肿满,疼痛不仁。

兼治风虚痰癖,四肢偏枯,两脚软弱,手不能上头,或小腹缩痛,胁下牵急,心下有伏水,胁下有积饮,夜梦悲愁不乐,恍惚善忘,由风虚五脏受邪所致。或久坐腰痛耳聋,卒起眼眩头重,或举体肿

疼,饮食恶冷,漓漓恶寒,胸中痰满,心下寒疝。及治妇人产后余疾,风虚积冷之不除者。

黄芪 独活 防风去叉 细辛去苗 牛膝 川芎 附子炮,去皮脐 甘草炙 蜀椒去目并合口者,炒出汗,以上各三两 川乌炮,去皮脐 山茱萸去核 秦艽去苗土 葛根各二两 官桂去粗皮 当归切,焙。各二两半 大黄生剉,一两 白术 干姜炮。各一两半

上剉如麻豆大,用夹绢囊盛贮,以清酒一斗浸之,春夏五日,秋冬七日。初服一合,日二夜一,渐增之,以知为度。虚弱者,加苁蓉二两;下利者,加女萎三两;多忘,加石斛、菖蒲、紫石英各二两;心下多水,加茯苓、人参各二两,山药三两。酒尽,可更以酒二斗重渍服之;不尔,可曝滓捣下筛,酒服方寸匕,不知,稍增之。服一剂得力,令人耐寒冷,补虚,治诸风冷,神妙。少壮人服勿熬炼,老弱人微熬之。

萆薢丸 治血痹,手足瘙麻不仁,游走无定,及风痹等证。

萆薢炒 山芋 牛膝酒浸 山茱萸去核,炒 熟地黄焙 泽泻各一两 狗脊去毛 地肤子炒 白术各半两 干漆炒令烟尽 天雄炮,去皮脐 车前子炒 蛴螬研。各七钱五分 茵芋去皮茎,二钱五分

上除蛴螬生研外,捣为细末,和令匀,炼蜜为丸,如梧桐子大。每服十丸至十五丸,空心用温酒送下,日二夜一。

痿

藿香养胃汤《集验》 治胃虚不食,四肢痿弱,行立不能。皆由阳明虚,宗筋无所养,遂成痿躄。

藿香 白术 神曲炒 白茯苓 乌药 缩砂 半夏曲 薏苡仁 人参各一钱半 荜澄茄 甘草炒。各一钱

水二盅,生姜五片,枣二枚,煎一盅,不拘时服。

二陈汤见痰饮。 霞天膏见积聚。

金刚丸《保命》 治肾损,骨痿不能起于床,宜服此益精。

萆薢 杜仲炒去丝 苁蓉酒浸 菟丝子酒浸,各等分

上为细末,酒煮猪腰子捣和丸,如梧桐子大。每服五七十丸,

空心用温酒送下。

牛膝丸《保命》　治肾肝损，骨痿不能起于床，筋弱不能收持，宜益精缓中。

牛膝酒浸　萆薢　杜仲炒去丝　白蒺藜　防风　菟丝子酒浸　肉苁蓉酒浸，等分　官桂减半

上制服同上金刚丸法。

加味[1]四斤丸《三因》　治肾肝虚，热淫于内，致筋骨痿弱，不自胜持，起居须人，足不任地，惊恐战掉，潮热时作，饮食无味，不生气力，诸虚不足。

肉苁蓉酒浸　牛膝酒浸　天麻　木瓜干　鹿茸燎去毛，切，酥炙　熟地黄　五味子酒浸　菟丝子酒浸，另研。各等分

上为细末，炼蜜丸，如梧桐子大。每服五十丸，空心温酒、米饮任下。一方，不用五味子，有杜仲。

煨肾丸《保命》　治肾肝损，及脾损谷不化，宜益精缓中消谷。

牛膝　萆薢　杜仲炒去丝　白蒺藜　防风　菟丝子酒浸　肉苁蓉酒浸　葫芦巴　破故纸酒炒。各等分　官桂减半

上为细末，将猪腰子制如食法，捣烂，炼蜜和杵丸，如梧桐子大。每服五七十丸，空心用温酒送下。治腰痛不起，甚效。

健步丸见痿厥。　清燥汤见伤暑。

补阴丸

黄柏　知母俱盐酒拌炒　熟地黄　败龟板酥炙。各四两　白芍药煨　陈皮　牛膝酒浸。各二两　虎胫骨酥炙　琐阳酒浸，酥炙　当归酒洗。各一两半　冬月加干姜五钱半

上为末，酒煮羯羊肉为丸，盐汤下。

四物汤　四君子汤　十全大补汤俱见虚劳。　木香槟榔丸见伤食　三化汤见中风。调胃承气汤见伤寒潮热。　补益肾肝丸　神龟滋阴丸俱见痿厥。

补益丸丹溪　治痿。

---

〔1〕味：原作"减"，据《三因方》卷九本方改。

　　白术二两　生地黄酒浸，一两半　龟板酒浸，炙　琐阳酒浸　当归身酒浸　陈皮　杜牛膝酒浸。各一两　干姜七钱半　黄柏炒　虎胫骨酒炙　茯苓各半两　五味子二钱　甘草炙，一钱　白芍药酒浸　菟丝子酒蒸熟，研如糊，入余药末晒干。各一两

　　诸药为末，紫河车为丸。如无紫河车，猪脑骨髓亦得。

虎潜丸丹溪

　　龟板　黄柏各四两　知母　熟地黄各二两　牛膝三两半　芍药一两半　琐阳　虎骨酥炙　当归各一两　陈皮七钱半　干姜半两

　　上为末，酒糊丸。加附子，治痿厥如神。

　　王启玄传**玄珠耘苗丹**三方序曰：张长沙戒人妄服燥烈之药，谓药势偏有所助，胜克流变，则真病生焉，犹闵苗之不长而揠之者也。若禀气血不强，合服此而不服，是不耘苗者也，故名耘苗丹。

　　上丹　养五脏，补不足，秘固真元，均调二气，和畅荣卫，保神守中。久服轻身耐老，健力能食，明目，降心火，益肾水，益精气。男子绝阳事无嗣，女子绝阴乃不能妊。以至腰膝重痛，筋骨衰败，面色黧黑，神志昏愦，寤寐恍惚，烦劳多倦，余沥梦遗，膀胱邪热，五劳七伤，肌肉羸瘦，上热下冷。服之半月，阴阳自和，肌肉光润，悦泽容色，开心意，安魂魄，消饮食，养胃气。

　　五味子四两　百部酒浸一宿，焙　菟丝子酒浸　肉苁蓉酒浸　杜仲炒去丝　远志去心　枸杞子　防风去芦　白茯苓去皮　巴戟酒浸，去心　蛇床子　柏子仁　山药各二两

　　上为细末，炼蜜丸，桐子大。每服五十丸，食前温酒、盐汤任下。

　　春煎干枣汤。夏加五味子四两，四季月加苁蓉六两，秋加枸杞子六两，冬加远志六两。食后兼服卫生汤。

　　中丹　补百损，体劣少气，善惊昏愦，上焦客热，中脘冷痰，不能多食，心腹痞满，脾胃气衰，精血妄行。

　　黄芪去芦　白芍药　当归去芦。各四两　白茯苓去皮　人参去芦　桂心各二两　川椒炒　大附子炮，去皮脐　黄芩各一两，为末，姜汁和作饼

上为细末,粟米饮搜和,捣千余下,丸如桐子大。每服五十丸,温酒送下,食前。

小丹 补劳益血,去风冷百病,诸虚不足,老人精枯神耗,女子绝伤断产。久服益寿延年,安神志,定魂魄,滋气血脉络,开益智慧,释散风湿,耳目聪明,筋力强壮,肌肤悦泽,添精补髓,活血驻颜。

熟地黄 肉苁蓉各六两,酒浸 五味子 菟丝子各五两,酒浸 柏子仁 天门冬去心 蛇床子炒 覆盆子 巴戟酒浸,去心 石斛各三两 续断 泽泻 人参去芦 山药 远志炒,去心 山茱萸肉 菖蒲 桂心 白茯苓 杜仲炒去丝。各二两 天雄炮,去皮脐,一两

上为细末,炼蜜丸,如梧子大。每服三十丸,食前温酒送下,加至五十丸。忌五辛、生葱、芜荑、饧、鲤。

虚人加地黄,多忘加远志、茯苓,少气神虚加覆盆子,欲光泽加覆盆子,风虚加天雄,虚寒加桂心,小便赤浊加白茯苓,一倍泽泻,吐逆加人参。

卫生汤[1] 补虚劳,强五脏,除虚烦,养真气,退邪热,顺血脉,安和神志,润泽容色。常服通畅血脉,不生痈疡,养胃益津。自汗盗汗,并宜服之。

当归去芦 白芍药各四两 黄芪八两 甘草炙一两

每服五钱,水一盏半,煎至七分,去渣服,不拘时候。年老加酒半盏煎。

痿 厥

补益肾肝丸东垣

柴胡 羌活 生地黄 苦参炒 防己炒。各五分 附子炮 肉桂各一钱 当归二钱

上细末,熟水丸,如鸡头大。每服五十丸,温水送下。

此药如在冬天中寒,或心肺表寒,目中溜火,嚏喷,鼻流清涕,

---

〔1〕卫生汤:本方原在前方"上丹"方后,文中上丹、中丹、小丹三方系"玄珠耘苗丹"的三个方,其中挟有卫生汤文义不属,故移此。

咳嗽痰涎者,止可服一丸,须与姜附御汗汤等药相兼服之,不可单服此表药也。

健步丸东垣

羌活　柴胡各五钱　防风三钱　川乌一钱　滑石炒,半两　泽泻三钱　防己酒洗,一两　苦参酒洗,一钱　肉桂五分[1]　甘草炙　瓜蒌根酒制。各半两

上为细末,酒糊丸,如桐子大。每服十丸,煎愈风汤,空心送下。

愈风汤见中风。　　羌活胜湿汤见腰痛。　　虎潜丸见痿。　　滋肾丸见小便不通。

神龟滋阴丸　治足痿。

龟板四两,酒炙　黄柏炒　知母炒。各二两　枸杞子　五味子　琐阳各一两　干姜半两

末之,猪脊髓为丸,如桐子大,每服七十丸。

越婢加术汤

麻黄六两　石膏半斤　生姜　甘草各二两　白术四两　大枣十五枚

水六升,先煮麻黄,去上沫,内诸药,煮取三升,分温三服。如恶风,加附子一枚。

左经丸《本事》　治筋骨诸疾,手足不遂,行动不得,遍身风疮。

草乌白大者,去皮脐　木鳖去壳　白胶香　五灵脂各三两半　猬螫五个,去头足翅,醋炙

上为末,用黑豆去皮,生杵取粉一升,醋糊共搜杵为丸,如鸡头大。每服一丸,温酒磨下。治筋骨疾,但未曾针伤损者,三五服立效。此药曾医一人软风不能行,不十日立效。专治心肾肝三经,通小便,除淋沥,通荣卫,滑经络,大有奇功。

续骨丹《本事》　治两脚软弱,虚赢无力,及小儿不能行。

天麻明净者,酒浸　白附子　牛膝　木鳖子各半两　乌头一分[2],

---

〔1〕五分:原脱,据《兰室秘藏》卷下本方补。

〔2〕一分:原作"一钱",据《本事方》卷四本方改。

炮　川羌活半两　地龙去土,一分　乳香　没药各二钱　朱砂一钱

上以生南星末一两,无灰酒煮糊为丸,如鸡头大,朱砂为衣。薄荷汤磨一丸,食前服。

脚　气

除湿汤见伤湿。

芎芷香苏散《得效》

川芎七钱　甘草二钱　紫苏叶　干葛　白茯苓　柴胡各半两　半夏六钱　枳壳炒,三钱　桔梗生,二钱半　陈皮三钱半

每服三钱,水一盏,姜三片,枣一枚,煎八分,不拘时温服。

木瓜丸见水肿。　五积散见中寒。　续命汤见中风。　越婢加术汤见痿厥。

第一竹沥汤《千金》,下同　治两脚痹弱,或转筋皮肉不仁,腹胀起如肿,按之不陷,心中恶不欲食,或患冷方。

竹沥五升　甘草　秦艽　葛根　黄芩　麻黄　防己　细辛　桂心　干姜各一两　防风　升麻各一两半　茯苓二两[1]　附子二枚　杏仁五十枚

水七升,合竹沥煮取三升,分三服,取汗。《千金翼方》无茯苓、杏仁,有白术一两。

第二大竹沥汤　治卒中风,口噤不能言,四肢纵缓,偏痹挛急,风经五藏,恍惚恚怒无常,手足不随方。

竹沥一斗四升　独活　芍药　防风　茵芋　甘草　白术　葛根　细辛　黄芩　芎䓖各二两　桂心　防己　人参　石膏　麻黄各一两　生姜　茯苓各三两　乌头一枚

以竹沥煮取四升,分六服。先未汗者取汗,一状相当即服[2]。

第三竹沥汤　治风毒入人五内,短气,心下烦热,手足烦疼,四肢不举,皮肉不仁,口噤不能语方。

---

〔1〕二两:原作“三两”,据《千金方》卷七本方改。
〔2〕一状相当即服:原作“一服相当即止”,据《千金方》卷七本方改。

竹沥一斗九升 防风 茯苓 秦艽各三两 当归 黄芩《千金翼》作芍药 人参 芎劳《千金翼》作防己 细辛 桂心 甘草 升麻《千金翼》作通草 麻黄 白术各二两 附子二枚 蜀椒一两 葛根五两 生姜八两

以竹沥煮取四升,分五服。初得病时,即须摩膏,日再,痹定止。《千金翼》无麻黄、蜀椒、生姜。

风引汤 治两脚疼痹肿,或不仁拘急,屈[1]不得行方。

麻黄 石膏 独活 茯苓各二两 吴茱萸 附子 秦艽 细辛 桂心 人参 防风 芎劳 防己 甘草各一两 干姜一两半 白术三两 杏仁六十枚

以水一斗六升,煮取三升,分三服,取汗。

大鳖甲汤 治脚弱风毒,挛痹气上,及伤寒恶风,温毒,山水瘴气热毒,四肢痹弱方。

鳖甲二两 防风 麻黄 白术 石膏 知母 升麻 茯苓 橘皮 芎劳 杏仁去皮尖 人参 半夏 当归 芍药 萎蕤 甘草 麦门冬各一两 羚羊角屑,六铢 大黄一两半 犀角 雄黄 青木香各半两 大枣十枚 贝齿 乌头各[2]七枚 生姜三两 薤白十四枚 麝香三铢 赤小豆三合 吴茱萸五合

以水二斗,煮取四升,分六服,去渣,食前温服。如人行十里久,得下止。一方,用大黄半两[3],畏下可止用六铢。一方,用羚羊角半两,毒盛可用十八铢。胡洽有山茱萸半升,为三十二铢。《千金翼方》无知母、升麻、橘皮、芎劳、人参、当归、萎蕤。

乌头汤《金匮》 治脚气疼痛,不可屈伸。见痛痹。

麻黄汤《千金》 治恶风毒气,脚弱无力,顽痹,四肢不仁,失音不能言,毒气冲心,有人病者,但一病相当即服。此第一服,次服第二、第三、第四方。

---

[1]屈:原脱,据《千金方》卷七本方补。

[2]各:原脱,据《千金方》卷七本方补。

[3]半两:此下原衍"煨",据《千金方》卷七本方删。

麻黄一两　大枣二十枚　茯苓三两　杏仁三十枚　防风　白术
当归　升麻　芎䓖　芍药　黄芩　桂心　麦门冬　甘草各二两

上㕮咀，以水九升，清酒二升，合煮取二升半，分四服，日三夜
一，覆令小汗，粉之，莫令见风。

第二服独活汤方

独活四两　熟地黄三两　生姜五两　葛根　桂心　甘草　芍
药　麻黄各二两

上㕮咀，以水八升，清酒二升，合煎取二升半，分四服，日三夜
一。脚弱特忌食瓠子、蕺菜，犯之一世治不愈。

第三服[1]**兼补厚朴汤**　并治诸气咳嗽，逆气呕吐方。

厚朴　芎䓖　桂心　熟地黄　芍药　当归　人参各二两　黄
芪　甘草各三两　吴茱萸二升　半夏七两　生姜一斤

上㕮咀，以水二斗，煮猪蹄一具，取汁一斗二升，去上肥，内入
清酒三升，合煮取三升，分四服，相去如人行二十里久更进服。

第四服风引独活汤兼补方

独活四两　茯苓　甘草各三两　升麻一两半　人参　桂心　防
风　芍药　当归　黄芪　干姜　附子各二两　大豆二升

上㕮咀，以水九升，清酒三升，合煮取[2]三升半，分四服，相去
如人行二十里久更进服。

酒浸牛膝丸《本事》　治腰脚筋骨酸无力。

牛膝三两，炙黄　川椒半两，去目并合口者　附子一个，炮，去皮
脐　虎胫骨真者半两，醋炙黄

上㕮咀，用生绢作袋，入药扎口，用煮酒一斗，春秋浸十日，夏
浸七日，冬浸十四日。每日空心饮一大盏。酒尽，出药为末，醋糊
为丸。每服二十丸，空心温酒、盐汤任下。忌动风等物。

除湿汤见中湿。　清暑益气汤见伤暑。

麻黄左经汤《集验》，下同　治风寒暑湿，流注足太阳经，腰足

---

〔1〕服：原脱，据《千金方》卷七本方补。
〔2〕取：原脱，据《千金方》卷七本方补。

挛痹，关节重痛，行步艰难，憎寒发热，无汗恶寒，或自汗恶风，头疼眩晕。

麻黄去节　干葛　细辛去苗　白术去芦　茯苓去皮　防己去皮　桂心　羌活去芦　防风去芦　甘草炙。各等分

上㕮咀，每服七钱，水二盏，姜五片，枣一枚，煎至一盏，空心服。

自汗去麻黄，加肉桂、芍药。重着加术、陈皮。无汗减桂，加杏仁、泽泻。

大黄左经汤　治风寒暑湿流注足阳明经，腰脚痹痛，行步艰难，涎潮昏塞，大小便秘涩，腹痛呕吐，或复下利，恶闻食气，喘满肩息，自汗谵妄，并宜服之。

大黄煨　细辛去苗　茯苓去皮　防己去皮　羌活去芦　黄芩　前胡去芦　枳壳去瓤，麸炒　厚朴姜制　甘草炙　杏仁去皮尖，麸炒

上各等分，每服七大钱，水一盏半，姜五片，枣一枚，煎，空心热服。腹痛加芍药，秘结加阿胶，喘急加桑白皮、紫苏，小便秘加泽泻，四肢疮痒浸淫加升麻，并等分。

附荷叶藁本汤　治脚胫生疮，浸淫腿膝，脓水淋漓，热痹痒痛。

干荷叶四个　藁本二钱半

上㕮咀，水二斗，煎至五升，去粗，温热得所，淋渫。仍服大黄左经汤佳。

半夏左经汤　治足少阳经受风寒暑湿，流注发热，腰脚俱痛，头疼眩晕，呕吐酸水，耳聋惊悸，热闷心烦，气上喘满，肩背腿痹，腰腿不随。

半夏汤洗七次，切片　干葛　细辛去苗　白术去芦　茯苓去皮　桂心　防风去芦　干姜炮　黄芩　甘草炙　柴胡去芦　麦门冬去心。各七钱半

上为㕮咀，每服七大钱，水一盏半，姜五片，枣二枚，煎至一盏，去粗，空腹服。热闷加竹沥，每服半合；喘满加杏仁、桑白皮。

大料神秘左经汤　治风寒暑湿流注足三阳经，手足拘挛疼痛，行步艰难，憎寒发热，自汗恶风；或无汗恶寒，头眩腰重，关节掣痛；或卒中昏塞，大小便秘涩；或腹痛呕吐下利，恶闻食臭，髀腿顽痹，

缓纵不随,热闷惊悸,心烦气上,脐下冷痹,喘满气粗。

麻黄去节　干葛　细辛去苗　厚朴姜制　茯苓去皮　防己去皮　枳壳去瓤,麸炒　桂心　羌活去芦　防风去芦　柴胡去芦　黄芩　半夏汤洗七次　干姜炮　麦门冬去心　甘草炙,各等分

上㕮咀,每服五七钱,水一盏半,生姜五片,枣一枚,煎至一盏,去柤,空心服。自汗加牡蛎、白术,去麻黄。肿满加泽泻、木通。热甚无汗减桂,加橘皮、前胡、升麻。腹痛吐利去黄芩,加芍药、附子炮。大便秘加大黄、竹沥。喘满加杏仁、桑白皮、紫苏并等分。凡有此病,备细详证,逐一加减,无不愈者。

加味败毒散　治三阳经脚气流注,脚踝焮热赤肿,寒热如疟,自汗恶风,或无汗恶寒。

人参去芦　赤茯苓去皮　甘草炙　芎藭　前胡去芦　柴胡去芦　羌活去芦　独活去芦　枳壳去瓤,麸炒　桔梗去芦　大黄煨　苍术米泔浸。各等分

上每服五七钱,水一盏半,姜五片,薄荷五叶,煎至一盏,去柤热服。皮肤瘙痒赤疹加蝉蜕。

六物附子汤　治四气流注于足太阴经,骨节烦疼,四肢拘急,自汗短气,小便不利,恶风怯寒,头面手足肿痛。

附子炮,去皮脐　桂心　防己去皮。各四两　白术去芦　茯苓去皮。各三两　炙甘草二两

上㕮咀,每服五钱,水二盏,生姜七片,煎至一盏,去柤,空心温服。

八味丸　治少阴肾经脚气入腹,小腹不仁,上气喘急,呕吐自汗。此证最急,以肾乘心,水克火,死不旋踵。

牡丹皮　泽泻　茯苓[1]各三两　附子炮,去皮脐　桂心各二两　山茱萸　山药各四两　熟地黄八两

上为细末,炼蜜和丸,如梧桐子大。每服五十丸,食前,温酒、米汤送下。

---

〔1〕茯苓:此下原衍"去芦",据《三因方》卷三本方删。

神应养真丹　治厥阴肝经受邪，四气所伤肝脏，或左瘫右痪，涎潮昏塞，半身不遂，手足顽麻，语言蹇涩，头旋目眩，牙关紧急，气喘自汗，心神恍惚，肢体缓弱，上攻头目，下注脚膝，荣气凝滞，遍身疼痛。兼治妇人产后中风，角弓反张，堕车落马，打扑伤损，瘀血在内等证。

当归酒浸，去芦　天麻　川芎　羌活去芦　白芍药　熟地黄各等分

上为细末，炼蜜和丸，如弹子大。每服一丸，木瓜、菟丝子煎酒下。脚痹薏苡仁煎酒下。中风温酒米汤下。一方，无羌活，入木瓜、熟阿胶等分。

追毒汤　治肝肾脾三经为风湿寒热毒气上攻，阴阳不和，四肢拘挛，上气喘满，小便秘涩，心热烦闷，遍身浮肿，脚弱缓纵，不能行步。

半夏汤洗七次　黄芪去芦　甘草炙　当归去芦　人参去芦　厚朴姜制　独活去芦　橘皮去白。各一两　熟地黄　芍药　枳实去瓤，麸炒　麻黄去节。各二两　桂心三两

上为㕮咀，每服八钱，水一大盏半，姜七片，枣三枚，煎至一大盏，去粗，空心温服，日三夜一。

抱龙丸　治肝肾脏虚，风湿寒邪流注腿膝，行步艰难，渐成风湿脚气，足心如火，上气喘急，小腹不仁，全不进食。

赤小豆四两　白胶香另研　破故纸炒　狗脊　木鳖子去壳，另研　海桐皮　威灵仙　草乌去芦，剉，以盐炒熟，去盐不用　五灵脂炒　地龙去土，炒。各一两

上为细末，酒糊和丸，桐子大，辰砂为衣。每服五十丸，空心盐、酒任下，临晚食前再进一服。

十全丹　治脚气上攻，心肾相系，足心隐痛，小腹不仁，烦渴，小便或秘或利，关节挛痹疼痛。

肉苁蓉酒浸　石斛　狗脊　萆薢酒浸　茯苓去皮　牛膝酒浸　枸杞子　远志去心。各一两　熟地黄　杜仲去粗皮，剉，炒去丝。各三两

上为细末，炼蜜和丸，桐子大。每服五十丸，温酒、盐汤任下。

四蒸木瓜丸　治肝肾脾三经气虚,受风寒暑湿搏著,流注经络,远年近日,治疗不痊,凡遇六气更变,七情心神不宁,必然动发,或肿满,或顽痹,憎寒壮热,呕吐自汗。

威灵仙苦葶苈同入　黄芪续断同入　苍术橘皮同入　乌药去木,与黄松节同入　大木瓜四枚

上各半两,以木瓜切去顶盖,去瓤,填药在内,却用顶盖簪定,酒洒蒸熟,三蒸三晒,取药出,焙干为末,研木瓜为膏,和捣千余下,丸如梧子大。每服五十丸,空心温酒、盐汤下。黄松节,即茯苓中木。

当归拈痛汤见身痛。

羌活导滞汤东垣

羌活　独活各半两　防己三钱　大黄酒煨,一两　当归三钱　枳实麸[1]炒,二钱

每服五钱或七钱,水二盏,煎至七分,温服。微利则已,量虚实加减。

开结导饮丸东垣　治饮食不消,心下痞闷。

陈皮　白术　泽泻　茯苓　半夏制　曲　麦蘗各一两　枳实炒　青皮　干姜各半两

如有积块者,加巴豆霜一钱半。

上为末,汤浸蒸饼为丸,如桐子大。每服三五十丸至七十丸,温汤下,食远服。

又方　治湿热并诸湿客搏,腰膝重痛,足胫浮肿。

槟榔　甘遂　赤芍药　威灵仙　泽泻　葶苈　乳香研。各二两　没药研,一两　牵牛半两　大戟炒,三两　陈皮四两

上为末,面糊为丸,如桐子大。每服五十丸,加至七八十丸,食前温水送下。得更衣,止后服。前药忌酒二日,又忌面及甘草三两日。食温淡粥补胃。

枳实大黄汤

羌活一钱半　当归一钱　枳实五分　大黄酒煨,三钱

〔1〕麸:原作"面",据《济生拔粹·医学发明》本方改。

水一盏半,煎至一盏,去渣温服,空心食前,以利为度。

控涎丹见行痹。

续断丸[1]《本事》　治肝肾风虚气弱,脚不可践地,腰脊疼痛,风毒流注下经,行止艰难,小便余沥。此药补五脏内伤,调中益精[2],凉血,强筋骨,益智,轻身耐老。

思仙木五两,即杜仲　五加皮　防风　薏苡仁　羌活　川续断各三两　萆薢四两　生地黄五两　牛膝酒浸,三两

上为末,好酒三升,化青盐三两,用木瓜半斤去皮子,以盐、酒煮成膏和杵,丸如梧子大。每服三五十丸,空心食前,温酒、盐汤任下。

薏苡仁酒《活人》　治脚痹。

薏苡仁　牛膝各二两　海桐皮　五加皮　独活　防风　杜仲各一两　熟地黄一两半　白术半两

上为粗末,入生绢袋内,用好酒五升浸,春秋冬二七日,夏月盛热。分作数帖,逐帖浸酒。每日空心温服一盏或半盏,日三四服,常令酒气醺醺不绝。久服觉皮肤下如数百条虫行,即风湿气散。

虎骨酒《本事》　去风,补血益气,壮筋骨,强脚力。

虎胫骨真者　萆薢　仙灵脾　薏苡仁　牛膝　熟地黄各二两

上细剉,绢袋盛,浸酒二斗。饮了一盏入一盏,可得百日。妇人去牛膝。

脚气冲心

三脘散《活人》　治脚气冲心腹气饱闷,大便秘滞。

独活　白术　木瓜焙干　大腹皮炙黄　紫苏各一两　甘草炙,半两　陈皮汤浸,去白　沉香　木香　川芎　槟榔面裹煨熟。各七钱半

上共杵为粗散,每服二钱半,水二盏,同煎至一盏,去渣,分三服热服。取便利为效。

大腹子散《活人》　治风毒脚气,肢节烦疼,心神壅闷。

[1] 续断丸:校本同,《本事方》卷四作"思仙续断丸"。
[2] 精:原作"气",据《本事方》卷四本方改。

大腹子　紫苏　木通　桑白皮　羌活　木瓜　荆芥　赤芍药　青皮　独活各一两　枳壳二两

每服四钱,水一盏,姜五片,葱白七寸,煎去渣,空心温服。

犀角散　治脚气冲心,烦喘闷乱,头痛口干,坐卧不得。

犀角屑　枳壳去瓤,麸炒　沉香各七钱半　槟榔　紫苏茎叶　麦门冬去心　赤茯苓去皮。各一两　木香　防风去芦。各半两　石膏研细,二两

上为㕮咀,每服八钱,以水一中盏半,煎至一大盏,去柤,入淡竹沥一合,更煎一二沸,温服,不拘时候。

茱萸木瓜汤　治脚气冲心,闷乱不识人,手足脉欲绝。

吴茱萸半两　干木瓜一两　槟榔二两

上为㕮咀,每服八钱,以水一中盏半,生姜五片,煎至一盏,去柤温服,不拘时候。

槟榔散　治脚气冲心,烦闷不识人。

槟榔　木香　茴香各半两

上为㕮咀,每服五钱,以童子小便一中盏,煎至七分,去柤温服,不拘时候。

木香散　治脚气冲心烦闷,脐下气滞。

木香半两　槟榔　木通各一两

上为㕮咀,每服八钱,以水一中盏半,人生姜五片,葱白七寸,煎至一盏,温服,不拘时。

地黄汤　治穿心脚气。

熟地黄四两　当归二两　芍药　川芎　牛膝酒浸　三奈子各一两　杜仲半两,姜制

上为㕮咀,每服五钱,水一盏半,煎至一盏,去柤温服。

沉香散　治脚气冲心,烦闷喘促,脚膝疼酸,神思昏愦。

沉香　赤芍药　木通　紫苏茎叶　诃梨勒皮　槟榔各一两　吴茱萸半两

上为㕮咀,每服八钱,水一中盏半,入生姜五片,煎至一大盏,去柤,不拘时温服。

上气喘急

桑白皮散《活人》　治脚气盛发，两脚浮肿，小便赤涩，腹胁胀满，气急，坐卧不得。

桑白皮　郁李仁各一两　赤茯苓二两　木香　防己　大腹子各一两半　紫苏子　木通　槟榔　青皮各七钱半

每服三钱，姜三片，水煎。

桑白皮散《集验》　治脚气上气，坐卧不得，咽喉不利，四肢烦疼。

桑白皮　赤茯苓去皮　柴胡去芦。各一两　生干地黄一两半　甘草炙,半两　射干　枳壳去穣,麸炒　贝母　前胡去芦　赤芍药　天门冬去心　百合　槟榔各七钱半

每服八钱，水一中盏，生姜五片，煎至六分，去粗温服，不拘时。

紫苏散　治脚气上气，心胸壅闷，不得眠卧。

紫苏叶　桑白皮　赤茯苓去皮　槟榔　木通去皮。各一两　甘草炙　紫菀　前胡去芦　百合　杏仁去皮尖。各七钱半

上㕮咀，每服八钱，水一中盏半，生姜五片，煎至一盏，去粗温服，不拘时。

治脚气上气，心腹妨闷。

槟榔二枚　杏仁二十枚，汤洗，去皮

上㕮咀，以水一大盏，煎至七分，去粗，分为二服，如人行七八里再服。

苏子降气汤　沉香降气汤　养正丹　四磨饮四方并见诸气。　小青龙汤见咳嗽。

呕逆

八味平胃散见呕吐。　平胃散见中食。

半夏散《集验》　治脚气烦闷呕逆，心胸壅闷，不能饮食。

半夏汤洗七次，切片　桂心各七钱半　赤茯苓去皮　人参去芦　陈橘皮去白　前胡去芦　槟榔各一两　紫苏叶一两半

上㕮咀，每服五钱，水一中盏半，生姜七片，淡竹茹二钱，煎至七分，去粗温服，无时。

草豆蔻散　治脚气发时呕逆,胸中满闷,不下饮食。

草豆蔻仁　紫苏叶　赤茯苓去皮　前胡去芦　木通去皮,剉　槟榔各一两　吴茱萸二钱半　半夏汤泡七次,切片　枳实去穰,麸炒。各七钱半

上㕮咀,每服八钱,水一中盏半,生姜七片,煎至一盏,去粗温服,无时。

人参散　治脚气呕逆心烦,不能饮食。

人参去芦　赤茯苓去皮　槟榔　陈橘皮去白　麦门冬去心。各一两　桂心七钱半

上煎服法俱同上。

橘皮汤　治脚气痰壅呕逆,心胸满闷,不思饮食。

陈橘皮去白　人参去芦　紫苏叶各一两

上为㕮咀,每服八钱,水一中盏半,生姜五片,煎至一盏,去粗温服,不拘时。

肿满

沉香散　治脚气心腹胀满,四肢壅闷,不思饮食。

沉香　枳壳去瓤,麸炒　桂心各七钱半　大腹皮　赤茯苓去皮　槟榔　赤芍药　川大黄煨　诃梨勒皮　桑白皮各一两,剉　吴茱萸汤洗　木香各半两

上为㕮咀,每服八钱,水一中盏半,生姜五片,煎至一盏,去粗温服,不拘时。

鳖甲散　治脚气,心腹胀满,小便不利。

鳖甲去裙襕,醋炙焦黄　赤茯苓去皮　槟榔各一两　郁李仁汤浸,去皮　木通去皮。各七钱半

上为㕮咀,每服八钱,水一中盏半,煎至一大盏,去粗温服,不拘时。

木香散　治脚气心腹胀满,坚硬不消。

木香　诃梨勒皮　槟榔各一两　桂心七钱半　川大黄煨　鳖甲醋炙。各一两

每服八钱,水一盏半,姜五片,煎一盏,服无时。

高良姜丸 治脚气心腹胀满,两膝疼痛。

高良姜 当归去芦 威灵仙 槟榔 羌活去芦。各七钱半 牵牛炒 萝卜子炒。各二两 桂心 陈橘皮去白。各半两

上为细末,炼蜜和捣二三百下,丸梧桐子大。每服三四十丸,温酒送下,不拘时,以利为度。

茱萸丸 治脚气入腹,腹胀不仁,喘闷欲死。

吴茱萸 木瓜各等分

上为细末,酒糊和丸,如梧桐子大。每服五十丸至百丸,温酒送下。或以木瓜蒸烂研膏为丸尤佳。

大腹皮散 治脚气风毒,头面脚膝浮肿,心腹痞闷。

大腹皮 桑白皮 赤茯苓去皮 郁李仁 槟榔 枳壳麸炒,去瓤 紫苏茎叶。各一两 防风去芦 木香 羌活去芦,各半两 木通去皮 羚羊角屑各七钱半

上为吹咀,每服八钱,水一中盏半,生姜五片,煎至一大盏,去粗,食前温服。

大腹皮散 治诸证脚气肿满,小便不利。

大腹皮三两 木瓜 紫苏子 槟榔 荆芥穗 乌药 陈橘皮去白 紫苏叶各一两 萝卜子半两 沉香 桑白皮 枳壳去瓤,麸炒。各一两半

上为吹咀,每服八钱,水一盏半,姜五片,煎至一大盏,去粗温服。御医楚侍药方,加木通、白茯苓、炒茴香、炙甘草四味。

木通散 治脚气遍身肿满,喘促烦闷。

木通去皮 紫苏叶 猪苓去皮。各一两 桑白皮 槟榔 赤茯苓去皮。各二两

上为吹咀,每服四钱,水一中盏半,生姜五片,葱白三[1]五寸,煎至一大盏,去粗温服,不拘时。

大小便不通

五苓散见消瘅。

---

〔1〕三:原作"二",据修敬堂本改。

槟榔丸　治脚气发时,大小便秘涩,腹中满闷,膀胱里急,四肢烦疼。

槟榔　赤茯苓去皮　紫苏叶　大麻仁　郁李仁各一两　川大黄煨,二两　木香　桂心各半两　枳壳去瓤,麸炒　木通去皮　泽泻　羚羊角屑各七钱半

上为细末,炼蜜和捣二三百下,丸如梧子大。每服三四十丸,食前温水送下,以利为度。

泽泻散　治脚气大小便秘涩,膀胱气壅,攻心腹痞闷。

泽泻　赤茯苓去皮　枳壳去瓤,麸炒。各七钱半　木通去皮,剉　猪苓去芦　槟榔各一两　牵牛二两,炒

上为细末,每服二钱,生姜、葱白汤调下,日二三服,以利为度。

复元通气散见诸气。

发热

败毒散　治足三阳经热证。若自汗恶风,加肉桂;无汗恶寒,加去节麻黄;若风湿发热焮肿,加苍术、槟榔、大黄,微利愈。见伤湿。

和气饮见水肿。　独活寄生汤见腰痛。

附子八味汤《活人》

附子炮,去皮脐　干姜炮　芍药　茯苓　甘草炙　桂心　各三两　白术四两　人参三两

每服四钱,水一盏,煎七分,食前温服。又方,去桂心,加干地黄三两。

活络丹《和剂》

川乌炮,去皮脐　草乌炮,去皮脐　地龙去土　天南星炮,各六两　乳香研　没药研。各二两二钱

上为末,酒面糊丸,如梧桐子大。每服二十丸。空心日午冷酒送下,荆芥汤下亦可。

虎骨四斤丸[1]《和剂》

宣州木瓜去穰　天麻去芦　肉苁蓉洗净　牛膝去芦。各焙干秤,

---

〔1〕虎骨四斤丸:《局方》卷一作"四斤丸"。

一斤　附子炮,去皮尖,二两　虎骨涂酥炙,一两

上以上各如法修制,先将前四味用无灰酒五升浸,春秋各五日,夏三日,冬十日,取出焙干,入附子、虎骨共研为末,用浸药酒打面糊丸,如梧子大。每服五十丸,食前盐汤送下。

生疮

犀角散　治脚气风毒,生疮肿痛,心神烦热。

犀角屑　天麻　羌活去芦　枳壳去瓤,麸炒　防风去芦　黄芪白蒺藜　黄芩　白鲜皮各七钱半　槟榔一两　甘草半两,炙　乌蛇二两,酒浸

上为㕮咀,每服八钱,以水一中盏半,生姜五片,煎至一大盏,去粗温服,不拘时候。

鹿茸丸　治脚气腿腕生疮。

鹿茸酥炙,另捣成泥　五味子　当归去芦　熟地黄

上等分,为细末,酒糊和丸,如梧桐子大。每服三四十丸,温酒或盐汤食前下,次服后方。

芎归散

川芎　当归去芦

上二味等分,为细末,每服二三钱,煎荆芥汤调下,食后空心,日进二服。

脚心痛

大圣散《济生》

木香不见火　人参　甘草炙。各半两　白茯苓去皮　川芎　麦门冬去心　黄芪去芦,蜜炙　当归去芦,酒浸。各一两

每服四钱,水一盏,姜五片,煎七分,温服,不拘时。

鸡鸣散　治脚气疼痛,不问男女皆可服。如人感风湿,流注脚足,痛不可忍,筋脉浮肿,宜服之。

槟榔七枚　陈皮去白　木瓜各一两　吴茱萸　紫苏叶各三钱　桔梗去芦　生姜和皮。各半两

上㕮咀,只作一遍煎,用水三大碗,慢火煎至一碗半,去粗,再入水二碗煎粗,取一小碗,两次药汁相和,安置床头,次日五更分作

三五服,只是冷服,冬月略温服亦得。服了用干物压下,如服不尽,留次日渐渐服之亦可。服药至天明,大便当下黑粪水,即是元肾家感寒湿毒之气下也。至早饭痛住肿消,只宜迟吃饭,候药力作效。此药不是宣药,并无所忌。

加减槟榔汤 治一切脚气脚弱,名曰壅疾,贵乎疏通,春夏多宜服之。

槟榔 陈皮去白 紫苏茎叶。各一两 甘草炙,半两

每服五钱,水一盏半,生姜五片,煎至八分,去渣温服,不拘时。

如脚痛不已者,加木瓜、五加皮煎。妇人脚痛,加当归煎。室女脚痛,多是肝血盈实,宜加赤芍药煎,师尼寡妇亦然。中满不食者,加枳实煎。痰厥或呕者,加半夏煎。腹痛大便不通者,用此汤下青木香丸;如更不通,加大黄煎。小便不利者,加木通煎。转筋者,加吴茱萸煎。脚肿而痛者,加大腹皮、木瓜煎。足痛而热,加地骨皮煎。

导气除湿汤

威灵仙 防风 荆芥穗 当归 地骨皮 升麻 白芍药 蒴藋叶

上等分剉细,水二斗,煮取一斗五升,去渣,热淋洗,无时。

疠　风

桦皮散《保命》　治肺脏[1]风毒,遍身瘾疹瘙痒。

荆芥穗二两　枳壳去瓤,烧存性　桦皮各四两,炒存性　甘草炙,半两　杏仁二两,去皮尖,水一碗,煎令减半,取出令干,另研

上为末,每服三[2]钱,食后温酒调下。

二圣散《保命》　疏风和血。

大黄半两　皂角刺三钱

上将皂角刺烧灰研细,用大黄半两,煎汤调下二钱。早服桦皮散,中以升麻汤下泻青丸,晚服二圣散。此为缓治。

补气泻荣汤[3]东垣

升麻　连翘各六分　苏木　当归　全蝎　黄连　地龙去土　黄芪各三分[4]　黄芩生,四分　甘草一分半　白豆蔻二分[5]　人参二分　生地黄四分　桃仁三粒　桔梗五分　麝香少许　梧桐泪一分　水蛭三条,炒令烟尽　虻虫去翅足,微炒,三个

上剉如麻豆大,除连翘另剉,梧桐泪研,白豆蔻二分,为细末,二味另放,麝香、虻虫、水蛭三味为末另放外,都作一服,水二大盏,酒一匙,入连翘,煎至一盏六

---

〔1〕脏:原作"壅",据《保命集》卷中本方改。
〔2〕三:原作"二",据《保命集》卷中本方改。
〔3〕补气泻荣汤:《兰室秘藏》卷下本方作"泻荣汤"。
〔4〕各三分:原作"各五分",据《兰室秘藏》卷下本方改。
〔5〕白豆蔻二分:原脱,据《兰室秘藏》卷下本方补。

杂病证治类方第五册　金坛王肯堂　辑

分,再入梧桐泪、白豆蔻二味并麝香等三味,再上火煎一二沸,去渣,稍热,早饭后午饭前服。忌酒、湿面、生冷、硬物。

醉仙散《宝鉴》　治疠风遍身麻木。

胡麻子炒　牛蒡子炒　枸杞子　蔓荆子炒。各一两　白蒺藜　苦参　防风　瓜蒌根各五钱

上为细末,每一两五钱,入轻粉二钱拌匀。每服一钱,茶清调,晨、午各一服。至五七日,于牙缝中出臭涎,令人如醉,或下脓血,病根乃去。仍量人病之轻重虚实用,病重者须先以再造散下之,候元气将复,方用此药。忌一切炙煿厚味,止可食淡粥时菜。诸蛇以淡酒蒸熟食之,可以助药势。

通天再造散　治大风恶疾。

郁金半两　大黄煨　皂角刺黑大者,炒。各一两　白牵牛六钱,半生半炒

上为末,每服五钱,日未出时,面东以无灰酒调下。

泻黄散见发热　小柴胡汤见往来寒热。　黄连解毒汤见发热。　犀角地黄汤见诸血。　七味白术[1]散见消瘅。

加味逍遥散　治血虚有热,遍身瘙痒,心烦目昏,怔忡颊赤,口燥咽干,发热盗汗,食少嗜卧。

当归　芍药酒炒　茯苓　白术炒。各一钱　柴胡五分　牡丹皮　甘草炙　山栀炒。各八分

上作一剂,水煎服。

《宝鉴》换肌散　治疠风久不愈,或眉毛脱落,鼻梁崩坏,其效如神。

白花蛇　黑花蛇各三两,酒浸　地龙去土　当归　细辛　白芷　天麻　蔓荆子　威灵仙　荆芥穗　菊花　苦参　紫参　沙参　木贼草　白蒺藜炒　不灰木　甘草　天门冬去心　赤芍药　九节菖蒲　定风草　何首乌不犯铁　胡麻子炒　川芎　草乌头炮,去皮脐　苍术　木鳖子各一两

---

〔1〕术:原作"木",据修敬堂本改。

上各另为末，每服五钱，温酒调下，食后，酒多尤妙。

升麻汤　治风热身如虫行，或唇反绽裂。

升麻三分　茯苓　人参　防风　犀角镑　羌活　官桂各二钱

上每服四钱，水煎，下泻青丸。方见中风。

六味丸　八味丸俱见虚劳。　补中益气汤见劳倦。　四物汤　四君子汤俱见虚劳。　柴胡清肝散见耳衄。　半夏白术天麻汤见眩晕。　芎归汤见喘。　圣愈汤见虚劳。　柴胡四物汤见往来寒热。　十全大补汤见虚劳。　清燥汤　清暑益气汤　人参益气汤俱见伤暑。　清心连子饮见赤白浊。　四物二连汤见潮热。　竹叶石膏汤见消渴。　润肠丸见大便不通。　归脾汤见健忘。　八珍汤见虚劳。　升阳益胃汤见恶寒。　加减八味丸见虚劳。　凉膈散　清凉饮俱见发热。　人参养荣汤见虚劳。　当归补血汤见劳倦。

加味清胃散　治热毒在表，以此发散之。

升麻　白芷　防风　白芍药　干葛　甘草　当归　川芎　羌活　麻黄　紫背浮萍　木贼草各等分

上每服五七钱，水煎。

当归六黄汤见盗汗。　泻白散见发热。　人参理中丸见瘖。　人参平肺散见喘。　牛黄清心丸见中风。　加减金匮肾气丸见水肿。　竹叶黄芪汤见消渴。　柴胡栀子散见耳。　滋阴地黄丸　神效黄芪汤　决明夜灵散　益气聪明汤　黄芪芍药汤俱见眼。　五味异功散见不能食。　妙香散见狂。　四七汤见气。　四神丸见泄泻。

透经解挛汤　治风热筋挛骨痛。

穿山甲三钱，炮　荆芥　红花　苏木　羌活　当归　防风　蝉蜕去土　天麻　甘草各七分　白芷一钱　连翘　川芎各五分

上水、酒各半煎服。

秦艽地黄汤　治风热血燥，筋骨作痛。

秦艽　生地黄　当归　川芎　羌活　防风　荆芥　甘草　白芷　升麻　白芍药　大力子蒸　蔓荆子各一钱

上水煎服。

〔易老〕**祛风丸**　治疥癞风疮。

黄芪　枳壳炒　防风　芍药　甘草　地骨皮　枸杞子　熟地黄　生地黄各酒拌杵膏

上各另为末，入二黄膏加炼蜜丸，桐子大。每服七八十丸，白汤下。

四生散见中风。　消风散见眩晕。

羌活当归散　治风毒血热，头面生疮，或赤肿，或成块，或瘾疹瘙痒，脓水淋漓。

羌活　当归　川芎　黄连酒浸炒，　鼠粘子蒸　防风　荆芥　甘草　黄芩酒浸，炒　连翘　白芷　升麻各一钱

上用酒拌晒干，水煎服。

清肺饮　黄芩清肺饮俱见小便不通。　五淋散见淋。

羌活白芷散　治风热血燥，手掌皴裂，或头面生疮，或遍身肿块，或脓水淋漓。

羌活　白芷　软柴胡　荆芥　蔓荆子　防风　猪牙皂角　甘草　黄芩酒炒　黄连酒炒，各一钱

上水煎服。

〔海藏〕**愈风丹**　治疠病，手足麻木，眉毛脱落，遍身生疮。及疠风瘾疹，皮肤瘙痒，搔破成疮，并皆主之。

苦参一斤，取末四两　皂角一斤，剉寸许，无灰酒浸一宿，以水一碗，揉成汁去渣，入砂器中，文武火熬　土花蛇一条，去肠阴干，酒浸，取净肉，晒干为末，大风症用之　白花蛇　乌梢蛇各一条，依前酒浸，取肉为末

上为末，入前二味和丸，梧桐子大。每服六七十丸，空心煎通圣散送下，干物压之，日三服。间日浴之，汗出为度。

愚按：前方果系疠风，用之必效。若肝经血热，脾经血虚，肾经虚火，脾肺气虚，遍身作痒，搔破成疮，或内热生风而眉鬓脱落，或皮肤赤晕，或搔起白屑而类疠风者，服之反成疠风矣。

当归饮　治血热瘾疹痒痛，或脓水淋漓发热等症。

当归　白芍药　川芎　生地黄　防风　白蒺藜　荆芥各一钱五分　黄芪炒　甘草　何首乌各一钱

上水煎服。

胡麻散　治风热瘾疹瘙痒，或兼赤晕寒热，形病俱实者。

胡麻一两二钱　苦参　何首乌不见铁器　荆芥穗各八钱　威灵仙　防风　石菖蒲　牛蒡子炒　甘菊花　蔓荆子　白蒺藜炒，去刺　甘草炒。各六钱

上为末，每服三钱，酒调下。

耆婆治恶病论曰：疾风有四百四种，总而言之，不出五种，即是五风所摄云。何名五风？一曰黄风，二曰青风，三曰白风，四曰赤风，五曰黑风，其风合五脏，故曰五风。五风生五种虫，黄风生黄虫，青风生青虫，白风生白虫，赤风生赤虫，黑风生黑虫，此五种虫，食人五脏。若食人脾，语变声散；若食人肝，眉睫堕落；若食人心，遍身生疮；若食人肺，鼻柱崩倒，鼻中生息肉；若食人肾，耳鸣啾啾，或如车行雷鼓之声；若食人皮，皮肤顽痹；若食人筋，肢节堕落。五风合五脏，虫生至多，入于骨髓，来去无碍，坏于人身，名曰疾风。疾风者，是疠病之根本也。病之初起，或如针锥所刺，名曰刺风；如虫走，名曰游风；遍身瞤动，名曰瞤风；不觉痛痒，名曰顽风；肉起如桃李小枣核，从头面起者，名曰顺风；从两脚起者，名曰逆风；如连钱团圆，赤白青乌斑驳，名曰癞风。或遍体生疮，或如疥癣，或如鱼鳞，或如榆荚，或如钱孔，或痒或痛，黄汁流出，肢节坏烂，悉为脓血，或不痒不痛，或起或灭，青黄赤白黑变易不定。病起之由，皆因冷热交通，流入五脏，通彻骨髓，用力过度，饮食相违，房室不节，虚动劳极，汗流遍体，因兹积热彻五藏，饮食杂秽，虫生至多，食人五藏、骨髓、皮肉、筋节，久久坏散，名曰疠风。是故论曰：若欲疗之，先服阿魏雷丸散出虫，看其形状青黄赤白黑，然后与药疗，千万无有不差。胡云迦摩罗病，世医拱手，无方对治，名曰正报，非也。得此病者，多致神仙，往往人得此疾，弃家室财物入山，遂得疾愈，而为神仙。今人患者，但离妻妾，无有不差。

阿魏雷丸散方

阿魏　紫雷丸　雄黄　紫石英各三分　朱砂　滑石　石胆　雌黄　藋芦　白蔹　犀角各半两　斑蝥去足翅　芫青去足翅，各四十枚　牛黄五分　紫铆一两

上一十五味,捣筛为散,空心服一钱匕,清酒二合,和药饮尽。大饥即食小豆羹饮为良,莫多食,但食半腹许即止,若食多饱,则虫出即迟。日西南空腹更一服,多少如前。若觉小便似淋时,不问早晚,即更服药,多少亦如前,大饥即食。若觉小便时,就盆子中尿,尿出看之,当有虫出,或当日即出,或二日三日乃出,或四日五日出,或杀药人七日始出。其虫大者如人指,小者大如小麦,或出三四枚,或五六枚,或七八枚,或十枚,或三二十枚。黄虫似地黄色,赤虫似碎肉凝血色,白虫似人涕唾,或似鱼脑,或似姜豉汁,青虫似绿,或似芫青色,黑虫似墨色,或似烂椹,又似黑豆豉。其虫得药者死,死者即从小便中出,大便中亦有出者,不[1]净不可得见。若出黑色虫,即是黑风,不可理之,无方可对。若出黄虫,即是黄风,当用小便七八升,大瓮盛之,如灶法安瓮,不津者,盛小便,中当令使暖,入中浸身,一日再三度,一入中坐浸如炊二三斗米顷。若心闷即出,汤数食莫令饥,虚则于人无力。七七四十九日即为一彻,以差为度。或一二年忌房室,房室脉通,其虫得便病,即更加其患,非冷热风治如此,此是横病,非正报也。若出青虫,即是青风,患气由冷风至多,其虫皆青,即是东方木中毒风,青虫宜服自身小便,亦名清阳,亦名还中水。服法,空腹服,一七日一服六合,旦起日初出即服,服不过一升。饥即食。不得食五辛、猪肉、鸡、犬、秽食臭恶之食,大嗔怒、房室皆忌之。服法第一忌之至二七日,一日再服,服别四合,服小便常取空腹,服之则不过一升。三七日,一日三服,至四七日,小便一出即服,乃至周年,以差为度,服之不过一升。百日外,小便至少,一日之中止可一度、二度,服之大香美好,如羹如浆,忌法三年,犯即难差,不犯永愈。青虫如此,是横病,非正报也。出白虫者即是白风,赤虫者即是赤风,同为一等疗,二风由热为根,虫皆赤白,乃是南风、西风入五脏,通彻骨髓,成患为疾。此之二风,与苦参消石酒饮之,除患最疾,热去其患即愈也。

---

〔1〕不:校本同,疑作"出"。

苦参硝石酒方浸酒法在后

苦参　硝石　清酒

上三味，先与清酒下硝石浸之，二七日或三七日，然后与苦参同入酒瓮中盛，浸之七日，渐渐服之。饮法，空腹服之，一日三服，初七日中一服如半鸡子许，七日后可饮一升，任情饮之，多则为善，患去则速，风动亦多，勿使醉吐，宁渐少饮，不用多饮。赤白二风，此药至曰[1]，无有不愈，余非难治，何以故？热为根本，故苦参能治热，消石除热消虫，赤白二虫，但闻硝石气，皆变为水，能去热根本。若患赤白二风，不问年月，多者五年以外，加黄硝石，加酒，苦参乃至三四两，无有不愈。乃至三十年，无鼻柱，肢节堕落者，但非黑虫，皆得永愈。第一忌房室，大瞋怒，大热食，禁粘食、五辛、生冷、大醋、酪、白酒、猪、鱼、鸡、犬、驴、马、牛、羊等肉，皆为大忌，自[2]余不禁。此为对治，非正报[3]也。若人顽痹，不觉痛痒处者，当作大白膏药摩之，一日三四度，七日彻，或二三七日彻，乃至七七四十九日，名曰一大彻，顽痹即觉痒，平复如本，即止摩。若不平复，但使摩之，以差为限，不过两大彻，三大彻无有不愈。针刺灸烧割劫，亦不及摩之为良，乃至身上多有疮痕生，摩之悉愈。

大白膏方

白芷　白术　前胡　吴茱萸各一升　芎劳二升　蜀椒　细辛各三两　当归　桂心各二两　苦酒四升

候上一十味，以苦酒浸药经一宿，取不中水猪脂十斤，铜器中煎令三沸，三上三下，候白芷色黄膏成，贮以瓶中，随病摩之即愈。若遍体生疮，脓血溃坏，当作大黑膏摩之。

大黑膏方

乌头　芎劳　雄黄　胡粉　木防己　升麻　黄连　雌黄　藜

---

〔1〕曰：《古今图书集成·医部全录》卷三百七十引本方作"口"。

〔2〕自：《古今图书集成·医部全录》卷三百七十引本方作"其"。

〔3〕报：《古今图书集成·医部全录》卷三百七十引本方作"治"。

芦　矾石各半两　杏仁去皮尖　巴豆各四十枚　黄柏一钱八分　松脂　乱发各如鸡子大

上一十五味，捣筛为末，以猪脂二斤合药煎，乱发消尽膏成。用涂疮上，日三敷，先以盐汤洗，然后涂之。勿令妇人、小儿、鸡、犬见。若患人眉睫堕落不生者，服药后经一百日外，即以铁浆洳其眉睫处所，一日三度洗之，生毛则速，出一大彻，眉睫如本，与不患时同也。

浸酒法

苦参去上黄皮，薄切曝干，捣令散，莫使作末，秤取三十斤，取不津瓮受两斛者，瓮底钻作孔，瓮底著二三十青石子，如桃李鸡子许，丸过底孔上二三寸，然后下苦参、硝石末、酒一时著瓮中，遣童子年十三四者，和合调停，然后即与五六重故纸扎瓮口，用小瓮口合上，泥之莫使漏气。取酒服时法，孔中出酒服之，一日一服，或再服亦得，还如法密塞孔，勿漏泄，不得开瓮口取酒，酒欲尽时，开瓮取苦参滓，急绞取酒，其滓去却，其酒密处盛之，莫使漏气。服酒法，一一如前，无有不愈。若患不差除者，皆由年多，十年者更作此药酒至两剂，无有不愈，依法如前。虽良医治之，亦须好酒。须行忠直，不得不孝不义，患除则速矣。

论曰：苦参处处有之，至神良。黄消石出龙窟，其状有三种，一者黄消石，二者青硝石，三者白消石，其形如盐雪，体濡，烧之融似曲鳝，见盐为水。消石真者烧炼皆融，真伪可辨。三种消石，黄者为上，青者为中，白者为下，用之杀虫，皆不如黄者最良，是百药之王，能杀诸虫，可以长生，出乌场国，采无时。服药时，先令服长寿延年符，能荡除身中五脏六腑游滞恶气皆出尽，然后服药得力，其疾速验无疑，符力亦是不可〔1〕思议神力，先服药者，无有不效。又生造药入瓮中时，令童子小儿和合讫，即告符书镇药，符镇在瓮腹，令药不坏，久久为好，一切神鬼不敢近之矣。

〔1〕可：原脱，据集成本补。

长寿延年符

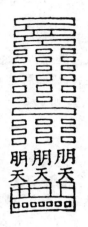

此符式合用朱书之。

先服此符,然后服药,一服之后,更不须再服。书符用六合日,勿令小儿、女子、六畜鸡犬等见之,符成不忌。

雷丸散

雷丸　朱砂细研,水飞　阿魏各一两　硝石五两,一两细研,四两浸酒用　雄黄细研,水飞　雌黄细研,各七钱半　紫石英细研,水飞　犀角屑　藜芦各半两　斑蝥去头足翅　芫青去头足翅,各二十个,用芝麻一合同炒,芝麻熟去之,只用斑、芫二味

上为细末,取苦参五两,同硝石捣碎,用生绢袋盛,入瓷瓶中,用无灰酒一斗,浸七日,密封。每服一中盏,温过,食前调雷丸散二钱。

雷丸散

雷丸　雄黄研,水飞　朱砂研,水飞　滑石　紫石英研　犀角屑　牛黄各半两,研　斑蝥去头足翅　芫青各二十个,去头足翅,并用糯米炒　白敛　阿魏各二钱半

上为细末,入研令匀,每服一钱,空心清酒调下。

上二方,皆本耆婆方而增损之,敷用皆效。以药有难致,拘方取足,则毕世不成矣。小有出入,亦何不可,故备列焉。

治疬风。**白花蛇丸**　丹阳荆上舍得疬疾，一僧疗之而愈，以数百金求方，秘不肯传，馆宾袁生，窥知藏衲衣领中，因醉之而窃录焉，用者多效。

防风去苗,二两　荆芥穗一两半　金银花去叶,二两　川芎一两　枸杞子甘州,二两　黄芩　黄连　山栀子　黄柏　全蝎用醋浸一日去盐味,各一两　蝉蜕二两,用草鞋踏去土　漏芦半斤,洗净,去苗,取四两　乌药　何首乌不犯铁　牛膝去芦　牛蒡子　连翘　天花粉　白蒺藜　威灵仙细辛　金毛狗脊　胡麻子炒　蔓荆子各一两　槐花　苦参　生地黄各二两　白花蛇一条,去头尾,连骨生用　乌梢蛇一条,去头尾,生用

如上头面者，加香白芷一两。如肌肉溃烂，加大皂角一两。一僧，加风藤一两。上共为细末，米糊为丸，如梧桐子大。每服五六十丸，茶清送下，空心、午后、临卧各一服。

行药方

大黄　白牵牛　槟榔以上各一两　甘草三两　轻粉五分

上共为细末，每服二钱，用白蜜三匙，姜汁二匙调服，五更时进。病势重者，七日行一次；稍轻者，半月一次；轻者，一月一次或二十日一次，以三五遍为度。

防风天麻丸　治疬风癞病。此方料是神仙所传，一年中常疗数人，初服药有呕吐者，不可怪，服药得安如故，其效如神。

防风去芦　天麻　升麻　白附子炮　定风草　细辛去苗　川芎　人参去芦　丹参去芦　苦参去芦　玄参去芦　紫参去芦　蔓荆子　威灵仙　穿山甲炒　何首乌各一两,另捣为末　蜈蚣一对

上为细末，与何首乌末拌匀，每药末二两，胡麻一斤，淘净晒干，炒香熟，另碾为极细末，与药末一处拌匀，炼蜜和丸，共作九十丸。每服一丸，细嚼，温浆水送下，不拘时候，日三服。宜食淡白粥一百二十日。病人大忌房劳，将息慎口。

歔墨丸　治疬风神效。

歔墨烧存性　两头尖　甘草炙　香白芷　防风去芦。各二两　乳香三钱,另研　川芎一两　五灵脂三两,净　麝香三钱,另研

上为细末，酒糊丸，每两作十丸。每服一丸，食后细嚼，温酒送

下,茶清亦得,日进二服。

乳香丸 治疠风神效。

通明乳香二十两 苦参肥好者,去芦,剉,四两

上先用好酒五升,浸苦参于瓶内,以重汤煮一伏时,常用文武火慢熬,令小沸为候,一伏时取出,滤去粗。将酒浸乳香于银砂石器内,煎如饧,入天麻四两,为末,大麻仁二两,另研如膏,入于乳香膏内,搅令匀,慢火熬之,可丸如梧桐子大。每服二十丸,用大麻仁酒送下,空心及晚食前服之。

大麻仁酒法 大麻仁三升,水淘净候干,以酒一斗,浸一宿,和酒研取白汁,用生绢滤过,却入瓷瓶中,重汤煮数沸即止。每服一小盏,温过下药。仍兼紫茄子根散相间服之。

紫茄子根散

紫茄子根一斤,细切、曝干,捣罗为末 白芍药二两,末 炙甘草一两,末

上件药末,相和令匀,每服二钱,温水调下,日进三服,自早至晚,常令均匀服之。

神仙退风丹

知母 贝母 乌梅肉 海桐皮 金毛狗脊

上各等分,为细末,炼蜜和丸,如梧子大。每日空心、日中、临睡各服三十丸,又每夜第一次睡觉时,急于头边取三十丸便服,并用羊蹄根自然汁下。大忌酒及房事,一切发风之物。只吃淡粥一百日,皮肉渐皆复旧,半年后须忌房事。服药时,每夜专用一二勤谨人就病人睡处坐守,等候第一次睡觉时,便扶起吃药一服。华宫使亲见林承务服之取效。治疠风如此神妙,若不禁忌,恐无益也。

天麻散 治一切疠风癞疾。

天麻二两 何首乌 胡麻子各三两 蔓荆子 威灵仙 菖蒲 荆芥穗 地骨皮 苦参去芦 白蒺藜 甘菊花 牛蒡子炒。各一两 薄荷半两

上为细末,每服三钱,温酒调下,茶清亦得,日进二服,先食前服半月,次食后服半月,大有神效。

蔓荆子散　治肺脏蕴热,风毒如癞,变成恶风。

蔓荆子生用　甘菊花　枸杞子　苦参去芦。各四两　天麻二两　天南星姜制　胡麻各一两,炒熟,捣为末

上为细末,每服二钱,煎荆芥汤调下,茶清亦可,日进二服,不拘时候。

苦参散

苦参取头末秤,二两　猪肚一具,去脂

上用苦参末掺猪肚,用线缝合,隔宿煮软取出,洗去元药。先不吃饭一日,至第二日先饮新水一盏,后将猪肚食之,如吐了,再食之。食罢待一二时,用肉汤调无忧散五七钱,取出小虫一二万为效。后用不蛀皂角一斤,去皮弦及子,捶碎,用水四碗,煮至一碗,用生绢滤去粗,再入苦参末,搅熟稀面糊膏子相似,取出放冷,再入后药相和。

何首乌去皮,二两　防风去芦,一两半　当归去芦,一两　芍药五钱　人参去芦,三钱

上为细末,入皂角膏子为丸,如桐子大。每服三五十丸,温酒或茶清送下,不拘时候,日进三服。后用苦参、荆芥、麻黄煎汤洗浴。

何首乌散　治疠风癞疾。

何首乌一斤,入白米泔浸一七日,夏月逐日换水,用竹刀刮令碎,九蒸九晒　胡麻子四两,九蒸九晒

上为细末,每服二钱,食前温酒或薄荷汤调下。

追命散

川大黄　皂角刺各半斤　川郁金五两

上为细末,每服三大钱,用好真小油,入无灰酒调药末,觑虚实加减服之。取下虫,多年者其虫色黑,日近者其虫色赤。隔三二日再服,直候无虫,方是病瘥,即止其药,后只服平常风药及诸补药,此药大有功效。下药切不可许病人知,恐虫藏匿,则病难愈。六十日内,用清斋,戒房色欲,却一切俗念,亦不可嗔怒。常净口,念孝敬善言,救苦救难观世音菩萨名号万千百声,最好心绝一切恶念,此疾易疗,故发善言戒劝,伏幸听信。

六香散 淋渫癞病,其效如神。

甘松去土 零陵香 香白芷 茅香去土,剉 香附子炒 藿香 川芎各二两 三柰子半两

上除三柰子另研,余七味同为㕮咀,分作四剂。每用一剂,以水六大碗,煎至三碗,去粗,却入三柰子搅匀,乘热洗疮。若疮不破,用镵针于疙瘩疮上刺破,令恶血出尽,然后淋洗,一伏时洗一番。浴室毋令透风,卧处须令暖和得所。一月之间,不可出外,水火亦就其中,洗了拭干,用八金散点,若热不可饮冷水。

八金散

金精石 银精石 阳起石 玄精石 磁石 石膏 滑石 禹余粮石

上件各等分,碾末,入金银钳锅子内盛之,用盐泥固济口,以文武火煅炼红透,放冷,研如粉,入水银半两,轻粉一钱,研令不见星子,却入余药再研匀。令患人先洗疮拭干,便用小油调稠硬作剂子,于有疮处擦上药,兼治疙瘩。擦药之后,大忌饮水,宜禁身静坐,至三日,口中涎出为度。二次药了,用贯众汤漱其口,不可咽下药汁,两手便洗净,不可近口鼻耳目。第四日一伏时,依前上药,第七日不可更用,见效即止。

贯众汤 漱口安牙。

贯众四两

上为㕮咀,用净黑豆半升,水三碗煮软,若用前药毕,将此药急漱其口,以去其毒,恐伤牙齿也。一方,加黄连。

渫洗疠疮药

何首乌 荆芥 防风 马鞭草 蔓荆子各等分

每用十两,水一斗,煎数沸,无风处洗,出汗。

解毒散 治风疮,解外毒。

巴豆肉 皮硝各一两 黄蜂窠 黑狗脊各七钱 白芷 雄黄 猪牙皂角 羊蹄根 轻粉 蝉蜕去土 枯矾 寒水石各五钱

上为末,腊猪油调搽。外毒既去,却搽黄连散。

愚按:洗药虽能疏通腠理,而损元气;解毒散虽能攻毒,而伤良

肉,不宜多用。

黄连散　治疔疮,清热解毒。

黄连五两　五倍子一两

上为末,唾津调涂之。

白丁香散　治疔风眼中生胬肉。

白丁香　贝母

上为细末,人乳汁调点眼内。

治疔风眉须已落,却令再生。

乌芝麻油一升　丁香一两　生姜汁　铁生末各一合　附子　木香　诃梨勒皮　垣衣各七钱半　羊粪三十粒

上为细末,入油及生姜汁中,以不津器盛,于马粪中埋三七日,药成。涂药法:用中指点,于生铁器内摩三七下,即涂要生处,熟揩之,以干为度,十五日内,眉须皆生。

侧柏叶丸　治疔风癞疾,令眉须再生。

侧柏叶不拘多少

上件药,九蒸九曝,为细末,炼蜜和丸,如梧子大。每服五十丸,熟水送下,日三夜一服之。

生眉膏　治眉毛脱落。

白花蛇　乌蛇　羊粪炒黑　土马鬃　半夏各等分,炒黑色

上为细末,用生姜自然汁调匀,擦在眉上,一日涂一次为佳。

鹤　膝　风

蜈蚣丸《宝鉴》　治鹤膝风及腰膝风缩。胡楚望博士病风痓,手足指节如桃李,痛不可忍,服之悉愈。

蜈蚣[1]一条,头尾全者　白附子　阿魏研　桂心　白芷各一两　乳香七钱五分　当归　北漏芦　芍药　威灵仙　地骨皮　牛膝　羌活　安息香　桃仁以上各一两,生,同安息香研　没药七钱五分

上十六味,蜈蚣、桃仁、白附子、阿魏、桂心、白芷、安息、乳香、

---

〔1〕蜈蚣:即全蝎。

没药九味,同童子小便并酒二升炒熟另处,入余药为末,蜜丸弹子大。空心温酒化下一丸,无时。

换骨丹　通治风,兼治鹤膝风。

防风　牛膝　当归　虎骨酥炙。各一两　枸杞子二两半　羌活　独活　败龟板　秦艽　草薢　松节　蚕砂各一两　茄根洗净,二两　苍术四两

右酒浸,为末服。酒糊丸服亦可。

经进地仙丹　治肾气虚惫,风湿流注,脚膝酸疼,行步无力。

川椒去目及闭口者,炒出汗　附子炮　苁蓉酒浸,焙。各四两　菟丝子制　覆盆子　羌活　白附子　防风　牛膝酒浸　何首乌　南星姜制　草薢　赤小豆　狗脊去毛　乌药　骨碎补去毛。各三两　人参　黄芪各一两半　茯苓　白术　甘草各一两　地龙去土　木鳖去壳。各三两　川乌炮,一两

上为细末,酒糊丸,桐子大。每服四十丸,空心温酒下。

五积散见中寒。　小续命汤见中风。　六味丸　十全大补汤俱见虚劳。

大防风汤　治足三阴经亏损,外邪乘虚,患鹤膝风,或附骨疽肿痛,或肿而不痛,不问已溃未溃,用三五剂后,更用调补之剂。

川芎一钱五分　辣桂　黄芪各五分　白芍药　附子　牛膝各一钱　白术　羌活　人参　防风各二钱　杜仲　熟地黄　炙甘草各五分

上水煎服。

补中益气汤见劳倦。　四物汤　四君子汤　六君子汤　八珍汤　八味丸俱见虚劳。当归补血汤见劳倦。

破 伤 风

羌活防风汤《保命》　治破伤风,脉浮弦,初传在表。

羌活　防风　川芎　藁本　当归　芍药　甘草各四两　地榆　细辛各二两

上㕮咀,每服五钱,水二盏,煎八分,热服。量紧慢加减用之。

热盛加黄芩、黄连各二两,大便秘加大黄一两,自汗加防风、白术各半两。

防风汤　治破伤风同伤寒表证,未传入里,急宜服此。

防风　羌活　独活　川芎各等分

上㕮咀,每服五钱[1],水煎服。后宜调蜈蚣散,大效。

九味羌活汤

羌活　防风　苍术各一两半　细辛五钱　川芎　白芷　生地黄　黄芩　甘草各一两

以上九味,㕮咀,每服一两,水煎。

蜈蚣散

蜈蚣一对　鱼鳔五钱,炒　左盘龙[2]半两,炒烟尽

上为细末,用防风汤调服。如前药解表不已,觉直转入里,当服左龙丸,服之渐渐看大便软硬,加巴豆霜。

白术防风汤　若服前药已过,藏府和,有自汗者,宜服此药。

白术　黄芪各一两　防风二两

上㕮咀,每服七钱,水二盏,煎一盏,去滓温服。

破伤风脏腑秘,小便赤,用热药自汗不休,故知无寒也,宜速下之。先用芎黄汤三二服,后用大芎黄汤下之。

芎黄汤

川芎一两　黄芩六钱　甘草炙,二钱

上为㕮咀,每服五七钱,水一盏半,同煎至一盏,去粗温服,不拘时候。

大芎黄汤

川芎五钱　大黄生　黄芩　羌活去芦。各一两

上为㕮咀,依前煎服,以利为度。

江鳔丸　治破伤风惊而发搐,脏腑秘涩[3],知病在里。

---

〔1〕每服五钱:原脱,据《保命集》卷中本方补。
〔2〕左盘龙:为鸽的粪便。
〔3〕涩:原作"一",据修敬堂本改。

　　江鳔半两,炒　野鸽粪半两,炒　雄黄一钱,水飞　蜈蚣一对　天麻一两　白僵蚕半两,炒

　　上为细末,分作三分,先用二分,烧饭为丸,如桐子大,朱砂为衣;又用一分,入巴豆霜一[1]钱同和,亦以烧饭为丸,不用朱砂为衣。每服朱砂为衣丸药二十丸,入巴豆霜丸药一丸,次服二丸,渐加至利为度,再服朱砂为衣丸药,病愈止。

　　左龙丸

　　左盘龙　白僵蚕　鳔并剉炒。各半两　雄黄一钱,水飞研

　　上为细末,烧饭为丸,如梧桐子大。每服十五丸,温酒送下。如里证不已,当于左龙丸[2]药末一半内,加巴豆霜半钱,烧饭为丸,如梧子大,每服一丸,同左龙丸一处合服,名左龙丹。每服药中加一丸,如此渐加服至十丸,以利为度。若利后更服后药,若搐痉不已,亦宜服后药羌活汤。

　　羌活汤　治破伤风,搐痉不已[3]。

　　羌活去芦　独活去芦　防风去芦　地榆各一两

　　上为咬咀,每服五钱[4],水一[5]盏半,煎至一盏,去粗温服。如有热加黄芩,有涎加半夏。若病日久,气血渐虚,邪气入胃,宜[6]养血为度。

　　地榆防风散　治半表半里,头微汗,身无汗。

　　地榆　防风　地丁香　马齿苋各一两

　　上为细末,每服三钱,温米饮调下。

　　养血地黄当归散　治破伤风,日久渐虚,邪气入内。

　　当归去芦　地黄　芍药　川芎　藁本去芦　防风去芦　白芷各一两　细辛去苗,五钱

---

〔1〕一:原作"涩",据修敬堂本改。

〔2〕左龙丸:原作"左盘龙",据《保命集》卷中本方改。

〔3〕搐痉不已:原作"搐闭不通",据《保命集》卷中本方改。

〔4〕五钱:原作"一两",据《保命集》卷中本方改。

〔5〕一:原作"二",据《保命集》卷中本方改。

〔6〕宜:原作"全",据《保命集》卷中本方改。

上为哎咀,每服五钱,水一盏半,煎一盏,温服。

白术黄芪汤

白术二钱　黄芪三钱　防风一钱半

上水煎,食前服。

白术升麻汤

白术　黄芪各二钱　干葛五分　升麻　黄芩各一钱　甘草五分

上水煎,食远服。

蠲痉汤

羌活　独活　防风　地榆各一钱　杏仁七枚,去皮捣碎,蒸令熟,研成膏

上前四味,以水一盏,煎七分,入杏仁和匀服之。兼以搽疮上,瘥。

朱砂指甲散

人手足指甲炒烟起,六钱　独活　朱砂另研　天南星姜制。各二钱

上制度为细末,分作三服,酒调下。

玉真散

南星　防风各等分

上为末,生姜汁调服,伤处以此贴之。

痉

麻黄加独活防风汤海藏[1]　治刚痉。

麻黄去节　桂枝各一两　杏仁二十五个,去皮尖[2]　甘草半两　独活　防风各一两　上剉细,每服一两,用水三[3]盏,煎至一盏半,温服。

瓜蒌桂枝汤仲景　治柔痉。

瓜蒌根二两　桂枝三两　芍药三两　甘草二两　生姜三两　大

---

〔1〕海藏:原作"仲景",考本方出自王海藏《此事难知》,故据改。

〔2〕杏仁二十五个,去皮尖:原作"芍药三两",据《济生拔粹·此事难知》本方改。

〔3〕三:原作"二",据《济生拔粹·此事难知》本方改。

枣十二枚

上六味，以水九升，煮取三升，分温三服，取微汗。汗不出，食顷啜热[1]粥发之。

葛根汤《金匮》

葛根四两　麻黄三两，去节　桂二两，去皮　芍药　炙甘草各二两　生姜三两　大枣十二枚

上七味，㕮咀，以水一斗，先煮麻黄、葛根减二升，去沫，内诸药，煮取三升，去滓，温服一升，覆取微似[2]汗，不须啜粥，余如桂枝汤法将息及禁忌。

大承气汤

大黄四两，酒洗　厚朴去皮，炙，八两　枳实五枚，炙　芒硝三合

上四味，以水一斗，先煮二物，取五升，去滓；内大黄，煮取二升，去滓；内芒硝，更上火微一二沸，分温再服。得下，止服。

〔海藏〕**神术汤**　治内伤冷饮，外感寒邪而无汗者。

苍术制　防风各二两　甘草一两，炒

上㕮咀，加葱白、生姜同煎服。如太阳证，发热恶寒，脉浮而紧者，加羌活二钱。如太阳证，脉浮紧中带弦数者，是兼少阳也，加柴胡二钱。如太阳证，脉浮紧带洪者，是兼阳明也，加黄芩二钱。妇人服者，加当归或木香汤或加藁本汤各二钱。如治吹乳，煎成调六一散三五钱，神效。

〔海藏〕**白术汤**　治内伤冷物，外感风寒有汗者。

白术三两　防风二两　甘草一两，炙

上㕮咀，每服三钱，水一盏，姜三片，煎至七分，温服，一日止一二服。待二三日，渐渐汗少为解。

又**白术汤**　上解三阳，下安太阴。

白术如汗之，改用苍术　防风各一两

上㕮咀，水煎至七分，温服。用后方加减。若发热引饮者，加

---

〔1〕热：原脱，据《金匮要略》卷上本方补。
〔2〕似：原脱，据《金匮要略》卷上本方补。

黄芩、甘草。头疼恶风者,加羌活散三钱。羌活一两半,川芎七钱,细辛去苗,二钱半。若身热目痛者,加石膏汤四钱。石膏二钱,知母半两,白芷七钱。腹中痛者,加芍药汤三钱。芍药一两,桂枝半两。往来寒热而呕者,加柴胡散三钱。柴胡一两,半夏半两。心下痞者,加枳实一钱。若有里证,加大黄一钱。量虚实加减之,邪去止服。

桂枝葛根汤　治伤风项背强,及有汗不恶风柔痉。制服法。一与前葛根汤同,止无麻黄三两。

桂枝加川芎防风汤　治发热自汗,而不恶寒者,名曰柔痉。

桂枝　芍药　生姜各一两半　甘草　防风　川芎各一两　大枣六枚

每服一两,水三盏,煎至一盏半,去渣温服。

柴胡加防风汤　治汗后不解,乍静乍躁,目直视,口噤,往来寒热,脉弦,此少阳风痉。

柴胡　防风各一两　半夏制,六钱　人参　黄芩各五钱　生姜甘草各六钱半　大枣三枚　上煎服法一与前同。

防风当归汤　治发汗过多,发热,头面摇,卒口噤,背反张者,太阳兼阳明也。宜去风养血。

防风　当归　川芎　地黄各一两

每服一两,水三盏,煎至二盏,温服。

泻青丸见中风。　异功散见不能食。　六味丸见虚劳。　加味小柴胡汤见往来寒热。　加味四物汤即四物汤加柴胡、牡丹皮、山栀。见虚劳。　加味逍遥散见虚劳。　补中益气汤见劳倦。　加味归脾汤见健忘。　三一承气汤见中风。　十全大补汤见虚劳。　参附汤见自汗。

八物白术散　治伤寒阴痉一二日,面肿,手足厥冷,筋脉拘急,汗不出,恐阴气内伤。

白术　茯苓　五味子各半两　桂心三分　麻黄半两　良姜一分　羌活半两　附子三分

每服四钱,水一大盏,姜五片,同煎至五分,去渣温服,无时。

桂枝加芍药防风防己汤　治发热,脉沉而细者,附太阴也,必腹痛。

桂枝一两半　防风　防己各一两　芍药二两　生姜一两半　大枣六枚

每服一两,水三盏,煎至一盏半,去粗温服。亦宜小续命汤。

附子散　治伤寒阴痓,手足厥冷,筋脉拘急,汗出不止,头项强直,头摇口噤。

桂心三钱　附子一两,炮　白术一两　川芎三钱　独活半两

每服三钱,水一盏,枣一枚,煎至五分,去滓温服。

桂心白术汤　治伤寒阴痓,手足厥冷,筋脉拘急,汗出不止。

白术　防风　甘草　桂心　川芎　附子各等分

每服五钱,水二盅,生姜五片,枣二枚,同煎至七分,去渣温服。

附子防风散　治伤寒阴痓,闭目合面,手足厥逆,筋脉拘急,汗出不止。

白术一两　防风　甘草　茯苓　附子　干姜各七钱五分　柴胡一两半　五味子一两　桂心半两

每服三钱,水二盏,生姜四片,同煎,去渣温服。

小续命汤见中风。

附方

羚羊角散　治伤寒阳痓,身热无汗,恶寒,头项强直,四肢疼痛,烦躁[1]心悸,睡卧不得。

羚羊角屑　犀角屑　防风去芦　茯神去木　茈胡去芦　麦门冬去心　人参去芦　葛根　枳壳去瓤,麸炒　甘草炙,各二钱半　石膏　龙齿各半两,另研

上为㕮咀,每服五钱,水一中盏,煎至五分,去粗温服,不拘时。

麦门冬散　治伤寒阳痓,身体壮热,项背强直,心膈烦躁[2],发热恶寒,头面赤色,四肢疼痛。

麦门冬去心　地骨皮　麻黄去节　赤茯苓去皮　知母　黄芩　赤芍药　白鲜皮　杏仁麸炒,去皮尖　甘草炙　犀角屑各七钱半

---

〔1〕躁:原作"燥",据修敬堂本改。
〔2〕躁:原作"燥",据修敬堂本改。

上为㕮咀,每服五钱,水一大盏,煎至五分,去柤温服,不拘时。

石膏散　治伤寒阳痓,通身壮热,目眩头痛。

石膏二两　秦艽去土　龙齿各一两,另研　犀角屑　前胡去芦。
各半两

上为㕮咀,每服五钱,水一大盏,入豆豉五十粒,葱白七茎,同煎至五分,去柤,入牛黄末一字,搅令匀,温服,不拘时候。

防风散　治伤寒阳痓,壮热不解,筋脉拘急,牙关紧痛。

防风去芦　木通　麦门冬去心　川升麻　虎杖　葛根各一两　甘草炙,七钱半　石膏二两

上为㕮咀,每服五钱,水一大盏,煎至五分,去柤温服,不拘时候。

牛黄散　治伤寒阳痓,发热恶寒,头项强直,四肢拘急,心神烦躁。

牛黄另研　麝香另研　犀角屑　朱砂水飞　人参去芦　赤茯苓去皮　防风去芦　芎䓖　甘草炙　麦门冬去心　桂心　地骨皮　天麻各二钱半

上为细末,同研匀,每服二钱,竹沥调下,不拘时候。

瘈疭

牛黄散　治心虚风,筋脉挛搐,神昏语涩。

牛黄　龙脑　朱砂　麝香各一钱　蝉蜕　乌蛇肉一两[1],酒浸全蝎炒　僵蚕炒　桑螵蛸　羚羊角　阿胶炒　天麻　防风　甘菊花　蔓荆子　桂心　细辛　侧子炮,去皮　独活以上各半两　犀角半两　麻黄七钱半

上为细末,和匀再研,每服一钱,豆淋酒下。

凉惊丸

龙胆末　防风末　青黛研。各三钱匕　钓钩藤末,二钱匕　牛黄　麝香各一字匕　黄连末,五钱匕　龙脑一钱匕,研

---

〔1〕一两:校本同,疑作“各一两”。

上同研,面糊为丸,粟米大。每服三五丸至一二十丸,煎金银汤送下,温服。

续断丸 治肝劳虚寒,胁痛眼昏,挛缩瘜疭。

续断酒浸 川芎 当归酒浸 半夏姜制 橘红 干姜炮。各一两 桂心 甘草炙。各半两

上为细末,蜜丸如桐子大。每服百丸,白汤下。

加减建中汤易劳倦。 人参益气汤见着痹。

独活汤 治中风自汗。

独活 羌活 人参 防风 当归 细辛 茯神 远志 半夏 桂心 白薇 菖蒲 川芎各五钱 甘草炙,二钱半

每服一两,水二盏,姜五片,煎八分,食后温服。

胃风汤

白芷一钱二分 升麻二钱 葛根 苍术 蔓荆子 当归身各一钱 甘草炙 柴胡 藁本 羌活 黄柏 草豆蔻 麻黄不去节。各五分

水二盅,姜三片,枣二枚,煎八分,温服。

续命煮散

防风 独活 当归 人参 细辛 葛根 芍药 川芎 甘草 熟地黄 远志 荆芥 半夏各五钱 桂心七钱半

每服一两,水二盏,生姜三片,煎至八分,通口服。汗多者,加牡蛎粉一钱半。

独活散 消风化痰。

细辛 石膏研 甘草炙。各半两 防风 藁本 旋覆花 川芎 蔓荆子 独活各一两

上为末,每服三钱,姜三片,水一大盏,煎七分,食后服。

加味逍遥散 八珍散 四君子汤俱见虚劳。 补中益气汤见劳倦。 十全大补汤见虚劳。

〔海藏〕**愈风汤**一名举卿古拜饮 治一切失血,筋脉紧急,产后与汗后搐搦。

荆芥为细末

先以炒大豆黄卷,以酒沃之,去黄卷,取清汁调前末三五钱,和
滓服之。轻者一服,重者二三服即止。气虚者忌服。童便调亦得。

交加散　治瘾疢,或颤振,或产后不省人事,口吐痰涎。

当归　荆芥穗等分

上为细末,每服二钱,水一盏,酒少许,煎七分,灌下,神效。

增损柴胡汤　治产后或经适断,手足牵搐,涎潮昏闷。

柴胡八钱　黄芩四钱　人参　半夏各三钱　石膏四钱　黄芪五
钱　知母　炙甘草各二钱

上为粗末,每服半两,水二盏,姜五片,枣四枚,煎八分服。

秦艽汤　前症已去,次服此药,去其风邪。

秦艽　芍药　柴胡各一钱七分　甘草炙,一钱三分　黄芩　防风
各一钱二分　人参　半夏各一钱一分

上分二帖,每贴水二盏,姜三片,煎八分,食远服。

颤　　振

星附散　治中风,虽能言,口不㖞斜,手足弹曳。

天南星姜制　半夏姜制　人参　黑附子去皮脐　白附子　茯
苓　川乌去皮脐　僵蚕　没药各等分

上㕮咀,每服五钱,水、酒各一盏,煎八分,热服,并进得汗
为度。

独活散见瘾疢。

金牙酒　疗积年八风五痓,举身弹曳,行步跛躄不能收持。

金牙碎如米粒,用小绢袋盛　地肤子无子,用茎叶,一[1]方用蛇床
子　熟地黄　蒴藋根　附子　防风　细辛　莽草各四两　川椒四
合　羌活一斤,一方用独活

上十味,㕮咀,盛以绢袋,用酒四斗,于磁器中渍,封固勿令泄
气,春夏三四宿,秋冬六七宿,酒成去滓,日服一合。常令酒气相接,
不尽一剂,病无不愈。

〔1〕一:原脱,据虞衙本补。

摧肝丸　镇火平肝,消痰定颤。

牛胆南星　钓钩藤　黄连酒炒　滑石水飞　铁华粉各一两　青黛三钱　僵蚕炒,五钱　天麻酒洗,二两　辰砂飞,五钱　大甘草二钱

上末,以竹沥一碗,姜汁少许,打糊丸,绿豆大。食后及夜茶下一钱五分。忌鸡、羊肉。

参术汤　治气虚颤掉。

人参　白术　黄芪各二钱　白茯苓　炙甘草　陈皮各一钱　甚者加附子,童便制,一钱。

水二盅,煎八分,食前服。

秘方补心丸　治心虚手振。

当归酒洗,一两半　川芎　粉甘草各一两　生地黄一两半　远志去心。二两半　酸枣仁炒　柏子仁各三两,去油　人参一两　朱砂五钱,另研　金箔二十片　麝香一钱　琥珀三钱　茯神去皮木,七钱　牛胆南星五钱　石菖蒲六钱

上为细末,蒸饼糊丸,如绿豆大,朱砂为衣。每服七八十丸,津唾咽下,或姜汤送下。

导痰汤见痰饮。

秘方定振丸　治老人战动,皆因风气所致,及血虚而振。

天麻蒸熟　秦艽去芦　全蝎去头尾　细辛各一两　熟地黄　生地黄　当归酒洗　川芎　芍药煨。各二两　防风去芦　荆芥各七钱　白术　黄芪各一两五钱　威灵仙酒洗,五钱

上为末,酒糊丸,如梧桐子大。每服七八十丸,食远,用白汤或温酒送下。

挛

薏苡仁散《心印》　治筋脉拘挛,久风湿痹。

薏苡仁一升

捣散,以水二升,取末数匙,作粥,空腹食之。

乌头汤《本事》　治寒冷湿痹,留于筋脉,挛缩不能转侧,冬月服之。

大乌头　细辛　川椒　甘草　秦艽　附子　官桂　白芍各一两七钱半　干姜　白茯苓　防风炙　当归各一两　独活一两三[1]钱半

上为粗末,每服三钱,水一盏半,枣二枚,同煎至八分,去渣,空心食前服。

《千金》薏苡仁汤[2]　治筋挛不可屈伸。

白蔹　薏苡仁　芍药　桂心　酸枣仁　干姜　牛膝　甘草各一两　附子三枚

以醇酒二斗,渍一宿,微火煎三沸,每服一升,日三。扶杖起行。不耐酒,服五合。

养血地黄丸　春夏服之。

熟地黄　蔓荆子各二钱半　山茱萸五钱　黑狗脊炙　地肤子　白术　干漆炒　蛴螬炒　天雄　车前子各七钱半　草薢　山药　泽泻　牛膝各一两

上为细末,炼蜜和杵,丸如梧子大。每服五十丸,温酒下,空心临卧服。

煨肾散

用甘遂末三钱,猇猪腰子细劈破,少盐椒淹透,掺药末在内,荷叶包裹烧熟,温酒嚼服之。

活血通经汤

桂枝　酒柏各二钱　葛根　升麻　炙甘草　当归　人参各一钱　芍药五分

水二盏,煎至一盏,去渣热服。

羚羊角汤　治筋痹,肢节束痛,秋宜服之。

羚羊角　肉桂　附子　独活各一两三钱半　白芍药　防风　芎藭各一两

上为粗末,每服五大钱,水一盏半,生姜三片,同煎至八分,取清汁服,日可二三服。

---

〔1〕三:原作"二",据《本事方》卷一本方改。
〔2〕薏苡仁汤:《千金方》卷八本方作"白蔹薏苡汤"。

防风散　治风虚劳,筋脉拘挛,腰膝疼痛。

防风去芦　五加皮　萆薢酒浸　薏苡仁　海桐皮　枳壳去瓤,麸炒　赤芍药　桂心　熟干地黄　黄芪去芦　杜仲炒去丝　牛膝各一两,酒浸　续断　鼠粘子　羚羊角屑各七钱半

上为细末,每服二钱,温酒调下,日三四服。忌生冷、油腻、毒、滑、鱼肉。

麦门冬散　治风虚劳,筋脉拘挛,四肢疼痛,心神烦热,不得睡卧。

麦门冬去心　茯神去木　柴胡去芦　黄芪去芦　白术去芦。各一两　防风去芦　赤芍药　枳壳去瓤,麸炒　芎劳　酸枣仁　羚角屑各七钱半　甘草炙,半两

每服五钱,水一中盏,生姜五片,煎至七分,去渣温服。

黄芪丸　治风虚劳,四肢羸瘦,心神虚烦,筋脉拘挛疼痛,少得睡卧。

黄芪去芦　人参去芦　熟干地黄　白茯苓去皮　薏苡仁　山茱萸各一两　酸枣仁　羌活去芦　当归去芦　桂心　枸杞子　羚羊角屑各七钱半　防风去芦　远志去心。各半两

上为细末,炼蜜和捣三二百下,丸如梧桐子大。每服三十丸,温酒送下,不拘时候。

附风拘挛方

三黄汤《集验》　治中风手足拘挛,百节疼痛,烦热心乱恶寒,不进饮食。兼治贼风、腲腿风,半身不随,失音不语。

麻黄一两,去节　黄芪去芦,半两　黄芩七钱半　独活一两,去芦

上为㕮咀,每服四钱,水一盏半,煎至七分,去粗温服,不拘时候。取汗为效。心热加大黄半两,胀满加枳实二钱半,气逆加人参七钱半,心悸加牡蛎七钱半,渴加瓜蒌根七钱半,寒加附子一枚,炮熟入药。

地黄汤　治中风四肢拘挛。

干地黄　甘草炙　麻黄各一两,去节

上为㕮咀,用酒三升,水七升,煎至四升,去粗,分作八服,不拘

时,日进二服。

木瓜散　治中风虚极,筋脉挛急,手足拘挛,屈伸短缩,腹中疼痛,手足爪甲疼痛,脚转筋甚,舌卷囊缩,面色苍,唇青白,不思饮食。

木瓜　虎胫骨醋炙　五加皮　当归去芦　桑寄生　酸枣仁　人参去芦　柏子仁　黄芪各一两　甘草炙,半两

上为㕮咀,每服四钱,水一盏半,生姜五片,煎至七分,去相温服,不拘时。

三圣散一名舒筋散　大治手足拘挛,口眼㖞斜,左瘫右痪,骨节酸疼,脚弱无力,行步不正,一切风疾。

当归去芦　肉桂去粗皮　玄胡索

上等分,为细末,每服二钱,空心临卧温酒调下,日进三服。唯孕妇不可服。

酸枣仁丸　治风毒流注,四肢筋脉拘挛疼痛,少得睡卧。

酸枣仁　羚羊角屑　晚蚕砂炒　防风去芦　槟榔各一两半　附子炮,去皮脐　藁本　柏子仁　羌活去芦　赤芍药各一两　熟地黄二两

上为细末,炼蜜和捣二三百下,丸桐子大。每服三十丸,温酒送下,不拘时,日进二服。

百倍丸　治男女中风,腰膝疼痛,筋脉拘挛,行步艰难。

败龟醋炙　虎骨粉　肉苁蓉酒浸　牛膝酒浸　木鳖子去壳　乳香另研　没药另研　骨碎补去毛　破故纸炒　自然铜醋焠。各等分

上为细末,酒煮面糊和丸,如梧桐子大。每服四五十丸,空心温酒送下,日进二服。

续断丹　治中风寒湿,筋挛骨痛。

续断　草薢酒浸　牛膝酒浸　干木瓜　杜仲剉,炒去丝。各二两

上为细末,以炼蜜和丸,每两作四丸。每服一丸,细嚼,温酒下,不拘时。

羚羊角散　治肝风筋脉拘挛,四肢疼痛。

羚角屑一两　甘草炙　栀子仁各半两　川升麻　防风去芦　酸枣仁　桑白皮　羌活去芦。各七钱半

上为㕮咀,每服三钱,水一中盏,入生姜五片,煎至六分,去柤温服,不拘时。忌热面、猪肉、大蒜。

酸枣仁散　治肝风筋脉拘挛,四肢疼痛,心神烦闷,睡卧不得。

酸枣仁一两　桑白皮　芎䓖　甘菊花　枳壳去瓤,麸炒　甘草炙。各半两　羌活去芦　防风去芦。各七钱半　羚羊角屑半两

上㕮咀,每服三钱,水一中盏,生姜五片,煎至六分,去柤温服,不拘时。

防风散　治肝风筋脉拘挛,四肢疼痛,心膈痰壅,不思饮食。

防风去芦　麻黄去节。各一两　赤茯苓去皮　麦门冬去心　薏苡仁　牛膝酒浸　羚羊角屑　犀角屑各一两　半夏汤洗七次　白术去芦　芎䓖　人参去芦　当归去芦　大黄　炙甘草各半两　杏仁麸炒,去皮尖。七钱半

上为㕮咀,每服五钱,水一中盏,生姜五片,同煎至六分,去柤温服,不拘时候。

眩　晕

消风散见头痛。

川芎散《本事》　治风眩头晕。

山茱萸一两　山药　甘菊花　人参　茯神　小川芎各半两

上为细末,每服二钱,酒调下,无时,日三服。不可误用野菊花。

羚羊角散　治一切头眩。

羚羊角　茯神各二钱半　芎䓖　防风　白芷　甘草　半夏汤洗。各半两　枳壳　附子各二钱半

上为粗末,每服四钱,水一盏,生姜五片,慢火煎七分,温下。

都梁丸《百一》　治风吹项背,头目昏黑眩痛。

香白芷大块者,用沸汤泡洗四五次,焙干

上为末,炼蜜丸,如弹子大。每服一丸,细嚼,用荆芥汤点茶下。

青州白丸子见中风。

芎䓖散　治风头旋,眼目昏痛,眩晕,倦怠心忪。

芎䓖　前胡　白僵蚕炒　人参各一两　蔓荆子　天麻酒浸,

焙　防风去叉。各半两

　　上为细末,每服二钱,食后温酒调下。

　　白术饮　治风邪在胃,头旋不止,复加呕逆。

　　白术　厚朴去皮姜炙　甘菊花各半两

　　防风去叉　白芷　人参各一两

　　上㕮咀,每服五钱,水一盏半,生姜五片,煎一盏,食前温服。

　　防风饮子　疗风痰气发即头旋,呕吐不食。

　　防风　人参　橘皮各二两　白术　茯神各三两　生姜四两

　　上剉碎,以水六升,煮取三升,去滓,分温四服,一日令尽。忌醋、桃、李、雀肉、蒜、面。

　　菊花散　治一切风,头目昏眩,面浮肿。

　　菊花　旋覆花　牛蒡子　羌活　独活　甘草炙。各等分

　　上㕮咀,每服五钱,水二盏,生姜三片,煎至一盏,食远服。

　　不换金正气散　姜附汤俱见中寒。

　　《济生》三五七散　治阳虚风寒入脑,头痛目眩运转,如在舟车之上,耳鸣,风寒湿痹,脚气缓弱等疾。

　　天雄炮,去皮　细辛洗去土。各三两　山茱萸去核　干姜炮。各五两　防风　山药炒。各七两

　　上为细末,每服二钱,食前温酒调下。

　　黄连香薷饮　十味香薷饮　消暑丸俱见伤暑。　肾著汤　渗湿汤俱见伤湿。

　　《济生》芎术汤　治冒雨中湿,眩晕呕逆,头重不食。

　　川芎　半夏制　白术各一两　甘草炙,半两

　　每服四钱,水一盏,生姜七片,同煎,不拘时服。一方,有附子、桂心,无半夏。

　　羌活汤东垣　治风热壅盛上攻,头目昏眩。

　　羌活　防风　黄芩酒洗,各一两　柴胡七钱　黄连酒煮,一两　黄柏酒炒　瓜蒌酒洗。各半两　甘草炙,七钱　白茯苓五钱　泽泻三钱

　　上为粗末,每服五钱,水煎取清,食后或先卧通口热服之,日二服。

钩藤散《本事》 治肝厥头晕。清头目。

钩藤 陈皮 半夏 麦门冬 茯苓各半两 石膏一两生[1] 人参 甘菊花 防风各半两 甘草二钱半

上为粗末，每服四钱，水一盏半，姜七片，煎八分，温服。

仙术芎散 治风热壅塞，头目昏眩。消痰饮，明耳目，清神。

川芎 连翘 黄芩 山栀子 菊花 防风 大黄 藿香叶 当归 芍药 桔梗以上各七分 石膏 滑石各一钱半 苍术 甘草各一钱 薄荷叶 缩砂仁 荆芥各四分

上作一服，水二盏，煎至一盏，食后服。

蔓荆子散 治风头旋晕闷，起则欲倒。

蔓荆子 甘菊花 半夏汤泡 羚羊角屑 枳壳麸炒 茯神去木 芎䓖 黄芩 防风各七钱半 麦门冬去心，焙 石膏各一两 地骨皮 赤箭 细辛 甘草炙。各半两

上㕮咀，每服三钱，水一中盏，生姜半分，煎至六分，去滓，不拘时，温服。忌热面、饴糖、羊肉。

羌活汤 治风头眩，筋脉拘急，痰涎壅滞，肢节烦疼。

羌活 前胡去苗 石膏研碎 白茯苓去皮 芎䓖 枳壳麸炒 黄芩去黑心 甘菊花 防风 细辛去叶 甘草炙，剉 蔓荆子 麻黄去根节，煮，掠去沫，焙。各一两

上㕮咀，每服三钱，水一盏，生姜三片，鸡苏三叶，同煎至七分，去滓，不拘时服。

芎术除眩汤《直指》 治感湿感寒，头重眩晕。

附子生 白术 川芎各半两 官桂 甘草炙。各二钱半

上剉，每服三钱，姜七厚片，同煎，食前服。

理中汤见霍乱。 来复丹见中暑。 养正丹见气。 十四友丸见惊。 安肾丸见喘。 七气汤见气。

益气补肾汤

人参 黄芪各一钱二分 白术二钱 白茯苓一钱 甘草炙，五

---

〔1〕一两，生：原脱，据《本事方》卷二本方补。

分　山药　山茱萸肉各一钱半　水二盅,枣二枚,煎八分,食前服。

补肝养荣汤

当归　川芎各二钱　芍药　熟地黄　陈皮各一钱半　甘菊花一钱　甘草五分

水二盅,煎八分,食前服。若肾虚气不降者,去菊花,入前补肾汤。

芎归汤　治产后去血过多,眩晕不省,及伤胎崩中,金疮、拔齿,去血过多,悬虚心烦,眩晕头重,目暗,举头欲倒。用川芎、当归各等分。每服五钱,水煎,不拘时服。

守中丸　治风头眩脑转,目系急,忽然倒仆。

人参　白术　甘菊花　枸杞子　山药各二两　白茯苓去皮,十两　麦门冬去心,三两　生地黄二十斤,绞取汁

上为细末,先用生地黄汁于银器内,入酥三两,白蜜三两,同煎,逐旋掠取汁上金花令尽,得五升许,于银器内拌炒前七味药,渐渐令尽,候干,入白蜜同捣数千杵,丸如梧子大。每服五十丸,空心温酒送下。服百日后,五脏充满,肌肤滑润。此药须择四季旺相日或甲子日修合,亦名五芝地仙金髓丸。

半夏白术天麻汤东垣

天麻五分　半夏汤洗,一钱半　白术一钱　人参　苍术　橘皮　黄芪　泽泻　白茯苓各五分　神曲一钱,炒　大麦蘗一钱半　干姜三分　黄柏二分

上件㕮咀,每服半两,水二盏,煎至一盏,去渣,带热服,食前。此头痛苦甚,谓之足太阴痰厥头疼,非半夏不能疗。眼黑头旋,风虚内作,非天麻不能除。其苗为定风草,亦治内风之神药也。内风者,虚风是也。黄芪甘温,泻火补元气。人参甘温,泻火补中益气。二术俱甘苦温,除湿补中益气。泽泻、茯苓利小便导湿。橘皮苦温,益气调中升阳。神曲消食,荡胃中滞气。大麦蘗宽中,助胃气。干姜辛热,以涤中寒。黄柏苦大寒,酒洗,以主冬天少火在泉发躁也。上气虚挟痰眩晕。余尝治一人卧则稍轻,但举足则头旋眼黑,以天麻、半夏、茯苓、白附、陈皮、僵蚕、参、芪、甘草、当归、生姜、黄芩煎

汤服之,五六日愈,盖仿此方加减之也。

旋覆花汤《济生》

旋覆花 半夏 橘红 干姜各一两 槟榔 人参 甘草 白术各半两

上剉,每服一两,姜水煎服。

半夏加茯苓汤见呕吐。

茯苓半夏汤 治胃气虚弱,身重有痰,恶心欲吐。风邪羁绊于脾胃之间,当先实其脾胃。

茯苓 白术 半夏 炒曲各一钱 大麦蘖一钱半 陈皮 天麻各三钱

上作一服,水二盅,姜五片,煎至一盅,食前服。

柴胡半夏汤 治风证不敢见风,眼涩头痛,有痰,眼黑,恶心兀兀欲吐,风来觉皮肉紧,手足重难举,居暖处有微汗便减,如见风即复作。一名补肝汤。

柴胡 苍术各一钱半 半夏二钱半 白茯苓二钱 炒曲 藁本各一钱 升麻半钱

上作一服,水二盅,姜五片,煎至一盅,食远服。

玉液汤 治七情所伤,气郁生涎,随气上逆,头目眩晕,心嘈忪悸,眉棱骨痛。

半夏肥大者六钱,汤泡七次,切作片

上作一服,水一钟半,生姜十片,煎至八分,去滓,入沉香末少许,不拘时温服。

五苓散见消瘅。

人参前胡汤 治风痰头晕目眩。

人参去芦,一钱半 前胡 南星汤泡 半夏曲 木香 枳壳麸炒 橘红 赤茯苓 紫苏叶 甘草炙。各一钱

上作一服,水二盅,生姜五片,煎一盅,食后服。

汉防己散 治上焦风痰攻注,头目旋晕,心神烦乱。

汉防己 麦门冬去心,焙 前胡以上各一两 半夏汤泡 旋覆花 防风 细辛 甘草炙,以上各半两 赤茯苓 人参 芎劳 羚

牛角屑　枳实麸炒　荆芥以上各七钱五分

上㕮咀，每服三钱，水一中盏，生姜半分，煎至六分，不拘时温服。忌饧糖、羊肉。

羚犀汤　治暗风，头旋眼黑，昏眩倦怠，痰涎壅盛，骨节疼痛。

羚羊角屑　旋覆花　紫菀去苗土[1]　石膏　甘草炙。各一两　细辛去叶，半两　前胡七钱五分　犀角屑二钱五分

上㕮咀，每服三钱，水一盏，生姜三片，枣一枚，煎七分，去滓，食后温服。

人参丸　治风头旋目眩，痰逆恶心，胸膈痞滞，咳嗽痰涎，喘满呕逆，不欲饮食。

人参　白术　旋覆花炒　炙甘草各一两　麦门冬去心，焙　枳壳麸炒　前胡各二两　木香半两

上为细末，汤浸蒸饼为丸，如梧桐子大。每服五十丸，食后温生姜汤下。

祛痰丸　治风头旋，痰逆恶心，胸膈不利。

南星生　半夏生　赤茯苓去皮　陈皮去白　干姜炮。各等分

上为细末，面糊丸，如梧子大。每服五十丸，不拘时，温米饮送下。

天南星丸　治风虚痰，头目旋晕，肢节拘急。

天南星炮　附子炮，去皮脐　白附子炮　华阴细辛　旋覆花　半夏汤泡　芎䓖各半两　天麻一两

上为细末，面糊丸，如梧子大。每服三十丸，加至五十丸，不拘时，用荆芥、薄荷煎汤下。

麝香天麻丸　治风痰气厥头疼，目眩旋晕，四肢倦怠，睡卧不宁，精神不爽。

麝香二钱，研　天麻酒浸　防风　芎䓖各一两　甘菊花七钱五分　南星一枚，重一两者，先用白矾汤浸洗七次，后用水煮令软，切片焙干

上为细末，炼蜜丸，鸡头实大。每服一丸，不拘时，细嚼，荆芥汤送下。

---

〔1〕土：原作"上"，据修敬堂本改。

青黛散子和

猪牙皂角二个〔1〕 玄胡索一个〔2〕 青黛少许

上为末,水调豆许,鼻内灌之,其涎自出。先仰卧灌鼻,俟喉中酸味,即起身涎出,口咬铜钱一文,任流下。

瓜蒂神妙散见头痛,但河间方无瓜蒂一分。

神芎散 治风热上攻,头目眩痛,上壅鼻塞,并牙关闷痛。

川芎 郁金 荆芥 薄荷 红豆各等分

上为细末,入盆硝研匀,鼻内搐之,力慢加药。

郁金散 治头痛眩晕。

郁金 滑石 川芎各等分

上为细末,每服一二钱,空心用韰汁调服。此木郁达之之法也。若胸中有宿痰,宜瓜蒂散吐之。

独圣散

瓜蒂不以多少 郁金各等分

上为细末,每服一钱或二钱,韰汁调下,用鸡翎探吐。后服愈风饼子。方见头痛。

防风通圣散河间

防风 川芎 当归 芍药 大黄 薄荷叶 麻黄 连翘 芒硝盆硝是。以上各半两

石膏 黄芩 桔梗各一两 滑石三两 甘草二两 荆芥 白术 栀子各二钱半

上为末,每服二钱,水一大盏,生姜三片,煎至六分,温服。涎嗽,加半夏半两,姜〔3〕制。如服药,不可无生姜同煎。

贾同知通圣散

防风 芍药各二钱半 甘草 滑石各三两 薄荷 黄芩 石膏 桔梗各一两 川芎 当归 大黄 麻黄 连翘各半两 荆芥三

---

〔1〕二个:原作"一个",据《儒门事亲》卷十二本方改。

〔2〕一个:原作"一分",据《儒门事亲》卷十二本方改。

〔3〕姜:原脱,据《宣明论》卷三本方补。

钱半　白术　山栀子各二钱半　无芒硝，无缩砂。

崔宣武通圣散

防风　芍药　荆芥　当归　白术　山栀子各二钱半　川芎　大黄　薄荷　麻黄　连翘　黄芩　桔梗　缩砂各半两　甘草　石膏各一两　滑石三两

刘庭瑞通圣散　有缩砂，无芒硝，其余皆同。缘庭瑞于河间守真先生得师传之秘，从二年，始受于方，斯且[1]取为端，而可准凭以用之。兼庭瑞以用治病，百发百中，何以疑之，因录。但[2]以前药庭瑞临时以意加减，一依前法，嗽加姜制半夏半两。

若劳汗当风，寒薄为皶，郁乃痤。此劳汗出于玄府，脂液所凝。去芒硝，倍加芍药、当归发散玄府之风，当调其荣卫。俗云风刺，或生瘾疹，或赤或白，倍加麻黄、盐豉、葱白出其汗，麻黄去节。亦去芒硝，以咸走血而内凝，故不用之。发汗罢，依前方中加四物汤、黄连解毒，三药合而饮之，日二服。故《内经》曰：以苦发之，为热在肌表连内也。小便淋闭，去麻黄，加滑石、连翘，煎药汤[3]调木香末二[4]钱匕。麻黄主于表，而不主于里，故去之。腰胁走注疼痛者，加硝石、当归、甘草，一服各二钱，调车前子末、海金沙末各一钱。《内经[5]》曰：腰者肾之府。破伤风者，如在表则辛以散之，在里则苦以下之，兼散之，汗下后通利荣血，祛逐风邪，每一两加荆芥穗、大黄各二钱，调全蝎末一钱，羌活末一钱。诸风痫搐，小儿急慢惊风，大便秘结，邪热暴甚，肠胃干燥，寝汗咬牙，上窜睡语，筋转惊悸，肌肉蠕动，每一两加大黄二钱，栀子二钱，茯苓末二钱匕。如肌肉蠕动者，调羌活末一钱。经曰：肌肉蠕动，命曰微风。风伤于肺，咳嗽喘急者，每一两加半夏、桔梗、紫菀各二钱。如打扑伤损，肢节疼痛，腹中恶血不下，每一两加当归、大黄各三钱半，调没药、乳香

---

〔1〕且：原作"可"，据《宣明论》卷三本方改。

〔2〕但：原作"耳"，据《宣明论》卷三本方改。

〔3〕汤：原作"中"，据《保命集》卷中本方改。

〔4〕二：原作"一"，据《保命集》卷中本方改。

〔5〕内经：原作"故经"，据《保命集》卷中本方改。

末各二钱。解利四时伤寒,内外所伤,每一两加益元散一两,葱白十茎,盐豉一合,生姜半两,水一碗,同煎至五七沸,或煎一小碗,温冷服一半,以箸投之即吐,吐罢后服一半,稍热服,汗出立解。如饮酒中风,身热,头痛如破者,加黄连须二钱,葱白十茎,依法立愈。慎勿用桂枝麻黄汤解之。头旋脑热,鼻塞,浊涕时下,每一两加黄连、薄荷各二钱半。《内经》曰:胆移热于脑,则辛颏鼻渊。鼻渊者,浊涕下不已。王注曰:胆液不澄,则为浊涕不已,如水泉者,故曰鼻渊也。此为足太阳脉与阳明脉俱盛也。如气逆者,调木香末一钱。

搜风丸河间 治邪气上逆,风热上攻,头目眩晕,大小便结滞。

人参 茯神各半两 滑石二两 藿香二钱半 干姜 白矾生。各一两 蛤粉 南星一作半两 大黄 黄芩各二两 牵牛四两 薄荷半两 半夏 寒水石各一两

上为末,滴水丸,小豆大。每服十丸,生姜汤下,加至二十丸,日三服。

白术附子汤仲景 治风虚头重眩,苦极不知食味。

白术二两 附子一枚[1]半,炮,去皮 甘草炙,一两

每服五钱,姜五片,枣一枚,水一盏,煎至七分,去柤温服。

芎附汤见鼻衄。 正元散见自汗。 灵砂丹见呕吐。 养正丹见气。 茸朱丸见头痛。

沉香磁石丸 治上盛下虚,头目眩晕,耳鸣耳聋。

沉香别碎 蔓荆子 青盐别研 甘菊花各半两 巴戟去心 葫芦巴 山药炒 川椒去目,炒 磁石火煅醋淬,细研水飞 山茱萸去核 阳起石火煅,研 附子炮,去皮脐。各一两

上为细末,用酒煮米糊和丸,梧子大。每服五十丸,加至七十丸,空心用盐汤送下。

松花浸酒方 治风头旋,脑皮肿痹。

上以松花并台,春三月取五六寸,如鼠尾者,不拘多少,蒸,细

---

〔1〕枚:原作"两",据《金匮要略》卷上本方改。

切一升,生绢囊盛贮,以酒三升,浸五日。每日空心暖饮五合,晚食前再服。

癫

星香散见中风。　寿星丸见痫。

抱胆丸　治男妇一切癫痫风狂,或因惊恐怖畏所致。及妇人产后血虚,惊气入心,并室女经脉通行,惊邪蕴结,累效。

水银二两　朱砂一两,细研　黑铅一两半　乳香一两,细研

上将黑铅入铫子内,下水银结成砂子,次下朱砂、滴乳,乘热用柳木槌研匀,丸鸡头大。每服一圆,空心井花水吞下。病者得睡,切莫惊动,觉来即安。再一圆可除根。

清心汤　即凉膈散加黄连、麦门冬。见发热。　四七汤见气。《灵苑》辰砂散见狂。　养正丹见气。　三生饮见卒中。　三化汤见中风。

五邪汤　治中风神思昏愦,五邪所侵,或歌、或哭、或笑、或喜、或怒,发则无时。

防风去芦　桂心　白芍药　远志去心　独活去芦　甘草炙　白术去芦　人参去芦　秦艽去芦土　牡蛎煅　石膏　禹余粮醋淬。各二两　雄黄水飞　防己去皮　石菖蒲　茯神去木　蛇蜕皮炒。各一两

每服四钱,水二盏,煎一盏,去粗温服,不拘时候,日进二服。

九精丸一名九物牛黄丸　治男子沾鬼魅欲死,所见惊怖欲走,时无休止,邪气不能自绝者。

牛黄土精,一云火精　龙骨水精　荆实人精　玄参玄武精,去芦　赤石脂朱雀精　玉屑白虎精　曾青苍龙精　空青天精研　雄黄地精,无石者妙,研。以上各一两

上九味,名九精,上通九天,下通九地。为细末,炼蜜和丸,如小豆大。每服一丸,日三服,以知为度。

附方

独效苦丁香散《得效》　治忽患心疾,颠狂不止。得之惊忧之极,痰气上犯心包,当伐其源。

上以苦丁香即瓜蒂半两,为末。每服一钱重,井花水调满一盏

投之。得大吐之后熟睡，勿令人惊起。凡吐能令人目翻，吐时令闭双目，或不省人事，则令人以手密掩之。信乎深痼之疾，必投瞑眩之药。吐不止，以生麝香少许，温汤调下即解。

控涎丹 下痰涎。见行痹。

甘遂散 治癫痫，及妇女心风血邪。

甘遂一钱，为末，用猪心取三管血三条和甘遂，多少和之，将心劈作二片，入药在内，合之线缚，外用皮纸裹湿，慢火煨熟，勿令焦，取药细碾，入辰砂末一钱和匀，分作四丸。每服一丸，将所煨猪心煎汤化下。再服，用别猪心亦可。过半日，大便下恶物后，调和胃气。凡此病乍作乍醒者苏，不食迷痴者不治。

泻心汤 治心受积热，谵言发狂，逾墙上屋。

大黄 黄芩 黄连各五钱

上剉散，每服四钱，水一盏半，煎服。

引神归舍丹 治心气，亦治心风。

大天南星刮去皮，取心秤一两，生用 附子一枚，重七钱以上者，炮，去皮脐 朱砂一两，水飞

上为末，用猪心血圆，梧子大。如不稠黏，用面糊少许。煎忘忧草根汤下，子午之交各一服。

秘方半夏丸《集验》 治心风狂。张德明传，其内人失心狂数年，服此药而愈。后再作，服人参琥珀丸而安。

半夏一两，用生姜汁煮三五十沸，取出切作块，更煮令熟，焙干，为细末 麝香一钱，研 水银半两 生薄荷一大握，和水银研如泥

上件药，入薄荷泥内，更研千百下，丸如芥子。每服十五丸，金银汤临卧下，三日再服。

人参琥珀丸

人参去芦 琥珀另研 茯神去木 白茯苓去皮 石菖蒲节密小者 远志各半两，酒浸半日，去心 乳香另研 酸枣仁温酒浸半日，去壳，纸上炒令香熟 朱砂另研，水飞。各二钱半

上为细末，炼蜜丸，桐子大。每服二十丸，食后温酒送下，日再服；如不能饮，枣汤下。可常服。

宁志丸《得效》

好朱砂一两,将熟绢一小片包裹,线扎。猭猪心一枚,竹刀切开,不犯铁,用纸拭去血,入朱砂包于猪心内,再用线缚合,又用甜笋壳重裹,麻皮扎定。无灰酒二升,入银器或砂礶内煮,酒尽去包,取出朱砂另研。将猪心竹刀细切,砂盆内研烂,却入后药末并朱砂、枣肉为丸,留少朱砂为衣。药末须隔日碾下,枣肉于煮猪心日绝早煮熟,去皮核取肉四两用。患心风服此一料,其病顿减。

人参　白茯苓　当归洗去土及芦　石菖蒲　乳香别研　酸枣仁用五两许,汤浸去皮,可取半两净仁,炒令赤香熟为度,以上各半两

上为末,和丸如梧子大,以留下朱砂为衣。每服五十丸,人参汤下。

蕊珠丸

大猪心一枚,取血　大朱砂一两,为末　青靛花一匙

上先将青靛花、猪心血一处同研,次以朱砂末共丸,如梧子大。每服二十丸,茶、酒任下,不拘时。

一醉散　即一醉膏。见狂。

天门冬煎　治风癫。

天门冬十斤,汤浸二日,去心　生地黄肥净者,三十斤

上二味,安木臼内,捣一二千杵,取其汁,再入温汤更捣,又取其汁,不论几次,直待二药无味方止,以文武火熬成膏子,盛瓷器内。每服一匙,温酒化下,不拘时,日进三服。

狂

生铁落饮

生铁四十斤,入火烧赤沸,砧上锻之,有花出如兰如蛾,纷纷堕地者,是名铁落。用水二斗,煮取一斗,入后药:

石膏三两　龙齿研　白茯苓去皮　防风去芦。各一两半　玄参秦艽各一两

上为粗散,入铁汁中,煮取五升,去渣,入竹沥一升和匀,温服二合,无时,日五服。

朱砂圆　镇心神,化痰涎,退潮热,利咽膈,止烦渴。

铁粉　天竺黄各一两　金银箔各二十片　人参二钱　脑子半钱 生麝香一钱　轻粉二钱　真犀角二钱　海金沙一两　朱砂五钱

上为末,水圆,朱砂为衣,共圆作六百圆。每服[1]一圆至五圆, 痰盛潮热,薄荷、沙糖、生葛自然汁、井水下;狂言谵语,涎壅膈上, 地龙三两,薄荷及砂糖水研;心神不宁,金银箔、薄荷汤化下。

抱胆丸见癫。　养正丹见气。　瓜蒂散见伤食。

来苏膏《瑞竹》　治远年近日,风痫心病,风狂中风,涎沫潮闭, 牙关不开,及破伤风搐。

皂角一两,肥大不蛀者,去皮弦

上将皂角切碎,用浆水一大碗,春秋浸三四日,冬七日,夏一二 日,揉开取净浸透皂角汁,入银器或砂锅内,以文武火熬,用新柳 条、槐枝搅,熬似膏药,取出,摊于夹纸上,阴干收顿。如遇病人,取 手掌大一片,用温浆化在盏内,用小竹管盛药水,将病人扶坐定,头 微抬起,以药吹入左右鼻孔内,良久扶起,涎出为验。欲要涎止,将 温盐汤,令病人服一二口便止。忌鸡、鱼、生硬、湿面。

大承气汤见大便不通。

当归承气汤《保命》

当归　大黄各一两　甘草半两　芒硝九[2]钱

上剉如麻豆大,每二两,水一大碗,姜五片,枣十枚,煎至一半, 去渣,热[3]服。

洗心散　治风壅涎盛,心经积热,口苦唇燥,眼涩多泪,大便秘 结,小便赤涩。

白术一两半　麻黄和节　当归去苗,洗　荆芥穗　芍药　甘 草　大黄面裹煨,去面,切,焙。各六两

上剉散,每服三钱,水一盏半,生姜三片,薄荷叶七皮,水煎服;

---

〔1〕服:原脱,据修敬堂本补。
〔2〕九:原作"七",据《保命集》卷中本方改。
〔3〕热:此下原衍"温",据《保命集》卷中本方删。

为末,茶清调亦可。

凉膈散　解毒汤俱见发热。

宁志膏《本事》

人参　酸枣仁各一两　辰砂五钱　乳香二钱半

上为细末,炼蜜和丸,如弹子大。每服一丸,薄荷汤送下。

予族弟妇[1],缘兵火失心,制此方与之,服二十粒愈,亲旧传去,服之皆验。

一醉膏　治心恙。

用无灰酒二碗,香油四两,和匀,用杨柳枝二十条,逐条搅一二百下,候香油与酒相入成膏,煎至八分,灌之,熟睡则醒,或吐下即安矣。

《灵苑》辰砂散　治风痰诸痫,狂言妄走,精神恍惚,思虑迷乱,乍歌乍哭,饮食失常,疾发仆地,吐沫戴目,魂魄不守。

辰砂一两,须光明有墙壁者　酸枣仁半两,微炒　乳香半两,光莹者

上量所患人饮酒几何,先令恣饮沉醉,但勿令吐,至静室中,以前药都作一服,温酒调作一盏调之,令顿饮。如饮酒素少人,但以随量取醉。服药讫,便安置床枕令卧,病浅者半日至一日,病深者三两日,令家人潜伺之,鼻息匀调,但勿唤觉,亦不可惊触使觉,待其自醒,即神魂定矣。万一惊寤,不可复治。吴正肃公少时心病,服此一剂,五日方寤,遂瘥。

祛风一醉散　治阳厥气逆,多怒而狂。

朱砂水飞,半两　曼陀罗花二钱半

上为细末,每服二钱,温酒调下。若醉便卧,勿令惊觉为佳。有痰者,先服胜金丸。一方,加乳香二钱,依前法服之。

防己地黄汤　治病如狂状,妄言独语不休,无寒热,其脉浮。

防己一钱　桂枝　防风各三钱　甘草二钱

上四味,以酒一杯,渍一宿,绞取汁;生地黄二斤,㕮咀,蒸之如斗米饭久,以铜器盛其汁,更绞地黄汁和,分再服。

---

[1] 妇:原脱,据《本事方》卷二本方补。

惊气丸《本事》 治惊忧[1]积气,心受[2]风邪,发则牙关紧急,涎潮昏塞,醒则精神若痴。

附子 木香 白僵蚕 白花蛇 橘红 天麻 麻黄各半两 干蝎一两[3] 紫苏子[4]一两 南星洗,切,姜汁浸一宿,半两 朱砂一分[5],留少许为衣

上为末,加脑麝少许,同研极匀,炼蜜杵丸,如龙眼大。每服一丸,金银薄荷汤化下,温酒亦得。

此予家秘方也。戊申年,军中一人犯法,褫衣将受刑而得释,精神顿失如痴,予与一丸,服讫而寐,及觉病已失矣。提辖张载扬,其妻因避寇,失心已数年,予授此方,不终剂而愈。又黄彦奇妻,狂厥者逾十年,诸医不验,予授此方,去附子,加铁粉,亦不终剂而愈。铁粉非但化痰镇心,至如摧抑肝邪特异。若多恚怒,肝邪太盛,铁粉能制伏之。《素问》云:阳厥狂怒,治以铁落饮,金制木之意也。此亦前人未尝论及。

牛黄膏《保命》 治热入血室,发狂不认人者。

牛黄二钱半 朱砂 郁金 牡丹皮各三钱 脑子 甘草各一钱

上为细末,炼蜜丸,如皂角子大。新汲水化下。

妙香散见心痛。青州白丸子见中风。十四友丸见惊。 六一散 即天水散。见伤暑。

痫

龙脑安神丸《集验》治男妇小儿五积癫痫,无问远年近日,发作无时,但服此药,无不痊愈。

龙脑研 麝香研 牛黄各三钱,研 犀角屑 茯神去木 人参去芦 麦门冬去心 朱砂水飞。各二两 金箔三十五片 马牙硝二

---

〔1〕忧:原作"痉",据《本事方》卷二本方改。
〔2〕心受:原作"痉",据《本事方》卷二本方改。
〔3〕麻黄各半两,干蝎一两:原作"麻黄、干葛各半两",据《本事方》卷二本方改。
〔4〕子:原作"叶",据《本事方》卷二本方改。
〔5〕分:原作"钱",据《本事方》卷二本方改。

钱　甘草炙　地骨皮　桑白皮各一两,炒

上为细末,炼蜜和丸,如弹子大,金箔为衣。如有风痫病岁久,冬月用温水化下,夏月用凉水化下,不拘时候。如病二三年,日进三服。小儿一丸,分作二服。又治男妇虚劳发热喘嗽,新汲水一盏化开服,其喘满痰嗽立止。又治男子妇人语涩舌强,食后温凉水化下,日进三服。

龙齿丹　治因惊神志恍惚,久而成痫,时发时止。

龙齿研　白僵蚕炒　白花蛇肉酒浸　朱砂水飞　铁粉研　石菖蒲　远志去心　木香　橘红去白　麻黄去节　天麻　天南星姜制　人参去芦。各半两　紫苏子一两　龙脑研,半钱　全蝎二钱半,炒　麝香一钱,另研

上为细末,次入研药和匀,炼蜜为丸,每一两作十五丸。每服一丸,空心薄荷汤下。

三圣散

瓜蒂拣净,炒微黄　防风去芦。各三两　藜芦《圣惠方》减用之,或一两,或半两,或三钱。

上为粗末,每服约半两,以齑汁三茶盏,先用二盏煎三五沸,去齑汁,次入水一盏,煎至三沸,却将先二盏同一处熬二沸,去渣澄清,放温,徐徐服之。以吐为度,不必尽剂。

清神汤　治心热,痰迷胞络。

茯神去皮木　黄连各二钱　酸枣仁炒　石菖蒲　柏子仁去壳　远志各一钱,甘草同煮,去骨　甘草五分

痰壅,加南星、半夏、橘红、瓜蒌仁、竹沥、姜汁。

水二盅,煎八分,食远服。

承气汤见大便不通。　东垣安神丸见虚烦。　通圣散见眩晕。　星香散见中风。

《杨氏》五痫丸　治癫痫潮发,不问新久。

白附子半两,炮　半夏二两,汤洗　皂角二两,捶碎,用水半升,揉汁去粗,与白矾一处,熬干为度,研　天南星姜制　白矾生　乌蛇酒浸,各一两　全蝎炒,二钱　蜈蚣半条　白僵蚕炒,一两半　麝香三字,研　朱

砂二钱半,水飞 雄黄水飞,一钱半

上为细末,生姜汁煮面糊为丸,如梧桐子大。每服三十丸,温生姜汤送下,食后服。

犀角丸河间 治风癫痫,发作有时,扬手掷足,口吐痰涎,不省人事,暗倒屈伸。

犀角末半两 赤石脂三两 朴硝二两 白僵蚕一两 薄荷叶一两

上为末,面糊丸,如梧子大。每服二三十丸,温水下,日三服,不拘时。如觉痰多即减数。忌油腻、炙煿。

参朱丸 治风痫,大有神效。

人参 蛤粉 朱砂各等分

上为细末,狱猪心血为丸,如梧子大。每服三十丸,金、银煎汤下,食远服。

琥珀寿星丸《局方》用南星一斤,朱砂二两,琥珀一两,无猪心血。

天南星一斤 掘坑深二尺,用炭火五斤,于坑内烧热红,取出炭,扫净,用好酒一升浇之,将南星趁热下坑内,用盆急盖讫,泥壅合,经一宿取出,再焙干为末。

琥珀四两,另研 朱砂一两,研飞,以一半为衣

上和匀,猪心血三个,生姜汁打面糊,搅令稠粘,将心血和入药末,丸如桐子大。每服五十丸,煎人参汤空心送下,日三服。

葶苈苦酒汤 治发狂烦躁,面赤咽痛。

苦酒一升半 葶苈一合 生艾汁无生艾,以熟艾汁半升

上煎取七合,作三服。

泻青丸见头痛。 导赤散见发热。

妙香丸 治丈夫妇人时疾伤寒,解五毒,治潮热积热,及小儿惊痫百病。

巴豆三百一十五粒,去皮心膜,炒熟,研如面 牛黄研 龙脑研 腻粉研 麝香研。各三两 辰砂飞研,九两 金箔研,九十片

上合研匀,炼黄蜡六两,入白蜜三分,同炼令匀,为丸,每两作三十丸。如治潮热积热,伤寒结胸,发黄,狂走躁热,口干面赤,大小便不通,煎大黄、炙甘草汤下一丸。毒利下血,煎黄连汤调腻粉

少许。如患酒毒、食毒、茶毒、气毒、风痰伏痞吐逆等,并用腻粉、龙脑、米饮下。中毒吐血,闷乱烦躁欲死者,用生人血下立愈。小儿百病惊痫,急慢惊风,涎潮搐搦,用龙脑、腻粉、蜜汤下绿豆大二丸。诸积食积热,颊赤烦躁,睡卧不宁,惊哭泻利,并用金、银、薄荷汤下,更量岁数加减。如大人及妇人因病伤寒时疾,阴阳气交结,伏毒气胃中,喘躁眼赤,潮发不定,再经日数七八日已下至半月日未安,医所不明,证候脉息交乱者,可服一丸,或分作三丸亦可。并用龙脑、腻粉、米饮调半盏已来,下此一服。取转下一切恶毒涎,并药丸泻下。如要却收,水洗净,以油单纸裹,埋入地中,五日取出,可再与大人小儿依法服。一丸救三人,即不堪使。如要药速行,即用针刺一孔子,冷水浸少时,服之即效更速。

五生丸　李仲南传,治痫有神。

南星　半夏　川乌　白附子各一两　大豆去皮秤,二钱半

上为细末,滴水为丸,桐子大。每服三丸至五丸,不得过七丸,姜汤下。

又五生丸　治风痫。

川乌头　附子各生用,去皮脐　天南星生　半夏生　干生姜各半两

上为细末,醋煮大豆汁作糊和丸,如梧桐子大。每服五丸,冷酒送下,不拘时。

升阳汤　治阳跷痫疾[1]。足太阳经寒,恐则气[2]下行,宜升阳气。

麻黄八钱,不去节　羌活一两半　防风根八钱　炙甘草五钱

每服五[3]钱,水二盏[4],煎至一盏,去渣,稍热服,宿食消尽,腹中空服之。后避风寒一二时辰乃效。

厚朴丸见反胃。

---

〔1〕疾:原脱,据《兰室秘藏》卷下本方补。
〔2〕经寒,恐则气:原脱,据《兰室秘藏》卷下本方补。
〔3〕五:原作"三",据《兰室秘藏》卷下本方改。
〔4〕二盏:原作"五大盏",据《兰室秘藏》卷下本方改。

妙功丸　治诸痫，无不愈者。

丁香　木香　沉香各半两　乳香研　麝香另研　熊胆各二钱半　白丁香三百粒　轻粉四钱半　雄黄研　青皮去白　黄芩　胡黄连各半两　黄连　黑牵牛炒　荆三棱煨　甘草炙　蓬莪茂　陈皮去白　雷丸　鹤虱各一两　大黄一两半　赤小豆三百粒　巴豆七粒，去皮心膜油

上为细末，荞面一两半作糊，和匀，每两作十丸，朱砂水飞一两为衣，阴干。每服一丸，用温水浸一宿，去水，再用温水化开，空心服之，小儿加减服。十年病一服即愈，若未愈，三五日再服，重者不过三服。

昔有一人好酒，得痫病二十年，用药一服，取下虫一枚，约长四五寸，身有鳞，其病遂愈。

《金匮》风引汤　除热癫痫。

大黄　干姜　龙骨各四两　桂枝去皮，三两　甘草炙　牡蛎煅。各二两　凝水石　滑石　赤石脂　石膏　紫石英　白石脂各六两

上一十二味，杵粗末筛，以韦囊盛之，取三指撮，井花水三升，煮三沸，去租，温服一升。深师云：大人风引[1]，少小[2]惊痫，瘛疭日数十发，医所不治，除热方效，宜风引也。

治痫疾

川芎二两　防风　猪牙皂角　郁金　明矾各一两　蜈蚣黄脚、赤脚各一条

上六味，为细末，蒸饼丸，如梧子大。空心茶清下十五丸，一月除根。

神应丹　治诸痫。

好辰砂不以多少

上细研，猪心血和匀，以蒸饼裹剂蒸熟，就热取出，丸如桐子大。每服一丸，人参汤下，食后临卧。

〔1〕引：原作"强"，据《金匮要略》卷上本方改。
〔2〕小：原作"水"，据《金匮要略》卷上本方改。

珠子辰砂丹　治风痫久不愈。

山药　人参　远志　防风　紫石英　茯神　虎骨　虎睛　龙齿　五味子　石菖蒲　丹参　细辛各二钱半　真珠末四分　辰砂二钱,研,为衣

上为末,面糊丸,如桐子大,朱砂为衣。每服三五十丸,煎金、银汤送下,日进三服。忌鱼、肉、湿面、动风之物。

治风痫及心风病

皂角三挺,捶碎,挼滤取汁,熬[1]如稀糊,摊纸上曝令干。取两叶如小钱大,用温浆水浸洗[2],去纸,注于两鼻内各一蚬壳许,须臾涎下,咬箸[3]沥涎尽,后用:

赭石生,一两　白矾生,二两

上为末,稀糊丸,如桐子大。每服三十丸,冷水送下,无时,以效为度。

法煮蓖麻子　治诸痫病,不问年深日近。

蓖麻子取仁,二两　黄连一两,剉如豆大

上用银石器,内水一大碗,慢火熬,水尽即添水,熬三日两夜为度,去黄连,只用蓖麻子仁,风干不得见日,用竹刀切,每个作四段,每服五粒,作二十段,荆芥汤下,食后,日二服。凡服蓖麻子者,终身忌食豆,若犯之则腹胀而死。

银箔丸　治风痫积年不瘥,风痰渐多,得热即发。

银箔三十片　铁粉研　防风去芦　人参去芦　川升麻　生地黄　犀角屑　龙齿研　熊胆各一两　乌蛇肉酒浸　麦门冬去心,各一两半

上为细末,炼蜜和捣三五百下,丸如梧桐子大,每服二三十丸,食后温水送下,日进二服。

牛黄丸　治风痫病,精神不全,常有痰涎在胸膈,呕吐不出,烦闷气壅。

---

〔1〕熬:原脱,据《医学纲目》卷十一本方补。
〔2〕洗:此下原衍"下",据《医学纲目》卷十一本方删。
〔3〕箸:原作"筋",据虞衔本改。

牛黄研　麝香各半两,研　虎睛一对　蜣螂去头足翅　犀角屑　安息香　独活去芦　茯神去木　远志去心　甘草各一两,炙　防风去芦,一两半　人参去芦　铁粉研　朱砂水飞　龙齿各二两,研

上为细末,同研令匀,炼蜜和捣五七百下,丸如梧子大。每服三十丸,荆芥汤下,不拘时。

胜金丸　治风痫有惊骇,不时旋晕潮搐,口吐痰沫,忽然仆地,不省人事。

天南星姜制　皂角去皮弦子　川乌头生用　细辛去苗　桔梗去芦　威灵仙　何首乌　白矾枯　白僵蚕炒　乌蛇酒浸。各一两　荆芥穗　川芎各二两

上为细末,酒糊丸,如桐子大。每服二十丸,食后温酒送下,日二。

雌雄丸又名六珍丹　治风痫失性,颠[1]倒欲死,或作牛吼、马嘶、鸡鸣、羊叫、猪声,脏腑相引,气争制纵吐沫。

雌黄叶子者　雄黄水飞　真珠各一两　铅二两,熬成屑　朱砂半两,水飞　水银一两半

上为细末,同研极匀,炼蜜和丸,如梧桐子大。每服三丸至五丸,姜、枣汤送下。

虎睛丸　治痫疾潮搐,精神恍惚,烦乱不宁,口干喜水,或时谵语。

虎睛一对　犀角屑　远志去心　栀子仁　大黄各一两

上为细末,炼蜜和丸,如绿豆大。每服二十丸,温酒送下,食后服。

控涎丸　治诸痫久不愈,顽涎聚散无时,变生诸证。

川乌生用　半夏汤洗　白僵蚕炒。各半两,剉碎,生姜汁浸一宿　全蝎七枚,炒　铁粉三钱,研　甘遂二钱半,面裹煨

上为细末,生姜自然汁打糊为丸,如绿豆大,朱砂为衣。每服十五丸,食后生姜汤送下,忌食甘草。

---

〔1〕颠:原作"撷",据集成本改。

虚　烦

栀子豉汤仲景

栀子十四枚，擘　香豉四合

上二味，以水四升，先煮栀子，得二升半，内豉，煮取一升半，去滓，分二服，温进一服，得吐者，止后服。

竹叶石膏汤　治大病后，表里俱虚，内无津液，烦渴心躁，及诸虚烦热。方见消瘅。

人参竹叶汤《三因》　治汗下后，表里虚烦，不可攻者。

淡竹叶一握　人参　炙甘草各二两　制半夏二两半　石膏　麦门冬去心。各五两

哎咀，每服四钱，水一盏半，姜五片，粳米一撮，煎熟去滓，空心服。《济生方》除石膏，加茯苓、小麦。

陈皮汤《三因》　治动气在下，不可发汗，发之反无汗，心中大烦，骨节疼痛，目眴[1]恶寒，食反呕逆，谷不得入。

陈皮一两半，去白　甘草炙，五钱　人参二钱五分　竹茹五钱

上剉如麻豆大，每服五钱，水一盏半，姜三片，枣一枚，煎七分，食前服。

淡竹茹汤《三因》　治心虚烦闷，头疼短气[2]，内热不解，心中闷乱。及妇人产后心虚惊悸，烦闷欲绝。

麦门冬去心　小麦各二两半　甘草炙，一两　人参　白茯苓各一两半　半夏汤洗七次，二两

上剉散，每服四钱，水二盏，姜七片，枣三枚，淡竹茹一块如指大，煎至七分，食前服。

朱砂安神丸东垣　治心乱烦热怔忡，心神颠倒，兀兀欲吐，胸中气乱而热，有似懊恼之状。皆膈上血中伏热，蒸蒸不安，宜用权法，以镇阴火之浮行，以养上焦之元气。用甘草之甘温补之，当归、

―――――――――――――

〔1〕眴：原作"眩"，据《三因方》卷五本方改。

〔2〕短气：原作"气短"，据《三因方》卷九本方乙。

生地又为长生阴血之圣药。黄连去心烦,除湿热。朱砂纳浮游之火,而安神明。

朱砂一钱,研,水飞　黄连净酒炒,一钱半　甘草炙,五分　生地黄　当归头各一钱

上为极细末,蒸饼为丸,如黄米大。每服十丸,津下。

麦门冬汤见喘。　妙香丸见痫。　温胆汤见惊。　酸枣汤见不得卧。　八珍汤　人参养荣汤俱见虚劳。　滋肾丸见小便不通。

远志汤　治心虚烦热,夜卧不宁,及病后虚烦。

远志黑豆、甘草同煮,去骨　黄芪　当归酒洗　麦门冬去心　酸枣仁炒,研　石斛各一钱半　人参去芦　茯神去皮木。各七分　甘草五分　烦甚者,加竹叶、知母

水二盅,煎八分,食远服。

五苓散见消瘅。　清心莲子饮见赤白浊。

《济生》小草汤　治虚劳忧思过度,遗精白浊,虚烦不安。

小草　黄芪去芦　当归去芦,酒浸　麦门冬去心　石斛去根　酸枣仁炒,研　人参各一两　甘草炙,半两

上剉散,每服三钱,水一盏,生姜五片,煎服,不拘时。

地仙散　治大病后烦热不安,一切虚烦热。

地骨皮去木,二两　防风去芦,一两　甘草炙,半两

上剉散,煎同上。

竹叶汤　治妊娠苦烦闷,名曰子烦。

防风　黄芩　麦门冬各二两　白茯苓四两

上剉散,每服四钱,水二盏,竹叶十数片,煎七分,温服。

竹茹汤　治妊娠烦躁,或胎不安。

淡竹茹一两

水煎服。

益母丸

知母不以多少,炒

上为末,枣肉为丸,弹子大。每服一丸,人参煎汤化下。

紫苏饮　治子悬腹痛,或临产惊恐气结,连日不下,或大小便

不利。

当归　甘草炒　大腹皮黑豆浸水泡　人参　川芎　橘皮　白芍药炒。各五分　紫苏一钱

上姜、葱,水煎服。

分气饮　治脾胃虚弱,气血不和,胸膈不利,或痰气喘嗽,饮食少思。

陈皮　茯苓　半夏姜汁炒黄色　桔梗炒　大腹皮　紫苏梗　枳壳麸炒　白术炒　山栀炒。各一钱　甘草炙,五分

上姜、枣,水煎服。

三物黄芩汤仲景

黄芩一两　苦参二两　干地黄四两

上以水八升,煮取二升,温服一升。多吐下虫。

竹皮大丸

生竹茹　石膏各五钱　桂枝二钱半　甘草一两七钱半　白薇二钱半

上五味,末之,枣肉和丸,弹子大。以饮服一丸,日三夜二服。有热者,倍白薇;烦喘者,加柏实二钱半。

人参当归散

生干地黄　人参　当归　肉桂　麦门冬去心。各一两　白芍药二两

咬咀,每服四钱,水二盏,先以粳米一合,淡竹叶十片煎,去米、叶,入药并枣三枚煎,温服。血热甚者,加生地黄。

甘竹汤　治产后内虚,烦热短气。

甘竹茹一升　人参　茯苓　甘草各一两　黄芩三两

上咬咀,水六升,煮二升,分三服。

芍药栀豉汤　治妇人产后虚烦,不得眠者。

芍药　当归　栀子各五钱　香豉半合

上如前栀子豉汤修服。产后伤寒,便同下后变证。按:此方虽云岐法,不若仲景酸枣汤稳当。

躁

霹雳煎 阴盛隔阳，身冷脉沉，烦躁，不饮水。

附子一枚，炮

上取出，用冷灰培之，以半两，入真腊茶一大钱，同研匀，更分二服，每用水一盏，煎至六分，临熟入蜜半匙，候温冷服。须烦躁止，得睡汗出，瘥。

理中汤见霍乱。

谵 妄

加减续命汤《三因》

麻黄三两　人参　桂枝　白术各二两　当归　防己　黄芩　甘草　白芍药　芎䓖　杏仁各一两

上剉散，每服四大钱，水一盏半，枣二枚，煎七分，不拘时服。

桃奴汤　治五尸及心腹暴痛。

桃奴　当归去芦　人参去芦　干姜炮　芎䓖　甘草炙　桂心各三两　鬼箭　犀角屑各一两　麝香半钱，研

㕮咀，每服四钱，水二盏，煎至一盏半，去粗温服，不拘时，日进二服。若腹胀者，加大黄一两。

太一备急散一名雄黄散　治卒暴中恶客忤，五尸入腹，鬼刺鬼痱，及中蛊疰吐血，心腹痛满，并阴毒伤寒，六七日不瘥者。

雄黄研，水飞　朱砂研，水飞。各二两　川椒　桂心　芫花醋拌炒。各半两　巴豆去皮心，膜油　藜芦各二钱半　附子炮，去皮脐　野葛七钱半

上为细末，盛瓷器内，封之勿令泄气。若有急疾者，每服一钱，温水调下，不拘时候，老幼减半服之。病在头自衄，病在膈自吐，病在腹自利。此药如汤泡[1]雪，随手而应，不可不知。

乌头汤　治八风五尸，恶气游走，腹中绞痛，流入四肢，来往不定。

---

〔1〕泡:原作"炮"，校本同，据文义改。

川乌头生用,去皮脐　赤芍药　干姜炮　桂心　细辛去苗　熟地黄　当归去芦　吴茱萸各一两　炙甘草二两

上为咬咀,每服三钱,水一盏半,煎至一盏,去粗,空心温服,日二。

〔仲景〕**三物备急丸**　治诸卒暴病,若中恶客忤,心腹胀满,卒痛如刀锥刺,口噤气急,停尸卒死。

大黄煨　干姜炮。各一两　巴豆三十粒,去心膜油,研泥

上件皆须精新,多少随意,先捣大黄、干姜为细末,将研巴豆入药中,合捣千下;或用炼蜜和丸,如小豆大,温水苦酒服之,每服三丸,送下喉未醒,更服三丸,腹中鸣转得利便活。若口噤,斡齿灌之,如药入喉中即瘥。

太一神精丹　治客忤霍乱,腹痛胀满,尸疰恶风,癫狂鬼语,蛊毒妖魅,瘟疟,一切恶毒。

雄黄油煎七日　雌黄　朱砂光莹者　磁石　曾青各一两　金牙石六钱

上各研细,将雄雌二黄、朱砂醋浸三日,曾青用好酒于铜器中浸,纸封,曝百日,急用七日亦得,如天阴用火焙干,六味同研匀,用砂合盛令药满,得三分许,以此准合子大小,先以赤石脂末固缝,外用六一泥固济讫,须候透干,以晴明六合吉日合。别用泥作三个柱子,高五寸,令平稳,如鼎足状,安合子下,置炭火三斤,逐旋添炭,常令及五斤,只在合底,不得过口,煅五日为度。放冷水中浸合子,候泥透剥去泥,将合子轻手取开,其药精英五色尽在盖上,亦有三色者,纯白为上。研细,枣肉丸,如粟米大。每服一丸,米饮服之。如口噤牙紧,斡前两齿,灌下即苏。

六一泥法:矾石黄泥裹,火烧一伏时,研细　黄矾远看如金丝色精明,其色本绿,以黄泥裹,火烧通赤如血,取出研细　蚯蚓粪　咸土　盐各一两　黄泥一斤　同为末,以纸一处捣和成泥。

八毒赤丸《宝鉴》　治鬼疰病。入国信副使许可道,到雄州病,请予看脉,予诊之,脉中乍大乍小,乍短乍长,此乃气血不匀,邪气伤正。本官说:在路宿邯郸驿中,梦青衣妇人,不见面目,以手去胁

下打了一拳,遂一点痛,往来不止,兼之寒热而不能食,乃鬼击也。予曰:可服八毒赤丸。本官言:尝读《名医录》云:此药为杀鬼杖,予[1]遂予药三粒,临卧服,旦下清水二斗,立效。又进曰:海青陈庆玉第三子,因昼卧水仙庙中,梦得一饼食之,心怀忧思,心腹痞满,饭食减少,约一载有余,渐渐瘦弱,腹胀如蛊,屡易医药及师巫祷之,皆不效,又不得安卧,召予治之。予诊之,问其病始末,因思之,此疾既非外感风寒,又非内伤生冷,将何据而医?因思李子豫八毒赤丸颇相当,遂合与五七丸,服之下青黄涎斗余,渐渐气调,以别药理之,数月良愈,不二年,身体壮实如故,故因录之。此药可谓神妙,宜斋戒沐浴,志心净室中修合。

　　雄黄　矾石　朱砂　附子炮　藜芦　牡丹皮　巴豆各一两　蜈蚣一条

　　上八味为末,炼蜜丸,如小豆大。每服五七丸,冷水送下,无时。

　　雄朱散　治因丧惊忧,悲哀烦恼,感尸气成诸证,变动不已,似冷似热,风气触则发。

　　雄黄　朱砂　桔梗　羌活　芍药　当归　升麻　川芎　龙脑　川乌　南星炮　山栀　陈皮　木香　莽草　白术[2]　枳壳　槟榔　黄芩各等分　麻黄五分　紫苏子　白僵蚕炒　虎胫骨醋炙　鬼箭羽炒。各等分　蜈蚣二条,酒炙

　　上为末,每服二钱,酒调下,日三服。此方分两有误。

　　〔仲景〕还魂汤见卒中。

　　人参散　治心脏风邪,有如鬼语,闷乱恍惚。

　　人参去芦　赤茯苓去皮　石菖蒲　鬼箭　犀角屑各七钱半　龙齿一两,研

　　上㕮咀,每服四钱,水一中盏,煎至七分,去粗温服,不拘时。

　　茯神散　治心脏风邪,见鬼妄语,有所见闻,心悸恍惚。

　　茯神去木,一两　远志去心　黄连　沙参去芦,各半两　人参去

────────────

〔1〕予:原作"子",据《卫生宝鉴》卷二十本方改。
〔2〕术:原作"木",据修敬堂本改。

芦　石菖蒲　羚羊角屑各七钱半　赤小豆四十九粒　甘草二钱半,炙

上㕮咀,每服五钱,水一中盏,煎至七分,去粗温服,不拘时候。

金箔丸　治心脏风邪,恍惚狂言,意志不定。

金箔二百片　腻粉半两

上用新小铫子,中先布金箔,逐重用粉隔之,然后下牛乳一小盏,用文火煎至乳尽,金箔如泥,即于火上焙干,研为末,蒸饼和丸,如小豆大。每服五丸,食后新汲水下。

镇心丸　治心风,狂言多惊,迷闷恍惚。

牛黄研　铅霜各七钱半,研　朱砂水飞　龙齿研　龙胆草　天竺黄研　远志去心　生干地黄各半两　金箔五十片　人参去芦　茯神去木　犀角屑各一两　铁粉七钱半,研

上为细末,入另研药和匀,炼蜜丸,如小豆大。每服七丸,煎竹叶汤送下,不拘时。

九物牛黄丸即九精丸　五邪汤并见癫。

琥珀地黄丸　治产后恶露未尽,胸腹作痛,或小便不利。

琥珀另研　延胡索糯米同炒赤,去米　当归各一两　蒲黄四两,炒香　生地黄研取汁,留滓　生姜各二斤,研取汁,留滓,银石器用姜汁炒地黄滓,地黄汁炒姜滓,各干为末

上为末,炼蜜丸,如弹子大,每服一丸,当归煎汤化下。

夺命散　治产后血晕,血[1]入心经,语言颠倒,健忘失志。

没药　血竭等分

上研细末,用童便、细酒各半盏,煎一二沸,调下二钱,良久再服。其恶血自下行。

又方　治产后败血冲心,发热,狂言奔走,脉虚大者。

干荷叶　生地黄　牡丹皮等分

上浓煎,调蒲黄二钱匕,一服即定。

调经散　治产后心中烦躁,起卧不安,乍见鬼神,言语颠倒,此药主之。每服加龙胆一捻,得睡即安。

〔1〕血:原脱,据《证治准绳·女科》卷五本方补。

没药　琥珀并细研　桂心各一钱　芍药　当归各二钱半　细辛五分　麝香少许

上为末，每服半钱，姜汁、温酒各少许调服。

柏子仁散　治产后狂言，由内虚败血挟邪攻心。

柏子仁　远志去心　人参　桑寄生　防风　琥珀　当归炒　生地黄焙　甘草各等分

上为粗末，先用白羊心一个切片，以水一大盏半，先煮至九分，去羊心，入药末五钱，煎至六分，去粗，不拘时温服。

循 衣 撮 空

生地黄黄连汤

川芎　生地黄　当归各七钱　赤芍药　栀子　黄芩　黄连各三钱　防风一两

上为粗末，每服三钱，水一盏，煎至七分，去渣，取清饮，无时，徐徐与之。若脉实者，加大黄下之。

大抵此证，非大实即大虚，当审其因，察其脉，参其证，而分若黑白矣。实而便秘，大承气泻之；虚而便滑，独参汤补之；厥逆者，加附子。娄全善云：尝治循衣摸床者数人，皆用大补气血之剂。惟一人兼眴振脉代，遂于补剂中略加桂二分，振亦止，脉和而愈。

喜 笑 不 休

黄连解毒汤见发热。

治喜笑欲死者。针列缺二穴，在手大指后臂上三寸，及大陵二穴，在掌后横纹中，针三分。

治喜死，四肢冷，气绝色不变者。刺阳池穴，用口温针，勿令针入三分，徐徐出针，以手扪其穴，即复苏也。

善 太 息

半夏汤　治胆腑实热，精神恍惚，寒湿泄泻，或寝汗憎风，善太息。

半夏一钱五分　黄芩　远志各一钱　生地黄二钱　秫米一合　酸枣仁三钱,炒　宿姜一钱五分

上长流水煎服。

惊

五饮汤见痰饮。

温胆汤《三因》　治心胆虚怯,触事易惊,或梦寐不祥,遂致心惊胆慑,气郁生涎,涎[1]与气抟,变生诸证,或短气悸乏,或复自汗。

半夏汤洗　枳实　竹茹各一两　橘皮一两半,去白　甘草炙,四钱　白茯苓七钱

每服四钱,水一盏半,生姜七片,枣一枚,煎七分,食前热服。

十四友丸　补诸虚不足,益血,收敛心气。治怔忡不宁,精神昏愦,睡卧不安。

柏子仁另研　远志汤浸,去心,酒洒蒸　酸枣仁炒香　紫石英明亮者　干熟地黄　当归洗　白茯苓去皮　茯神去木　人参去芦　黄芪蜜炙　阿胶蛤粉炒　肉桂去粗皮,各一两　龙齿二两　辰砂别研,二钱半

上为末,炼蜜丸,如梧子大。每服三四十丸,食后枣汤送下。

平补镇心丹《和济》　治心血不足,时或怔忡,夜多异梦,如堕崖谷。常服安心肾,益荣卫。

酸枣仁去皮,炒,二钱半　车前子去土　白茯苓去皮　麦门冬去心　五味子去枝梗　茯神去木　肉桂去皮,不见火。各一两二钱半　龙齿　熟地黄酒浸,蒸　天门冬去心　远志去心,甘草水煮　山药姜汁制,各一两半　人参去芦　朱砂细研为衣。各半两

上为末,炼蜜丸,如桐子大。每服三十丸,空心米汤、温酒任下。

又平补镇心丹　治证同前。

熟干地黄　生干地黄　干山药　天门冬　麦门冬去心　柏子仁　茯神各四两,一方七两　辰砂别研,为衣　苦梗炒。各三两　远志去心,甘草煮三四沸,七两　石菖蒲节密者,十六两　当归去芦,六两　龙

---

〔1〕涎:原作"泄",据修敬堂本改。

骨一两

上为细末，炼蜜为丸，如梧子大。每服三十丸，空心米饮吞下，温酒亦得，渐加至五十丸，宜常服。

远志丸　治因事有所大惊，梦寐不祥，登高涉险，神魂不安，心志恐怯。

远志去心，姜汁淹　石菖蒲各五钱　茯神去皮木　茯苓　人参　龙齿各一两

上为末，炼蜜丸，如桐子大，辰砂为衣。每服七十丸，食后临卧熟水下。

妙香散见狂。

琥珀养心丹　治心血虚，惊悸，夜卧不宁，或怔忡心跳者。

琥珀另研，二钱　龙齿煅，另研，一两　远志黑豆、甘草同煮，去骨　石菖蒲　茯神　人参　酸枣仁炒。各五钱　当归　生地黄各七钱　黄连三钱　柏子仁五钱　朱砂另研，三钱　牛黄另研，一钱

上为细末，将牛黄、朱砂、琥珀、龙齿研极细，以猪心血丸，如黍米大，金箔为衣。每服五十丸，灯心汤送下。

定志丸　治心气不足，惊悸恐怯。

菖蒲炒　远志去心，各二两　茯神　人参各三两

上为末，炼蜜为丸，如桐子大，朱砂为衣。每服五十丸，米汤下。一方，去茯神，名开心散，服二钱匕，不拘[1]时。

宁志丸　治心虚血少，多惊。

人参去芦　茯神去木　白茯苓去皮　柏子仁　远志酒浸，去心，焙　酸枣仁酒浸，去壳，微炒　当归　琥珀以上各半两　石菖蒲　朱砂另研　乳香各二钱半

上为细末，炼蜜为丸，如梧子大。每服三十丸，食后用枣汤送下。

人参远志丸　治心气不安，惊悸恍惚。

人参去芦　远志去心　酸枣仁炒　黄芪以上各半两　桔梗去

---

〔1〕拘:原脱,校本同,据文义补。

芦　官桂去皮　丹砂各二钱半　天门冬去心　白茯苓去皮　菖蒲各
七钱半

上为细末，炼蜜丸，如桐子大，每服三十丸，食远米汤下。

真珠母丸[1]《本事》　治肝经因虚，内受风邪，卧则魂散而不
守[2]，若惊悸状。

珠母研细，七钱五分　当归　熟地黄各一两半　人参　酸枣
仁　柏子仁各一两　犀角　茯神[3]　沉香　龙齿各半两[4]

上为细末，炼蜜丸，如桐子大，辰砂为衣。每服四五十丸，金银
薄荷汤下，日午后卧时服。

独活汤

独活　羌活　防风[5]　人参　前胡　细辛　半夏曲[6]　五味
子　沙参　白茯苓　酸枣仁炒　甘草各一两

上为粗末，每服四大钱，水一盏半，姜三片，乌梅半个，同煎至
七分，去粗，不拘时服。

绍兴癸丑，予待次四明，有董生者，患神气不宁，每卧则魂飞
扬，觉身在床，而神魂离体，惊悸多魇，通夕无寐，更医不效。予为
诊[7]视，询之曰：医作何病治？董曰：众皆以为心病。予曰：以脉言
之，肝经受邪，非心病也。肝经[8]因虚，邪气袭之，肝藏魂者也，游
魂为变。平人肝不受邪，卧则魂归于肝，神静而得寐。今肝有邪，
魂不得归，是以卧则魂飞扬若离体也。肝主怒，故小怒则剧。董欣
然曰：前此未之闻，虽未服药，已觉沉疴去体矣，愿求治之。予曰：
公且持此说，与众医议所治之方，而徐质之。阅旬日复至云：医遍

〔1〕真珠母丸：《本事方》卷一本方作"真珠丸"。
〔2〕卧则魂散而不守：原作"卧则宽散而不收"，据《本事方》卷一本方改。
〔3〕柏子仁各一两、犀角、茯神：原作"柏子仁、犀角、茯苓各一两"，据《本事方》卷一本方改。
〔4〕两：原作"钱"，据《本事方》卷一本方改。
〔5〕防风：原脱，据《本事方》卷一本方补。
〔6〕曲：原脱，据《本事方》卷一本方补。
〔7〕诊：原作"胗"，据《本事方》卷一本方改。
〔8〕经：原作"气"，据《本事方》卷一本方改。

议古今方书[1]，无与病相对者，故予处此二方以赠，服一月而病悉除。此方用真珠母为君，龙齿佐之，真珠母入肝经为第一，龙齿与肝同类也。龙齿、虎睛，今人例以为镇心药，殊不知龙齿安魂，虎睛定魄，各言其类也。盖东方苍龙木也，属肝而藏魂，西方白虎金也，属肺而藏魄。龙能变化，故魂游而不定，虎能专静，故魄止而有守。予谓治魄不宁者，宜以虎睛，治魂飞扬者，宜以龙齿。万物有成理而不失，在夫人达之而已。

羌活胜湿汤见腰痛。　寿星丸见痫。　控涎丹见行痹。　黄连安神丸见虚烦。

寒水石散《三因》　治因惊心气不行，郁而生涎，涎结为饮，遂成大疾，惊悸䐜获[2]，不自胜持。少小[3]遇惊则发[4]，尤宜服之。但中寒者不可服。

寒水石煅　滑石水飞。各一两　生甘草二钱半

上为末，每服二钱，热则新汲水下，寒则姜、枣汤下。加龙胆少许尤佳。

加味四七汤《得效》　治心气郁滞，豁痰散惊。

半夏姜制，二钱半　厚朴姜制炒　茯苓去皮。各一钱半　紫苏叶　茯神去皮。各一钱　远志去心　石菖蒲　甘草各半钱

水二盏，姜三片，红枣一枚，煎一盏，不拘时服。

十味温胆汤　治证见前温胆汤下。兼治四肢浮肿，饮食无味，心虚烦闷，坐卧不安。

半夏汤泡　枳实麸炒　陈皮去白。各二钱　白茯苓去皮，一钱半　酸枣仁炒　远志去心，甘草汁煮　五味子　熟地黄酒洗，焙　人参去芦。各一钱　粉草炙，半钱

---

〔1〕书：原脱，据《本事方》卷一本方补。
〔2〕䐜获：《三因方》卷十本方作"损瓁"，《普济方》卷十八引《三因方》本方作"慎护"，《医方类聚》卷一百五十八引《三因方》本方作"悗瓁"，以《医方类聚》所引《三因方》本方义长。
〔3〕小：原脱，据《三因方》卷十本方补。
〔4〕则发：《三因方》卷十本方无，疑衍。

水二盅,生姜五片,红枣一枚,煎一盅,不时服。

养心汤 治心虚血少,惊惕不宁。

黄芪炙 茯神去木 白茯苓去皮 半夏曲 当归 川芎各一钱半 远志去心,姜汁淹,焙 酸枣仁去皮,隔纸炒香 辣桂 柏子仁 五味子 人参各一钱 甘草炙,半钱

水二盅,生姜五片,红枣二枚,煎一盅,食前服。加槟榔、赤茯苓,治停水怔悸。

附方

茯神散 治风惊,心神不定,常多恐怖。

茯神去木 生干地黄 人参去芦 石菖蒲 沙参去心。各一两 天门冬去心,一两半 甘草炙 远志去心 犀角屑各半两

上㕮咀,每服五钱,水一中盏,入赤小豆二十粒,同煎至七分,去粗温服,不拘时候。

人参散 治风惊,闷乱恍惚。

人参去芦 甘草炙 龙齿各二两 犀角屑 生干地黄 白茯苓去皮。各一两 麦门冬去心,一两半

上㕮咀,每服五钱,水一中盏,煎至七分,去滓温服,不拘时。

金箔散 治风惊,手足颤掉,神昏错乱。

金箔 银箔各五十片 铁粉二两,另研 人参去芦 琥珀另研 酸枣仁 犀角屑各一两 龙齿另研 茯神去木 麦门冬去心,各一两半 防风去芦 葳蕤 玄参去芦 露蜂房各七钱半 牛黄半两,另研

上为细末,入牛黄、金银箔,更研令匀,每服一钱,薄荷酒调下,不拘时候。

铁粉散 治风惊。

铁粉研 光明砂水飞 铅霜研 天竺黄研。各一两

上细研如粉,每服半钱,不拘时,竹沥调下。

铁精丸 治惊风恍惚,寝寐不安。

铁精另研 龙齿研 犀角屑 麦门冬去心 人参去芦 茯神去木 防风去芦。各一两 石菖蒲 远志各七钱半,去心 生干地黄一两半

上为细末,炼蜜和捣三二百下,丸如梧桐子大。每服二十丸,不拘时,粥饮送下。

菖蒲丸　治同前。

石菖蒲　远志去心　铁粉研　朱砂各一两,水飞　金箔五十片　羚羊角屑七钱半　防风去芦,七钱　白茯苓去皮　人参去芦。各一两半

上为细末,入研令匀,炼蜜和丸,如梧子大。每服二十丸,粥汤下,不拘时。

茯神丸　治心脏风虚,惊悸心忪,常多健忘。

茯神去木芦　人参去芦　麦门冬去心　熟干地黄　黄芩　薏苡仁　柏子仁　犀角屑各一两　龙齿研　云母粉各一两半　防风去芦　黄芪各七钱半

上为细末,入研令匀,炼蜜和捣二三百下,丸如梧子大。每服二十丸,温粥饮下,无时。

人参丸　治心脏风虚,惊悸心忪,或因忧虑之后,时有恍惚,心神不安。

人参去芦　熟干地黄　龙齿各一两,研　茯神去木,一两半　白术去芦　甘草炙　麦门冬去心。各半两　防风去芦,七钱半　金箔　银箔各五十片

上为细末,入研令匀,炼蜜和捣二三百下,丸如梧子大。每服十五丸,不拘时,粥饮送下。

悸

半夏麻黄丸《金匮》

半夏　麻黄各等分

上二味,为末,炼蜜和丸,如小豆大。饮服三丸,日三服。

温胆汤见惊。　导痰汤见痰饮。　寿星丸见痫。

茯苓甘草汤　治心下停水忪悸。

茯苓去皮　桂枝各三钱　生姜半两　甘草二钱

水二盏,煎至一盏,不拘时服。

茯苓饮子《济生》　治痰饮蓄于心胃,怔忡不已。

赤茯苓去皮　半夏汤泡　茯神去木　麦门冬去心　橘皮去白。
各一钱半　槟榔　沉香不见火　甘草炙。各一钱

水二盅,姜三片,煎八分,食远服。

姜术汤　治停饮怔忡。

白姜生　白术　茯苓　半夏曲各一钱　辣桂　甘草各五分

水一盅,姜三片,红枣一枚,煎六分,不拘时服。

五苓散见消瘅。

炙甘草汤一名复脉汤　治脉结代,心动悸。

甘草一两二钱一字　人参六钱二字　生地黄一两半　桂枝　麻
子仁　麦门冬各一两　阿胶六钱二字

水酒合五升,生姜一两,大枣十二枚,清酒二升三合,水二升七
合,煮取二升,去滓,内阿胶烊尽,分三服。

人参养荣汤见虚劳。

《和剂》排风汤　治风虚冷湿,闭塞诸经,令人怔忡,宜加炒酸
枣仁。　方见中风。

滋阴抑火汤

当归　芍药[1]　生地黄　川芎　黄连　知母　熟地黄各一
钱　肉桂　甘草各五分　若身如飞扬,心跳不定,加紫石英、人参各
一钱。

上水二盅,煎七分,入童便半盏,食前服。

定志丸见惊。　妙香散见狂。　谷神嘉禾散见反胃。

附方

《济生》益荣汤　治思虑过多,耗伤心血,心血既伤,神无所守,
是以怔忡恍惚,善悲忧,少颜色,夜多不寐,小便或浊。

当归去芦,酒浸　黄芪去芦　小草　酸枣仁炒,去壳　柏子仁
炒　茯神去木　木香不见火　白芍药　人参去芦　麦门冬去心　紫
石英煅,研　甘草炙。各一钱

上作一服,水二盅,姜三片,红枣一枚,煎一盅,不拘时服。

---

〔1〕芍药:此下原衍"煨",据修敬堂本删。

秘传酸枣仁汤　治心肾水火不交,精血虚耗,痰饮内蓄,怔忡恍惚,夜卧不安。

酸枣仁去皮,炒　远志去心,制　黄芪　白茯苓　莲肉去心　当归酒浸　人参　茯神各一两　陈皮　粉草炙。各半两

上㕮咀,每服四钱,水一盏半,生姜三片,枣一枚,以瓦器煎七分,日二服,临卧一服。

《叶氏》镇心爽神汤　治心肾不交,上盛下虚,心神恍惚,睡多惊悸,小便频数,遗泄白浊。

石菖蒲去毛,半两　甘草炙,四钱　人参去芦　赤茯苓　酸枣仁炒　当归酒浸,焙。各三钱　南星炮　陈皮去白　干山药　细辛去苗　紫菀去芦　半夏制　川芎不焙　五味子　通草　麦门冬去心　覆盆子　柏子仁炒　枸杞子各二钱半

上㕮咀,每服四钱,水一盏,蜜一匙,煎五分,去滓,入麝香少许,再煎一二沸,温服,不拘时。

俞居士选奇方　治心常怔悸,行险惧往,忘前失后。

白檀香　白茯苓　桂心各十二分　石菖蒲　天竺黄　熟地黄　苏合香　犀角各四分　天门冬去心　远志去心　人参各六分　甘草十分

上为细末,炼蜜丸,如樱桃大。每服一丸,食后嚼化,或米饮咽下。

参乳丸　治心气不足,怔忡自汗。

人参去芦,一两　乳香三钱,另研　当归二两

上为细末,研匀,山药煮糊丸,如桐子大。每服三十丸,食后枣汤送下。

龙齿丹　治心血虚寒,怔忡不已,痰多恍惚。

龙齿　远志去心,甘草水煮　酸枣仁炒,去壳,研　官桂去皮,不见火　当归去芦,酒浸　琥珀　附子炮,去皮脐,切作片,姜汁浸一宿　南星剉碎,姜汁浸一宿,各一两　木香不见火　沉香另研,不见火　紫石英煅,醋淬　熟地黄酒蒸,焙。各半两

上为细末,炼蜜为丸,如梧桐子大,朱砂为衣。每服五十丸,不

拘时,用枣汤送下。

灵砂宁志丸　治男妇大病后,损伤荣卫,失血过多,精气虚损,心神恍惚,不得眠睡,饮食全减,肌体瘦弱。

辰砂二两,不夹石者,用夹绢袋盛悬于银石器内,用椒红三两,取井花水调椒入于器内,可八分,别用锅子注水,置朱砂器在内,重汤煮令鱼眼沸,三昼夜为度,取出辰砂,细研水飞　白术　鹿茸燎去毛,酥炙黄　黄芪蜜炙。各三两　石菖蒲二两　茯神去木　人参各三两

上为末,入辰砂研匀,枣肉和杵一二千下,丸如桐子。每服三十丸,空心温酒米饮任下。

附:**枣肉灵砂**　专治虚人夜不得睡,梦中惊魇,自汗怔悸。

灵砂二钱,研　人参半两　酸枣仁肉一钱

为末,枣肉丸,如绿豆大。临卧枣汤吞五七粒。

辰砂远志丸　安神镇心,消风化痰。

石菖蒲去毛　远志去心　人参　茯神去木　辰砂各半两　川芎　山药　铁粉　麦门冬去心　细辛　天麻　半夏曲　南星炒黄　白附子生。各一两

为末,用生姜五两取汁,入水煮糊丸,如绿豆大,别以朱砂为衣。每服三十粒,临卧姜汤下。

《叶氏》人参固本丸　夫心生血,血生气,气生精,精盛则须发不白,容貌不衰。今人滋补血气,多用性热之药,殊非其治。此方盖用生地黄能生精血,用天门冬引入所生之地;熟地黄能补精血,用麦门冬引入所补之地;又以人参能通心气,使五味并归于心。

生地黄洗　熟地黄洗,再蒸　天门冬去心　麦门冬去心。各一两　人参半两

上为末,炼蜜丸,如梧桐子。空心温酒或盐汤下三十丸。

《济生方》心丹　治男妇心气不足,神志不宁,一切心疾并治之。

朱砂五十两　远志去心,甘草煮　熟地黄酒洗,蒸,焙　新罗人参　木鳖仁炒,去壳　当归去芦,酒浸,焙　麦门冬去心　石菖蒲　石莲肉去心,炒　黄芪去芦　茯神去木　柏子仁拣净　茯苓去皮　益智

仁各三两　白术五两

上加人参等十四味，各如法修制，剉碎拌匀，次将朱砂衮和，以夹生绢袋盛贮，用麻线紧扎袋口。却用瓦锅一口，盛水七分，重安银罐一个于锅内，入白蜜二十斤，将药袋悬之中心，不令着底，使蜜浸过药袋。以桑柴火烧令滚沸，勿使火歇，煮三日蜜焦黑，再换蜜煮，候七日足住火，取出淘去众药，洗净朱砂令干，入牛心内，仍用银锅于重汤内蒸，如汤干，复以热水从锅弦添下，候牛心蒸烂，取砂再换牛心，如前法蒸凡七次，其砂已熟，即用沸水淘净焙干，入乳钵，玉杵研至十分细，米粽为丸，如豌豆大，阴干。每服二十丸，食后参汤、枣汤、麦门冬汤任下。

补心神效丸《百一》

黄芪蜜炙，焙　茯神去木　人参去芦　远志去心。各四两　熟干地黄三两　柏子仁别研　酸枣仁去壳　五味子各二两　朱砂[1]一分[2]，别研

上为末，炼蜜和丸，如桐子大。每服五十丸，米饮温酒任下。盗汗不止，麦麸汤下。乱梦失精，人参、龙骨汤下。卒暴心痛，乳香汤下。虚烦发热，麦门冬汤下。吐血，人参汤下。大便下血，当归[3]、地榆汤下。小便出血，茯苓、车前子汤下。中风不语，薄荷、生姜汤下。风痫涎潮，防风汤下。

八物定志丸　补益心神，安定魂魄，治痰，去胸中邪热。

人参一两半　菖蒲　远志去心　茯苓　茯神去皮。各一两　朱砂一钱　白术　麦门冬去心。各半两

上为细末，炼蜜丸，如桐子大。米饮下三十丸，不拘时。

天王补心丸　宁心保神，益血固精，壮力强志，令人不忘。除怔忡，定惊悸，清三焦，化痰涎，祛烦热，疗咽干，育养心神。

人参去芦，五钱　当归酒浸　五味子　麦门冬去心　天门冬

---

〔1〕砂：原脱，据虞衙本补。

〔2〕一分：原作"一两"，据《百一选方》卷一本方改。

〔3〕当归：原脱，据《百一选方》卷一本方补。

去心　柏子仁　酸枣仁各一两　白茯苓去皮　玄参　丹参　桔梗　远志各五钱　生地黄四两　黄连酒洗,炒,二两

上为末,炼蜜丸,如桐子大,朱砂为衣。每服二三十丸,临卧灯草、竹叶煎汤下。此方闻人道长所常服,当提学南畿,心神甚劳而不伤,此丹之功也。与刘松石中丞所传,少石菖蒲、熟地黄、杜仲、百部、茯神、甘草六味。

补心丹《玄珠》　治心气不足,惊悸健忘。又能安养心神,兼治五脏,无偏胜之弊,可以久服。

麦门冬二两半　远志甘草汤煮　石菖蒲　香附童便浸。各二两　天门冬　瓜蒌根　白术　贝母　熟地黄　茯神　地骨皮各一两半　人参　川当归　牛膝　黄芪各一两　木通八钱

上为细末,大枣肉为丸,桐子大。用酒或圆眼汤吞下五十丸。

天地丸　治心血燥少,口干咽燥,心烦喜冷,怔忡恍惚,小便黄赤,或生疮疡。

天门冬去心,二两　熟地黄九蒸九曝,一两

上为细末,炼蜜丸,如梧子大。每服百丸,不拘时,用人参煎汤下。

恐

人参散　治胆虚常多畏恐,不能独卧,如人捕之状,头目不利。

人参　枳壳　五味子　桂心　甘菊花　茯神　山茱萸　枸杞子各七钱半　柏子仁　熟地黄各一两

上为细末,每服二钱,温酒调下。

茯神散　治胆虚冷,目眩头疼,心神恐畏,不能独处,胸中满闷。

茯神一两　远志　防风　细辛　白术　前胡　人参　桂心　熟地黄　甘菊花各七钱半　枳壳半两

上为末,每服三钱,水一盏,姜三片,煎至六分,温服。

补胆防风汤　治胆虚目暗,喉痛数唾,眼目眩冒,五色所障,梦见被人阔讼,恐惧面色变者。

防风一钱　人参七分　细辛　芎劳　甘草　茯苓　独活　前胡各八分

上为粗末，每服四大钱，水一盏半，枣二枚，煎八分，食前服。

一士人苦学，久困场屋得疾，吐衄盈盆，尪羸骨立，夜卧交睫，则梦斗争败负，恐怖之状，不可形容，如是者十年矣。每劳则发，医以补心安神药投之，漠如也。一日读《素问·藏气法时论》，乃知人魂藏于肝，肝又藏血，作文既苦，衄血过度，则魂失养，故交睫则若魇，乃肝虚胆怯，故多负多恐耳。非峻补不奏功，而草木之药，不堪任重，乃以酒熔鹿角胶空腹饮之，五日而睡卧安，半月而肌肉生，一月而神气安，始能出户。盖鹿角胶峻补精血，血旺而神自安也。

健　　忘

归脾汤《济生》　治思虑过度，劳伤心脾，健忘怔忡。

人参　茯神　龙眼肉　黄芪　酸枣仁炒，研　白术各二钱半　木香　炙甘草各五分

水二盅，生姜五片，红枣一枚，煎一盅，服无时。薛新甫加远志、当归各一钱。加味归脾汤即前方加牡丹皮、山栀各一钱，治脾经血虚发热等证。　人参养荣汤见虚劳。　小定志丸宁志膏见狂。　寿星丸见痫。　导痰汤见痰饮。

朱雀丸《百一》　治心肾不交，心神不定，事多健忘。

沉香半两　茯神二两

上为细末，蜜丸如小豆大。每服三十丸，食后用人参汤下。

加味茯苓汤《得效》　治痰迷心窍，多忘失事。

半夏汤泡　陈皮　白茯苓　益智仁　香附　人参各一钱　甘草炙，五分

水一盅半，姜三片，乌梅一枚，煎七分，食远服。

读书丸

石菖蒲　菟丝子酒煮　远志各一两　地骨皮二两　生地黄　五味子　川芎各一两

上为末，薄糊丸，桐子大。每服七八十丸，临卧白汤下。

二丹丸　治健忘。养神定志,和血安神,外华腠理。

天门冬去心　熟地黄　丹参各一两半　白茯苓去皮　麦门冬去心　甘草各一两　远志去心　人参去芦。各半两

上为细末,炼蜜和丸,如桐子大,以朱砂半两,研极细为衣。每服五十丸,加至百丸,空心煎愈风汤送下。方见风门。

菖蒲益智丸　治善忘恍惚,破积聚止痛,安神定志,聪明耳目。

菖蒲炒　远志去心,姜汁淹炒　川牛膝酒浸　桔梗炒　人参各三两七钱半　桂心三钱　茯苓一两七钱半　附子一两,炮,去皮脐

上为细末,炼蜜丸,如梧子大。每服三十丸,食前用温酒或米汤送下。

健志丸　久服令人不忘,耳目聪明,身体轻健。

天门冬去心　远志去心　白茯苓去皮　熟地黄各等分

上为细末,炼蜜和丸,如梧子大。每服四五十丸,空心米饮送下,日进二服。

大益智散　治心志不宁,语言健忘。

熟地黄　人参去芦　白茯苓去皮　苁蓉酒浸。各二两　菟丝子酒浸　远志去心。各七钱半　蛇床子二钱半

上为细末,每服一钱,食后米饮调下,日进二服。忌食猪肉。

不忘散

石菖蒲　白茯苓去皮　茯神去木　人参去芦。各一两二钱半　远志去心,一两七钱半

上为细末,每服一钱,食后温酒调下。

开心散　治好忘。

石菖蒲一两　白茯苓去皮,二两　远志去心　人参去芦。各二钱半

上为细末,每服一钱,食后米饮调下。

苁蓉散　久服至老不忘。

肉苁蓉酒浸　续断各二钱半　远志去心　石菖蒲　白茯苓去皮。各七钱半

上为细末,每服二钱,食后温酒调下。

自　汗

桂枝汤　治伤寒脉浮，自汗恶寒。方见伤湿。　术附汤　治中湿脉细，自汗体重。方见心痛　防己黄芪汤见身重。　当归六黄汤见盗汗。

黄芪建中汤　治血气不足，体常自汗。

黄芪　桂各一钱半　白芍药三钱　甘草一钱

每服五钱，水一盏半，姜五片，枣二枚，煎八分，去滓，入稠饧一大匙，再煎服。旧有微溏或呕者，不用饧。

耆附汤《济生》　治气虚阳弱，虚汗不止，肢体倦怠。

黄芪去芦，蜜炙　附子炮，去皮脐。各等分

上㕮咀，每服四钱，水一盏，生姜十片，煎八分，食前温服，未应更加之。

参附汤　治真阳不足，上气喘急，自汗盗汗，气短头晕。

人参一两　附子炮，去皮脐，半两

上分作三服，姜水煎。

黄芪六一汤　治男妇诸虚不足，肢体劳倦，胸中烦悸，时常焦渴，唇口干燥，面色痿黄，不能饮食。常服平补气血，安和脏腑。

黄芪六两，去芦，蜜炙　甘草一两，炙

每服五钱，水一盏，枣一枚，煎七分，不拘时温服。一方，加白术、白芍药。

玉屏风散《得效》

防风　黄芪各一两　白术二两

每服三钱，水二盏，姜三片，煎六分，不拘时温服。

周卫汤[1]东垣　治湿胜自汗，补卫气虚弱，表虚不任外寒。

黄芪　麻黄根各一钱　生甘草　当归梢　生黄芩　半夏汤洗七次，各五分　猪苓　羌活各七分　麦门冬去心　生地黄各三分　五味子七粒　苏木　红花各一分

---

〔1〕周卫汤：《脾胃论》卷下本方作"调卫汤"。

上咬咀如麻豆大,作一服,水二盏,煎至一盏,去渣,稍热服。中风证必自汗,汗多不得重发,故禁麻黄而用根节也。

羌活胜湿汤

甘草炙,三钱　黄芪七分　生甘草五分　生黄芩　酒黄芩各三分　人参三钱,助气益胃,以上药泻胸中热　川芎　藁本　防风各三分　独活二分　升麻　柴胡各五分,以上风药胜其湿　细辛蔓荆子各三分　薄荷一分,以上青利头目

上作一服,水二盏,煎一盏半,后入细辛等四味,再煎至一盏,热服。

七气汤见气。

理气降痰汤

桔梗　枳壳麸炒　橘红　半夏曲炒　茯苓去皮　香附童便浸　贝母各一钱二分　桂枝　甘草各五分

水二盅,煎八分,食远服。

凉膈散见发热。

建中汤　治表虚自汗。

芍药五钱　官桂　甘草炙。各二钱

上作一服,水二盅,生姜五片,枣二枚,煎至一盅,食前服。本方加黄芪二钱,名黄芪建中汤,治虚劳自汗;加当归,名当归建中汤,治妇人血虚自汗;其自汗漏不止者,加桂一钱,熟附子半个,名桂枝附子汤,煎,空心服。

白术散《宣明》　治虚风多汗,食则汗出如洗,少气痿劣,久不治,必为消渴证。

牡蛎煅,三钱　白术一两二钱半　防风二两半

上为末,每服一钱,温水调下,不拘时候。如恶风,倍防风、白术;如多汗面肿,倍牡蛎。

安胃汤东垣　治因饮食汗出,日久心虚,风虚邪入,令人半身不遂,见偏风痿痹之病,先除其汗,慓悍之气,按而收之。

黄连去须　五味子　乌梅肉　生甘草各五分　熟甘草三分　升麻梢二分

水二盏，煎一盏，食远温服。忌湿面、酒、五辛、大料物之类。

正元散　治下元气虚，脐腹胀满，心胁刺痛，泄利呕吐，自汗，阳气甚微，手足厥冷，及伤寒阴证，霍乱转筋，久下冷利，少气羸困，一切虚寒。

红豆炒　干姜炮　陈皮去白。各三钱　人参　白术　甘草炙　茯苓去皮。各二两　肉桂去粗皮　川乌炮，去皮。各半两　附子炮，去皮尖　山药姜汁浸，炒　川芎　乌药去木　干葛各一两　黄芪炙，一两半

上为细末，每服三钱，水一盏，姜三片，枣一枚，盐少许，煎七分，食前温服。常服助阳消阴，正元气，温脾胃，进饮食。

八珍散见虚劳。

牡蛎散《三因》　治诸虚不足，及新病暴虚，津液不固，体常自汗，亦治盗汗不止。

黄芪　麻黄根　牡蛎煅，研。各等分

《得效方》有知母。又方，上三味各一两，白术半两，甘草二钱半。

上剉散，每服三钱，水一盏半，小麦一百粒，煎八分，不拘时服。

茸朱丹见头痛。　黑锡丹见诸逆冲上。　灵砂丹见呕吐。　朱砂丹削。

大补黄芪汤《魏氏》

黄芪蜜炙　防风　山茱萸肉　当归　白术炒　肉桂　川芎　炙甘草　五味子　人参各一两　白茯苓一两半　熟地黄二两　肉苁蓉酒浸，三两

每服五钱，水二盅，姜三片，枣二枚，煎八分，不拘时温服。

实表散《澹寮》　治感冒，腠理不密，自汗。

附子炮　肉苁蓉酒炙　细辛　五味子各一两

上㕮咀，以黄芪建中汤相停和合匀，依本方姜、枣加炒浮小麦煎，不三四服安。

黄芪汤《济生》　治喜怒惊恐，房室虚劳，致阴阳偏虚，或发厥自汗，或盗汗不止。

黄芪去芦，蜜水炙，一两半　白茯苓去皮　熟地黄酒蒸　肉桂不见

火　天门冬去心　麻黄根　龙骨各一两　五味子　小麦炒　防风去
芦当归去芦,酒浸　甘草炙。各半两

上剉散,每服四钱,生姜五片煎,不拘时候。

发厥自汗加熟附子,发热自汗加石斛。未效,或多吃面食则安。

抚芎汤《澹寮》　治自汗头眩,痰逆恶心。

抚芎　白术略炒去油　橘红各一两　甘草炙,半两

上剉散,每服四钱,生姜七片煎,温服。

止自汗方

用川郁金研细末,临卧以唾津调敷乳上。

止汗温粉

川芎　白芷　藁本各一两　米粉三两

上为末,每用绵包裹,扑于身上。

止汗红粉

麻黄根　牡蛎煅。各一两　赤石脂　龙骨各半两

上为末,以绢袋盛贮,如扑粉用之。

止汗粉

麻黄根　牡蛎粉　败扇灰　瓜蒌以上各三两　白术二两　米粉
三升

上为末,和搅令匀,以生绢袋盛,用粉身体,日三两度。忌桃、
李、雀肉。仍灸大椎五六百炷,日灸二七五七,任心灸亦得,汗即
渐止。

加脑子收阳粉　治一切虚汗、盗汗、自汗及漏风等证汗泄不
禁,服诸药不能止者。

麻黄根　藁本　白芷　牡蛎煅　龙骨以上各半两　米粉二两
脑子半钱

上为细末,研匀,以纱帛包裹,于汗处扑敷之,汗止为度。

黄芪汤

绵黄芪　陈皮去白。各一两半

上为细末,每服三钱,用大麻仁一合烂研,以水投,取浆一盏,
滤去滓,于银石器内煎,候有乳起,即入白蜜一大匙,再煎令沸,调

药末空心服。治高年老人大便秘涩甚者,两服愈。

三拗汤见咳嗽。

盗　汗

当归六黄汤

当归　生地黄　熟地黄　黄柏　黄芩　黄连各一钱　黄芪二钱
上作一服,水二盏,煎至一盏,临卧服。

正气汤

黄柏炒,一钱　知母炒,一钱半　甘草炙,五分
上为粗末,作一服,水二盏,煎一盏,卧时服。

防风散

防风五钱　川芎二钱半　人参一钱二分半
上为细末,每服二钱,临卧米饮调下。

白术散

白术不拘多少,锉作小块或稍大　浮麦一升
上用水煮干,如术尚硬,又加水一二升,煮软取出,去麦不用,切作片,焙干,研为细末,每服二三钱,不拘时,另用浮麦煎汤调服。

麦煎散　治荣卫不调,夜多盗汗,四肢烦疼,饮食进退,面黄肌瘦,并皆治之。

柴胡去苗　秦艽各二两　鳖甲二两,醋煮三五十沸去裙襕,再用醋炙黄　干漆炒烟尽　人参　茯苓　干葛　川乌炮,去皮尖　玄参各一两
上为细末,每服二钱,先用小麦三七粒,煎汤一盏,去麦,入药再煎三五沸,食后服。

大建中汤　治虚热盗汗,百节酸疼,腰痛,肢体倦怠,日渐羸弱,口苦舌涩,心忪短气。

绵黄芪炙　远志灯心煮,去心　当归酒洗　泽泻各二钱　白芍药　龙骨煅　人参各一钱半　炙甘草一钱
上作一服,水二盏,姜五片,煎一盏,食前服。
气弱加炮附子二钱,腰痛筋急加官桂去皮一钱。

四白散　治男妇血虚发热,夜多盗汗,羸瘦,脚痛不能行。

白术　白扁豆　藿香　益智　厚朴　黄芪　陈皮各一两　白茯苓　人参　半夏　乌药　白豆蔻　甘草各半两　芍药一两半　檀香　沉香各二钱半

上剉碎,每服三钱,水二盏,生姜三片,枣一枚,煎至一盏,去滓,食前温服。

又方　治盗汗,夜卧床蓆衣被尽湿。

麻黄根　牡蛎煅为粉,各三两　黄芪　人参各二两　龙骨打碎枸杞根用白皮。各四两　大枣七枚,擘破

上切,以水六升,煮取二升五合,去滓,分温六服。如人行八九里久中任食,一日令尽。忌蒜、热面等物。

青蒿散　治虚劳盗汗骨蒸,咳嗽胸满,皮毛干枯,四肢懈惰,骨节疼痛,心腹惊悸,咽燥唇焦,颊赤烦躁,涕唾腥臭,困倦少力,肌体潮热,饮食减少,日渐瘦弱。

天仙藤　鳖甲醋炙　香附子炒,去毛　桔梗去芦　柴胡去苗　秦艽　青蒿各一两　乌药半两　炙甘草一两半　川芎二两半

上剉散,每服姜三片煎,不拘时温服。小儿骨蒸劳热,肌瘦减食者,每一钱,水盏半,小麦三十粒煎服。

补中益气汤　治内伤气虚自汗。方见内伤劳倦。　如脉洪大,心火炎上者,加五味子、麦门冬、黄连各一钱。如左关脉浮弦,自汗挟风邪也,加桂枝五分,白芍药一钱。如一切虚损之证,自汗不休者,加麻黄根、浮小麦。阳虚甚者,加附子,但升麻、柴胡俱用蜜水炒。尺脉虚大者,加炒黄柏、知母、熟地黄。

白术汤

白术四两,分作四处,一两同黄芪炒,一两同石斛炒,一两同牡蛎炒,一两同麸皮炒,各味以炒黄色为度,去余药不用

上用白术研末,每服三钱,粟米煎汤送下,尽四两为效。

茯苓汤　治虚汗盗汗。

上用白茯苓为末,每服二钱,煎乌梅、陈艾汤调下。

柏子仁丸《本事》　戢阳气,止盗汗,进饮食,退经络热。

柏子仁　半夏曲各二两　牡蛎甘锅子内火煅,用醋淬七次,焙干　人

参 麻黄根慢火炙,拭去汗 白术 五味子各一两 净麸炒,半两
上为末,枣肉丸,桐子大。空心米饮下三五十丸,日二服,得效
减一服,得愈即住。作散亦可。

椒目散 治盗汗,日久不止。

椒目 麻黄根等分
上为细末,每服一钱,无灰热酒食后调服。

治盗汗外肾湿

人参 苦参 龙胆草 麻黄根各三钱
末之,炼蜜丸 桐子大,每服三十丸,烧麸汤下。

当归龙荟丸见胁痛。 牡蛎散见自汗。

不 得 卧

酸枣汤仲景 治虚劳虚烦不得眠。

酸枣仁二升 甘草一两 知母 茯苓 芎劳各二两 深师有生
姜二两。
上五味,以水八升,煮酸枣仁,得六升,内诸药,煮取三升,分温
三服。

鳖甲丸《本事》 治胆虚不得眠,四肢无力。

鳖甲 酸枣仁 羌活 牛膝 黄芪 人参 五味子各等分
上为细末,炼蜜杵为丸,如桐子大。每服三四十丸,温酒送下。

温胆汤见惊。 六一散见伤暑。 六君子汤见虚劳。 青灵丹
缺。 益荣汤见悸。 导痰汤见痰饮。 真珠母丸 独活汤俱见惊。 羌
活胜湿汤 治卧而多惊,邪在少阳厥阴也。方见腰痛。

怠 惰 嗜 卧

平胃散见中食。 六君子汤见虚劳。

人参补气汤 治四肢懒倦。

黄芪一钱半 人参 防风 升麻 黄柏 知母各七分 白芍
药 生地黄各五分 熟地黄六分 生甘草一分 炙甘草三分 五味
子二十粒 肉桂二分

上为粗末,水二盏,煎至一盏,去滓,空心热服。

升阳益胃汤　治脾胃虚乏,怠惰嗜卧,四肢不收,时值秋燥令行,湿热少退,体重节痛,口苦舌干,饮食无味,大便不调,小便频数,不嗜食,食不消,兼见肺病洒淅恶寒,惨惨不乐,面色恶而不和,乃阳气不伸故也。方见恶寒门。

身　　重

补中益气汤见劳倦。　五苓散见消瘅。　小柴胡汤见往来寒热。　黄芪芍药汤见鼻衄。

防己黄芪汤仲景　治身重,汗出恶风。

防己一两　黄芪一两二钱半　白术七钱半　甘草炙,半两

上剉,每服五钱匕,生姜四片,枣一枚,水一盏半,煎至八分,去滓温服,良久再服。腹痛加芍药。

甘姜苓术汤仲景

甘草　白术各二两　干姜　茯苓各四两

水五升,煮取三升,分温二服,腰中自温。

参术汤东垣

黄芪二钱　人参　陈皮　青皮各五分　升麻　柴胡　酒黄柏各三分　神曲七分　当归二分　苍术一钱　甘草炙,四分

水二盏,煎至一盏,带热服,食前。

不　能　食

平胃散见中食。　黄芪建中汤见自汗。　四君子汤　六君子汤俱见虚劳。　二陈汤见痰饮。　人参半夏丸见咳嗽。

和中丸东垣　开胃进食。

干姜一钱　甘草炙　陈皮各一钱　木瓜一枚　人参　白术各三钱

上为末,蒸饼为丸。食前白汤下三五十丸。

又和中丸　治久病厌厌不能食,而脏腑或秘、或结、或溏,此皆胃虚之所致也。常服和中理气,消痰去湿,厚肠胃,进饮食。

白术二两四钱　厚朴姜制,二两　陈皮去白,一两六钱　半夏汤泡,
一两　槟榔五钱　枳实五钱　甘草炙,四钱　木香二钱

上八味,为末,生姜自然汁浸蒸饼和丸,如梧子大。每服三十
丸,温水送下,食远服。

七珍散《本事》　开胃养气,温脾进食。《续易简》十珍散,即此
加扁豆、砂仁、桔梗、五味子。

人参　白术　黄芪蜜炙　山药　白茯苓　粟米微炒　甘草各
等分

上为细末,每服三钱,姜、枣煎服。如故不思饮食,加扁豆一两,
名八珍散。

六神汤海藏　治伤寒后[1]虚羸,不思饮食。

人参　白术　黄芪各一两　枳壳　白茯苓各半两　甘草二钱半[2]

上为末,每服五钱,姜、枣同粳米合许煎,食前服。

钱氏异功散　治脾胃虚弱,难任饮食。

人参　白茯苓　白术　甘草　橘红　木香各等分

上姜、枣水煎服。

宽中进食丸　滋形气,喜饮食。

草豆蔻仁五钱　半夏曲七钱　大麦芽面炒,一两　神曲炒,半
两　砂仁　甘草炙。各一钱半　陈皮三钱　木香五分　白术　白茯
苓各三钱　干姜　猪苓去黑皮　泽泻　人参　青皮各一钱　枳实炒,
四钱

上为末,汤浸蒸饼为丸。每服三五十丸,白汤下。按:此方轻重
悬绝,理不可晓,疑有舛误,以重改[3]古本,姑仍之。

木香枳术丸　**木香干姜枳术丸**俱见伤食。

二神丸《本事》　治脾胃虚弱,全不进食,及泄泻不止。

破故纸炒,四两　肉豆蔻生,二两

---

〔1〕后:原脱,据《济生拔粹·此事难知》本方补。
〔2〕半:原脱,据《济生拔粹·此事难知》本方补。
〔3〕改:校本同,文义不属,疑衍。

上为末,用肥枣四十九枚,生姜四两切片,同煮烂,去姜,取枣剥去皮核,肉研为膏,入药末和杵丸,如桐子大。每服三四十丸,盐汤下。

八味丸见虚劳。

启脾丸《杨氏》 治脾胃不和,气不升降,中满痞塞,心腹膨胀,肠鸣泄泻,不思饮食。

人参 白术 青皮汤洗,去瓤 陈皮汤洗,去白 神曲炒 麦蘖炒 缩砂仁 干姜炮 厚朴去粗皮,剉,生姜汁制各一两 甘草炙,一两半

上为细末,炼蜜丸,如弹子大。每服一丸,食前细嚼,用米饮送下。

煮朴丸即厚朴煎丸《百一》 温中下气,理脾进食。常云:补肾不如补脾,胃壮则饮食进,而精血自盛矣。

紫油厚朴一斤,剉 生姜一斤,不去皮,切片 二味用水五升同煮干,去姜,以厚朴焙干。

舶上茴香 干姜各四两 附子炮,二两 甘草二两,剉半寸长 同干姜二味,再用水五升,同前厚朴煮水尽去甘草,只用姜、朴二味焙干。

上为细末,生姜煮枣肉为丸,梧子大。每服五十丸,米饮下。

理中丸见痞。

鹿茸橘皮煎丸[1]《和剂》 治脾胃俱虚,不进饮食,肌体瘦悴,四肢乏力。常服壮脾胃,益肾。

荆三棱煨 当归 草薢 厚朴姜制 肉桂 肉苁蓉酒浸,焙 附子炮 巴戟去心 阳起石酒浸,研如粉 石斛去根 牛膝去芦,酒浸 鹿茸茄子者,燎去毛,劈开酒浸,炙 菟丝子酒浸,焙 吴茱萸淘去浮者,焙 杜仲姜汁炒去丝 干姜炮。各三两 甘草炙,一两 橘皮去白,拾五两,另为末

上为细末,用酒五升,于银石器内,将橘皮煎熬如饧,却入诸药

---

〔1〕鹿茸橘皮煎丸:《局方》卷五本方作"橘皮煎丸"。

末在内搅和,捣五百杵,丸如梧子大。每服三十丸,空心温酒、盐汤任下。

丁香煮散 治翻胃呕逆。

丁香 石莲肉各十四枚 北枣七枚,切碎 生姜七片 黄秫米半合,洗

水一碗半 煮稀粥,去药啜粥。

失笑丸见痞。

附方

参术调中汤 治内伤自利,脐腹痛,肢体倦,不喜食,食即呕,嗜卧懒言,足胻冷,头目昏。

人参 黄芪各五钱 当归身 厚朴姜制 益智仁 草豆蔻 木香 白术 甘草炙 神曲炒 麦蘗面 橘皮各三钱

上十二味,剉如麻豆大,每服一两,水二盏,姜三片,煎至一盏,去滓温服,食前。

育气汤 通流百脉,调畅脾元,补中脘,益气海,祛阴寒,止腹痛,进饮食,大益脏虚疼痛。

木香 丁香 藿香 人参 白术 白茯苓 缩砂 白豆蔻 荜澄茄 炙甘草各半两

干山药一两 陈橘皮去白 青皮去白。各二钱半 加白檀香半两

上为末,每服一钱至二钱,用木瓜汤调下,空心食前,盐汤亦得。

凝神散 收敛胃气,清凉肌表。

人参 白术 茯苓 山药各一钱半 白扁豆 知母 生地黄 粳米 甘草各一钱 淡竹叶 地骨皮 麦门冬各五分

上作一服,水二盅,姜三片,红枣一枚,煎至一盅,食远服。

加减思食丸 治脾胃俱虚,水谷不化,胸膈痞闷,腹胁时胀,连年累月,食减嗜卧,口苦无味,虚赢少气。又治胸中有寒,饮食不下,反胃恶心,霍乱呕吐。及病后心虚不胜谷气,或因病气衰,食不复常,并宜服之。

神曲炒黄 麦蘗炒黄,各二两 乌梅四两 干木瓜切,半两 白茯苓去皮 拣甘草细剉,炒各二钱半

上为细末,炼蜜为丸,如樱桃大。每服一丸,不拘时,细嚼,白汤送下。如渴时,噙化一丸,生津液,进饮食。一方,无木瓜、茯苓,有人参、干姜各三钱。

和胃丸　治脾胃虚冷,食即呕逆,水谷不化,或时泄利。

厚朴去粗皮,生姜汁炙透,四两　干姜炮　当归切,焙。各一两半　槟榔剉　桔梗焙　人参各一两　半夏汤洗七次,去滑　陈皮汤浸,去白,焙　白术各二两　甘草炙,半两　诃梨勒皮七钱半

上为细末,酒煮糊丸,如桐子大。每服十五丸,渐加至二十丸,温生姜、枣汤下,米饮亦得,不拘时。

生胃丹

大南星四两,用黄土半斤,将生姜汁拌黄土成曲剂包裹,慢火煨香透,去土不用,将南星切细焙干,同后药研

丁香不见火　木香不见火　厚朴去皮,姜制炒　神曲炒　麦蘗炒　缩砂仁　白豆蔻仁　青皮去白。各一两　半夏二两　人参　沉香不见火　甘草炙,各半两　粟米一斤,用生姜二斤,和皮捣取自然汁浸,蒸,焙

上为细末,法丸如绿豆大。每服七十丸,不拘时,淡姜汤下。

养胃进食丸　治脾胃虚弱,心腹胀满,面色痿黄,肌肉消瘦,怠惰嗜卧,全不思食。常服滋养脾胃,进美饮食,消痰逐饮,辟风寒湿冷邪气。

苍术五两,泔浸,去皮　神曲二两半,炒　白茯苓去皮,二两　厚朴姜制,二两　大麦蘗炒　陈皮去白。各一两半　白术二两　人参　甘草炙。各一两

上九味,为末,水面糊丸,如桐子大。每服三十丸至五十丸,食前温姜汤送下,粥饮亦得。

资生丸　健脾开胃,消食止泻,调和脏腑,滋养荣卫。余初识缪仲淳时,见袖中出弹丸咀嚼,问之,曰:此得之秘传,饥者服之即饱,饱者食之即饥,因疏其方。余大善之,而颇不信其消食之功,已于醉饱后顿服二丸,径投枕卧,夙兴了无停滞,始信此方之神也。先恭简年高脾弱,食少痰多,余龄葆摄,全赖此方,因特附著于此,

与世共之。

白术米泔水浸,用山黄土拌蒸九次,晒九次,去土,切片焙干,三两　人参去芦,人乳浸透,饭锅上蒸熟,三两　白茯苓去粗皮,水飞去筋膜,人乳拌,饭锅上蒸,晒干,一两五钱　橘红　山楂肉蒸　神曲炒。各二两　川黄连姜汁炒　白豆蔻仁微炒　泽泻去毛,炒。各三钱半　桔梗米泔浸,炒　真藿香洗　甘草蜜炙,去皮,各五钱　白扁豆炒,去壳　莲肉去心。各一两　薏苡仁淘净,炒,三两　干山药炒　麦芽面炒　芡实净肉炒。各一两五钱

末之,炼蜜丸,每丸二钱重。每服一丸,醉饱后二丸,细嚼,淡姜汤下。

健脾丸　治一应脾胃不和,饮食劳倦。

白术白者,二两半,炒　木香另研　黄连酒炒　甘草各七钱半　白茯苓去皮,二两　人参一两伍钱　神曲炒　陈皮　砂仁　麦芽炒,取面　山楂取肉　山药　肉豆蔻面裹煨熟,纸包捶去油。以上各一两

上为细末,蒸饼为丸,如绿豆大。每服五十丸,空心、下午各一次,陈米汤下。

冲和丸　养心扶脾,疏肝开胃。

人参　石斛　白豆蔻仁　广陈皮各一两　山楂肉二两

上各取净末和匀,碗盛楪盖,饭上蒸过,候冷方开。此调胃补心,接丹田之气也。

远志甘草汤泡,去心,一两　香附童便浸半日,洗净醋炒　山栀仁炒焦。各二两

上各取净末,如上法蒸过,勿令泄气。此透畅心胞,达膈间之滞气也。

海石　苍术米泔浸洗,去皮,炒黄。各二两

如上法蒸。此消痰饮,通内外之用也。

川芎二两　北柴胡　青黛各一两

如上法蒸。此疏肝郁,伐肝邪者也。夫心为脾母,补母则子旺;肝为脾贼,平贼则脾安,安谷则昌。用谷蘗取粉,打糊为丸,如梧子大,晒干,用益元散五钱、飞过辰砂五钱为衣。食后少顷白汤下

五十丸。胃开气顺,少觉舒泰,则减数服之。可与补中益气汤、六君子汤相兼服。

喑

诃子汤河间治失音,不能言语。

诃子四个,半生半炮　桔梗一两,半生半炙　甘草二寸,半炙半生

上为细末,每服二钱,童便一盏,水一盏,煎五七沸,温服,甚者不过三服愈。桔梗通利肺气,诃子泄肺导气,童便降火甚速。

又方

桔梗三两　大诃子四个　甘草二两,制度同上

每服一钱匕,入砂糖一小块,不用童便,独用水五盏,煎至三盏,时时细呷,一日服尽,其效甚速。

发声散海藏　治咽喉语声不出。

瓜蒌皮剉　白僵蚕去头　甘草各等分。各炒黄

上为细末,每服三钱,温酒或生姜自然汁调下,用五分,绵裹噙化,咽津亦得,日两三服。

玉粉丸《宝鉴》　治冬月寒痰结,咽喉不利,语声不出。

半夏洗,五钱　草乌一字,炒　桂一字

上为末,生姜汁浸蒸饼为丸,如芡实大。每服一丸,至夜含化。

蛤蚧丸丹溪　治肺间邪气,胸中积血作痛失音,并治久咳失音。

蛤蚧一对,去嘴足,温水浸去膜,刮了血脉,用好米醋炙　诃子煨,去核　阿胶炒　生地黄　麦门冬去心　北细辛去苗　甘草炙。各半两

上为末,炼蜜丸,如枣大。每服一丸,食后含化。

治暴嗽失音语不出[1]方《千金》

杏仁研如泥　姜汁　砂糖　白蜜各一升　五味子　紫菀各三两　通草　贝母各四两　桑白皮五两

上以水九升,煮五味子、紫菀、通草、贝母、桑白皮,取三升,去

---

〔1〕治暴嗽失音语不出:此下《千金方》卷十八有"杏仁煎"三字,疑脱。

滓,入杏仁泥、姜汁、白蜜和匀,微火煎取四升,初服三[1]合,日再夜一,后稍加。

通声膏方

五味子　款冬花　通草各三两　人参　细辛　桂心　青竹皮　菖蒲各二两　杏仁泥一升　白蜜二升[2]　枣膏三升　姜汁一升[3]　酥五升

上以水五升,微火煎,三上三下,去渣,纳姜汁、枣膏、酥、蜜,煎令调和,酒服如枣大二丸[4]。

七珍散　治产后不语。

人参　石菖蒲　生地黄　川芎各一两　细辛　防风　辰砂另研。各半两

上为细末,每服一钱,薄荷汤下。

地黄饮子见中风。　加味逍遥散见疠风。　加味归脾汤见健忘。　八珍汤见虚劳。　秦艽　升麻汤见中风。　柴胡清肝散见耳衄。　小柴胡汤见往来寒热。　六君子汤　四君子汤俱见虚劳。　佛手散即芎归散见喘。

消　瘅

肾气丸　即八味丸见虚劳。

五苓散《金匮》　治小便不利而渴。

猪苓去皮,七钱半　泽泻一两二钱七分　茯苓七钱半　桂去皮,半两　白术七钱半

上五味,为末,以白饮和服方寸匕,日三服,多饮暖水,汗出愈。

猪苓汤《金匮》　治发热脉浮[5],渴欲饮水,小便不利。

猪苓去皮　茯苓　阿胶　滑石　泽泻各一两

---

〔1〕三:原作"四",据《千金方》卷十八本方改。

〔2〕升:原作"斤",据《千金方》卷十八本方改。

〔3〕枣膏三升,姜汁一升:原作"枣膏、姜汁各一升",据《千金方》卷十八本方改。

〔4〕枣大二丸:原作"枣二大丸",据《千金方》卷十八本方乙正。

〔5〕脉浮:原脱,据《金匮要略》卷中本方补。

上五味，以水四升，先煮四味，取二升，去滓，内胶烊[1]消，温服七合，日三服。

白虎加人参汤见伤暑。

文蛤散《金匮》 治渴欲饮水不止。

用文蛤五[2]两，杵为散，以沸汤五合，和服方寸匕。

人参石膏汤《保命》 治膈消，上焦烦渴，不欲多食。

人参五钱　石膏一两二钱[3]　知母七钱　甘草四钱

每服五钱至七钱[4]，水煎，食后温服。

加减地骨皮散钱氏　治上消。

知母　柴胡　甘草炙　半夏　地骨皮　赤茯苓　白芍药　黄芪　石膏　黄芩　桔梗各等分

上为细末，每服三钱，姜五片，水煎，食远温服。

竹叶石膏汤仲景

石膏一斤　竹叶二把　半夏半升，汤洗　粳米半升　麦门冬去心，一升　人参三两　甘草二两，炙

上七味，以水一斗，煮取六升，去滓，内粳米煮，米熟汤成，去米，温服一升，日三服。

竹叶黄芪汤　治气血虚，胃火盛而作渴。

淡竹叶　生地黄各二钱　黄芪　麦门冬　当归　川芎　黄芩炒　甘草　芍药　人参　半夏　石膏煅。各一钱

上水煎服。

《宣明》黄芪汤　治心移寒于肺，为肺消，饮少溲多，当补肺平心。

黄芪三两　五味子　人参　麦门冬　桑白皮剉。各二两　枸杞子　熟地黄各一两半

上为末，每服五钱，水二盏，煎至一盏，去滓温服，无时。

---

〔1〕烊：原作"洋"，据《金匮要略》卷中本方改。

〔2〕五：原作"四"，据《金匮要略》卷中本方改。

〔3〕二钱：原脱，据《保命集》卷下本方补。

〔4〕至七钱：原脱，据《保命集》卷下本方补。

〔钱氏〕**白术散** 治虚热而渴。

人参　白术　白茯苓　藿香去土　木香　甘草各一两　干葛二两

上为末，每服三钱，煎，温服。如饮水多，多与服之。海藏云：四君子加减法，治湿胜气脱，泄利太过。

《宣明》**麦门冬饮子** 治心移热于肺，传为膈消，胸满心烦，精神短少。

人参　茯神　麦门冬　五味子　生地黄　炙甘草　知母　葛根　瓜蒌根各等分

上㕮咀，每服五钱，加竹叶十四片，煎至七分，温服，无时。

〔易老〕**门冬饮子** 治老弱虚人大渴。

人参　枸杞子　白茯苓　甘草各七钱半　五味子　麦门冬去心。各半两

上姜水煎服。

白虎汤　凉膈散并见发热。　小柴胡汤见往来寒热。　四君子理中汤见虚劳霍乱。

加减三黄丸子和 治丹石毒及热渴，以意测度，须大实者方用。

黄芩春四两，夏秋六两，冬三两　大黄春三两，夏一两，秋二两，冬四两　黄连春四两，夏七两，秋三两，冬二两

上为末，炼蜜丸，如梧子大。每服十丸。服一月病愈。

止渴润燥汤[1] 治消渴，大便干燥，喜温饮，阴头短缩，舌上白燥，唇裂口干，眼涩难开，及于黑处如见浮云。

升麻一钱半　柴胡七钱[2]　甘草梢五分　杏仁六个，研　桃仁研　麻仁研　当归身　防风根　荆芥穗　黄柏酒浸　知母　石膏各一钱　熟地黄二钱　小椒　细辛各一分　红花少许

上水煎去滓，食后热服。

调胃承气汤见发热。　大承气汤见大便不通。　半夏泻心汤见痞。

---

〔1〕止渴润燥汤：《兰室秘藏》卷上作"当归润燥汤"。

〔2〕钱：原脱，据《兰室秘藏》卷上本方补。

猪肚丸[1]《三因》 治强中消渴。

黄连去须 粟米 瓜蒌根 茯神各四两 知母 麦门冬去心。
各二两

上为细末,将大猪肚一个,洗净,入药末于内,以麻线缝合口,
置甑中炊极烂,取出药,别研,以猪肚为膏,再入炼蜜,搜和前药杵
匀,丸如梧子大。每服五十丸,参汤下。又方,加人参、熟地黄、干葛。
又方,除知母、粟米,用小麦。酒煮黄连丸见伤暑。黄芪饮 即黄芪
六一汤。见自汗。 玄兔丹见小便数。 灵砂丹见呕吐。

化水丹洁古 治手足少阴渴,饮不止,或心痛者。《本事》治饮冷
水多。

川乌脐大者四枚,炮,去皮 甘草炙,一两 牡蛎生,三两 蛤粉用
厚者,炮,六两

上为细末,醋浸蒸饼为丸。每服十五丸,新汲水下;心痛者,醋
汤下,立愈。饮水一石者,一服愈。海藏云:此药能化停水。

神仙减水法一[2]名斩龙剑子手 治三焦虚热,三消渴疾,日夜饮
水无度,此药主之。

人参 天花粉 知母 宣黄连 苦参 麦门冬 浮萍 白扁
豆 黄芪各一两 黄丹少许

上为细末,每服一钱,新汲水调下。

生津甘露饮子 治消渴膈消,大渴饮水无度,上下齿皆麻,舌
根强硬肿痛,食不下,腹时胀满疼痛,浑身色黄,目白睛黄,甚则四
肢痿弱无力,面尘脱色,胁下急痛,善嚏,善怒,健忘,臀肉腰背疼
寒,两丸冷甚。

石膏二钱半,一方用一两二钱 桔梗三钱 人参 甘草炙 升
麻 姜黄一作一钱 山栀仁一作一钱 知母酒洗。各二钱 白豆
蔻 白芷 连翘 甘草生 荜澄茄各一钱 黄连 木香 柴胡各
三分 藿香二分 白葵花 麦门冬 当归身 兰香各五分 黄柏酒

---

〔1〕猪肚丸:《三因方》卷十作"黄连猪肚丸"。
〔2〕一:原脱,据《奇效良方》卷三十三本方补。

炒　杏仁去皮。各一钱半　全蝎一枚,去毒

上为末,汤浸蒸饼和匀成剂,捏作饼子,晒干,杵碎如黄米大。每服二钱,抄在掌内,以舌舐之,随津咽下,或白汤少许送亦得。

此治制之缓也,不惟不成中满。亦不传疮疡下消失。火府丹见淋。

和血益气汤　治口舌干,小便数,舌上赤脉。生津液,除干燥,长肌肉。

生地黄酒浸　黄柏酒浸　升麻各二钱　防己酒浸　知母酒浸　羌活各一钱　石膏一钱半　黄连酒浸,一钱六分　杏仁去皮尖,炒,十二枚　当归酒浸,八分　红花三分　桃仁去皮尖,炒,十二枚　麻黄　柴胡各六分　甘草生五分,炙六分

水三钟,煎至一盏半,分二服,无时。

黄连膏　治证同前。

黄连一斤,碾为末　牛乳汁　白莲藕汁　生地黄汁各一斤

上将汁熬膏,搓黄连末为丸,如小豆大。每服二十丸,少呷汤下,日进十服。

生地黄膏　治证同前。

生地黄碗大一握　冬蜜一碗　人参半两　白茯苓去皮,一两

上先将地黄洗捣烂,以新汲水调开,同蜜煎至一半,人参,苓末拌和,以瓷器密收,匙挑服。

莲茗饮缺。

乌金散《三因》　治热中,多因外伤燥热,内用意伤脾,饮啖肥腻,热积胸中,致多食数溲,小便过于所饮,亦有不渴而饮食自消为小便者。

黄丹炒　细墨烧。各一两

上为末,研匀,每服三钱,食后。先用水漱口,待心中热渴欲水,便以冷水调下。

顺利散洁古　治中热在胃而能食,小便赤黄,微利至不欲食为效,不可多利。

厚朴　枳实各一两　大黄煨,四两

每服五钱,水煎,食远服。

参蒲丸　治食侜,胃中结热,消谷善食,不生肌肉。

人参　赤茯苓　菖蒲　远志　地骨皮　牛膝酒浸。各一两

上为末,炼蜜丸。每服二十丸,米饮下。

加味钱氏白术散　治消中,消谷善饥。

人参去芦　白茯苓去皮　白术各二钱　枳壳去瓤,麸炒　柴胡　藿香　干葛　北五味子　木香　甘草炙。各一钱

水煎,食远服。

清凉饮子　治消中,能食而瘦,口舌干,自汗,大便结,小便数。

羌活梢　柴胡梢　黄芪根　甘草梢生　黄芩酒制　知母酒制　甘草炙。以上各一钱　酒生地黄　防风梢　防己各五分　桃仁　杏仁各五粒　当归六分　红花少许　升麻梢四分　黄柏酒　龙胆草　石膏各一钱半

上水二盏,酒一小盏,煎服。

甘露膏　治消渴饮水极多,善食而瘦,自汗,大便结燥,小便频数。又名兰香饮子。

石膏二钱　知母一钱半　甘草生一钱,炙五分　防风根一钱　人参　制半夏　兰香　白豆蔻　连翘　桔梗　升麻各五分

上为末,水浸蒸饼丸,或捏剂作薄饼子,晒干,碎如米大。每用淡姜汤调下二钱。

烂金丸　治热中消渴止后,补精血,益诸虚,解劳倦,去骨节间热,宁心强志,安神定魄,固脏腑,进饮食,免生疮疡。

大猪肚一具　黄连三两　生姜研　白蜜各二两

先将猪肚净洗控干,复以葱、椒、醋、面等同药以水、酒入银石器内,煮半日漉出黄连,洗去蜜、酒令尽,剉研为细末,再用水调为膏,入猪肚内,以线缝定,仍入银石器内,水煮烂,研如泥,搜和下项药:

人参　五味子　杜仲去皮,切,姜汁炒去丝　山药　石斛　山茱萸去核　车前子　新莲肉去皮心　鳖甲醋炙　熟地黄　当归各二两　磁石煅　白茯苓　槐角子炒　川芎各一两　黄芪四两　菟丝子

酒浸,蒸,研,五两,沉香半两　麝香一钱,别研入

上为细末,用猪肚膏搜和得所如膏,少添熟蜜,捣数千杵,丸如梧子大。每服五十丸,食前用温酒或糯米饮送下。一方,有白术二两,阳起石一两。

天门冬丸　治初得消中,食已如饥,手足烦热,背膊疼闷,小便白浊。

天门冬去心　土瓜根干者　瓜蒌根　熟地黄　知母焙　肉苁蓉酒浸一宿,切,焙　鹿茸酒炙　五味子　赤石脂　泽泻以上各一两半　鸡内金三具,微炙　桑螵蛸十枚,炙　牡蛎煅,二两　苦参一两

上为细末,炼蜜丸,如梧子大。每服二十丸,用粟米饮送下,食前。

猪肾荠苨汤　治消中,日夜尿八九升者。

猪肾一具　大豆一升　荠苨　石膏以上各三两　人参　茯苓一作茯神　知母　葛根　黄芩　磁石绵裹　瓜蒌根　甘草以上各二两

上㕮咀,用水一斗五升,先煮猪肾、大豆,取一斗,去滓下药,煮取三升,分作三服,渴急饮之。下焦热者,夜辄服一剂,渴止勿服。

小菟丝子丸见赤白浊。　鹿茸丸见溲血。　安肾丸见喘。　荠苨汤即前猪肾荠苨汤。

苁蓉丸

苁蓉酒浸　磁石煅碎　熟地黄　山茱萸　桂心　山药炒　牛膝酒浸　茯苓　黄芪盐汤浸　泽泻　鹿茸去毛,切,醋炙　远志去心,炒　石斛　覆盆子　五味子　萆薢　破故纸炒　巴戟酒浸　龙骨　菟丝子酒浸　杜仲去皮,剉,姜汁制炒丝断。各半两　附子一个,重六钱者,炮,去皮脐

上为末,炼蜜丸,如梧桐子大。每服五十丸,空心米饮送下。

天王补心丹《得效》　宁心保神,益血固精,壮力强志,令人不忘。清三焦,化痰涎,祛烦热,除惊悸,疗咽干口燥,育养心气。

熟地黄洗　人参去芦　白茯苓去皮　远志去心　石菖蒲去毛　玄参　柏子仁　桔梗去芦　天门冬去心　丹参洗　酸枣仁去壳,炒　甘草炙　麦门冬去心　百部洗　杜仲姜汁炒断丝　茯神去木　当归去芦

尾 五味子去枝梗。各等分

上为末，炼蜜丸，每两作十丸，金箔为衣。每服一丸，灯心、枣汤食后临卧化下；或作梧桐子大丸吞服亦可。

双补丸《得效》 治肾虚水涸，燥渴劳倦。

鹿角胶二两 白茯苓去皮 人参去芦 薏苡仁炒 熟地黄洗，蒸 肉苁蓉酒浸，焙干 菟丝子酒浸，蒸，焙 覆盆子 五味子 石斛酒浸，焙 当归去芦，酒浸，焙 黄芪去芦，蜜炙 宣木瓜各一两 沉香不见火 泽泻蒸。各半两 生麝一钱，另研

上为细末，炼蜜为丸，如桐子大，朱砂为衣。每服五十丸，空心枣汤送下。

肾沥散 治消肾，肾气虚损发渴，小便数，腰膝痛。

鸡胵胵微炙 远志去心 人参 桑螵蛸微炒 黄芪 泽泻 桂心 熟地黄 白茯苓 龙骨 当归以上各一两 麦门冬去心 川芎各二两 五味子 炙甘草 玄参各半两 磁石三两，研碎，水淘去赤汁

上剉碎，每服用羊肾一对，切去脂膜，先以水一盏半煮肾至一盏，去水上浮脂及肾，次入药五钱，生姜半分，煎至五分，去滓，空心服，晚食前再服。

金银箔丸 治消肾，口干眼涩，阴痿，手足烦疼，小便多。

金箔一百片 银箔一百片，俱细研 丹砂细研 瓜蒌根各二两 巴戟去心 山药 五味子 泽泻各一两半 天门冬去心 肉苁蓉酒浸一宿，切，焙干。各二两半 黄连四两 白茯苓去皮 生地黄焙 葛根各三两 麦门冬去心，焙，三两半

上除别研药外为细末，再研匀，炼蜜和丸，如梧桐子大。每服二十丸，加至三十丸，不拘时，粟米饮送下。

白茯苓丸 治消肾，因消中之后，胃热入肾，消烁肾脂，令肾枯燥，遂致此疾，两腿渐细，腰脚无力。

白茯苓 覆盆子 黄连 瓜蒌根 萆薢 人参 熟地黄 玄参以上各一两 石斛去根 蛇床子各七钱半 鸡胵胵三十具，微炒

上为细末，炼蜜和捣三五百杵，丸如桐子大。每服三十丸，食前煎磁石汤送下。

龙凤丸

鹿茸一两,酒炙　菟丝子酒浸　山药各二两

上为细末,炼蜜丸,如桐子大。每服三十丸,食前米饮送下,浓煎人参汤亦可。

一方,用面糊为丸,盐酒、盐汤任下。一名龙肝凤髓丸。

参芪汤

人参　桔梗　天花粉　甘草各一两　绵黄芪盐汤浸,炙　白芍药各二两　白茯苓　北五味子各一两半

上剉,每服四钱,水一盏半,煎八分,日进四服,留滓合煎。一方,有干葛、木瓜、乌梅。

加减八味丸

治肾水枯竭,不能上润,心火上炎,不能既济,心烦躁渴,小便频数,白浊阴痿,饮食不多,肌肤渐削,或腿肿,脚先瘦小。

白茯苓去皮　牡丹皮去骨　泽泻酒润,蒸。各八钱　五味子微炒,一两半　山茱萸肉焙　肉桂去粗皮,不见火　熟地黄蒸七次,焙　山药微炒。各二两

上各研末秤,和匀,炼蜜丸,梧子大。五更初温酒、盐汤任下三五十丸,午前、晚间空腹再服。此药不惟止渴,亦免生痈疽,久服永除渴疾,气血加壮。

竹龙散《三因》　治消渴。

五灵脂另研　生黑豆去皮。各等分

上为末,每服二钱,不拘时,冬瓜煎汤调服,瓜叶、子皆可,一日两服,少渴者只一服。渴止后宜八味丸,仍以五味子代附子。此方沈存中载于《灵苑方》,得效者甚多。

六神汤《三因》　治三消渴疾。

莲房　干葛　枇杷叶去毛　甘草炙　瓜蒌根　黄芪各等分

上为剉散,每服四钱,水一盏,煎七分,空心温服。小便不利,加茯苓。四物汤见鼻衄。

芎归汤　治失血,烦热作渴,或头痛眩晕。

川芎三钱　当归酒拌,五钱

上水煎服。

甘草石膏汤　治渴病全愈再剧,舌白滑微肿,咽喉咽唾觉痛,嗌肿,时渴饮冷,白沫如胶,饮冷乃止。即止渴润燥汤无麻仁,有生地黄。

忍冬丸　治渴疾愈,须预防发痈疽。

忍冬草不以多少,根茎花叶皆可用之,一名老公须,一名蜜啜花,一名金银花,一名左缠藤,水洗净用

上用米曲酒,于瓶内浸,以糠火煨一宿,取出晒干,入甘草少许,为末,即以所浸酒煮糊为丸,如梧桐子大。每服五十丸至百丸,酒饮任下。一方,用忍冬草煎服。此藤凌冬不凋,三月开花五出,黄白相间,微香,蒂带红。《外科精要》又以酒煮窨服,取时不犯铁气,服至大小肠通利,此药到得力。用干者,不及生者效速。仍治五种飞尸,酒研敷疮亦好,但留一口泄毒气,真经效奇药也。此药不特治痈,亦能止渴,并五痔诸漏。

蓝叶散　治渴渴利,口干烦热,背生痈疽,赤焮疼痛。

蓝叶　升麻　玄参　麦门冬去心　黄芪　葛根　沉香　赤芍药　犀角屑　甘草生用。各一两　大黄二两,微炒

上㕮咀,每服四钱,水一中盏,煎至六分,去滓,不拘时温服。

玄参散　治渴利烦热,生痈疽,焮肿疼痛。

玄参　芒硝　大黄微炒　犀角屑　羚羊角屑　沉香　木香　黄芪各一两　甘草生用,七钱半

上为细末,每服二钱,不拘时,用温水调下。

荠苨丸　治强中为病,茎长兴盛,不交精溢自出,消渴之后,多作痈疽,皆由过服丹石所致。

荠苨　大豆去皮　茯神去木　磁石煅,研极细　玄参　石斛去根　瓜蒌根　地骨皮去木　鹿茸各一两　沉香不见火　人参各半两　熟地黄酒蒸,一两

上为细末,用猪肾一具,如食法烂煮,杵和丸,如梧桐子大。如难丸,入少酒糊丸,或炼蜜丸亦可。每服七十丸,空心盐汤下。

紫苏汤　治消渴后遍身浮肿,心膈不利。

紫苏茎叶　桑白皮　赤茯苓各一两　郁李仁去皮,炒,二两　羚

羊角镑　槟榔各七钱半　桂心去皮　枳壳麸炒　独活　木香各半两

上㕮咀,每服四钱,水一盏半,生姜半分,煎至八分,去滓,不拘时,温服。

瞿麦汤　治消渴欲成水气,面目并足膝胫浮肿,小便不利。

瞿麦穗　泽泻　滑石各半两　防己七钱半　黄芩　大黄各二钱半　桑螵蛸炒,十四枚

上㕮咀,每服三钱,用水一盏,煎至七分,去滓,空心温服,良久再服。

葶苈丸　治消渴后成水病浮肿。

甜葶苈隔纸炒　瓜蒌仁　杏仁汤浸,去皮尖及双仁者麸炒黄　汉防己各一两

上为细末,炼蜜和捣一二百杵,丸如桐子大。每服三十丸,食前赤茯苓煎汤下,日三四服。

五皮饮　济生肾气丸俱见水肿。中满分消汤丸见胀满。

补遗人参白术汤《儒门事亲》　治胸鬲[1]瘅热,烦满不欲食,或瘅成为消中,善食而瘦,或燥郁甚而消渴,多饮而数小便,或热病,或恣酒色,误服热药者,致脾胃真阴血液损虚,肝心相搏,风热燥甚,三焦肠胃燥热怫郁,而水液不能宣行,则周身不得润泽,故瘦瘁黄黑,而燥热消渴,虽多饮而水液终不能浸润于肠胃之外,渴不止而便注为小便多也。叔世俗流,不明乎此,妄为下焦虚冷,误死多矣。又如周身风热燥郁,或为目瘴,痈疽疮疡,上为喘嗽,下为痿痹,或停积而湿热内甚,不能传化者,变水肿腹胀也。凡多饮数溲为渴,多食数溲为消中,肌肉消瘦,小便有脂液者,为消肾,此世之所传三消病也。虽经所不载,以《内经》考之,但燥热之微甚者也。此药兼疗一切阳实阴虚,风热燥郁,头自昏眩,风中偏枯,酒过积毒,一切肠胃涩滞壅塞,疮疥痿痹,并伤寒杂病烦渴,气液不得宣通,并宜服之。

人参　白术　当归　芍药　大黄　山栀子　泽泻各半两　连

---

〔1〕鬲:通"膈"。

翘　瓜蒌根　干葛　茯苓各一两　官桂　木香　藿香各二钱半　寒水石二两　甘草三两　石膏四两　滑石　芒硝各半斤

上为粗末,每服五钱,水一盏,姜三片,同煎至半盏,绞汁,入蜜少许,温服,渐加至两许,无时,日三服。或得脏腑疏利亦不妨,取效更妙,后却常服之,或兼服消痞丸。若觉肠胃结滞,或湿热内甚自利者,去大黄、芒硝。

生地黄饮子《简易》　治消渴咽干,面赤烦躁。

人参去芦　生干地黄洗　熟干地黄洗　黄芪蜜炙　天门冬　麦门冬俱去心　枳壳去瓤,麸炒　石斛去根,炒　枇杷叶去毛,炒　泽泻　甘草炙。各等分

上剉散,每服三钱,水一盏,煎至六分,去滓,食后临卧服。此方乃全用二黄丸、甘露饮料,生精补血润燥止渴,佐以泽泻、枳壳疏导二腑,使心火下行,则小腑清利,肺经润泽则大腑流畅,宿热既消,其渴自止,造化精深,妙无逾此。

黄芪汤　治诸渴疾。

黄芪蜜炙　茯苓去皮木　瓜蒌根　麦门冬去心　生地黄　五味子　炙甘草各一钱半

水二盅,煎至一盅,食远服。

梅苏丸　治消渴,膈热烦躁,生津液。

白梅肉　紫苏叶　乌梅肉各半两　麦门冬去心,七钱半　百药煎三两　诃黎勒煨,用皮　人参各二钱半　甘草炙,一两半

上为细末,炼黄蜡汁和为丸,如鸡头实大。每服一丸,不拘时,含化咽津,行路解渴。

杀虫方　治消渴有虫。

苦楝根,取新白皮一握,切焙,入麝香少许,水二碗,煎至一碗,空心饮之,虽困顿不妨。自后下虫三四条,类蛔虫而色红,其渴顿止。乃知消渴一证,有虫耗其津液。出《夷坚志》

口燥咽干

《本事》黄芪汤　治心中烦躁,不生津液,不思饮食。

黄芪　熟地黄　白芍药　五味子　麦门冬各三两　甘草　人

参 天门冬各五钱 白茯苓一两

上㕮咀，每服三钱，姜、枣、乌梅煎、去滓，食后服。

参术散，即参苓白术散。见滞下。

参香散《和剂》 治心气不宁，诸虚百损，肢体沉重，情思不乐，夜多异梦，盗汗失精，恐怖烦悸，喜怒无时，口干咽燥，渴欲饮水，饮食减少，肌肉瘦瘁，渐成劳瘵。常服补精血，调心气，进饮食，安神守中，功效不可具述。

人参 山药 黄芪制 白茯苓去皮 石莲肉去心 白术煨。各一两 乌药 缩砂仁 橘红 干姜炮。各半两 丁香 南木香 檀香各二钱半 沉香二钱 甘草七钱半，炙

上为剉散，每服四钱，水一大盏，生姜三片，枣一枚，煎七分，去滓，空心服。一方，有炮附子半两。

四君子汤见虚劳。 缩脾饮见中暑。 七珍散见不能食。 大补汤见虚劳。

干葛汤

葛根二两 枳实去白，麸炒 栀子仁 豆豉各一两 甘草炙，半两

每服四钱，水一盏，煎八分，不拘时，温服。

乌梅木瓜汤 治饮酒多，发积为酷热，熏蒸五脏，津液枯燥，血泣，小便并多，肌肉消铄，专嗜冷物寒浆。

木瓜干 乌梅捶破，不去仁 麦糵炒 甘草 草果去皮。各半两

上剉散，每服四钱，水一盏半，姜五片，煎七分，不拘时服。

枳椇[1]子丸 治证同前。

枳椇[2]子二两 麝香一钱

上为末，面糊丸，如桐子大。每服三十丸，空心盐汤下。

三神汤 治证同前。

乌梅肉 远志去心，甘草水煮过，用姜汁拌炒。各一两 枳实去瓤，一两 夏加黄连五钱，春秋冬不用。

---

〔1〕椇：原作"枳"，据《世医得效方》卷七本方改。

〔2〕椇：原作"枳"，据《世医得效方》卷七本方改。

上剉散,每服四钱,水二盏,糯禾根一握,煎七分,去滓,不拘时,温服。若无糯禾根,白茅根亦可;如无白茅根,禾秆绳亦可。

防椒苈黄丸[1]　治腹满口干舌燥,此肠间有水气也。见胀满。

牛黄丸　治心脾壅热,口舌干燥及烦渴。

牛黄三分,细研　黄连去须　大黄剉,炒。各二两　麦门冬去心,焙,一两半　朱砂半两,细研,水飞　麝香少许　山栀仁　马牙硝细研　芎䓖　黄芩　炙甘草各一两

上为细末,研匀,炼蜜和丸,如弹子大。每服一丸,食后竹叶煎汤化下。

瓜蒌根散　治风热口中干燥,舌裂成疮。

瓜蒌根　胡黄连　黄芩各七钱半　白僵蚕炒　白鲜皮　大黄剉,炒。各半两　牛黄研　滑石研。各二钱半

上为细末,研匀,每服二钱,竹叶汤调服,无时。

甘露丸　解壅毒,退风热,治口舌干燥。

寒水石二斤,烧令赤,摊地上一宿,出火毒　马牙硝三两,细研　铅霜细研　甘草炙赤　龙脑细研,各七钱半

上为细末,研匀,以糯米饭和丸,如弹子大。每服半丸,食后用新汲水磨化服。

含化丸　治上焦烦热,口舌干燥,心神不清,头目不利。

石膏细研,水飞过　寒水石研细　白蜜各半斤

上以水四大盏,煎取一大盏半,绵滤过,入蜜同煎令稠,丸如鸡头实大。常含一丸,咽津。

黄　疸

芪芍桂苦酒汤《金匮》

黄芪五两　白芍药　桂枝各三两

上三味,以苦酒一升,水七升相和,煮取三升,温服一升,当心烦,服至六七日乃解。若心烦不止者,以苦酒阻故也。

---

〔1〕防椒苈黄丸:本书第二册"胀满"作"防己椒苈丸"。

桂枝加黄芪汤《金匮》 治黄疸脉浮而腹中和者,宜汗之。若腹满欲呕吐,懊侬而不和者,宜吐之,不宜汗。

桂枝 白芍药 生姜各三两 黄芪 甘草各二两 大枣十二枚

上六味,以水八升,煮取三升,温服一升,须臾饮热稀粥一升馀,以助药力,温覆[1]取微汗,若不汗更服。

黄芪汤《济生》 治黄汗身体肿,发热不渴,汗出染衣黄色。

黄芪去芦,蜜炙 赤芍药 茵陈蒿各二两 石膏四两 麦门冬去心 淡豆豉各一两 甘草炙,半两

上㕮咀,每服四钱,水一盏,生姜五片,煎七分,去滓,食前服。一方,入竹叶十四片,不用姜。一方,无甘草。

大黄硝石汤《金匮》

大黄 黄柏 硝石各四两,一作滑石 栀子十五枚

上四味,以水六升,煮取二升,去滓,内硝石,更煮取一升,顿服。

小半夏汤见呕吐。

茵陈五苓散 用茵陈末十分,五苓散五分。二物和,先食饮方寸匕,日三[2]服。

茵陈五苓散 治伤寒、温湿热病感冒后发为黄疸,小便黑赤,烦渴发热,不得安宁。此盖汗下太早,服药不对证,因感湿热病,以致遍身发黄,尝用茵陈五苓散治之,甚效。

上用生料五苓散一两,加入茵陈半两,车前子一钱,木通、柴胡各一钱半,酒后得证,加干葛二钱,并前药和匀,分二服,每服水一碗,灯草五十茎,同煎八分,去滓,食前服。滓再煎,连进数服。小便清利为愈。

加减五苓散 治饮食伏暑,郁发为疸,烦渴引饮,小便不利。

茵陈 猪苓去皮 白术 赤茯苓去皮 泽泻各二钱

水二盏,煎一盏,不拘时服。一方,有桂心。

---

〔1〕温覆:原脱,据《金匮要略》卷中本方补。
〔2〕三:原作"二",据《金匮要略》卷中本方改。

　　茵陈汤[1]《金匮》　治寒热不食，食即头眩，心胸不安，久久发黄，名为谷疸。

　　茵陈蒿六两　栀子十四枚　大黄二两

　　上三味，以水一斗，先煮茵陈减六升，内二[2]味，煮取三升，去滓，分温三服。小便当利尿如皂角汁状，色正赤，一宿腹减，黄从小便去也。

　　谷疸丸《济生》

　　苦参三两　龙胆草一两　牛胆一枚，取汁

　　上为细末，用牛胆汁入少炼蜜和丸，如桐子大。每服五十丸，空心热水或生姜、甘草煎汤送下。兼红丸子服亦可。方见伤食。

　　茯苓茵陈栀子汤[3]《宝鉴》　完颜正卿，丙寅二月间，因官事劳役，饮食不节，心火乘脾，脾气虚弱。又以恚怒气逆伤肝，心下痞满，四肢困倦，身体麻木，次传身目俱黄，微见青色，颜黑，心神烦乱，怔忡不安，兀兀欲吐，口生恶沫，饮食迟化，时下完谷，小便癃闭而赤黑，辰巳间发热，日暮则止，至四月尤盛，其子以危急求请治之，具说其事。诊其脉浮而缓。《金匮要略》云：寸口脉浮为风，缓为痹，痹非中风，四肢苦烦，脾色必黄，瘀热已行。趺阳脉紧为伤脾，风寒相搏，食谷则眩，谷气不消，胃中苦浊，浊气下流，小便不通，阴被其寒，热流膀胱，身体尽黄，名曰谷疸，此方主之。

　　茵陈叶一钱　茯苓去皮，五分　栀子仁　苍术去皮，炒　白术各三钱　黄芩生，六分　黄连去须　枳实[4]麸炒　猪苓去皮　泽泻　陈皮　汉防己各二分　青皮去白，一分

　　上作一服，用长流水三盏，煎至一盏，去柤温服，食前。一服减半，二服良愈。《内经》云：热淫于内，治以咸寒，佐以苦甘。又湿化于火，热反胜之，治以苦寒，以苦泄之，以淡渗之。以栀子、茵陈

────────────

〔1〕茵陈汤：《金匮要略》卷中本方作"茵陈蒿汤"。
〔2〕二：原作"三"，据《金匮要略》卷中本改。
〔3〕茯苓茵陈栀子汤：《卫生宝鉴》卷十四本方作"茯苓栀子茵陈汤"。
〔4〕实：原作"壳"，据《卫生宝鉴》卷十四本方改。

苦寒能泻湿热而退其黄，故以为君。《难经》云：井[1]主心下满，以黄连、枳实苦寒泄心下痞满；肺主气，今热伤其气，故身体麻木，以黄芩苦寒泻火补气，故以为臣。二术苦甘温，青皮苦辛温，能除胃中湿热，泄其壅滞，养其正气；汉防己苦寒，能去十二经留湿；泽泻咸平，茯苓、猪苓甘平，导膀胱中湿热，利小便，而去癃闭也。

栀子大黄汤　治酒疸，心中懊侬或热痛。

山栀十四枚　大黄一两　枳实五枚　豆豉一升

上四味，以水六升，煎取二升，分温三服。

葛根汤《济生》　治酒疸。

干葛二钱　栀子仁　枳实去瓤，麸炒　豆豉各一钱　甘草炙，五分

水一盏，煎至七分，不拘时，温服。

葛花解酲汤见伤饮。　　小柴胡汤见往来寒热。

藿枇饮戴氏

藿香叶　枇杷叶去毛　桑白皮　陈皮　干葛　白茯苓　鸡距子各等分

水煎，下酒煮黄连丸。

五苓散见消瘅。

当归白术汤《三因》

当归　黄芩　茵陈　甘草炙。各一钱　白术二钱　半夏汤泡　杏仁去皮尖，麸炒　枳实麸炒　前胡各一钱半　茯苓二钱

水二盏，生姜三片，煎至一盏，食后服。

藿香脾饮

厚朴去粗皮，姜汁浸，炙　甘草炙　半夏生，微热汤泡，切作四块，用姜汁浸一宿，以粟米炒黄　藿香叶一两　陈皮去白，半两

每服二钱，水一盏，姜三片，枣一枚，煎七分，不拘时，热服，日进二三服。

白术汤[2]《三因》　治酒疸因下后变为黑疸，目青面黑，心中如

---

〔1〕井：原作"井"，据《难经·六十八难》改。

〔2〕白术汤：《三因方》卷十本方作"桂术汤"。

唉韭[1]薤状，大便正[2]黑，皮肤不仁，其脉微而数。

白术　桂心各一钱　枳实麸炒　豆豉　干葛　杏仁　甘草炙。各五分

水一盏，煎至七分，食前服。

酒煮黄连丸　治酒疸。见伤暑。

硝石散[3]《金匮》

硝石　矾石各等分，烧

上二味，为末，以大麦粥汁和服方寸匕，日三服。病随大小便去，小便正黄，大便正黑，是其候也。

加味四君子汤　治色疸。

人参　白术　白茯苓　白芍药　黄芪炙　白扁豆炒。各二钱　甘草炙，一钱

水二盏，生姜五片，红枣二枚，煎一盏，服无时。

滑石散　治女劳疸。

滑石一两半　白矾一两，枯

上为细末，每服二钱，用大麦粥清，食前调服。以小便出黄水为度。

按：此即前硝石方，硝与滑字形相近，未知孰是，两存之。

肾疸汤东垣　治肾疸目黄，浑身金色，小便赤涩。

升麻根半两　苍术一钱　防风根　独活根　白术　柴胡根　羌活根　葛根各半钱　白茯苓　猪苓　泽泻　甘草根各三分[4]　黄柏二分　人参　神曲各六分

分作二帖，水煎，食前稍热服。

小菟丝子丸　治女劳疸。见赤白浊。　胃苓饮　即平胃散、五苓散并用。见中食并消瘅。

茯苓渗湿汤《宝鉴》　治黄疸，寒热呕吐，渴欲饮水，身体面目

---

〔1〕韭：原作"蒜"，据《三因方》卷十本方改。
〔2〕正：原脱，据《三因方》卷十本方补。
〔3〕硝石散：《金匮要略》卷中本方作"硝石矾石散"。
〔4〕分：原脱：据修敬堂本补。

俱黄，小便不利，全不食，不得卧。

茵陈七分　白茯苓六分　木猪苓　泽泻　白术　陈皮　苍术米泔浸一宿，炒　黄连各五分　山栀炒　秦艽　防己　葛根各四分

水二盅，煎七分，食前服。

参术健脾汤　治发黄日久，脾胃虚弱，饮食少思。

人参　白术各一钱五分　白茯苓　陈皮　白芍药煨　当归酒洗。各一钱　炙甘草七分

水二盅，枣二枚，煎八分，食前服。色疸，加黄芪、炒白扁豆各一钱。

当归秦艽散　治五疸，口淡咽干，倦怠，发热微寒。

白术　茯苓　秦艽　当归　川芎　芍药　熟地黄酒蒸　陈皮各一钱　半夏曲　炙甘草各五分

水二盅，姜三片，煎八分，食前服。《济生》有肉桂、小草，名秦艽饮子。

养荣汤　四君子汤　八味丸俱见虚劳。

麻黄醇酒汤《金匮》　治黄疸。

用麻黄三两，以好清酒五升，煮取二升五合，顿服尽。冬月用酒煮，春月用水煮。瓜蒂散见伤食。

《百一》治疸，取藜芦置灰内，炮之少变色，捣为末，水服半钱匕。小便不利，数服。

黄连散《宝鉴》　治黄疸，大小便秘涩壅热，累效。

黄连二两　大黄醋拌炒，二两　黄芩　甘草炙。各一两

上为极细末，食后温水调下二钱，日三服。先用瓜蒂散搐鼻，取下黄水，却服此药。

搐鼻瓜蒂散《宝鉴》　治黄疸浑身如金色。

瓜蒂二钱　母丁香一钱　黍米四十九粒　赤小豆五分

上为细末，每夜临卧时先含水一口，却于两鼻孔嗜上半字便睡，至明日取下黄水，便服黄连散。病轻者五日效，重者半月效。

茵陈附子干姜汤《宝鉴》　至元丙寅六月，时雨霖霪，人多病

瘟[1]疫。真定韩君祥，因劳役过度，渴饮凉茶，又食冷物，遂病头痛，肢节亦疼，身体沉重，胸满不食，自以为外感，用通圣散二服，后添身体困甚，方命医治之，医以百解散发其汗。越四日，以小柴胡汤二服，后加烦热躁渴[2]。又六日，以三乙承气汤下之，躁渴尤甚。又投白虎加人参汤、柴胡饮子[3]之类，病愈增。又易医用黄连解毒汤、朱砂膏、至宝丹，十七日后，病势转增传变，身目俱黄，肢体沉重，背恶寒，皮肤冷，心下痞硬，按之则痛，眼涩不欲开，目睛不了了，懒言语，自汗，小便利，大便了而不了，命予治之。胗其脉紧细，按之虚空，两寸脉短不及本位。此证得之因时热而多饮冷，加以寒凉药过度，助水乘心，反来侮土，先因其母，后薄其子。经云：薄所不胜，乘所胜也。时值霖雨，乃寒湿相合，此谓阴证发黄，以茵陈附子干姜汤主之。经云：寒淫于内，治以甘热，佐以苦辛。湿淫所胜，平以苦热，以淡渗之，以苦燥之。附子、干姜辛甘大热，散其中寒，故以为君。半夏、草蔻辛热，白术、陈皮苦甘温，健脾燥湿，故以为臣。生姜辛温以散之，泽泻甘平以渗之，枳实苦微寒，泻其痞满，茵陈微苦寒，其气轻浮，佐以姜附，能去肤腠间寒湿而退其黄，故为佐使也。煎服一剂，前证减半，两服悉去，又服理中数服，气得平复。

　　附子炮，去皮，三钱　干姜炮，二钱　茵陈一钱二分　草豆蔻煨，一钱　白术四分　枳实麸炒　半夏制　泽泻各半钱　白茯苓　橘红各三分

　　上生姜五片，水煎，去滓凉服。

　　治阴黄，汗染衣，涕唾黄。

　　上用蔓菁子捣末，平旦以井花水服一匙，日再，加至两匙，以知为度。每夜小便中浸少许帛子，各书记日，色渐退白则瘥，不过服五升而愈。

　　秦艽汤一名秦艽散　治阴黄，不欲闻人言，小便不利。

---

〔1〕瘟：原作"湿"，据《卫生宝鉴》卷十三本方改。
〔2〕烦热躁渴：原作"烦躁"，据《卫生宝鉴》卷十三本方改。
〔3〕子：原脱，据《卫生宝鉴》卷十三本方补。

秦艽去苗上,一两　旋覆花　赤茯苓去皮　炙甘草剉。各半两

上咬咀,每服四钱匕,以牛乳汁一盏,煎至六分,去滓,不拘时,温服。

补中汤东垣　治面黄多汗,目眦赤,四肢沉重,减食,腹中时痛,咳嗽,两手左脉短,右脉弦细兼涩,右手关脉虚。

升麻　柴胡各二钱　当归身二分　苍术五分　泽泻四分　五味子二十一粒　炙甘草八分　黄芪二钱五分　神曲三分　红花少许　大麦蘗五分

上作二服,水煎,食前。

小建中汤见劳倦。　大建中汤见恶寒。　理中汤见霍乱。

栀子柏皮汤　治伤寒及湿家发黄。

栀子十五枚　甘草一两　黄柏二两

水四升,煮取一升半,去滓,分温再服。

大茵陈汤　治黄疸,及头汗出欲发黄。

茵陈蒿半两　大黄三钱　肥栀子三枚半

水三升三合半,先煮茵陈减一半,内二味,煮取一升,去滓,分三服。小便利出如皂角汁,一宿腹减,黄从小便出也。

茵陈栀子黄连三物汤　治大便自利而黄。

茵陈蒿三钱　栀子　黄连各二钱

水二盏,煎八分,去滓服。

山茵陈散　治疸证发热,大小便秘涩。

山茵陈　栀子各二钱　赤茯苓　枳实各一钱半　葶苈　甘草各一钱

上作一服,水二盅,姜三片,煎一盅,食前服。

一清饮　治疸证发热,诸热通用。

柴胡三钱　赤茯苓去皮,二钱　桑白皮炒　川芎各一钱半　甘草炙,一钱

水二盅,姜三片,红枣一枚,煎一盅,食前服。

十全大补汤见虚劳。

小温中丸丹溪　治黄胖。宜草野贫贱人服,盖其饮食无积,但补阴

燥湿而已。

针砂一斤，以醋炒为末，入糯米炒极黄为末，亦用一斤，醋糊丸，如桐子大。每米饮下四五十丸。忌口。轻者服五两，重者不过七两愈。

大温中丸丹溪　治黄胖。朱先生晚年定者。

香附一斤，童便浸，春夏一宿，秋冬三宿　甘草二两　针砂炒红醋淬三次，一斤　苦参春夏二两，秋冬一两　厚朴姜制炒黑，五两　芍药五两　陈皮三两　山楂五两　苍术五两，泔[1]浸　青皮六两　白术　茯苓各三两

上为细末，醋糊丸，如桐子大。面黑筋骨露气实者，米饮下五六十丸；面肥白与气虚羸弱者，白术汤下三四十丸。忌一切生冷、油腻、鸡、鹅、羊、鸭、生硬并糍粽难化之物。服过七日后，便觉手掌心凉，口唇内有红晕起，调理半月愈。

暖中丸　治黄胖，杀肝邪，舒脾气。虚者不宜用。

陈皮　苍术　厚朴制　三棱　白术　青皮各五钱　香附一斤　甘草二两　针砂十两，炒红醋淬

上为末，醋糊丸。空心盐、姜汤下五十丸，晚食前酒下亦可。忌狗肉。

枣矾丸《宝鉴》　治食劳黄，目黄、身黄。

皂矾不拘多少，置砂锅内炒通赤，用米醋点之，烧用木炭

上为末，枣肉丸。每服二三十丸，食后姜汤下。一方用白矾。

又方《必用》

皂矾五两，煅　枣肉二两　蒸粉三两

上为末，生姜汁丸。每服二三十丸，一日二次，米饮下，食前。

胆矾丸《本事》　治男妇食劳食气，面黄虚肿，痃癖气块。

胆矾无石者，三钱　黄蜡二两　青州大枣五十枚

上以砂锅或石器内用头醋三升，先下胆矾共枣子，慢火熬半日，取出枣子去核，次下蜡，再慢火熬一二时辰如膏，入好[2]蜡茶二

---

〔1〕泔：原作"甘"，据虞衙本改。

〔2〕入好：原作"好入"，据修敬堂本乙。

两,同和为丸,桐子大。每服二十丸,茶清下,日三服,食后。如久年肠风痔疾,陈米饮下,日三服,一月见效。

青龙散《宣明》　治风气传化,腹内瘀结而目黄,风气不得泄,为热中,烦渴引饮。

地黄　仙灵脾　防风各二钱半　荆芥穗一两　何首乌去黑皮,米泔浸一宿,竹刀切,二钱半

上为末,每日三服,食后沸汤调下一钱。

嘈　杂

二陈汤见痰饮。　六君子汤见虚劳。

三圣丸　治嘈杂,神效。

白术四两　橘红一两　黄连炒,五钱

上为细末,神曲糊丸,如绿豆大。每服七八十丸,食远津唾下,或姜汤下。

导饮丸丹溪　治水饮。

吴茱萸三钱　白茯苓一两　黄连五钱　苍术一两　独活七钱

上为细末,神曲糊丸服。

泄泻滞下总治

大黄汤　芍药汤俱滞下。　益黄散见恶寒[1]。　诃子汤泄泻。　麻黄汤伤寒。　小续命汤中风。　浆水散泄泻。　姜附汤中寒。　术附汤心痛。　大承气汤大便不通。　凉膈散发热。　四逆汤泄泻。　赤石脂丸滞下。　消风散头痛。　大柴胡汤往来寒热。　建中汤伤湿。　理中汤霍乱。　干姜附子汤中寒。　清凉饮子[2]见发热。

泄　泻

四逆汤厥。　桂枝汤伤湿。　大承气汤　小承气汤俱大便不通。　桃花汤　白头翁汤俱滞下。　栀子豉汤虚损。

通脉四逆汤《金匮》

附子大者一枚,生用　干姜三两,强者四两　甘草炙,二两

上三味,以水三升,煮取一升一合,去滓,分温再服。

紫参汤《金匮》

紫参半斤　甘草三两

上二味,以水五升,先煮紫参,取三升,内甘草,煮取一升半,分温三服。

黄芩汤《金匮》

黄芩　人参　干姜各三两　桂枝一两　大枣十二

杂病证治类方第六册

金坛王肯堂　辑

---

〔1〕恶寒:原作"发热",考本方出本书第一册"恶寒",据改。
〔2〕清凉饮子:本书第一册"发热"作"四顺饮子,一名清凉散"。

枚　半夏半升

上六味,以水七升,煮取三升,分温三服。

除湿汤见中湿。

戊己丸《和剂》　治脾胃不足,湿热乘之,泄泻不止,米谷不化。

黄连去须　吴茱萸去梗,炒　白芍药各五两

上为末,面糊丸,如梧桐子大。每服二[1]十丸,空心米饮下。

胃苓汤一名对金饮子　治脾湿太过,泄泻不止。

平胃散　五苓散各等分

上剉,水煎服,极效。

术附汤见心痛。

升阳除湿汤东垣　治脾胃虚弱,不思饮食,泄泻无度,小便黄,四肢困弱。自下而上,引而去之。

苍术一钱　柴胡　羌活　防风　神曲　泽泻　猪苓各半钱　陈皮　大麦蘖　炙甘草各三分　升麻五分

水二盏,煎一盏,去滓,空心服。如胃寒肠鸣,加益智、半夏各五分,姜、枣同煎。非肠鸣不用。

人参升胃汤　治一日大便三四次,溏而不多,有时泄泻,腹鸣,小便黄。

黄芪二钱　人参　陈皮　炙甘草各一钱　升麻七分　柴胡　当归身　益智各五分　红花少许

水二盏,煎至一盏,去滓,稍热,食前服。

升阳除湿防风汤下血。

对金饮子

平胃散五钱　五苓散二钱半　草豆蔻面裹煨熟,半两

上相和,作四服,水一盏半,生姜三片,枣二枚,煎至一盏,去滓,食前温服。

当归散　治肠胃寒湿濡泻,腹内疞刺疼痛。

当归切切,焙　干姜炮　肉豆蔻去壳,炮　木香各半两　诃黎勒炮,

〔1〕二:原作"三",据《局方》卷六本方改。

去核　黄连去须,炒。各七钱半

上为细末,每服三钱,用甘草、生姜各一分,黑豆一合,并半生半炒,水四盏,煎取二盏,作二次,空心、日午调服。

水煮木香膏见滞下。

益元散　治身热泄泻,小便不利。见伤暑。

参萸丸丹溪　治湿热滞气者,湿热甚者用为向导,上可治吞酸,下可治自利。

六一散七两,即益元散　吴茱萸二两,煮过

一方,去吴茱萸,加干姜一两,名温六丸。

上取细末,粥丸。

坚中丸　治脾胃受湿,滑泄注下。

黄连去须　黄柏　赤茯苓　泽泻　白术各一两　陈皮　肉豆蔻　人参　白芍药　官桂　半夏曲各半两

上十一味,为末,汤浸蒸饼为丸,如梧子大。每服五七十丸,温米饮,食前下。

理中汤见霍乱。

附子温中汤《宝鉴》　治中寒腹痛自利,米谷不化,脾胃虚弱,不喜饮食,懒言,困倦嗜卧。

附子炮,去皮脐　干姜炮。各七钱　人参　甘草炙　白芍药　白茯苓去皮　白术各五钱　厚朴姜制　草豆蔻面裹煨,去皮　陈皮各三钱

每服五钱或一两,水二盏半,姜五片,煎至一盏,食前温服。

浆水散洁古

半夏二两　良姜二钱半　干姜　肉桂　甘草　附子炮,各五钱

上为细末,每服三五钱,浆[1]水二盏,煎至一盏,热服,甚者三四服。

若太阳经伤动,传太阴下痢为鹜溏,大肠不能禁固,卒然而下,中有硬物,欲起而又下,欲了而又不了,小便多清,此寒也,宜温之,

──────────

〔1〕浆:原脱,据《济生拔粹·活法机要》本方补。

春夏桂枝汤,秋冬白术汤。谦甫云:鹜溏者,大便如水,其中有少结粪是也。

桂枝汤

桂枝　芍药　白术各半两　甘草炙,二钱

上切,每服半两,水一盏,煎至七分,去滓温服。

白术汤[1]

白术　芍药各三钱　干姜炮,半两　甘草炙,二钱

上为粗末,如前服之。甚则除去干姜,加附子三钱,谓辛能发散也。

赤石脂禹余粮汤仲景

赤石脂　禹余粮各一两

上分三服,水一盏半,煎至八分,去滓服。

附:**赤石脂丸**仲景[2]

赤石脂　干姜各一两　黄连　当归各二两

为细末,炼蜜丸,梧子大。每服三十丸,米饮下。

附子补中汤,即理中汤加附子。见霍乱。　大已寒丸见恶寒。

桂香丸《三因》　治脏腑虚,为风湿[3]寒所搏,冷滑注下不禁,老人虚人危笃累效。

附子　肉豆蔻　白茯苓各一两　桂心　干姜　木香各半两　丁香二钱五分

上为末,面糊丸,如梧子大。空心米饮下五十丸。

八味汤《杨氏》　治脾胃虚寒,气不升降,心腹刺痛,脏腑虚滑。

吴茱萸汤洗七次　干姜炮。各二两　陈皮　木香　肉桂　丁香　人参去芦　当归洗,焙。各一两

上咬咀,每服四钱,水一盏,煎七分,温服无时。

〔1〕汤:原作"散",据前"浆水散"下"秋冬白术汤"及《卫生宝鉴》卷十六本方改。
〔2〕仲景:校本同,《伤寒论》与《金匮要略》均无赤石脂丸,疑讹。
〔3〕湿:原脱,据《三因方》卷十一本方补。

参附汤《得[1]效》

人参一两　附子炮,半两

每服五钱,水二盏,姜十片,煎八分,温服无时。

连理汤　即理中汤加茯苓、黄连。

木香散《和剂》　治脾胃虚弱,内挟风冷,泄泻注下,水谷不化,脐下疞痛,腹中雷鸣,及积寒久痢,肠滑不禁。

丁香　木香　当归去芦,洗,焙　肉豆蔻仁炮　甘草炙。各二两附子去皮脐,醋煮,切片,焙　赤石脂各一两　藿香叶洗,焙,四两　诃子皮一两五钱

上为末,每服一钱,水一盏半,生姜二片,枣一枚,煎六分,空心温服。

姜附汤见中寒。

四柱散《济生》　治元脏气虚,真阳耗散,脐腹[2]冷痛,泄泻不止。

白茯苓　附子炮　人参　木香各一两

上㕮咀,每服三钱,水一盏半,姜五片,盐少许,煎,空心服。滑泄不止,加豆蔻、诃子煎,名六柱散。《活人》有白术,无诃子。

震灵丹紫府元君南岳魏夫人方,出道藏,一名紫金丹　治男子真元衰惫,五劳七伤,脐腹冷疼,肢体酸痛,上盛下虚,头目晕眩,心神恍惚,血气衰微。及中风瘫痪,手足不遂,筋骨拘挛,腰膝沉重,容枯肌瘦,目暗耳聋,口苦舌干,饮食无味。心肾不足,精滑梦遗,膀胱疝坠,小肠淋沥,夜多盗汗,久泻久痢,呕吐不食,八风五痹,一切沉寒痼冷,服之如神。及治妇人血气不足,崩漏虚损带下,久冷胎藏无子。

禹余粮火煅醋淬,不计遍数,手捻得碎为度　紫石英　丁头代赭石如禹余粮炮制　赤石脂各四两

以上四味,并作小块,入坩埚内,盐泥固济,候干用炭十斤煅通

---

〔1〕得:原作"侍",据修敬堂本改。

〔2〕脐腹:原作"腹脐",据《重订严氏济生方·大便门》本方乙。

红,火尽为度,入地埋,出火毒二宿。

滴乳香另研　五灵脂去砂石,筛　没药去沙石,研。各二两　朱砂水飞过,一两

上八味,并为细末,以糯米粉煮糊为丸,如鸡头实大,晒干出光。每一丸,空心温酒或冷水任下。常服镇心神,驻颜色,温脾胃,理腰膝,除尸疰蛊毒,辟鬼魅邪疠。久服轻身,渐入仙道。忌猪羊血,恐减药力。妇人醋汤下,孕妇不可服,极有神效。

养气丹　治久冷泄泻,及休息痢疾,每服三十丸,多服收效。方见气门。

朱砂丹削。

陈曲丸《宝鉴》　磨积,止泻痢,治腹中冷疼。

陈曲一两半　官桂　人参　干姜　白术　当归　甘草炙　厚朴各半两

上为末,炼蜜丸,如桐子大。每服三五十丸,温酒或淡醋汤任下,食前,日二服。

玉粉散　治冷极泄泻,久作滑肠不禁,不思饮食,宜服。

红豆拣净　大附子炮,去皮脐　干姜炮。各半两　舶上硫黄另研,二钱半

上四味,为末,入研药匀。每服二钱,空心,半稀半稠粟米饮下,至晚又一服。重者十服必效,轻者三五服安。

十补饮　即十全大补汤。见虚劳。

乳豆丸《得效》　治滑泄不止,诸药无效。

肉豆蔻生,为末

上用通明乳香,以酒浸透,和前药末为丸[1],如梧桐子大。每服五十丸,空心米饮送下。

桃花丸《和剂》　治肠胃虚弱,冷气乘之,脐腹搅痛,下痢纯白;或冷热相搏,赤白相杂,肠滑不禁,日夜无度。

赤石脂　干姜炮。各等分

---

〔1〕浸透,和前药末为丸:原作"浸过,研成膏丸",据《世医得效方》卷五本方改。

上为末,面糊为丸,如梧子大。每服三十丸,空心食前米饮送下,日三。

若痢久虚滑,去积不已,用苍术二两,防风一两,剉,水一碗,煎至半碗,下此丸或赤石脂丸,小便利则安。

诃黎勒丸《济生》 治大肠虚冷,泄泻不止,腹胁引痛,饮食不化。

诃黎勒面裹煨 附子炮 肉豆蔻面裹煨 木香 吴茱萸炒 龙骨生用 白茯苓去皮 荜茇各等分

上为细末,生姜汁煮面糊为丸,如桐子大。每服七十丸,空心米饮下。

香连丸见滞下。

玉龙丸 治一切暑毒伏暑,腹胀疼痛,神效。

硫黄 硝石 滑石 明矾各一两

用无根水滴为丸。

《夷坚·甲志》云:昔虞丞相自渠州被召,途中冒暑得疾,泄利连月,梦壁间有韵语方一纸,读之数过,其词曰:暑毒在脾,湿气连脚,不泄则痢,不痢则疟。独炼雄黄,蒸饼和药,甘草作汤,服之安乐。别作治疗,医家大错,如方制药,服之遂愈。

曲术丸 治时暑暴泻,壮脾温胃,及治饮食所伤,胸膈痞闷。

神曲炒 苍术米泔浸一宿,炒。各等分

上为细末,面糊丸,如梧桐子大。每服三十丸,温米饮下,不拘时。

大七香丸伤食。 五膈宽中散反胃。 调气散 即木香调气散。见气。

诃黎勒散《金匮》

诃黎勒十枚

上一味为散,粥饮和,顿服。

四君子汤见虚劳。

二神加木香丸即枣肉丸 治脾肾虚寒,或肠鸣泄泻,腹胁虚胀,或胸膈不快,食不消化。

破故纸四两,炒 木香一两,不见火 肉豆蔻二两,面裹煨香,去面上三味，为细末，灯心煮枣肉为丸，如梧子大。每服七十丸，空心姜汤下。

附：加味六君子汤 治一切脾胃虚弱泄泻之证。及伤寒病后米谷不化，肠中虚滑，发渴微痛，久不瘥者。及治小儿脾疳，泄泻得痢。

人参 白术 白茯苓 黄芪 山药 甘草 砂仁各一两 厚朴 肉豆蔻面裹煨，另研。各七钱半

上为细末，每服二钱，用饭汤调服，不拘时候。如渴，煎麦门冬汤调服。

白术芍药汤 治脾经受湿，水泄注下，体重困倦，不欲饮食，水谷不化等证。

白术炒 芍药炒。各四钱 甘草炒，二钱

上水煎服。

曲蘖枳术丸

白术米泔浸一日，四两 黑枳实去瓤，麸炒，二两 陈皮去白 半夏姜汤泡七次 神曲炒 麦芽炒 木查肉各一两五钱 如胃寒或冬月，加砂仁一两。气滞不行，加木香五钱。

常有痰火，又兼胸膈痞闷，加黄连、茯苓各一两。

上为细末，用鲜荷叶数片，煮汤去叶，入老仓米，如寻常造饭法，甑内以荷叶铺盖，方全气味，乘热捣烂，以细绢绞精华汁，揉拌成剂，为丸如桐子大。每服百丸，食远白汤送下。

治中汤 七香丸 红丸子俱伤食。

香茸丸 治饮酒多，遂成酒泄，骨立，不能食，但再饮一二盏泄作，几年矣。

嫩鹿茸草火燎去毛，用酥炙黄 肉豆蔻火煨。各一两 生麝香另研，一钱

上为末，白陈米饭为丸，如梧子大。每服五十丸，空腹米饮下。热者服酒煮黄连丸。

平胃散 专治酒泄，饮后独甚。加丁香、缩砂、麦蘖、神曲各五钱，为末，空腹米饮调二钱，立愈。

大健脾散《百一》 治脾胃虚寒，不进饮食。

荜澄茄　干姜　白豆蔻　丁香各半两　白茯苓　甘草　肉豆蔻　半夏姜汁浸一宿　缩砂仁　青皮　檀香　厚朴姜汁制　藿香　神曲　橘红各一两　白术四两　川乌炮,去皮脐　草果仁　附子炮,去皮尖。各二两

上㕮咀,每服三钱,水一盏半,姜七片,枣一枚,煎七分,空心温服。

大藿香散《百一》　治一切脾胃虚寒,呕吐霍乱,心腹撮痛,如泄泻不已,最能取效。

藿香　木香　制青皮麸炒　神曲炒　人参　肉豆蔻面裹煨　良姜炒　麦蘖炒　诃子煨,去核　白茯苓　甘草炒　制厚朴　陈皮去白。各一两　干姜炮,半两

为细末,每服四钱。吐逆泄泻,不下食,或呕酸苦水,煨生姜半块,盐一捻,水煎服。水泻滑泄,肠风脏毒,陈米饮入盐热调下。赤白痢,煎甘草、黑豆汤下。脾胃虚冷,宿滞酒食,痰气作晕,入盐少许,嚼姜、枣汤热服。胃气吃噫,生姜自然汁,入盐点服。此药大能顺气消食,利膈开胃。

酒煮黄连丸伤暑。

快脾丸《魏氏》

生姜六两,净洗,切片,以飞面四两和匀,就日中晒干　橘皮一两　甘草炙　丁香不见火。各二两　缩砂仁三两

上为末,炼蜜丸,如弹子大。每服二丸,食前姜汤送下。

葛花解醒汤伤饮。　养胃汤见疟。　二陈汤痰饮。

木香和中丸　治腹痛泄泻,脉滑者,神效累验。见大便不通。

五味子散　治肾泄。

五味子二两　吴茱萸半两

上炒香熟,研为细末。每服二钱,陈米饮下。

昔一人,每五更将天明时,必溏利一次,如是数月。有人云:此名肾泄,肾[1]感阴气而然,服此顿愈。

---

〔1〕肾:原脱,据《本事方》卷四本方补。

五味子丸《本事》

益智仁炒 苁蓉酒浸，焙 川巴戟去心 人参 五味子去梗 骨碎补去毛 土茴香炒 白术 覆盆子 白龙骨 熟地黄洗 牡蛎 菟丝子各等分

上为末，炼蜜丸，梧桐子大。每服七十丸，空心盐汤下。

五味子丸 治下元虚寒，火不生土，及肾中之土不足，以致关门不闭，名曰肾泄，亦名脾肾泄。

人参 五味子 破故纸炒 白术各二两 山药炒 白茯苓各一两半 吴茱萸 川巴戟去心 肉果面裹煨。各一两 龙骨煅，五钱

上为末，酒糊丸，如梧桐子大。每服七十丸，空心盐汤下。

金锁正元丹《和剂》 治肾虚泄泻，小便频数，盗汗遗精，一切虚冷之证。

龙骨煅，另研 朱砂另研。各三两 茯苓八两 紫巴戟去心 肉苁蓉洗，焙 葫芦巴焙。各一斤 补骨脂酒浸，炒，十两 五倍子八两

上为末，酒糊丸，桐子大。每服三十丸，空心温酒，盐汤任下。

椒朴丸《魏氏》

益智仁去壳，炒 川椒炒出汗 川厚朴姜制炒 陈皮 白姜 茴香炒。各等分

上用青盐等分，于银石器内，以水浸干药，用慢火煮干焙燥，为细末，酒糊丸，如梧子大。每服三十丸，加至四十丸，空心盐汤、温酒任下。

小茴香丸《本事》

舶上茴香炒 胡芦巴 破故纸炒香 白龙骨各一两 木香一两半 胡桃肉三七个研 羊腰子三对，破开，盐半两擦，炙熟，研如泥

上为末，酒浸蒸饼杵熟，丸如梧桐子大，每服三五十丸，空心温酒送下。

香姜散 治晨泄，又名瀼泄。

生姜四两，切如豆大 黄连二两，剉

上一处，淹一宿，慢火炒姜紫色，去姜不用。将黄连末每服二钱，用蜡茶清调一剂而愈。又用米饮酒调，治白痢尤妙。若欲速效，

一料只作二服。

四神丸　治脾胃虚弱,大便不实,饮食不思,或泄泻腹痛等证。

肉豆蔻二两　补骨脂四两　五味子二两　吴茱萸浸,炒一两

上为末,生姜八两,红枣一百枚,煮熟取枣肉和末丸,如桐子大。每服五七十丸,空心或食前白汤送下。

《澹寮》四神丸　治肾泄脾泄。

肉豆蔻生,二两　破故纸炒,四两　茴香炒,一两　木香半两

上为细末,生姜煮枣肉为丸,如梧子大,盐汤下。一方,去木香、茴香,入神曲、麦蘖,如前作丸。

补中益气汤劳倦。　六味丸虚劳。　滋肾丸小便不通。《金匮》加减肾气丸[1]水、肿。　钱氏白术散　加减八味丸并消瘅。

止泻秘方

人参去芦　白术　干姜炮　诃子去核　茯苓去皮　木香　藿香去土　肉豆蔻面裹煨　甘草炙。各一钱半

作一服,水二盅,煎至一盅,去滓,食前通口服。沉香温胃丸缺。

厚朴枳实汤河间

厚朴　枳实　诃子半生半熟。各一两　木香半两　黄连　炙甘草各二钱　大黄三钱

上为细末,每服三钱或五钱,水一盏半,煎至一盏,去滓温服。

固肠丸丹溪

樗皮四两　滑石二两

上为末,粥丸。

此丸性燥,若滞气未尽者,不可遽用。

诃子散河间　治泄久,腹痛渐已,泻下渐少,宜此药止之。

诃子一两,半生半熟　木香半两　甘草二钱　黄连三钱

上为细末,每服二钱,以白术芍药汤调下。如止之不已,宜因其归而送之,于诃子散内加厚朴一两,竭其邪气也。

扶脾丸东垣　治脾胃虚寒,腹中痛溏泄无度,饮食不化。

---

〔1〕《金匮》加减肾气丸:校本同,本书第二册"水肿"作"加减金匮肾气丸"。

白术　茯苓　橘皮　半夏　甘草炙　诃黎勒皮　乌梅肉各二钱　红豆　干姜　藿香各一钱　肉桂半钱　麦蘖　神曲炒。各四钱

上为末，荷叶裹烧饭为丸，如桐子大。每服五十丸，温水食前下。

诃子丸《本事》　治脾胃不和，泄泻不止，诸药不效。

诃子皮　川姜　肉豆蔻　龙骨　木香　赤石脂　附子各等分

上为细末，米糊丸，如桐子大。每服四十丸，米饮下。

大断下丸《得效》　治下痢滑数，肌肉消瘦，饮食不入，脉细皮寒，气少不能言，有时发虚热。由脾胃虚耗，耗则气夺，由谷气不入胃，胃无主以养，故形气消索，五脏之液不收，谓之五虚，此为难治，略能食者生。

附子炮　肉豆蔻　牡蛎煅秤。各一两　细辛　干姜炮　良姜　白龙骨　赤石脂　酸石　榴皮醋煮干为度，焙干。各一两半　白矾枯　诃子去根，各一两

上为末，米糊丸，如梧子大。每服三十丸，粟米汤下。

豆蔻饮《得效》　治滑泄，神效。

陈米一两　肉豆蔻面裹煨　五味子　赤石脂研。各半两

上为末，每服二钱，粟米汤饮调下，日进三服。

荜拨丸《得效》　治滑泄，寒者宜之。

荜拨　川姜炮　丁香不见火　附子炮，去皮脐　吴茱萸炒　良姜　胡椒以上各一两　山茱萸去核　草豆蔻去皮。各半两

上为末，枣肉丸，梧子大。每服五十丸，食前陈米饮下，日三服。

固肠丸《得效》　治脏腑滑泄，昼夜无度。

吴茱萸拣净　黄连去须　罂粟壳去梗蒂。各等分

上为末，醋糊丸，梧子大。每服三十丸，空心米饮送下。

龙骨散　治水泻腹痛，不纳饮食。

龙骨　当归炒　肉豆蔻面裹煨　木香各一两　厚朴二两，去粗皮，姜汁炙

上为细末，每服二钱，食前用粥饮调下。

固肠散　治脾胃虚弱，内受寒气，泄泻注下，水谷不分，冷热

不调,下痢脓血,赤少白多,或如鱼脑,肠滑腹痛,遍数频并,心腹胀满,食减乏力。

陈米炒,二十两　木香不见火,一两　肉豆蔻生用　罂粟壳去蒂盖,蜜炙。各二两　干姜炮　甘草炙。各二两半

上为细末,每服二钱,酒一盏,生姜二片,枣一枚,煎至七分,不拘时,温服。如不饮酒,水煎亦得。忌酒、面、鱼鲑等物。

南白胶香散　治脾胃虚寒,滑肠久泻,脐腹疼痛无休止。

御米壳醋炒,四两　龙骨　南白胶香各三两　甘草七钱,炙　干姜半两,炮

上五味,为粗末,每服五钱,水一盏半,煎至一盏,去滓,食前温服。忌冷物伤胃。

感应丸　保和丸并伤食。

飧泄

加减木香散《宝鉴》

木香　良姜　升麻　槟榔　人参各二钱半　神曲炒,二钱　肉豆蔻煨　吴茱萸泡　干姜炮　陈皮　砂仁各五分

上为粗末,每服四钱,水一盏半,煎至一盏,去滓,食前温服。宜加白术。

通脉四逆汤　升阳除湿汤俱见前。

白术汤河间

厚朴姜制　当归去芦　龙骨各五钱　白术一两　艾叶半钱,熟炒

上为末,每服三钱,水一盏,生姜三片,同煎至八分,去渣,空心温服。

防风芍药汤东垣

防风　芍药　黄芩各等分

上粗末,每服半两,或一两,水二盅,煎至一盅,温服无时。

宣风散

槟榔二个　陈皮　甘草各五钱　牵牛四两,半生半炒

上为末,每服三五分,蜜汤调下。

苍术防风汤洁古

麻黄一两　苍术去皮，四两　防风五钱

上粗末，每服一两，生姜七片，水二盏，煎至一半，去滓温服。如止后服补本丸。

补本丸

苍术　川椒去目，炒。各一两

末之，醋糊丸，如桐子大。每服五十丸，食前温水下。一法，恶痢久不效者弥佳，小儿丸如米大。

胃风汤　治风冷虚气入客肠胃，水谷不化，泄泻注下，腹胁虚满，肠鸣疞痛，及肠胃湿毒，下如豆汁，或下瘀血。方见下血门。

鞠莠丸　治中风湿，脏腑滑泻。

附子　芎莠　白术　神曲各等分

上四味，为末，面糊丸，如梧子大。每服三五十丸，温米饮下。此药亦治飧泄，甚妙。

《素问》云：春伤于风，夏必飧泄，米谷不化。盖春木旺，肝生风邪，淫于脾经，夏饮冷当风，故多飧泄也。

吴茱萸散　治肠痹，寒湿内搏，腹满气急，大便飧泄。

吴茱萸汤泡，焙炒　肉豆蔻　干姜炮　甘草炙。各半两　缩砂仁　陈曲炒　白术各一两　厚朴去粗皮，姜汁炙　陈皮去白，焙　良姜各二两

上为细末，每服一钱，食前用米饮调服。

草豆蔻散　治肠痹，风寒湿内攻，腹疼飧泄。

草豆蔻　陈皮去白，焙。各一两　官桂去粗皮　白豆蔻仁　肉豆蔻　当归切，焙　木香　白术　丁香　良姜各半两

上为细末，每服一钱，食前生姜、枣汤调服。

滞　下

大黄汤洁古　治泻痢久不愈，脓血稠粘，里急后重，日夜无度。

上用大黄一两，剉碎，好酒二大盏，浸半日许，煎至一盏半，去滓，分作二服，顿服之，痢止勿服，如未止再服，取利为度。后服芍药汤和之，痢止再服白术黄芩汤，盖彻其毒也。

芍药汤　行血调气。经曰：溲而便脓血，知气行而血止，行血则便自愈，调气则后重除。

芍药一两　当归　黄连　黄芩各半两　大黄三钱　桂二钱半　甘草炒　槟榔各二钱　木香一钱

如便后脏毒，加黄柏半两。

上九味，㕮咀，每服五钱，水二盏，煎至一盏，去滓温服。如痢不减，渐加大黄，食后。

白术黄芩汤　服前药痢疾虽除，更宜调和。

白术一两　黄芩七钱　甘草三钱

上㕮咀，作三服，水一盏半，煎一盏，温服清。

调胃承气汤发热。　大小承气汤大便不通。　小胃丹痰饮。　益元散伤暑。　保和丸伤食。

玄青丸　治下痢势恶，频并窘痛[1]，久不愈，诸药不能[2]止，须可[3]下之，以开除湿热，痞闷积滞，而使气液宣行者，宜此逐之。更兼宣利积热，酒食积，黄瘦中满，水气肿胀。兼疗小儿惊疳、积热、乳癖诸证。

黄连　黄柏　大黄　甘遂　芫花醋拌炒　大戟各五钱　轻粉二钱　青黛一两　牵牛四两，取头末二两

上九味，为末研匀，水丸小豆大。初服十丸，每服加十丸，空心、日午、临卧三服，以快利为度，后常服十五丸。数日后得食力，如利尚未痊，再加取利，利后却常服，以意消息，病去为度，后随证止之。小儿丸如黍米大，退惊疳积热，不须下者，常服十丸。此药峻利，非有实积者，不宜轻用，慎之。

利积丸《玄珠》，下同

黄连四两　天水散八两　当归二两　萝卜子炒　巴豆去油，同黄连炒　乳香各一两

---

〔1〕窘痛：此下原衍"或"，据《宣明论》卷十本方删。

〔2〕能：原脱，据《宣明论》卷十本方补。

〔3〕可：原作"吐"，据《宣明论》卷十本方改。

上为末,醋糊丸,如桐子大。弱者服十五丸,实者二十五丸。

导气丸

青木香　萝卜子　茴香　槟榔　黑牵牛各四两

为细末,薄粥为丸,如梧子大,每服三十丸。

舟车神祐丸见痰饮。　藿香正气散中风。　感应丸见伤食。　苏合香丸卒中。　五苓散消瘅。

黄连丸[1]《济生》

干姜炮　黄连去须　缩砂仁炒　川芎　阿胶蛤粉炒　白术各一两　乳香另研,三钱　枳壳去瓤,麸炒,半两

上为末,用盐梅三个取肉,少入醋同杵,丸如梧子大。每服四十丸,白痢干姜汤下,赤痢甘草汤下,赤白痢干姜、甘草汤下,俱食前服。

黄连阿胶丸《和剂》　治冷热不调,下痢赤白,里急后重,脐腹疼痛,口燥烦渴,小便不利。

黄连去须,三两　阿胶碎,炒,一两　茯苓去皮,二两

上以连、苓为细末,水熬阿胶膏搜和,丸如桐子大。每服三十丸,空心温米饮下。

茶梅丸　用腊茶为细末,不以多少,用白梅肉和丸,赤痢甘草汤下,白痢乌梅汤下,泄泻不止陈米饮下,每服二十丸,团茶尤佳。

大凡痢疾,不以赤白分冷热,若手足和暖则为阳,宜先服五苓散,粟米饮调下,次服感应丸二十粒即愈。若手足厥冷则为阴,宜已寒丸、附子之类,如此治痢无不效。有人夏月患痢,一日六七十行,用五苓散立止。

白头翁汤《金匮》

白头翁二两　黄连　黄柏　秦皮各三两

上四味,以水七升,煮取二升,去滓,温服一升,不愈更服。

阿胶梅连丸　治下痢,无问久新赤白青黑疼痛诸证。

阿胶净草灰炒透明白,研不细者再炒,研细尽　乌梅肉炒　黄连　黄

---

〔1〕黄连丸:《济生方》卷四作"蒙姜黄连丸"。

柏炒　赤芍药　当归炒　赤茯苓去皮　干姜炮。各等分

上八味，为末，入阿胶末和匀，水丸如桐子大。每服十丸，温米饮送下，食前。

败毒散伤湿。　理中汤霍乱。　四君子汤虚劳。

加减平胃散洁古　经云：四时皆以胃气为本。久下血则脾胃虚损，血水流于四肢，却入于胃而为血痢，宜服此滋养脾胃。

白术　厚朴　陈皮各一两　木香　槟榔各三钱　甘草七钱　桃仁　人参　黄连　阿胶炒　茯苓各五钱

上㕮咀，每服五钱，姜三片，枣一枚，水煎，温服，无时。

血多加桃仁，热泄加黄连，小便涩加茯苓、泽泻，气不下后重加槟榔、木香，腹痛加官桂、芍药、甘草，脓多加阿胶，湿多加白术。脉洪大加大黄。

青六丸〔1〕丹溪　去三焦湿热。治泄泻多与清化丸同服，并不单服。兼治产后腹痛或自利者，能补脾补血，亦治血痢效。

六一散三两　红曲炒，半两，活血

上饭为丸梧子大，每服五七十丸，白汤下〔2〕。一方，酒糊丸。

胃风汤下血。　胶艾汤溲血。

苍术地榆汤洁古　治脾经受湿，下血痢。

苍术三两　地榆一两

每一两，水二盏，煎一盏，温服。

槐花散〔3〕洁古

青皮　槐花　荆芥穗各等分

上为末，水煎，空心温服。

地榆散见中暑。

茜根丸　治一切毒痢，及蛊注下血如鸡肝，心烦腹痛。

茜根洗　川升麻　犀角镑　地榆洗　当归去芦，酒洗　黄连去

---

〔1〕青六丸：《丹溪心法》卷二作"清六丸"。
〔2〕梧子大，每服五七十丸，白汤下：原脱，据《丹溪心法》卷二本方补。
〔3〕槐花散：原作"槐花丸"，据《济生拔粹·洁古家珍》本方改。

须　枳壳去瓤,麸炒　白芍药各等分

上为末,醋煮面糊为丸,如梧桐子大。每服七十丸,空心用米饮汤下。

地榆丸　治泻痢或血痢。

地榆微炒　当归微炒　阿胶糯米炒　黄连去须　诃子取肉,炒　木香晒干　乌梅去核,取肉秤。各半两

上为细末,炼蜜为丸,如桐子大。每服二三十丸,空心陈米饮吞下。

先公顷在括苍,病痢逾月,得此方而愈。顷在雪上,士人苏子病此危甚,其妇翁孙亿来告,急录此方以与之,旋即痊安。

玉粉散　治血痢,解脏腑积热毒。

上以海蛤为细末,每服二钱,蜜水调服。

犀角散　治热痢下赤黄脓血,腹痛,心烦困闷。

犀角屑　黄连去须,微炒　地榆　黄芪各一两　当归半两,炒　木香二钱半

上为散,每服三钱,以水一盏,煎至六分,去滓温服,无时。

黄连丸一名羚羊角丸　治一切热痢及休息痢,日夜频并,兼治下血,黑如鸡肝色。

黄连去须,二两半　羚羊角镑　黄柏去粗皮。各一两半　赤茯苓去黑皮,半两

上为细末,炼蜜和丸,如梧子大。每服二十丸,姜、蜜汤下,暑月下痢,用之尤验。一方,用白茯苓、腊茶送下。

生地黄汤　治热痢不止。

生地黄半两　地榆七钱半　甘草炙,二钱半

上㕮咀,如麻豆大,用水二盏,煎至一盏,去滓,分温二服,空心日晚再服。

郁金散　治一切热毒痢,下血不止。

川郁金　槐花炒。各半两　甘草炙,二钱半

上为细末,每服一二钱,食前用豆豉汤调下。

蒲黄散　治血痢。

蒲黄三合　干地黄　桑耳　甘草　芒硝　茯苓　人参　柏叶　阿胶　艾叶　生姜各二两　禹余粮　黄连各一两　赤石脂一两二钱半

上㕮咀,以水一斗,煮取四升,分作五服。

茜根散　治血痢,心神烦热,腹中痛,不纳饮食。

茜根　地榆　生干地黄　当归微炒　犀角屑　黄芩各一两　栀子仁半两　黄连二两,去须微炒

上㕮咀,每服四钱,以水一中盏,入豉五十粒,薤白七寸,煎至六分,去滓,不拘时,温服。

聚珍丸　治血痢,酒痢尤效。

川百药煎　陈槐花炒,各半两　感应丸一帖　薄荷煎两帖　麝香少许

上件为末,拌匀,炼蜜为丸,如梧桐子大。每服二十丸,食前服,男子用龙牙草煎汤下,女人用生地黄煎汤下。

除湿汤见中湿。

十宝汤　治冷痢如鱼脑者,三服见效,甚疾。

黄芪四两　熟地黄酒浸　白茯苓　人参　当归酒浸　白术　半夏　白芍药　五味子　官桂各一两　甘草半两

上为粗末,每服二钱,水一盏,生姜三片,乌梅一个,煎至七分,食前温服。

豆蔻丸　治白滞痢,腹脏撮痛。

肉豆蔻面裹煨熟　草豆蔻面裹煨熟　枇杷叶去毛,炙　缩砂仁　母丁香各一两　木香　沉香各半两　地榆二两　墨烧红,为末,半两

上为细末,烧粟米饭为丸,如樱桃大。每服二丸,食前用米饮化下。

万补丸　治脾胃久虚,大肠积冷,下痢白脓,或肠滑不固,久服诸药不效,服之神验,并产前产后皆可服。

人参　当归切,焙　草豆蔻炮,去皮　嫩茄茸酥炙　乳香各一两半　白术　阳起石火煅,细研　肉桂去皮　缩砂仁　赤石脂　钟乳粉　肉豆蔻面裹煨　沉香　白姜炮　荜拨牛乳半盏,慢火煎干　茴香

炒 丁香 厚朴去皮,姜制 白茯苓各一两 地榆 大麦糵炒 神曲炒,各半两 附子七钱,炮,去皮脐 肉苁蓉二两,净洗,用酒浸一宿,切,焙 罂粟壳和米者二十枚,炙

上为细末,研匀,用木瓜十五枚,去瓤蒸烂,同药末捣和得所,丸如梧桐子大,晒干。每服三十丸,食前米饮下。频并者,加至五七十丸。

香薷饮 六和汤俱伤暑。 厚朴丸积聚。 紫参汤泄泻。

茯苓汤东垣

茯苓六分 泽泻一钱 当归身四分 芍药一钱半 苍术二钱[1]生姜二钱 肉桂五分 生黄芩三分 猪苓六分 炙甘草五分 升麻柴胡各二[2]钱

上作二服,水煎,稍热服。

神效越桃散《宝鉴》

大栀子 良姜各三钱

上为末,米饮或酒调下三钱。

建中汤见劳倦。

芍药黄芩汤东垣 治泄痢腹痛或后重,身热久不愈,脉洪疾者,及下痢脓血稠粘。

黄芩 芍药各一两 甘草五钱

上㕮咀,每服一两,水一盏半,煎至一盏,温服,无时。如痛,加桂少许。

当归导气汤东垣

甘草一钱半 当归 芍药各一钱 木香 槟榔各三钱 青皮 槐花炒。各七分 泽泻五分 生地黄一钱半或二钱酒浸,阴干

上共为末,用水煎,食前温服。如小便利,去泽泻。

圣饼子《宝鉴》 治泻痢赤白,脐腹撮痛,久不愈者。

定粉 密陀僧 舶上硫黄各三钱 黄丹二钱 轻粉少许

---

〔1〕钱:原作"分",据《兰室秘藏》卷下本方改。
〔2〕二:原作"一",据《兰室秘藏》卷下本方改。

上五味,为末,入白面四钱匕,滴水丸,如指头大,捻成饼,荫干。食前温浆水磨下。大便黑色为效。

通神丸 治脓血杂痢,后重疼痛,日久不瘥。

没药研 五灵脂去砂石,研 乳香研。各一钱 巴豆霜研,半钱

上同研匀,滴水为丸,如黄米大。每服七丸,食前煎生木瓜汤下。小儿服三丸,随岁加减。

鱼鲊汤 治痢下五色脓血,或如烂鱼肠,并无大便,肠中搅痛不可忍,呻吟叫呼,声闻于外。

粉霜研 轻粉 朱砂研 硇砂去砂石,研 白丁香各一钱 乳香半钱 巴豆二七粒,去壳不去油

上为末,蒸枣肉为丸。婴儿三丸,如粟米大,二三岁如麻粒大,四五岁每服三四丸,并旋丸,煎鲊汤吞下,仍间服调胃药。此证缘久积而成,故小儿多有之。

香连丸《直指》 治下痢赤白,里急后重。

黄连去芦,二十两,用吴茱萸十两,同炒令赤,拣去茱萸不用 木香四两八钱八分,不见火

上为细末,醋糊丸,如桐子大。每服三十丸,空心饭饮下。

导气汤 治下痢脓血,日夜无度,里急后重。

木香 槟榔 黄连各六分 大黄 黄芩各一钱半 枳壳一钱,麸炒 芍药六钱 当归三钱

上咬咀,作二服,水二盏,煎一盏,去滓,食前温服。

清凉饮子见发热。

进承气法 治太阴证,不能食是也。当先补而后泻,乃进药法也。先剉厚朴半两,姜制,水一盏,煎至半盏服。若二三服未已,胃有宿食不消,加枳实二钱,同煎服。二三服泄又未已,如不加食,尚有热毒,又加大黄三钱。推过泄未止者,为肠胃久有尘垢滑粘,加芒硝半合,垢去尽则安矣。后重兼无虚证者宜之。若力倦气少,脉虚不能食者,不宜此法。盖厚朴、枳实大泻元气故也。

退承气法 治阳明证,能食是也。当先泻而后补,乃退药法也。先用大承气五钱,水一盏,依前法煎至七分,稍热服。如泻未止,去

芒硝,减大黄一半,煎二服。如热气虽已,其人心腹满,又减去大黄,但与枳实厚朴汤,又煎二三服。如腹胀满退,泄亦自安,后服厚朴汤数服则已。

水煮木香膏《宝鉴》 治脾胃受湿,脏腑滑泄,腹中疼痛,日夜无度,肠鸣水声,不思饮食,每欲痢时,里急后重,或下赤白,或便脓血等,并皆治之。

御米壳蜜水浸湿炒黄,六两 乳香研 肉豆蔻 砂仁各一两半 当归 白芍药 木香 丁香 诃子皮 藿香 黄连去须 青皮去白 厚朴姜制 甘草炙 陈皮去白 各一两 干姜炮 枳实麸炒 各半两

上十七味,为细末,炼蜜丸,如弹子大。每服一丸,水一盏,枣一枚擘开,煎至七分,和滓稍热食前服。

白术安胃散《宝鉴》 治一切泻痢,无问脓血相杂,里急后重窘痛,日夜无度。及治小肠气痛,妇人脐下[1]虚冷,并产后儿枕痛,虚弱寒热不止者。

御米壳三两,去顶蒂,醋煮一宿 茯苓 车前子 白术各一两[2] 乌梅肉 五味子各半两

上为粗末,每服五钱,水二盏,煎至一盏,空心温服。

升阳除湿防风汤见下血。

三奇散 治痢后里急后重。

枳壳 黄芪 防风各等分

上为末,每服二钱,用蜜汤调下,或米饮调亦得。

治里急后重

好蛤粉 穿山甲炒

上二味,等分,为末,每服一钱,空心用好酒调服。

木香黄连汤 治下痢脓血,里急后重,神效。

木香 黄连 川木通 川黄柏 枳壳麸炒 陈皮各二钱半 大黄三钱

---

〔1〕下:原作"上",据《卫生宝鉴》卷十六本方改。
〔2〕各一两:原在"乌梅肉"下,据《卫生宝鉴》卷十六本方乙。

上㕮咀,分作二帖,用水二盏,煎至八分,去滓,食前温服。

坚中丸,白胶香散俱泄泻。

〔纯阳真人〕**养脏汤**《和剂》 治大人小儿冷热不调,下痢赤白,或便脓血,有如鱼脑,里急后重,脐腹疼痛。及脱肛坠下,酒毒、湿毒便血,并宜服之。

人参 白术 当归各六钱 白芍药 木香各一两六钱 甘草 肉桂各八钱 肉豆蔻面裹煨,半两 御米壳蜜炙,三两六钱 诃子肉一两二钱

上为㕮咀,每服四钱,用水一盏半,煎至八分,去滓,食前温服。忌酒、面、生冷、鱼鳝、油腻之物。脏腑滑泄,夜起久不瘥者,可加附子四片煎服。

七宣丸见大便不通。

芍药柏皮丸

芍药 黄柏各等分

上为细末,醋糊为丸,如桐子大。每服五七十丸,食前温汤下。

固肠丸见泄泻。

桃花汤《金匮》 治下利脓血。

赤石脂一升,一半剉,一半筛末 干姜一两 粳米一升

上三味,以水七升,煮米令熟,去滓,温七合,内赤石脂末方寸匕,日三服。若一服愈,余勿服。

《易简》断下汤 治下痢赤白,无问新久长幼。

白术 茯苓各一钱 甘草五分 草果连皮一枚

上㕮咀,用罂粟壳十四枚,去筋膜并萼蒂,剪碎,用醋淹,为粗末,用作一服,水一大碗,姜七片,枣子、乌梅各七枚,煎至一大盏,分二服服之。赤痢者加乌豆二粒,白痢者加干姜五钱。

罂粟壳治痢,服之如神,但性紧涩,多令人呕逆,既以醋制,加以乌梅,不致为害。然呕吐人,则不可服。大率痢疾,古方谓之滞下,多因肠胃素有积滞而成。此疾始得之时,不可遽止,先以巴豆感应丸十余粒,白梅汤下,令大便微利,仍以前药服之,无不应手作效。若脾胃素弱,用豆蔻、橘红、罂粟壳各等分,为末,醋煮面糊为丸,桐

子大,每服五十丸,乌梅汤下。兼治泄泻暴下不止,一服即愈,更令药力相倍为佳。如觉恶心,却以理中汤、四物汤加豆蔻、木香辈调其胃气,仍以二陈汤煮木香丸以定其呕逆。大凡痢疾,乃腹心之患,尊年人尤非所宜。若果首尾用平和之剂,决难作效,必致危笃,虽欲服此,则已晚矣。其秦艽、地榆、黄柏、木通之类,其性苦寒,却难轻服。血痢当服胃风汤并胶艾汤之类。白者宜服附子理中汤、震灵丹之属,更宜审而用之。若五色杂下,泄泻无时,当用熟乌头一两,厚朴、干姜、甘草各一分,生姜煎服。今之治痢,多用驻车丸、黄连阿胶丸之类,其中止有黄连肥肠,其性本冷,若所感积轻,及余痢休息不已,则服之取效,若病稍重,则非此可疗。

诃子皮散东垣

御米壳五分,去蒂[1]萼,蜜炒　干姜六分,炮　陈皮五分　诃子皮七分,煨,去核

水煎服。或为末,白汤调服亦可。

地榆芍药汤《保命》　治泄痢脓血脱肛。

苍术八两　地榆　卷柏　芍药各三两

上㕮咀,每服二两,水煎温服,病退勿服。

败毒散见伤湿。

参苓白术散《和剂》　治久泻及大病后、痢后调理,消渴者尤宜。

人参　干山药　莲肉去心　白扁豆去皮,姜汁浸炒。各一斤半　白术于潜者,二斤　桔梗炒令黄色　砂仁　白茯苓去皮　薏苡仁　炙甘草各一斤

上为细末,每服二钱,米汤调下;或加姜、枣煎服。或枣肉和药,丸如桐子大,每服七十丸,空心用米汤送下;或炼蜜丸,如弹子大,汤化下。

治中汤见呕吐。

仓廪汤　治禁口痢有热,乃毒气冲心,食即吐。

人参　茯苓　甘草炙　前胡　川芎　羌活　独活　桔梗　柴

---

〔1〕蒂:原作"花",据《兰室秘藏》卷下本方改。

胡　　枳壳　陈仓米各等分

上㕮咀,每服五钱,水一盏半,生姜三片,煎至七分,去滓,不拘时,热服。

木香散《本事》　治隔年痢不止,并治血痢尤捷。

木香半两[1]剉,用黄连半两同炒　罂粟壳半两[2]剉,用生姜半两同炒　甘草炙,一两

上为细末,入麝香少许,每服一钱,陈米饮下。

诃黎勒丸《宝鉴》　治休息痢,昼夜无度,脐腹撮痛,诸药不效。

椿根白皮二两　诃子半两,去核　母丁香三十粒

为细末,醋糊丸,如梧子大。每服五十丸,陈米饮汤入醋少许,一日三服效。椿树,俗谓虎眼树,又谓之樗。

芜荑丸　治久痢不瘥,有虫,并下部脱肛。

芜荑炒　黄连去须,各二两　蚺蛇胆半两

上为细末,炼蜜丸,如梧桐子大。每服三十丸,食前用杏仁汤下,日再服。

驻车丸《和剂》　治一切下痢,无问冷热。

阿胶捣碎,蛤粉炒成珠,为末,以醋四升熬成膏,十五两　当归去芦,十五两　黄连去须,三十两　干姜炮,十两

上为末,醋煮阿胶膏丸,梧桐子大。每服三十丸,食前米饮下,日三服。小儿丸如麻子大,更量岁数加减服。

归连丸　治痢,无问冷热及五色痢,入口即定。

当归　黄柏　黄芩　阿胶　熟艾各二两　黄连一两

上为末,以醇醋二升,煮胶烊,下药煮,令可为丸,如豆大。每服七八十丸,日二夜一,用米汤下。若产妇痢,加蒲黄一两,炼蜜和丸。

麦蘖丸　治休息痢,不能饮食及羸瘦。

大麦蘖炒　附子炮裂,去皮脐　陈曲炒　官桂去皮　乌梅肉炒　白

---

〔1〕半两:原脱,据《本事方》卷四本方补。
〔2〕半两:原脱,据《本事方》卷四本方补。

茯苓去皮　人参各一两

上为细末,炼蜜和丸,如梧桐子大。每服三十丸,煮枣肉饮下,不拘时。一方,用七月七日曲。

治休息痢羸瘦

黄连去须,为末　定粉研。各半两　大枣二十枚,去核

上春枣如泥,铺于纸上,安二味药裹之,烧令通赤,取出候冷,细研为末,每服使好精羊肉半斤,切作片子,用散药三钱,掺在肉上,湿纸裹烧熟,放冷食之,不过三两服效。

又方

杏仁一两,汤浸,去皮尖及双仁,麸炒黄色　獖猪肝一具,去筋膜,切作片

上件,将肝用水洗去血,切作片,于净铛内一重肝,一重杏仁,入尽,用童子小便二升,入铛中盖定,慢火煎令小便尽即熟,放冷,任意食之。

又方一名**羊肝散**

砂仁一两,去皮　肉豆蔻半两,去壳

上为细末,用羊肝半具,细切拌药,以湿纸三五重裹上,更以面裹,用慢火烧令熟,去面并纸,入软饭捣和,丸如梧子大。每服三十丸,食前粥饮下。

菠莲饮

石莲肉　干山药各等分

上为细末,生姜、茶煎汤,调下三钱。

异功散　七珍散俱不能食。　六柱饮泄泻。　独活寄生汤见腰痛。　虎骨四斤丸脚气。　大防风汤鹤膝风。　橘皮枳术丸伤食。

附方

神效参香散　治大人小儿脏气虚怯,冷热不调,积而成痢,或下鲜血,或如豆汁,或如鱼脑,或下瘀血,或下紫黑血,或赤白相杂,里急后重,日夜频数,无问新久,并皆治之。

白扁豆炒　木香　人参去芦。各二两　茯苓去皮　肉豆蔻煨。各四两　罂粟壳去蒂　陈皮去白。各十两

上为细末,每服三钱,用温米饮调下,无时。

黑丸子 治脾胃怯弱,饮食过伤,留滞不化,遂成痢下。服此药推导,更须斟酌受病浅深,增减丸数,当逐尽积滞方佳,然后徐徐补之。

乌梅肉 杏仁去皮尖,另研 半夏汤泡七次 缩砂各十四粒 百草霜六钱 巴豆霜去油,半钱

上为细末,和匀,稀糊为丸,如黍米大。每服十五丸,加至二十丸,用白汤送下。看人虚实,加减丸数服之。

不二散 治诸般泻痢,神效。

罂粟壳 青皮去瓤,焙干 陈皮去白,焙干。各二两 当归去芦,炒 甘草炙 甜藤如无,只以干葛代之。各一两

上件㕮咀,每服三钱,水一盏,煎七分,去滓,通口服。如患赤白痢,用酸石榴皮一片同煎,极妙。

神效鸡清丸 治一切泻痢。

木香二两 黄连二两半 肉豆蔻七个大者,生用

上先为细末,取鸡子清搜和药作饼子,于慢火上炙令黄色变红,极干再研为末,用面糊丸,如桐子大。每服五十丸,空心米饮下。

御米丸 治一切泻痢。

肉豆蔻 诃子肉 白茯苓 白术各一两 石莲肉 当归各半两 乳香三钱 罂粟壳一两半,蜜炙

上为细末,水糊为丸,如梧桐子大。每服三五十丸,空心用米饮送下。如血痢,减豆蔻、白术、当归、粟壳。

犀角散[1] 但是痢,服之无不瘥者。

犀角屑取黑色文理粗者,产后用弥佳 宣州黄连 苦参多买轻捣 金州黄柏赤色紧薄者 川当归五味俱取细末

上各捣研为末,各等分,和匀,空腹,烂煮糯米饮调方寸匕服之,日再服。忌粘滑、油腻、生菜。

瓜蒌散 治五色痢,久不愈者。

---

〔1〕散:原作"丸",校本同,据本方制剂用法改。

瓜蒌一个,黄色者,以炭火煨存性用,盖在地下一宿,出火毒

上研为细末,作一服,用温酒调服。

胡大卿有一仆人,患痢半年,至杭州遇一道人传此方而愈。

葛根汤　专治酒痢。

葛根　枳壳　半夏　生地黄　杏仁去皮尖　茯苓各二钱四分　黄芩一钱二分　甘草炙,半钱

上分作二帖,水二盏,黑豆百粒,生姜五片,白梅一个,煎至一盏,去滓,食前温服。

神效丸[1]　治休息痢,气痢,脓血不止,疼痛困弱。

当归　乌梅肉　黄连各等分

上为细末,研大蒜作膏和丸,如梧子大。每服三四十丸,厚朴煎汤下。一方,加阿胶。

又方　治赤白痢新旧疾。

上用盐霜梅三个,用黄泥裹,于慢火煨干,研为细末,用米汤调下。

治肠蛊,先下赤,后下黄白沫,连年不愈。兼治痢下,应先白后赤,若先赤后白,为肠蛊。

上用牛膝一两,切,槌碎,以醇酒一升渍一宿,平旦空心服之,再服愈。

阿胶丸　治冷热不调,痢下脓血不止,腹痛不可忍。

阿胶剉碎,炒令燥　干姜炮　木香　黄连炒　当归炒　黄芩各一两　赤石脂　龙骨各二两　厚朴一两半,去粗皮,生姜汁涂炙

上为细末,炼蜜和丸,如梧子大。每服三十丸,不拘时以粥饮下。

木香散　治冷热痢,虚损腹痛,不能饮食,日渐乏力。

木香　干姜炮　甘草炙　黄芩各半两　柏叶炙　当归炒　白术　干熟地黄各七钱半　黄连炒,五钱

上剉散,每服三钱,水一中盏,煎至五分,去滓,不拘时,温服。

〔1〕丸:原作"散",校本同,据本方制剂用法改。

〔杨子建〕**万全护命方**　今有人患痢,其脉微小,再再寻之,又沉而涩,此之一候,若下白痢,其势虽重,庶几可治。若是下血,切忌发热,通身发热者死,热见七日死。以上所陈,虽未足以达痢之渊源,亦足以明其粗迹。议者谓:如子所言,自甲子至于癸亥,每六十年中,未尝有一年不生痢疾,今世人所患痢疾,于数年中间忽止有一年,其故何也? 答曰:六十年中,未尝有一年无木土相攻,未尝无土火相郁,未尝无水火相犯。但五运之政,譬如权衡,一年间五行气数,更相承制,得其平等,则其疾自然不作。若或一气太过,一脏有余,痢疾之生,应不旋踵。予故备陈其粗,以开后学之未悟,庶几胗疗之间,无差误之过者矣。但毒痢伤人不一,惟水邪犯心为重。世人初患痢时,先发寒热,投药治之,其热不退,发热太甚,食则呕逆,下痢不止,心热如火,只要入凉处,只思吃冷水,忽思狂走,浑身肌肉疼痛,着手不得,此候十难治其三四也。治疫毒痢方,须是子细首尾读此方论,令分明识病根源,然后吃药。但毒痢初得时,先发寒热,忽头痛,忽壮热,忽转数行,便下赤痢,忽赤白相杂,忽止下白痢,或先下白痢,后变成赤痢,或先下赤痢,后却变成白痢,并宜吃此方。但初下痢时,先发寒热头痛,即是寒邪犯心。寒气犯心,水火相战,故初病时,先发寒热,水火相犯,血变于中,所以多下赤痢,如紫草水,如苋菜水,无色泽者,寒邪犯心之重也。先发寒热,而所下之痢止白色者,寒邪犯心之未动[1]也。先下白痢,而后有赤痢之变者,寒邪犯心,其势渐加也。先下赤痢,而后变成白痢者,寒邪犯心,其势渐减也。赤白相等者,水火相犯,其气相等,寒湿之气相搏也。忽有赤多而白少,忽有赤少而白多,此寒邪之势有多少,毒痢之病有重轻,以白多为轻,赤多为重。治之之法,先夺其寒,则其所下之药一也。以太岁分之,则丙子、丙午、甲子、甲午、庚子、庚午年,丙寅、丙申年,甲寅、甲申年,庚寅、庚申并辰戌之年,运遇丙甲及庚运所临,其害尤甚。及丑未之年,宜有此候,又兼无问太岁,盖天地变化,其候多端,难可穷尽。今此但世人亦不必撞定太

[1] 动:校本同,疑作"重"。

岁，但看一年中春夏之内，多有寒肃之化，阳光少见，忽寒热二气更相交争，忽于夏月多寒湿之化，寒邪犯心所受之痢，先发寒热，忽头痛，忽先转数行，后有赤痢，忽赤白相杂，忽止下痢，并宜吃此通神散，吃后取壮热便退。若两三盏后，壮热不退，更不吃此方，自别有方论在下。

麻黄去根节　官桂去粗皮，各七钱半　大川芎　白术各二两　藁本　独活　桔梗　防风　芍药　白芷各半两　牡丹皮去心　甘草各二钱半　细辛三钱三分羡　牵牛一钱七分

上为细末，每服二钱，非时熟汤调下，和滓热吃。若吃两三盏后，寒热不退，更不请吃，自别有方论在下。

若吃此药后，寒热已退，赤痢已消减，便修合第二方、第三方药吃，取安效。若寒热已退，赤痢未消减，更服两三盏，然不可多吃，一日只两盏。后赤痢消减，忽变成白痢，旋次修合第二方吃，候出后度数减少，便修合第三方吃，取平安。但六甲之年，六庚之岁，春夏之内，时气多寒，人得痢疾，此药通神。若是六甲之年，丑未之岁，湿化偏多，人得痢疾，先发寒热，即于方内添草豆蔻一两，同修合也。又不问太岁，但一年间，春夏之内多寒，人有痢疾，先发寒热，并宜吃此方。

治毒痢初得时，先发寒热，吃前方寒热已退，赤痢已消减，宜进此还真散。若吃前方药，寒热未退，赤痢未消减，更不宜进此药。但天地变化，其候非常，痢疾证候多端，此不得不尽其子细。

诃子五枚，用面裹火煨熟，不要生，亦不要焦，去面不用，就热咬破诃子，擘去核不用，只用皮，焙干

上捣罗为细末，每服二钱匕，以米汤一盏半，同药煎取一盏，空心和滓吃，若吐出一两口涎更佳。如此吃经数盏，大腑渐安，出后减少，修合第三方药吃，以牢固大肠。若吃前方药，壮热未退，血痢未减，不可进此药。

治疫毒痢吃前面两方药，病势已减，所下之痢，止余些小，或下清粪，或如鸭粪，或如茶汤，或如烛油，或只余些小红色，宜吃此方，以牢固大肠，还复真气，舶上硫黄丸。

舶上硫黄二两,去砂石,细研为末　薏苡仁二两,炒,杵为末

上二味相和令匀,滴熟水和为丸,如桐子大。

每服五十丸,空心米汤下。

黄芪散　治热痢下赤黄脓,腹疼心烦。

黄芪剉　龙骨　当归各七钱半　生干地黄五钱　黄连去须,微炒,一两　黄柏　黄芩　犀角屑　地榆各半两

上为细末,每服二钱,不拘时,粥饮调下。

秘传斗门散　治八种毒痢,脏腑撮痛,脓血赤白,或下瘀血,或成片子,或五色相杂,日夜频并。兼治禁口恶痢,里急后重,久[1]渴不止,全不进食,他药不能治者,立见神效。

黑豆炒,去皮,十二两　干姜炮,四两　罂粟壳蜜炒,半斤　地榆炒甘草炙。各六两　白芍药三两

上咬咀,每服三钱,水一盏,煎七分,温服。

瓜蒌根汤　治下痢冷热相冲,气不和顺,本因下虚,津液耗少,口干咽燥,常思饮水,毒气更增,烦躁转甚,宜服此药救之。

瓜蒌根　白茯苓　甘草炙。各半两　麦门冬去心,二钱半

上咬咀,每服五钱,水一盏半,枣二枚擘破,煎至七分,去滓服,不拘时。

陈米汤　治吐痢后大渴,饮水不止。

上用陈仓米二合,水淘净,以水二盏,煎至一盏,去滓,空心温服,晚食前再煎服。

治痢后渴

上用糯米二合,以水一盏半同煮,研绞汁,空心顿服之。

泽漆汤　治痢后肿满,气急喘嗽,小便如血。

泽漆叶微炒,五两　桑根白皮炙黄　郁李仁汤浸,去皮尖,炒熟。各三两　陈皮去白　白术炒

杏仁汤浸,去皮尖双仁,炒。各一两　人参一两半

上咬咀,每服五钱,水二盏,生姜三片,煎取八分,去滓温服,候

---

〔1〕久:原脱,据虞衙本补。

半时辰再服。取下黄水数升,或小便利为度。

茯苓汤 治痢后遍身浮肿。

赤茯苓去黑皮 泽漆叶微炒 白术微炒。各一两 桑根白皮炙 黄黄芩 射干 防己 泽泻各三两

上㕮咀,每服五钱匕,先以水三盏,煮大豆一合,取二盏,去滓内药,煎取一盏,分为二服,未瘥,频服两料。

上二方,须以《济生》肾气丸佐之,后方虚者禁用。

大小便不通

二陈汤痰饮。 凉膈散发热。 通圣散眩晕。 厚朴大黄汤见痞。

甘遂散

上以甘遂二两,赤皮者,为末,炼蜜二合和匀,每一两重分作四服,日进一服,蜜水下,未知,日二服,渐加之。

又方 葵子末三合,青竹叶一把,水一升,煮五沸,顿服。

又方 葵子末三合,水一升,煮去滓,分作二服,入猪脂二两,空心服。

三白散 治阴囊肿胀,大小便不通。

白牵牛二两 桑白皮 白术 木通去节 陈皮各半两

上为细末,每服二钱,姜汤调下,空心服,未觉再进。

大 便 不 通

麻仁丸[1]《和剂》 治肠胃热燥,大便秘结。

厚朴去粗[2]皮,姜制炒 芍药 枳实麸炒。各半斤 大黄蒸,焙,一斤 麻仁别研,五两 杏仁去皮尖,炒,五两[3]

上为末,炼蜜和丸,如梧子大。每服二十丸,临卧用温水下。大便通利则止。

---

〔1〕麻仁丸:《局方》卷六作"脾约麻仁丸"。

〔2〕粗:原脱,据《局方》卷六本方补。

〔3〕五两:此下原衍"半",据《局方》卷六本方删。

《宝鉴》麻仁丸 顺三焦,和五脏,润肠胃,除风气。治冷热壅结,津液耗少,令人大便秘难,或闭塞不通。若年高气弱及有风人大便秘涩,尤宜服之。

枳壳去瓤,麸炒 白槟榔煨半生 菟丝子酒浸,别末 山药 防风去义枝 山茱萸 肉桂去粗皮 车前子各一两半 木香 羌活各一两 郁李仁去皮,另研 大黄半蒸半生 麻仁另捣研。各四两

上为细末,入别研药和匀,炼蜜丸,如桐子大。每服十五丸至二十丸,温汤下,临卧服。

七宣丸《和剂》 疗风气结聚,宿食不消,兼砂石皮毛在腹中,及积年腰脚疼痛,冷如水石,脚气冲心烦愦,头旋暗倒,肩背沉重,心腹胀满,胸膈痞塞。及风毒连头面肿,大便或秘,小便时涩,脾胃虚痞不食,脚转筋挛急制痛,心神恍惚,眠寐不安。东垣云:治在脉则涩,在时则秋。

桃仁去皮尖,炒,六两 柴胡去苗 诃子皮 枳实麸炒 木香各五两 甘草炙,四两 大黄面裹煨,十五两

上为末,炼蜜丸,如桐子大。每服二十丸,食前临卧各一服,米饮下,以利为度。觉病势退,服五补丸。此药不问男女老幼皆可服,量虚实加减丸数。

七圣丸《和剂》 治风气壅盛,痰热结搏,头目昏重,涕唾稠粘,心烦面热,咽干口燥,肩背拘急,心腹胁肋胀满,腰腿重疼,大便秘,小便赤,睡卧不安。东垣云:治在脉则弦,在时则春。

肉桂去皮 川芎 大黄酒蒸 槟榔 木香各半两 羌活 郁李仁去皮。各一两

上七味,为末,炼蜜丸,如桐子大。每服十五丸,食后温汤送下。山岚瘴地最宜服,虚实加减之。

厚朴汤洁古

厚朴制 陈皮 甘草各三两 白术五两 半夏曲 枳实麸炒。各二两

上为粗末,每服三五钱,水一盏半,姜三片,枣一枚,煎至八分,食前大温服。

风秘

小续命汤中风。

皂角丸《得效》　专治有风人脏腑秘涩,大效。

猪牙皂角　厚枳壳去瓤　羌活　桑白皮　槟榔　杏仁制同上[1],另研　麻仁另研　防风　川白芷　陈皮去白。各等分

上为细末,蜜丸如桐子大。每服三五十丸,温白汤送下,蜜汤亦可。

又方**皂角丸**　治大肠有风,大便秘结,尊年之人宜服。

皂角炙,去子　枳壳去瓤,麸炒。各等分

上为末,炼蜜和丸,如桐子大。每服七十丸,空心食前米饮送下。

疏风散　治风毒秘结。

枳壳制,半两　防风　羌活　独活　槟榔　白芷　威灵仙　蒺藜炒赤,去刺　麻仁炒,另研　杏仁汤洗,去皮尖,炒,另研　甘草炙。各一两

上剉散,每服二钱半,生姜五片,蜜一匙,水一盏半,煎服。

枳壳丸　治肠胃气壅风盛,大便秘实。

皂角去皮弦子,炙　枳壳炒　大黄　羌活　木香　橘红　桑白皮　香白芷各等分

上为末,炼蜜丸,如桐子大。每服七十丸,空心米饮下。又方,只用枳实、皂角等分,饭饮丸亦妙。

二仁丸　专治虚人老人风秘,不可服大黄药者。

杏仁去皮尖,麸炒黄　麻仁各另研　枳壳去瓤,麸炒赤　诃子慢火炒,槌去核。各等分

上为末,炼蜜丸,梧子大。每服三十丸,温汤下。

冷秘

藿者正气散中风。

---

〔1〕制同上:原作"制同下",据《卫生宝鉴》卷六本方改。"制同上",指与《卫生宝鉴》本方前之脾约麻仁丸中杏仁"去皮尖"相同。

半硫丸《和剂》 治年高冷秘、虚秘及痃癖冷气。

半夏汤洗七次，焙干，为细末 硫黄明净好者，研令极细，用柳木槌子杀过

上以生姜自然汁同熬，入干蒸饼末搅和匀，入臼内杵数百下，丸如梧子大。每服十五丸至二十丸，无灰温酒或生姜汤任下，妇人醋汤下，俱空心服。

气秘

苏子降气汤 养正丹并气。 来复丹中暑。 木香槟榔丸气。

六磨汤 治气滞腹急，大便秘涩。

沉香 木香 槟榔 乌药 枳壳 大黄各等分

上各件，热汤磨服。

三和散《和剂》 治五脏不调，三焦不和，心腹痞闷，胁肋膜胀，风气壅滞，肢节烦疼，头面虚浮，手足微肿，肠胃燥涩，大便秘难，虽年高气弱，并可服之。又治背痛胁痛，有妨饮食，及脚气上攻，胸腹满闷，大便不通。

羌活去芦 紫苏去粗梗 宣州木瓜薄切，焙干 沉香 大腹皮炙焦黄，各一两 芎䓖三两 甘草炒 陈皮去白 木香 槟榔面裹煨熟，去面 白术各七钱半

上为粗末，每服二大钱，水一盏，煎至六分，去滓温服，不拘时。

橘杏丸《得效》 治气秘，老人、虚弱人皆可服。

橘红取末 杏仁汤浸，去皮尖，另研，各等分

上和匀，炼蜜丸，如桐子大。每服七十丸，空心米饮送下。

苏麻粥 顺气，滑大便。

紫苏子 麻子仁不拘多少

上二味研烂，水滤取汁，煮粥食之。

小通气散 治虚人忧怒伤肺，肺与大肠为传送，致令秘涩。服燥药过，大便秘，亦可用。

陈皮去白 苏嫩茎叶 枳壳去瓤 木通去皮节。各等分

上剉散，每服四钱，水一盏煎，温服立通。

热秘

四顺清凉饮发热。

大承气汤《宣明》

大黄　芒硝　厚朴去粗皮　枳实各半两

上剉如麻豆大,分半,用水一盏半,生姜三片,煎至六分,内硝煎,去滓服。

小承气汤

大黄半两　厚朴去粗皮　枳实各三钱

上剉如麻豆大,分作二服,水一盏,生姜三片,煎至半盏,绞汁服,未利再服。

大黄饮子　治身热烦躁,大便不通。

大黄湿纸裹煨,二钱　杏仁炒,去皮尖　枳壳麸炒　栀子仁　生地黄各一钱半　川升麻一钱　人参　黄芩各七分　甘草炙,五分

上作一服,水二盅,姜五片,豆豉二十一粒,乌梅一枚,煎至一盅,不拘时服。

脾约麻仁丸　治肠胃热燥,大便秘结。

麻仁另研,五两　大黄一斤,蒸,焙　厚朴去粗皮,姜制炒　枳实麸炒　芍药各八两　杏仁去皮尖,炒,五两半

上为细末,炼蜜为丸,如梧子大。每服二十丸,临睡用温白汤送下。大便利即止。

虚秘

威灵仙丸《得效》　治年高气衰,津液枯燥,大便秘结。

黄芪蜜炙　枳实　威灵仙各等分

上为末,蜜丸如梧子大。每服五七十丸,不拘时,姜汤、白汤任下。忌茶。一方,有防风,无黄芪。

苁蓉润肠丸[1]《济生》　治发汗、利小便亡津液,大腑秘结[2],老人虚人皆可服。

肉苁蓉酒浸,焙,二两　沉香另研,一两

---

〔1〕苁蓉润肠丸:《济生方》卷四作"润肠丸"。

〔2〕结:原脱,据《济生方》卷四本方补。

上为末,麻子仁汁打糊丸,如梧子大。每服七十丸,空心米饮送下。

四物汤见虚劳。

导滞通幽汤东垣 治幽门不通上冲,吸门不开,噎塞,气不得上下,大便难,脾胃初受热中,多有此证,治在幽门,以辛润之。

当归身 升麻梢 桃仁泥 甘草炙。各一钱 红花少许 熟地黄 生地黄各五分

水二大盏,煎至一盏,调槟榔细末五分,稍热服。一方,加麻仁、大黄各等分,唯红花少许,名润燥汤。

益血丹海藏 治大便燥,久虚亡血。

当归酒浸,焙 熟地黄各等分

上为末,炼蜜丸,如弹子大。细嚼,酒下一丸。

五仁丸《得效》 治津液枯竭,大肠秘涩,传导艰难。

桃仁 杏仁炒,去皮,各一两 柏子仁半两 松子仁一钱二分半 郁李仁一钱,炒 陈皮四两,另为末

上将五仁另研如膏,入陈皮末研匀,炼蜜丸,如梧子大。每服五十丸,空心米饮下。

黄芪汤 治年高老人大便秘涩。

绵黄芪 陈皮去白。各半两

上为末,每服三钱,用大麻仁一合烂研,以水投,取浆水一盏,滤去滓,于银石器内煎,候有乳起,即入白蜜一大匙,再煎令沸,调药末,空心食前服。秘甚者,不过两服愈,常服即无秘涩之患。此药不冷不燥,其效如神。

益血润肠丸

熟地黄六两 杏仁炒,去皮尖 麻仁各三两,以上三味俱杵膏 枳壳麸炒 橘红各二两五钱 阿胶炒 肉苁蓉各一两半 苏子 荆芥各一两 当归三两

末之,以前三味膏同杵千余下,仍加炼蜜丸,如桐子大。每服五六十丸,空心白汤下。

实秘

神芎丸见头痛。

木香和中丸

木香　沉香　白豆蔻　枳实炒　槟榔　蓬术　青皮　陈皮　当归酒洗　黄芩　木通　黄连　缩砂　猪牙皂角去皮弦并子，蜜水润，炙干　郁李仁烫去皮　三棱各净末，一两　大黄四两　香附三两　黄柏二两　牵牛头末三两

为末，水丸。每服三钱重，白汤下，或姜汤下。

脾积丸　治饮食停滞，腹胀痛闷，呕恶吞酸，大便秘结。

蓬莪术三两　京三棱二两　青皮去白，一两　良姜同蓬术、三棱用米醋一升于瓷瓶内煮干，乘热切，焙　南木香各半两　不蛀皂角三大锭，烧存性　百草霜村庄家锅底者佳

上末，用川巴豆半两，去壳研如泥，渐入药末研和，面糊丸，麻子大。每服五十丸，加至六十丸，橘皮煎汤下。

穿结药　治大实大满，心胸高起，气塞不通者，为结也。

蟾酥　轻粉　麝香各等分　巴豆少许，另研

上研极细，用孩儿乳汁和丸，如黍米大。每服二三丸，不拘时，姜汤下。

通治

润肠丸东垣　治胃中伏火，大便秘涩，或干燥不通，全不思食，乃风结血秘，皆令闭塞，须润燥和血疏风，则自然通矣。

羌活　当归梢　大黄煨。各半两　麻仁　桃仁泡，去皮尖。各一两

上为末，除麻仁、桃仁另研如泥外，为细末，炼蜜为丸，如桐子大。每服三五十丸，空心白汤送下。

活血润肠[1]**丸**　治大便风秘、血秘，时常结燥。

当归梢一钱　防风三[2]钱　羌活　大黄煨。各一两　麻子仁二两半　桃仁二两，研如泥　皂角仁烧[3]存性，去皮秤一两。其性得湿则滑，

〔1〕肠:《兰室秘藏》卷下本方作"燥"。
〔2〕三:原作"二"，据《兰室秘藏》卷下本方改。
〔3〕烧:原作"炮"，据《兰室秘藏》卷下本方改。

滑则燥结自除。

　　上除桃仁、麻仁另研如泥外，为极细末，炼蜜为丸，如桐子大。每服五十丸，白汤下。二三服后，须以苏子、麻子粥，每日早晚食之，大便日久再不结燥。余药以磁器盛之，纸密封，勿使见风。

　　神功丸《宝鉴》　治三焦气壅，心腹痞闷，大腑风热，大便不通，腰腿疼痛，肩背重疼，头昏面热，口苦舌[1]干，心胸烦躁，睡卧不安，及治脚气，并素有风人大便结燥。

　　火麻仁另捣如膏　人参各二两　诃黎勒皮　大黄锦纹者，面裹煨。各四两

　　上为细末，入麻仁捣研匀，炼蜜为丸，如桐子大。每服二十丸，温汤下，温酒、米饮皆可服，食后临卧。如大便不通，可倍丸数，以利为度。

　　黄芪人参汤伤暑。

　　麻黄白术汤

　　麻黄不去根节　白豆蔻　炒曲各五分　吴茱萸　白茯苓　泽泻各四分　桂枝　厚朴　柴胡　白术　苍术　青皮去瓤　黄连酒浸　黄柏酒浸　黄芪　人参　猪苓各三分　升麻　橘红各二分　杏仁四枚　生甘草　熟甘草各一分

　　上㕮咀，分作二服，每服水二大盏半，先煎麻黄沸去沫，再入诸药，同煎至一盏，去渣，稍热服，食远。

小　便　不　通

气分热

　　清肺散东垣　治渴而小便闭　或黄或涩。

　　茯苓二钱　猪苓三钱　泽泻　瞿麦　琥珀各五分　灯心一分　萹蓄　木通各七分　通草二分　车前子一钱，炒

　　上为细末，每服五钱，水一盏半，煎至一盏，稍热服。

―――――――――――

〔1〕舌：原作"咽"，据《卫生宝鉴》卷十七本方改。

黄芩清肺饮见淋[1]。 猪苓汤 五苓散并消瘅。 茯苓琥珀汤
小便数。

红秫散 治小便不通,上喘。

萹蓄一两半 灯心一百根 红秫黍根二两

上㕮咀,每服五钱,用河水二盏,煎至七分,去滓热服,空心
食前。

血分热

滋肾丸 治下焦阴虚,脚膝软无力,阴汗,阴痿,足热不能履
地,不渴而小便闭。

黄柏酒洗,焙 知母酒洗,焙。各二两 肉桂二钱

《内经》曰:热者寒之。又云:肾恶燥,急食辛以润之。以黄柏
之苦寒,泻热补水润燥,故以为君。以知母苦寒,泻肾火,故以为佐。
肉桂辛热,寒因热用也。

上为细末,熟水为丸,如芡实大[2]。每服百丸,加至二百丸,百
沸汤空心下。

黄连丸 即**滋阴化气汤**洁古 治因服热药,小便不利,诸药莫
能效者,或脐下痛不可忍者。

黄连炒 黄柏炒 甘草各等分

上㕮咀,水煎,温服,食前。如再不通,加知母。

导气除燥汤东垣 治小便不通,乃血涩致气不通而窍涩也。

知母三钱,酒制 黄柏四钱,酒制 滑石二钱,炒黄 泽泻末三
钱 茯苓去皮,二钱

上和匀,每服半两,水煎,稍热空心服。如急闭小便,不拘时服。

水气

瓜蒌瞿麦丸[3]仲景 治小便不利而渴,亦气分药也。

瓜蒌根二两 茯苓 薯蓣各三两 附子炮,一枚 瞿麦一两

---

〔1〕黄芩清肺饮见淋:本书本册"淋"门无黄芩清肺饮。《证治准绳·女科》卷三"小便
　　淋沥"有此方。

〔2〕大:原作"人",据虞衙本改。

〔3〕丸:原作"汤",据《金匮要略》卷中本方改。

上为末，炼蜜丸，如桐子大。每服三丸，日三服。不知，增至七八丸。以小便[1]利，腹中温，谓之知。

八正散《宝鉴》　治大人小儿心经邪热，一切蕴毒，咽干口燥，大渴引饮，心忪面赤，烦躁不宁，目赤睛疼，唇焦鼻衄，口舌生疮，咽喉肿痛。又治小便赤涩，或癃闭不通，及热淋、血淋，并宜服之，亦气分药也。

瞿麦　萹蓄　车前子　滑石　甘草炙　山栀子仁　木通　大黄面裹煨，去面，切，焙。各一斤

上为散，每服二钱，水一盏，入灯心，煎至七分，去滓温服，食后临卧。小儿量力，少少与之。

桃仁煎《本事》　治妇人积血。

桃仁　大黄　朴硝各一两　虻虫半两，炒黑

上四味为末，以醇醋二升半，银石器内慢火煎取一升五合，下大黄、虻虫、桃仁等，不住手搅，欲丸下川朴硝，更不住手搅[2]，良久出之，丸如梧子大。前一日不晚食，五更初温酒吞下五丸。日午取下如赤豆汁，或如鸡肝、虾蟇衣状，未下再作，如见鲜血即止，续以调血气药补之。此方出《千金》，药峻，不可轻用。

代抵当丸蓄血。　**牛膝膏**见淋。

以上三方，皆血分药也。

木香流气饮水肿。

实证

白花散《宝鉴》　治膀胱有热，小便不通。

朴硝不以多少，为末

上每服二钱，用茴香汤调下，食前。

木通汤　治小便不通，小腹痛不可忍。

木通　滑石各半两　牵牛取头末，二钱半

上作一服，水二盅，灯心十茎，葱白一茎，煎至一盅，食前服。

----

〔1〕便：原作"腹"，据《金匮要略》卷中本方改。

〔2〕欲丸下川朴硝，更不住手搅：原脱，据《本事方》卷十七本方补。

虚证

八味丸　治肾虚小便不通,或过服凉药而秘涩愈甚者,每服五十丸,温盐汤下。方见虚劳。

琥珀散　治老人虚人心气闭塞,小便不通。用琥珀为末,每服一钱,浓煎人参汤下,有验。

利气散　治老人气虚,小便闭塞不通。

绵黄芪去芦　陈皮去白　甘草各等分

上剉散,每服三钱,水一盏煎服,自然流通。

参芪汤　治心虚客热乘之,小便涩数,数而沥。

赤茯苓七钱半　生干地黄　绵黄芪去芦　桑螵蛸微炙　地骨皮去骨,各半两　人参去芦　北五味子去梗　菟丝子酒浸,研　甘草炙。各二钱半

上剉散,新汲水一盏煎,临熟入灯心二十一茎,温服。

转胞

滑石散　治胞为热所迫,或忍小便,俱令水气迫于胞,屈辟不得充张,外水应入不得入,内溲应出不得出,小腹急痛,不得小便,小腹胀,不治害人。

寒水石二两　葵子一合　白滑石　乱发灰　车前子　木通去皮节。各一两

上剉散,水一斗,煮取五升,时时服一升,即利。

八味丸　治虚人下元冷,胞转不得小便,膨急切痛,经四五日困笃欲死,每服五十丸,盐汤下。方见虚劳。

葱白汤　治小便卒暴不通,小腹膨急,气上冲心,闷绝欲死。此由暴气乘膀胱,或从惊忧,气无所伸,郁闭而不流,气冲胞系不正。

陈皮三两　葵子一两　葱白二茎

上剉散,水五升,煮取二升,分三服。

洗方　治胞转,小便不能通。先用:

良姜　葱头　紫苏茎叶各一握

上煎汤,密室内熏洗小腹、外肾、肛门,留汤再添,蘸绵洗,以手抚于脐下,拭干,绵被中仰坐,垂脚自舒其气。次用:

蜀葵子二钱半　赤茯苓　赤芍药　白芍药各半两

上判散,每服三钱,煎取清汁,再暖,乘热调苏合香丸三丸,并研细青盐半钱,食前温服。

又法　炒盐半斤,囊盛熨小腹。

葱熨法　治小便难,小肠胀,不急治杀人。用葱白三斤,细判,炒令熟,以帕子裹,分作两处,更替熨脐下,即通。

治忍小便胞转方

上以自爪甲烧灰,水服。

治男子妇人过忍小便胞转

上以滑石末,葱汤调服。

通治

蒲黄散　治心肾有热,小便不通。

蒲黄生用　木通　荆芥　车前子　桑白皮炒　滑石　灯心　赤芍药　赤茯苓　甘草炙。各等分

上为细末,每服二钱,食前用葱白、紫苏煎汤调服。

通心饮　治心经有热,唇焦面赤,小便不通。

木通　连翘各等分

上为细末,每服一二钱,不拘时,麦门冬煎汤或灯心煎汤调服。

治小便不通,数日欲死者,神效。

桃枝　柳枝　木通　旱莲子　汉椒　白矾枯。各一两　葱白一握　灯心一束

上细判,以水三斗,煎至一斗五升,用瓷瓶一个[1],热盛一半药汁,熏外肾,周回以被围绕,辄不得外风[2],良久便通,如赤豆汁。若冷即换之,其功甚大。一方,无旱莲子。

独蒜涂脐方　治小便不通。

大蒜独颗者一枚　栀子三七枚　盐花少许

上捣烂,摊纸花子上贴脐,良久即通;未通,涂阴囊上,立通。

---

〔1〕个:原作"所",据《圣惠方》卷五十八本方改。

〔2〕外风:此下原衍"入",据《圣惠方》卷五十八本方删。

牛膝汤 治小便不通,茎中痛,及治女人血结,腹坚痛。

牛膝根叶一握,生用 当归焙,一两 黄芩去黑心,半两

上剉碎,每服五钱匕,水一盏半,煎七分,去滓温服,日三。

妊娠

葵子茯苓散仲景

葵子一斤 茯苓三两[1]

上二味,杵为散,饮服方寸匕,日三服。小便利则愈。

归母苦参丸[2]仲景

当归 贝母 苦参各四两

上三味,为末,炼蜜丸,如小豆大。饮服三丸,加[3]至十丸。男子加滑石半两。

淋

《金匮要略》曰:淋之为病,小便如粟状,小腹弦急,痛引脐中。趺阳脉数,胃中有热,即消[4]谷引食,大便必坚,小便即数。淋家不可发汗,发汗则必便血。小便不利者,有水气,其人苦[5]渴,用后丸主之。

瓜蒌瞿麦丸

瓜蒌根二两 茯苓 薯蓣各三两 附子一枚,炮 瞿麦一两

上五味,末之,炼蜜丸,梧子大。饮服三丸,日三服,不知,增至七八丸。以小便利,腹中温为知。小便不利,蒲灰散主之,滑石白鱼散、茯苓戎盐汤并主之。

蒲灰散

蒲灰一两七钱半 滑石三分[6]

---

〔1〕葵子一斤、茯苓三两:原作"葵子、茯苓各三两",据《金匮要略》卷下本方改。

〔2〕归母苦参丸:《金匮要略》卷下作"当归贝母苦参丸"。

〔3〕加:原脱,据《金匮要略》卷下本方补。

〔4〕消:原作"满",据修敬堂本改。

〔5〕苦:原作"若",据《金匮要略》卷中本方改。

〔6〕三分:原作"五钱",据《金匮要略》卷中本方改。

上二味,杵为散,饮服方寸匕,日三服。

滑石白鱼散

滑石　乱发烧存性　白鱼各五钱

上三味,杵为散,饮服半钱匕,日三服。

茯苓戎盐汤

茯苓半斤　白术二两　戎盐弹丸大一枚

上三味[1]。

五苓散见消瘅。

热淋

益元散见伤暑。

火府丹《本事》　治心经蕴热,小便赤少,五淋涩痛。

黄芩一两　生干地黄二两　木通三两

上为末,炼蜜丸,如桐子大。每服五十丸,木通煎汤下。

导赤散　治心虚蕴热,小便赤淋,或成淋痛。见发热。

石韦散《和剂》　治肾气不足,膀胱有热,水道不通,淋沥不宣,出少起数,脐腹急痛,蓄作有时,劳倦即发,或尿如豆汁,或便出砂石,并皆治之。

芍药　白术　滑石　葵子　瞿麦各三两[2]　石韦去毛　木通各二两　当归去芦　甘草炙　王不留行各一两

上为细末,每服二钱,煎小麦汤调下,日二三服,空心。

地肤子汤《济生》　治诸病后体虚触热,热结下焦,遂成淋疾,小便赤涩,数起少出,茎痛如刺,或尿出血。

地肤子　猪苓各一钱半　海藻洗去咸　甘草梢　瞿麦去梗　通草　黄芩　知母　枳实麸炒　升麻　葵子各一钱

上作一服,水二盅,姜三片,煎一盅,不拘时服。

五淋散　治膀胱有热,水道不通,淋沥不止,脐腹急痛,或尿如

---

〔1〕上三味:此下《四部备要·金匮玉函要略方论》本方有"先将茯苓、白术煎成,入戎盐再煎,分温三服"。

〔2〕各三两:原脱,据《局方》卷八本方补。

豆汁,或如砂石,膏淋尿血,并皆治之。

山茵陈　淡竹叶各一钱　木通　滑石　甘草炙。各一钱半　山栀仁炒　赤芍药　赤茯苓各二钱

上作一服,水二盅,煎至一盅,食前服。

郁金黄连丸　治心火炎上,肾水不升,致使水火不得相济,故火独炎上,水流下淋,膀胱受心火所炽,而脬囊中积热,或癃闭不通,或遗泄不禁,或白浊如泔水,或膏淋如脓,或如栀子汁,或如砂石,或如粉糊相似,俱为热证,此药治之。

郁金　黄连各一两　琥珀研　大黄酒浸　黄芩各二两　白茯苓　滑石各四两　黑牵牛炒,取头末,三两

上为细末,滴水为丸,如梧桐子大。每服五十丸,空心白汤下。

琥珀茯苓丸　治膀胱经积热,以致小便癃闭淋沥。

琥珀另研　赤茯苓去皮　滑石桂府者,另研　知母去毛　黄柏去粗皮　蛤粉另研　川木通去皮　当归　泽泻各二两　人参　赤芍药　山栀仁　黄连去须　大黄蒸　黄芩去腐　白术　瞿麦　萹蓄　猪苓各一两　木香半两

上为细末,入另研药研匀,滴水和丸,如桐子大。每服四十丸,清晨用温白汤送下。

榆白皮汤　治热淋,小腹胀满,数涩疼痛。

榆白皮　赤茯苓　甘遂煨　瞿麦　犀角屑　山栀子　木通　子芩　滑石各半两　川芒硝一两

上为散,每服三钱,水一盏,煎至五分,去滓,食前温服。

瞿麦汤　治心经蕴热,小便淋涩赤痛。

瞿麦穗七钱半　冬瓜子　茅根各半两　黄芩去黑心,六钱　木通二钱半　竹叶一把　滑石二两,研为细末,分作三帖　葵子二合

上除滑石外,粗捣筛,分作三剂。每剂用水三盏,煎至二盏,去滓,入滑石末一帖搅匀,食前分温服。

麦门冬散　治心热气壅,涩滞成淋,脐下妨闷。

麦门冬去心　木通　赤芍药　葵子各一两　滑石二两　川芒硝一两半

上为散,每服四钱,水一盏,生姜半分,葱白二茎,煎至六分,去滓,食前温服。

四汁饮　治热淋,小便赤涩疼痛。

葡萄取自然汁　生藕取汁　生地黄取汁　白蜜各五合

上和匀,每服七分一盏,银石器内慢火熬沸,不拘时,温服。

治热淋方

上用大田螺十五枚,以净水养,待田螺吐出泥,澄去上面清水,以底下浓泥,入腻粉半钱,调涂脐上,尿立通。将田螺便放长江,如留田螺或杀,其病则不效。

又方　用白茅根切四斤,以水一斗五升,煮取五升,服一升,日三夜二。又方,用泉水饮之。

气淋

瞿麦汤

瞿麦穗　黄连去须　大黄蒸　枳壳去穰,麸炒　当归切,焙　羌活去芦　木通　牵牛　延胡索　桔梗　大腹皮　射干各一两半　桂心去粗皮,半两

上㕮咀,每服四钱匕,水一盏半,生姜七片,煎至八分,去滓,不拘时,温服。

石韦散

石韦去毛　赤芍药各半两　白茅根　木通　瞿麦　川芒硝　葵子　木香各一两　滑石二两

上为㕮咀,每服四钱,水一盏,煎至六分,去滓,食前温服。

榆枝汤

榆枝半两　石燕子三枚

上捣筛,每服三钱匕,水一盏,煎至七分,不拘时,温服。

木香流气饮见气。

沉香散　治气淋,多因五内郁结,气不舒行,阴滞于阳,而致壅滞,小腹胀满,便尿不通,大便分泄,小便方利。

沉香　石韦去毛　滑石　王不留行　当归各半两　葵子　白芍药各七钱半　甘草　橘皮各二钱半

上为末，每服二钱，煎大麦汤下。

八物汤虚劳。

血淋

牛膝膏　治死血作淋。

桃仁去皮，炒　归尾酒洗。各一两　牛膝四两，去芦，酒浸一宿　赤芍药　生地黄酒洗。各一两五钱　川芎五钱

俱剉片，用甜水十盅，炭火慢慢煎至二盅，入麝香少许，分作四次，空心服。如夏月，用凉水换，此膏不坏。

立效散　治小便淋闭作痛，有时尿血，下焦结热。

瞿麦穗　山栀子炒　甘草各三钱

上作一服，水二盅，煎至一盅，食前服。

小蓟饮子　柿蒂散　当归汤　羚羊角饮　鸡苏饮子　金黄散　神效方　发灰散并见溲血。

车前草方　治小肠有热，血淋急痛。

上用生车前草洗净，臼内捣细，每服准一盏许，井水调，滤清汁，食前服。若沙石淋，则以寒水石火煅，研为细末和之。

膏淋

鹿角霜丸《三因》

鹿角霜　白茯苓　秋石各等分

上为细末，糊丸如梧桐子大。每服五十丸，米饮下。

沉香散　治膏淋，脐下妨闷，不得快利。

沉香　陈皮汤浸，去白，焙　黄芪各七钱半　瞿麦三两　榆白皮韭子炒　滑石各一两　黄芩　甘草炙。各半两

上为细末，每服二钱，食前用清粥饮调服。

沉香丸

沉香　肉苁蓉酒浸，切，焙　荆芥穗　磁石火煅醋淬三七次　黄芪　滑石各一两

上为细末，蜜丸如梧子大。每服三十丸，温酒送下。

磁石丸

泽泻　肉苁蓉酒浸，切，焙　磁石火煅醋淬三七次　滑石各一两

制丸服法同上。

海金沙散

海金沙　滑石各一两,为末　甘草二钱半,为末

上研匀,每服二钱,食前煎麦门冬汤调服,灯心汤亦可。

菟丝子丸

菟丝子去尘土,水淘净,酒浸控干,蒸,捣,焙　桑螵蛸炙。各半两　泽泻二钱半

上为细末,炼蜜丸,如桐子大。每服二十丸,空心清米饮送下。

大菟丝子丸咳嗽。　鹿茸丸溲血。

沙石淋

神效琥珀散　治石淋,水道涩痛,频下沙石。

琥珀　桂心　滑石　川大黄微炒　葵子　腻粉　木通　木香　磁石火煅酒淬七次,细研水飞。各半两

上为细末,每服二钱,用灯心、葱白汤调服。

如圣散　治沙淋。

马兰花　麦门冬去心　白茅根　车前子　甜葶苈　苦葶苈炒　檀香　连翘各等分

上为末,每服四钱,水煎服。如渴,加黄芩同煎,入烧盐少许服。

石燕丸《三因》　治石淋,多[1]因忧郁,气注下焦,结所食咸气而成,令人小便磣痛不可忍,出沙石而后小便通。

石燕火烧令通赤,水中淬三次,研极细水飞,焙干　石韦去毛　瞿麦穗　滑石各一两

上为细末,面糊丸,梧桐子大。每服十丸,食前用瞿麦、灯心煎汤送下,日二三服。甚即以石韦去毛、瞿麦穗、木通各四钱,陈皮、茯苓各三钱,为末,每服三钱,以水一盏,煎七分,去渣服。

独圣散　治沙石淋。

黄蜀葵花子俱用,炒,一两

上为细末,每服一钱匕,食前米饮调服。

---

〔1〕多:原脱,据《三因方》卷十二本方补。

劳淋

地黄丸　治肾虚劳，膀胱结淋沥。

生地黄切，焙　黄芪各一两半　防风去叉　远志甘草水煮，去心　茯神去木　鹿茸去毛，酥炙　黄芩去黑心　瓜蒌以上各一两　人参一两二钱半　石韦去毛　当归焙。各半两　赤芍药　戎盐研　蒲黄　甘草炙。各七钱半　车前子　滑石各二两

上为细末，蜜丸如梧子大。每服二十丸，食前温酒下，盐汤亦可。

黄芪汤　治肾虚变劳淋，结涩不利。

黄芪二两　人参　五味子　白茯苓去皮　旱莲子　磁石火煅醋淬　滑石各一两　桑白皮七钱半　枳壳去瓤，麸炒　黄芩各半两

上捣筛，每服三钱匕，水一盏，煎七分，服无时。

白芍药丸　治劳淋，小腹疼痛，小便不利。

白芍药　熟地黄　当归　鹿茸各一两

上为细末，蜜丸如梧桐子大。每服三十丸，阿胶汤下。

冷淋

肉苁蓉丸

肉苁蓉酒浸，切，焙　熟地黄　山药　石斛去根　牛膝酒浸，切，焙　官桂去粗皮　槟榔各半两　附子炮，去皮脐　黄芪各一两　黄连去须，七钱半　细辛去苗叶　甘草炙。各二钱半

上为末，蜜丸梧子大。每服二十丸，盐酒下。

泽泻散　治冷淋，小便涩痛胀满。

泽泻　鸡苏　石韦去毛，炙　赤茯苓去皮　蒲黄　当归　琥珀另研　槟榔各一两　枳壳麸炒　桑螵蛸炒。各半两　官桂七钱半

上为细末，每服二钱匕，用冬葵子煎汤调服，或木通汤亦可。

沉香散　治冷淋，脐下妨闷，小便疼痛不可忍。

沉香　石韦去毛　滑石　当归　王不留行　瞿麦各半两　葵子　赤芍药　白术各七钱半　甘草炙，二钱半

上为细末，每服二钱，空心用大麦汤调服，以利为度。

槟榔散　治冷淋，腹胁胀满，小肠急痛。

槟榔　当归　木香各半两　母丁香　桂心各二钱半　龙脑一钱，

细研 猪苓一两,去黑皮

为细末,每服一钱,不拘时,生姜、葱汤调服。

生附散 治冷淋,小便秘涩,数起不通,窍中疼痛,憎寒凛凛。多因饮水过度,或为寒泣,心虚气耗,皆有此证。

附子生用,去皮脐 滑石各半两 瞿麦 半夏汤洗七次 木通各七钱半

上为末,每服二大钱,水二盏,生姜七片,灯心二十茎,蜜半匙,煎七分,空心服。

地髓汤 治五淋,小便不利,茎中痛欲死。

牛膝一合,净洗,以水五盏,煎耗其四,留其一,去滓,加麝香少许研调服,无时。

八味丸见虚劳。

痛

参苓琥珀汤《宝鉴》 治小便淋沥,茎中痛不可忍,相引胁下痛。

人参五分 茯苓四分 琥珀 泽泻 柴胡 当归梢各三分 玄胡索七分 川楝子去核,炒 甘草生。各一钱

上作一服,用长流水三盏,煎至一盏,食前服。

车前子散 治诸淋,小便痛不可忍。

车前子 淡竹叶 赤茯苓 荆芥穗各二钱半 灯心二十茎

上作一服,新汲水二盅,煎至一盅,食前服。

二神散 治诸淋急痛。

海金沙七钱 滑石五钱

上为细末,每服二钱半,用灯心、木通、麦门冬,新汲水煎,入蜜少许,食前调服。

海金沙散 治诸淋涩痛。

海金沙 肉桂 炙甘草各二钱 赤茯苓 猪苓 白术 芍药各三钱 泽泻五钱 滑石七钱 石韦一钱,去毛

上为细末,每服三钱,水一盏,灯心三十茎,同煎至七分,去滓,空心温服。

治淋痛方

滑石四两　茯苓　白术　贝母　通草　芍药各二两

上为末,酒调服方寸匕,日二服,十日瘥。

瞑眩膏　治诸淋疼痛不可忍,及沙石淋皆治。

上用大萝卜,切一指厚,四五片,以好白蜜二两浸少时,安净铁铲上,慢火炙干,再蘸蜜再炙,反复炙令香软,不可焦,待蜜尽为度,候温细嚼,以盐汤一盏送下,立效。

治尿淋痛

益元散三钱　茴香二钱,微炒黄,研碎

上为细末,水一盅半,煎至一盅,不拘时服。

虚

归脾汤健忘。辰砂妙香散心痛。　威喜丸遗精。　十全大补汤　养荣汤并虚劳。　清心莲子饮白浊。　茯苓丸小便不禁。

通治

五淋散　治肾气不足,膀胱有热,水道不通,淋沥不宣,出少起多,脐腹急痛,蓄作有时,劳倦即发。或尿如豆汁,或如砂石,或冷淋如膏,或热淋便血,并皆治之。

山栀子仁　赤芍药去芦,判。各二十两,一方用白芍药　当归去芦　甘草生用。各五两　赤茯苓六两,一方用白

上为细末,每服二钱,水一盏,煎八分,空心食前服。或以五苓散和之,用竹园荽、门冬草、葱头、灯心煎汤调服。

通草汤　治诸淋。

通草　葵子　茅根　王不留行　蒲黄炒　桃胶　瞿麦　滑石各一钱半　甘草炙,一钱

上作一服,水二盅,煎至一盅,不拘时服。

琥珀散　治五淋涩痛,小便有脓血出。

琥珀　海金沙　没药　蒲黄炒。各等分

上为细末,每服三钱,食前通草煎汤调服。

淡竹叶汤　治诸淋。

淡竹叶　车前子　大枣　乌豆炒,去壳　灯心　甘草各一钱半

上作一服,水二盏,煎七分,去滓温服,不拘时。

沉香琥珀散　治诸淋不通,皆可服。

沉香　琥珀各三钱　通草　忘忧根　萹蓄　小茴香炒　木通　麒麟竭　滑石　海金沙　木香各半两

上为粗散,每服一两,水二盏半,灯心一把,竹叶十片,连根葱白三茎,同煎七分,去滓,空心食前温服。

如便硬加大黄半两,水道涩痛加山栀半两,淋血加生地黄一两,瀑流水煎,极验。

琥珀散　治五淋。

琥珀　滑石各二两　木通　当归　木香　郁金　萹蓄各一两

上为末,每服五钱,水一盏,芦苇叶五片,同煎,食前,日三服。

胞痹

肾着汤　治胞痹小便不通。见伤湿。

茯苓丸　治胞痹,小便内痛。

赤茯苓　防风　细辛　白术　泽泻　官桂各半两　瓜蒌根　紫菀　附子　黄芪　芍药　甘草炙。各七钱五分　生地黄　牛膝酒浸　山药　独活　半夏汤泡　山茱萸各二钱五分

上为细末,蜜丸如桐子大。每服十丸,食前温酒下。

巴戟丸　治胞痹,脐腹痛,小便不利。

巴戟去心,一两半　桑螵蛸切破,麸炒　杜仲去粗皮,酥炙　生地黄焙　附子炮,去皮脐　肉苁蓉酒浸,去皮,切,焙　续断　山药各一两　远志去心,三钱　石斛去根　鹿茸酥炙　菟丝子酒浸一宿,别捣　山茱萸去核　五味子　龙骨　官桂各七钱半

上为细末,入别捣药,研和令匀,炼蜜为丸,如桐子大。每服三十丸,空心用温酒下,日再。

肾沥汤见痹。

妊娠

羚羊角散　治血风,身体疼痛,手足无力。

羚羊角镑　酸枣仁炒　生地黄　槟榔各一两　五加皮　防风　赤芍药　当归酒洗　骨碎补炒　海桐皮　川芎各五钱　甘草三钱

上为末,每服二钱,温酒调下。

安荣散　治子淋甚妙。

麦门冬去心　通草　滑石　当归　灯心　甘草　人参　细辛各五分

上水煎服。

龙胆泻肝汤　治肝经湿热，两拗肿痛，或腹中疼痛，或小便涩滞等证。

龙胆草酒拌，炒黄　泽泻各一钱　车前子炒　木通　生地黄酒拌　当归酒拌　山栀炒　黄芩炒　甘草各五分

上水煎服。

加味逍遥散　八味丸俱虚劳。

地黄丸、肾气丸，即六味丸虚劳。

地肤大黄汤　治子淋。

大黄炒　地肤草各三两　知母　黄芩炒　猪苓　赤芍药　通草　升麻　枳实炒　甘草各二两

上每服四钱或五钱，水煎服。

茅根散[1]《三因》　治产后诸淋。

白茅根八两　瞿麦　白茯苓各四两　葵子　人参各二两　蒲黄　桃胶　滑石　甘草各一两　紫贝十个烧　石首鱼枕石二十个[2]煅

上剉为散，每服四钱，水一盏半，姜三片，灯心二十茎，煎至七分，去渣温服。

亦可为末，木通煎汤调下。

小　便　数

茯苓琥珀汤《宝鉴》　治膏粱湿热内蓄，不得施化，膀胱窍涩，小便数而少，脐腹胀满，腰脚沉重，不得安卧，脉沉缓，时时带数。

茯苓去皮　白术　琥珀各半两　炙甘草　桂心各三钱　泽泻一

---

〔1〕散：原作"汤"，据《三因方》卷十八本方改。
〔2〕二十个：原脱，据《三因方》卷十八本方补。

两　滑石七钱　木猪苓去皮[1]半两

上为细末，每服五钱，煎长流甘澜[2]水一盏调下，空心食前，待少时以美膳压之。

《内经》曰：甘缓而淡渗。热搏津液内蓄，脐胀腹满，当须缓之泄之，必以甘淡为主，是用茯苓为君。滑石甘寒，滑以利窍，猪苓、琥珀之淡以渗泄而利水道，故用三味为臣。脾恶湿，湿气内蓄则脾气不治，益脾胜湿，必用甘为助，故以甘草、白术为佐。咸入肾，咸味下泄为阴，泽泻之咸以泻伏水；肾恶燥，急食辛以润之，津液不行，以辛散之，桂枝味辛，散湿润燥，此为因用，故以二物为使。煎用长流甘澜[3]水，使不助其肾气，大作汤剂，令直达于下而急速也。

卫真汤《本事》　治丈夫妇人元气衰惫，荣卫怯弱，真阳不固，三焦不和，上盛下虚，夜梦鬼交，觉来盗汗，面无精光，唇口舌燥，耳内蝉鸣，腰痛背倦，心气虚乏，精神不宁，惊悸健忘，饮食无味，日渐瘦悴，外肾湿痒，夜多小便，肿重冷痛，牵引小腹，足膝缓弱，行步艰难。妇人血海久冷，经候不调，或过期不至，或一月两来，赤白带下，漏分五色，子宫感寒，久不成孕，并皆治之。此药大能生气血，遇夜半子时肾水旺极之际，补肾实脏，男子摄血化精，诸病未萌之前，皆能制治，使不复为梗。

人参一两半　当归酒浸，一宿　青皮去白　丁香各一两　生地黄川牛膝童便、酒各半盏浸一宿。各二两　白茯苓　木香　肉豆蔻　熟地黄温水洗　山药各三两　金钗石斛五两

上为细末，每三大钱，酒调下，盐汤亦得，空心食前一服，妇人诸病，童便同酒调，空心服。

又方　治男妇一切虚冷之疾，活血驻颜，减小便，除盗汗。治妇人久不生产，似带疾而非，时有遗沥。

山药二两　苍术切，焙　川楝子　茴香　吴茱萸汤洗　破故纸

---

〔1〕去皮：原脱，据《卫生宝鉴》卷十七本方补。

〔2〕澜：原作"烂"，据《卫生宝鉴》卷十七本方改。

〔3〕澜：原作"烂"，据《卫生宝鉴》卷十七本方改。

炒　胡芦巴炒。各一两　川姜炮　川乌炮　草乌炮。各半两

　　上各炮制如法,同为细末,醋糊丸,如梧子大。每服十五丸,空心温酒、盐汤任下,妇人艾醋汤下,日二服。耳目永不昏聋,毛发不白。

　　桑螵蛸散《衍义》　能安神魂,定心志,治健忘,小便数,补心气。

　　桑螵蛸　远志　菖蒲　龙骨　人参　茯苓　当归　龟板醋炙。各一两

　　上为末,每服二钱,人参汤调下。

　　菟丝子丸《济生》　治小便多,或致失禁。

　　菟丝子酒蒸,二两　牡蛎煅取粉　附子炮　五味子　鹿茸酒炙。各一两　肉苁蓉酒浸,二两　鸡胵胵炙　桑螵蛸酒炙。各半两

　　为细末,酒糊丸,如梧子大。每服七十丸,空心盐汤、盐酒任下。

　　八味丸虚劳。　玄兔丹白浊。鹿茸丸溲血。

　　姜附赤石脂朱砂丹　治小便数而不禁,怔忡多忘,魇梦不已,下元虚冷,遗尿精滑,或阳虚精漏不止,或肾气虚寒,脾泄肾泄等证。

　　附子生　干姜各半两　赤石脂一两半,水飞

　　上为细末,酒糊丸,绿豆大。每服十五至二三十丸,大便不和,米饮下;小便不禁,茯苓汤下。

　　五苓散　加减八味丸俱消瘅。　分清散白浊。四七汤见气。辰砂妙香散心痛。小菟丝子丸白浊。六味地黄丸虚劳。八正散小便不通。脾约丸大便不通。

　　附方

　　肉苁蓉丸　治禀赋虚弱,小便数亦不禁。

　　肉苁蓉八两　熟地黄六两　五味子四两　菟丝子捣研,二两

　　上为细末,酒煮山药糊和丸,如桐子大。每服七十丸,空心用盐、酒送下。

　　萆薢丸　治小便频数。

　　上用川萆薢一斤,为细末,酒煮面糊为丸,如梧子大。每服七十

丸,食前用盐酒送下。

缩泉丸　治脬气不足,小便频多。

乌药　益智仁各等分

上为细末,酒煮山药糊和丸,如梧桐子大。每服五十丸,空心用盐酒下。

止夜起小便多方。

益智子二十个,和皮剉碎　赤茯苓三钱

上用水一碗,煎至六分,临睡热服。

猪肚丸　治小便频数。

猪肚一个,以莲子一升,同煮一周日,取出去皮心,焙干为末　舶上茴香　破故纸　川楝子　母丁香各一两

上为细末,炼蜜丸,如梧子大,每服五十丸,空心温酒送下。

鸡䏶胵丸　治小便数而多。

鸡䏶胵二两,微炙　麦门冬去心,焙　熟地黄　黄连去须　龙骨各一两　土瓜根半两

上为细末,炼蜜和捣二三百杵,丸如桐子大。每服三十丸,食前米饮下。治小便数,气少走泄。

上用香附子为末,食前汤、酒任调服。

双白丸　治下焦[1]真气虚弱,小便频多,日夜无度。

白茯苓去皮　鹿角霜各等分

上为细末,酒煮糊和丸,如梧桐子大。每服三十丸,空心用盐汤送下。

小　便　不　禁

二气丹　治虚寒小便不禁。见恶寒。

家韭子丸《三因》　治少长遗溺,及男子虚剧,阳气衰败,小便白浊,夜梦泄精。此药补养元气,进美饮食。

家韭子炒,六两　鹿茸四两,酥炙　肉苁蓉酒浸　牛膝酒浸　熟

――――――――
〔1〕焦:原脱,据《奇效良方》卷三十五本方补。

地黄　当归各二两　菟丝子酒浸　巴戟去心。各一两半　杜仲炒　石斛去苗　桂心　干姜炮[1]各一两

上为末,酒糊丸,如桐子大。每服五十丸,加至百丸,空心食前盐汤、温酒任下。小儿遗尿者,多因胞寒,亦禀受阳气不足也,别作小丸服。

菟丝子丸见小便数。

固脬丸

菟丝子二两,制　茴香一两　附子炮,去皮脐　桑螵蛸炙焦。各半两　戎盐二钱五分

上为细末,酒煮面糊为丸,如梧子大。每服三十丸,空心米饮下。

白茯苓散

白茯苓　龙骨　干姜炮　附子炮,去皮脐　续断　桂心　甘草炙。各一两　熟地黄　桑螵蛸微炒。各二两

上剉碎,每服四钱,水一盏,煎六分,食前温服。

鹿茸散　治小便不禁,阴痿脚弱。

鹿茸二两,去毛,酥炙　韭子微炒　羊踯躅酒拌炒干　附子炮　泽泻　桂心各一两

上为细末,每服二钱,食前粥饮调服。

菟丝子散　治小便多或不禁

菟丝子二两,酒浸三日,晒干,另捣为末用　牡蛎煅粉　附子炮,去皮脐　五味子各一两　鸡胵胫中黄皮,微炒　肉苁蓉各二两,酒浸,炙黄

上制服法同上。

桑螵蛸散　治小便频数,如稠米泔色,由劳伤心肾得之。

桑螵蛸盐炙　远志去心　龙骨　石菖蒲盐炙　人参　茯神去木　鳖甲醋炙　当归各等分

上为细末,每服二钱,临卧人参汤调服。

鹿角霜丸　治上热下焦寒,小便不禁。

上用鹿角带顶骨者,不拘多少,锯作挺子,长三寸,洗了用水桶

---

〔1〕炮:原脱,据《三因方》卷十二本方补。

内浸,夏三冬五昼夜,用浸水同入镬内煮之,觉汤少添温汤,日夜不绝,候角酥糜为度,轻漉出,用刀刮去皮,如雪白,放在筛子上,候自干,微火焙之,其汁慢火煎为膏,候角极干,为细末,酒糊和丸,如桐子大。每服三四十丸,空心温酒、盐汤任下。

阿胶饮　治小便遗失。

阿胶炒,三两　牡蛎烧粉　鹿茸酥炙　桑螵蛸酒炙,无则缺之,或以桑耳代。各等分

上剉散,每服四钱,水一盏,煎七分,空心服。

鹿茸散　治肾脏虚,腰脐冷疼,夜遗小便。

鹿茸去毛,酥炙黄　乌贼鱼骨去甲,微炙。各三两　白芍药　当归　桑寄生　龙骨另研　人参各一两　桑螵蛸一两半,中劈破,慢火炙黄

上为细末,入龙骨同研令匀,每服一钱,用温酒调,空心、日晚、临卧各一服。

泽泻散　治遗尿,小便涩。

泽泻　牡丹皮　牡蛎煅为粉　鹿茸去毛,酥炙　赤茯苓　桑螵蛸微炒　阿胶捣碎,炒黄。各一两

上为细末,每服二钱,食前酒调服。

茯苓丸　治心肾俱虚,神志不守,小便淋沥不止,用赤茯苓、白茯苓等分,为细末,以新汲水挼洗,澄去筋脉,控干,复研为末,别取地黄汁与好酒,同于银石器内熬成膏,搜和丸,如弹子大。每服一丸,细嚼,空心用盐酒送下。

牡蛎丸

牡蛎白者三两,盛磁器内,更用盐泥四两,盖头铺底,以炭五斤烧半日,取出研　赤石脂三两,捣碎,醋拌匀湿,于生铁铫子内慢火炒令干,二味各研如粉

上同研匀,酒煮糊丸,如梧子大。每服五十丸,空心盐汤下。

白薇散

白薇　白敛　白芍药各等分

上为末,每服二钱,粥饮调下。

鸡肠散

黄鸡肠雄者四具,切破,净洗,炙令黄　黄连去须　肉苁蓉酒浸,切,焙　赤石脂另研　白石脂另研　苦参各五两

上为细末,更研匀,每服二钱,食前酒调服,日二夜一。

神芎导水丸痰饮。　大菟丝子丸咳嗽。　加味逍遥散虚劳。　补中益气汤劳倦。　六味丸　八珍汤俱虚劳。

补脬饮　治产后伤动,胞破不能小便而淋漏。

生黄丝绢一尺,剪碎　白牡丹根皮,用千叶者　白及各一钱,俱为末

上用水一碗,煮至绢烂如饧,空心顿服。服时不得作声,作声则不效。

桑螵蛸散　治阳气虚弱,小便频数,或为遗尿。

桑螵蛸三十个,炒　鹿茸酥炒　黄芪各三两　牡蛎煅　人参　赤石脂　厚朴各二两

上为末,每服二钱,空心粥饮调服。

遗　精

镇固

秘真丸河间　治白淫,小便不止,精气不固,及有余沥,及梦寐阴人通泄。

龙骨一两　大诃子皮五枚　缩砂仁半两　朱砂一两,研细,留一分为衣

上为末,面糊丸,绿豆大。每服一二十丸,空心温酒、熟水任下,不可多服。

八仙丹《本事》　治虚损,补精髓,壮筋骨,益心智,安魂魄,令人悦泽,驻颜轻身,延年益寿,闭固天癸。

伏火朱砂　真磁石　赤石脂　代赭石　石中黄　禹余粮石　乳香　没药各一两

上为末,研匀极细,糯米浓饮丸,桐子大。或豆大,每服一粒,空心盐汤下。

金锁正元丹《和剂》　治真气不足,吸吸短气,四肢倦怠,脚膝

酸软,目暗耳鸣,遗精盗汗,一切虚损之证。

五倍子八两　补骨脂酒浸炒,十两　肉苁蓉洗　紫巴戟去心　葫芦巴炒。各一斤　茯苓去皮,六两　龙骨二两　朱砂三两,别研

上为末,入研药令匀,酒糊丸,如梧子大。每服二十丸,空心温酒、盐汤任下。

〔王荆公〕**妙香散**　安神闭精,定心气。

龙骨五色者　益智仁　人参各一两　白茯苓去皮　远志去心　茯神去木。各半两　朱砂研　甘草炙。各二钱半

上为细末,每服二钱,空心用温酒调服。

真珠丸　治虚劳梦泄,镇精。

真珠六两,以牡蛎六两,用水同煮一日,去牡蛎,取真珠为末

上为细末,却入水于乳钵内研,三五日后,宽着水飞过,候干,用蒸饼和丸,如梧子大。每服二十丸,食前温酒送下。

涩补

金锁丹《本事》　治梦泄遗精,关锁不固。

舶上茴香　葫芦巴　破故纸炒　白龙骨各一两　木香一两半　胡桃三十个。去壳研膏　羊肾三对,取开,用盐半两擦炙熟,捣研如膏

上为末,和二膏研匀,酒浸蒸饼杵熟,丸如桐子大。每服三五十丸,空心盐汤下。

固真丹《宝鉴》

晚蚕蛾二两　肉苁蓉　白茯苓　益智各一两　龙骨半两,另研

上为细末,用鹿角胶酒浸化开,丸如桐子大。每服三粒,空心温酒下,干物压之。

补真玉露丸　治阳虚阴盛,精脱,淫泺胻酸。

白茯苓去皮　白龙骨水飞　韭子酒浸,炒　菟丝子酒浸。各等分,火日修合

上为末,醋糊丸,如桐子大。每服五十丸,温酒送下,盐汤亦得[1],空心食前,待少时以美膳压之。

---

〔1〕温酒送下,盐汤亦得:原作"温酒盐汤下",据《卫生宝鉴》卷十五本方改。

金锁玉关丸　治遗精白浊,心虚不宁。

鸡头肉[1]　莲子肉　莲花蕊　藕节　白茯苓　白茯神　干山药各二两

上为细末,用金樱子二斤,去毛茨捶碎,水一斗,熬至八分,去滓,再熬成膏,仍用少面糊和为丸,如梧子大。每服五七十丸,不拘时,温米饮送下。

固真散　治才睡着即泄精。

白龙骨一两　韭子一合

上为细末,每服二钱匕,空心用酒调服。此二药大能涩精,固真气,暖下元。

凉补涩以苦坚之,降火滋阴。

珍珠粉丸洁古　治白淫,梦遗泄精,及滑出不收。

黄柏皮新瓦上炒赤　真蛤粉各一斤

上为细末,滴水丸,如桐子大。每服百丸,空心温酒送下。

法曰:阳盛乘阴,故精泄也。黄柏降火,蛤粉咸而补肾阴。

大凤髓丹海藏　治心火狂阳太盛,补肾水真阴虚损,心有所欲,速于感动,应之于肾,疾于施泄。此方固真元,降心火,益肾水,神效。

黄柏炒,二两　缩砂一两　甘草半两　半夏炒　木猪苓　茯苓莲花蕊　益智仁各二钱五分

上为末,芡实粉打糊为丸,如桐子大。每服五七十丸。

用黄柏、甘草、缩砂三味,为正凤髓丹;只用黄柏、甘草二味,为小凤髓丹。古人云:泻心者,非也,乃泻相火、益肾水之剂。

清心丸《本事》　治经络热,梦遗,心怔忪恍惚,膈热。

上用好黄柏皮一两,研为细末,生脑子一钱,同研匀,炼蜜为丸,如桐子大。每服十丸,加至十五丸,浓煎麦门冬汤下。

滋肾丸见小便不通。

既济丹　治水火不济,心有所感,白浊遗精,虚败不禁,肾虚不

---

〔1〕鸡头肉:即芡实。

摄精髓,久而不治,若更多服热药,遂致日增其病,腰脚无力,日渐羸弱。

天门冬_{去心,焙}　桑螵蛸_{蜜炙}　黄连_{去须}　鸡胵胵_炒　麦门冬_{去心,焙}　海螵蛸_{蜜炙}　远志_{去心}　牡蛎_煅　龙骨_{五色者}　泽泻_{各一两}

上为细末,炼蜜丸,如梧子大,朱砂为衣。每服三十丸,空心用灯心、枣汤吞下,日二三服。

热补涩

桂枝加[1]**龙骨牡蛎汤**《金匮》　夫失精家,少腹弦急,阴头寒,目眩发落,脉极虚芤迟,为清谷亡血失精,脉得诸芤动微紧,男子失精,女子梦交,此方主之。

桂枝　芍药　生姜_{各三两}　甘草_{二两}　大枣_{十二枚}　龙骨_煅　牡蛎_{煅。各三两}

上七味,以水七升,煮取三升,分温三服。

天雄散《金匮》

天雄_炮　龙骨_{各三两}　白术_{八两}　桂枝_{六两}

上四味,杵为散,酒服半钱匕,日三服,不知[2],稍增之。

玉华白丹《和剂》　清上实下,助养根元,扶衰救弱[3],补益脏腑。治五劳七伤,夜多盗汗,肺痿虚损,久嗽上喘,霍乱转筋,六脉沉伏,唇口青黑,腹胁刺痛,大肠不固,小便滑数,梦中遗泄,肌肉瘦悴,目暗耳鸣,胃虚食减,久疟久痢,积寒痼冷,诸药不愈者,服之如神。

钟乳粉_{炼成者,一两}　白石脂_{净瓦阁起煅红,研细水飞}　阳起石_{用坩埚,于大火中煅令通红,取出酒淬,放阴地令干。各半两}　左顾牡蛎_{七钱,洗,用韭叶捣汁,盐泥固济,火煅,取白者}

上四味,各研令极细如粉,方拌和作一处令匀,研一二日,以

---

〔1〕加:原脱,据《金匮要略》卷上本方补。

〔2〕知:原作"止",据《金匮要略》卷上本方改。

〔3〕弱:原作"危",据《局方》卷五本方改。

糯米粉煮糊为丸,如芡实大,入地坑出火毒一宿。每服一粒,空心浓煎人参汤放冷送下,熟水亦得。常服温平,不僭不燥,泽肌悦色,祛除宿患。妇人久无妊者,以当归、熟地黄浸酒下,便有符合造化之妙。或久冷崩带虚损,脐腹撮痛,艾醋汤下,服毕以少白粥压之。忌猪羊血、绿豆粉,恐解药力。尤治久患肠风脏毒。

正元散自汗。 养正丹见气。 鹿茸丸溲血。 山药丸腰痛。 大菟丝子丸咳嗽。

固阳丸《和剂》

黑附子炮,三两 川乌头炮,二两 白龙骨一两 补骨脂 舶上茴香 川楝子各一两七钱

上为末,酒糊丸,如桐子大。每服五十丸,空心温酒送下。

益智汤 治肾经虚寒,遗精白浊,四肢烦倦,时发蒸热。

鹿茸去毛,酥炙 巴戟去心 肉苁蓉酒洗 附子炮,去皮脐 桂心 山茱萸 白芍药 防风 枸杞子 牛膝酒浸 熟地黄酒浸 甘草炙。各一钱

上作一服,水二盏,生姜五片,盐少许,煎一盏,空心服。

鹿茸益精丸 治心虚肾冷,漏精白浊。

鹿茸去毛,酥炙黄 桑螵蛸瓦上[1]焙 肉苁蓉 巴戟去心 菟丝子酒浸 杜仲去粗皮,切,姜汁炒去丝 益智仁 禹余粮火煅醋淬 川楝子去皮核,取肉焙 当归各三两 韭子微炒 破故纸炒 山茱萸 赤石脂 龙骨另研。各半两 滴乳香二钱半

为细末,酒煮糯米糊为丸,如桐子大。每服七十丸,食前白茯苓煎汤送下。

固精丸 治嗜欲过度,劳伤肾经,精元不固,梦遗白浊。

肉苁蓉酒浸,焙干 阳起石火煅,研细 鹿茸去毛,酥炙 川巴戟去心,酒浸 赤石脂火煅七次 白茯苓去皮 附子炮,去皮脐 鹿角霜 龙骨生用 韭子炒,各等分

上为细末,酒煮糊为丸,如梧子大。每服七十丸,空心用盐汤

---

〔1〕上:原作"土",据修敬堂本改。

送下。

心肾丸　治水火不济,心下怔忡,夜多盗汗,便赤梦遗。

牛膝去苗,酒浸　熟地黄　苁蓉酒浸。各二两　菟丝子酒浸,研,三两　鹿茸去毛,酥炙　附子炮,去皮脐　人参去芦　黄芪蜜炙　五味子　茯神去木　山药炒　当归去芦,酒浸　龙骨煅　远志甘草水煮,剥去心,姜汁炒。各一两

上为细末,酒煮糊丸,如桐子大。每服七十丸,空心枣汤送下。

秘精丸　治元气不固,遗精梦泄。

大附子炮,去皮脐　龙骨煅通赤　肉苁蓉酒浸一宿　牛膝酒浸,焙干　巴戟去心。各一两

上为细末,炼蜜丸,如梧桐子大。每服三十丸,空心盐酒或盐汤下。

水中金丹　治元脏气虚不足,梦寐阴人,走失精气。

阳起石　木香　乳香研　青盐各二钱半　杜仲去皮,姜汁制炒　骨碎补炒　茴香炒。各半两　白龙骨一两,紧者,捶碎,绢袋盛,大豆同蒸,豆熟取出,焙干,研　黄狗肾一对,用酒一升煮熟,切作片,焙干　白茯苓一两,与肾为末

上为细末,酒煮面糊为丸,如皂子大。每服二丸,空心用温酒下。忌房事。

香茸丸　滋补精血,益养真元。治下焦阳竭,脐腹疼痛,饮食减少,目视茫茫,夜梦鬼交,遗泄失精,肌肉消瘦。

鹿茸　麋茸二味俱用火燎去毛,酥炙。各二两　麝香别研,半两　沉香　五味子　白茯苓去皮　白龙骨火煅　肉苁蓉酒浸一宿,切,焙干。各一两

上为细末,和匀,用熟地黄三两,焙干为细末,以酒二升熬成膏搜药,入臼内捣千杵,如硬,更入酒少许,丸如梧子大。每服五十丸,空心温酒、盐汤任下。

既济固真丹　治水火不既济,精神恍惚,头目昏眩,阳道痿弱,阴湿多汗,遗沥失精,脾胃虚怯,心肾不宁。凡肾水欲升而沃心,心火欲降而滋肾,则坎离既济,阴阳协和,火不炎上则神自清,水不渗

下则精自固。常服壮阳固气,温脾益血。

白茯苓　沉香　肉苁蓉酒浸一宿,如无,以鹿茸酥炙代之　北五味子　附子　龙骨各一两　川巴戟去心　当归酒浸　川椒去目。各半两　柏子仁去壳,炒　酸枣仁去壳,炒　金铃子去核,炒　菟丝子酒浸,别研　益智仁　补骨脂炒。各二两

上共为细末,酒糊为丸,如梧桐子大。以辰砂末三钱为衣,每服五七十丸,空心用盐酒送下。

内固丸　涩精健阳。

天雄　龙骨　鹿茸　牡蛎　韭子各半两

上为细末,酒煮面糊丸,如桐子大。每服三十丸,空心冷酒送下,临卧再服。

平补

心肾丸　治心肾不足,精少血燥,心下烦热,怔忡不安,或口干生疮,目赤头晕,小便赤浊,五心烦热,多渴引饮,但是精虚血少,不受峻补,并宜服之。

菟丝子淘净酒蒸,捣　麦门冬去心。各二两

上为细末,炼蜜丸,如桐子大。每服七十丸,空心食前盐汤下。

枸杞丸　补精气。

枸杞子冬采者佳　黄精各等分

为细末,二味相和,捣成块,捏作饼子,干复研末,炼蜜为丸,如梧子大。每服五十丸,空心温水送下。

〔葛玄真人〕**百补交精丸**　治梦泄,精滑不禁。

熟地黄酒浸一宿,切,焙干,四两　五味子去梗,六两　杜仲去粗皮,剉碎,慢火炒断丝,三两　山药　牛膝去苗剉碎,酒浸一宿,焙干　肉苁蓉酒浸一宿,切碎焙干。各二两　泽泻　山茱萸去核　茯神去木　远志去心　巴戟去心　石膏火煅赤,去火毒　柏子仁微炒,另研　赤石脂各一两

上为细末,炼蜜丸,如梧子大。每服二十丸,空心酒送下,男女并宜服之。

柏子仁丸　治虚劳梦泄。

柏子仁　枸杞子炒。各一两　地肤子一两半　韭子三两,须十月霜后采者,酒浸,曝干微炒

上为细末,以煮枣肉和捣百余杵,丸如梧子大。每服三十丸,空心及晚食前以粥饮下。

九龙丹　治精滑。

枸杞子　金樱子去核　莲花须　芡实去壳　莲肉　山茱萸肉　当归酒洗　熟地黄酒蒸,另研　白茯苓各二两

上为末,酒糊丸,如桐子大。每服百丸,或酒或盐汤送下。如精滑便浊者,服二三日,溺清如水,饮食倍常,行步轻健。

固本锁精丸　治元阳虚惫,精气不固,梦寐遗精,夜多盗汗,及遗泄不禁等证。此药大补元气,涩精固阳,累有神效。

山药　枸杞子　北五味子　山茱萸肉　锁阳　黄柏酒拌晒干,炒赤　知母酒拌晒干,炒,各二两　人参　黄芪　石莲肉　海蛤粉各二两半

上为细末,用白术六两碎切,用水五碗,煎至二碗,将术[1]捣烂,再用水五碗,煎二碗,去滓,与前汁同熬至一碗如膏,搜和前药为丸,如桐子大。每服六七十丸,空心盐汤或温酒下。

疏滞养窍以行为止

猪苓丸《本事》

用半夏一两,破如豆大。猪苓末二两,先将一半炒半夏色黄,不令焦,出火毒,取半夏为末,糊丸桐子大,候干,更用前猪苓末一半同炒微裂,入砂瓶内养之。空心温酒、盐汤下三四十丸,常服于申未间,温酒下。

半夏有利性,而猪苓导水,盖肾闭,导气使通之意也。

四七汤见气。　白丸子中风。

威喜丸《和剂》　治丈夫元阳虚惫,精气不固,余沥常流,小便白[2]浊,梦寐频泄。及妇人血海久冷,白带、白漏、白淫,下部常湿,

---

〔1〕术:原作"木",据虞衙本改。
〔2〕白:原脱,据《局方》卷五本方补。

小便如米泔，或无子息。

黄蜡四两　白茯苓去皮，四两，作块，用猪苓二钱半，同于瓷器内煮二十余沸，出，日干，不用猪苓

上以茯苓为末，熔黄蜡搜为丸，如弹子大。空心细嚼，满口生津，徐徐咽服，以小便清为度。忌米醋，尤忌使性气，只吃糠醋。

分清饮白浊。

三仙丸　治梦泄。

益智仁二两，用盐二两炒，去盐　乌药一两半，炒　山药一两，为末打糊

上为细末，用山药末煮糊和丸，如梧桐子大。每服五十丸，用朱砂末为衣，空心临卧以盐汤送下。凡病精泄不禁，自汗头眩虚极，或寒或热，用补涩之药不效，其脉浮软而散，盖非虚也，亦非房室过度，此无他，因[1]有所睹，心[2]有所慕，意有所乐，欲想方兴，不遂所欲，而致斯疾。既以药补，且固不效，将何治之？缘心有爱则神不归，意有想则志不宁。当先和荣卫，荣卫和则心安；次调其脾，脾气和则志舍定。心肾交媾，精神内守，其病自愈。其法用人参三钱，当归一钱，洗焙为末，作三服，糯米饮调服，服毕自汗止而寒热退。头眩未除，川芎三钱，人参一钱，焙为末，作三服，沸汤调服。头眩遂瘥，精不禁者，用白芍药半两，丁香三钱，木香三钱，剉散，每服用生姜五片，枣二枚，以水同煎，空心服。即心安神定，精固神悦。

紫雪见发热。　沉香和中丸即滚痰丸，见痰饮。　导赤散见发热。温胆汤见惊。　神芎丸头痛。　倒仓法积聚。　二陈汤痰饮。

乌金散　疗虚梦泄，遗精不禁。

上用九肋鳖甲，不以多少，去裙襴，净洗过，烧灰存性，研为细末，每服一字，用清酒小半盏，童便小半盏，陈葱白七八寸，同煎至七分，去葱白和滓，日西时服，须臾得粘臭汗为度，次日进粟米粥，忌食他物。

[1]因：原作"心"，据《世医得效方》卷七本方改。
[2]心：原作"因"，据《世医得效方》卷七本方改。

治男子梦与鬼交,心神恍惚。

刮鹿角屑三指撮,日二服,酒下。《食疗》同。本草云:鹿角屑逐恶气、恶血。

治心

定志丸见惊。　辰砂妙香散心痛。　交感汤未考。　灵砂丹呕吐。

远志丸《济生》

茯神去木　白茯苓去皮　人参　龙齿各一两　远志去心,姜汁浸石菖蒲各二[1]两

上为末,蜜丸桐子大,以辰砂为衣。每服七十丸,空心热姜汤下。

茯神汤　治欲心太炽,思想太过,梦泄不禁,夜卧不宁,心悸。

茯神去皮[2]。一钱半　远志去心　酸枣仁炒。各一钱二分　石菖蒲　人参　白茯苓各一钱　黄连　生地黄各八分　当归一钱,酒洗　甘草四分

水二盅,莲子七枚,槌碎,煎八分,食前服。

赤　白　浊

清心莲子饮《和剂》　治心虚有热,小便赤浊。

黄芩　麦门冬去心　地骨皮　车前子　甘草炙,各[3]一钱　石莲肉　白茯苓　黄芪蜜炙　人参各七分半

一方,加远志、石菖蒲各一钱。

上另用麦门冬二十粒,水二盏,煎一盅,水中沉冷,空心温服。发热,加柴胡、薄荷。

萆薢分清饮《杨氏》　治真元不固,不时白浊或小便频数,凝如膏糊等证

益智仁　川萆薢　石菖蒲　乌药各等分

上㕮咀,每服四钱,水一盏,入盐一捻,煎七分,食前温服。一

---

〔1〕二:原作“一”,据《重订严氏济生方·惊悸怔忡健忘门》本方改。

〔2〕去皮:此下原衍“各”,据修敬堂本删。

〔3〕各:原脱,据《局方》卷五本方补。

方,加茯苓、甘草。

苍白二陈汤　即二陈汤加二术。痰饮。

四苓散溲血。

玄菟丹《和剂》　治三消渴利神药。常服禁遗精,止白浊,延年。

菟丝子酒浸通软,乘湿研,焙干,别取末,十两　五味子酒浸,别为末秤,七两　白茯苓　干莲肉各三两

上为末,别碾干山药末六两,将所浸酒余者添酒煮糊,搜和得所,捣数千杵,丸如梧子大。每服五十丸,空心食前米饮下。

八味丸虚劳。

小菟丝子丸《和剂》　治肾气虚损,五劳七伤,少腹拘急,四肢酸疼,面色黧黑,唇口干燥,目暗耳鸣,心忪气短,夜梦惊恐,精神困倦,喜怒无常,悲忧不乐,饮食无味,举动乏力,心腹胀满,脚膝痿缓,小便滑数,房室不举,股内湿痒,水道涩痛,小便出血,时有遗沥,并宜服之。久服填骨髓,续绝伤,补五脏,去万病,明视听,益颜色,轻身延年,聪耳明目。

石莲肉二两　白茯苓焙,一两　菟丝子酒浸,研,五两　山药二两,内七钱半打糊

上为细末,用山药糊搜和为丸,如梧子大。每服五十丸,温酒或盐汤下,空心服。如脚膝无力,木瓜汤下,晚食前再服。

四七汤见气。　青州白丸子中风。　辰砂妙香散心痛。　山药丸腰痛。　灵砂丹呕吐。加减八味丸消瘅。

内补鹿茸丸《宝鉴》,下同　治劳伤思想,阴阳气虚,益精,止白淫[1]。

鹿茸酥炙　菟丝子酒浸,蒸焙　蒺藜炒　沙苑蒺藜　肉苁蓉　紫菀　蛇床子酒浸,蒸　黄芪　桑螵蛸　阳起石　附子炮　官桂各等分

上为细末,蜜丸如桐子大。每服三十丸,食前温酒下。

茯菟丸　治思虑太过,心肾虚损,真阳不固,溺有余沥,小便白浊,梦寐频泄。

---

〔1〕淫:原作"浮",据《四库》本改。

菟丝子酒浸,五两　石莲子去壳,二两　白茯苓去皮,三两

上[1]为细末,酒糊丸,如桐子大。每服三五十丸,空[2]心盐汤下。

金箔丸　治下焦虚,小便白淫,夜多异梦,遗泄。

原蚕蛾　破故纸炒　韭子炒　牛膝酒浸　肉苁蓉　龙骨　山茱萸　桑螵蛸　菟丝子酒浸。各等分

上为细末,蜜丸如桐子大。每服三十丸,空心温酒下。

王瓜散　治小便自利如泔色,此肾虚也。

王瓜根　桂心各一两　白石脂　菟丝子酒浸　牡蛎盐泥裹烧赤,候冷去泥。各二两

上为末,每服二钱,煎大麦汤调下,日三服,食前。

珍珠粉丸见遗精。

秘真丹　治思想无穷,所愿不协,意淫于外,作劳筋绝,发为筋痿,及为白淫,遗溲而下,故为劳弱。

羊胫炭烧红窨杀　厚朴姜制。各三两　朱砂一两

上为细末,酒煮糊和丸,如桐子大。每服五十丸,空心温酒送下。

莲实丸　治下元虚冷,小便白淫。

莲实去壳　巴戟去心　附子炮,去皮脐　补骨脂炒。各二两　山茱萸　覆盆子各一两　龙骨研,半两

上为细末,煮米糊为丸,如梧子大。每服二十丸,加至三十丸,空心盐汤下。

龙骨汤　治小便白淫,及遗泄精,无故自出。

龙骨五两,另研　牡蛎煅　官桂去粗皮　熟地黄　白茯苓去皮　人参　甘草炙。各二两

上为散,每服五钱匕,水一盏半,煎至八分,去滓,空心服。

附方

加味清心饮　治心中客热烦躁,赤浊肥脂。

---

〔1〕右:原脱,据《四库》本改。

〔2〕空:原脱,据《四库》本改。

白茯苓去皮　石莲肉各一钱半　益智仁　麦门冬去心　人参去芦　远志水浸,去心,姜汁炒　石菖蒲　车前子　白术　泽泻　甘草炙。各一钱

作一服,水二盏,灯心二十茎,煎至一盏,食前服。有热,加薄荷少许。

莲子六一汤　治心热赤浊。

石莲肉连心,六两　甘草炙,一两

为细末,每服二钱,空心用灯心煎汤调服。

香苓散《得效》　治男妇小便赤浊、诸药不效者。

五苓散　辰砂妙香散

上和匀,用天麦二门冬去心煎汤,空心调服一大钱,日三服,顿愈。

龙齿补心汤　治诸虚不足,虚热潮来,心神惊惕,睡卧不宁,小便油浊。

龙齿另研,煅　人参去芦　熟地黄洗,焙　当归酒浸,焙干　桔梗去芦　酸枣仁炒　白茯苓去皮　茯神去皮木　肉桂去皮　麦门冬去心　绵黄芪蜜炙　远志水浸,去心,姜制炒　枳壳麸炒　半夏曲　白术各一钱　甘草炙,半钱

上作一服,水二盏,生姜三片,粳米一撮,煎一盏,服无时。

瑞莲丸　治思虑伤心,便下赤浊。

白茯苓去皮　石莲肉去心,炒　龙骨生用　天门冬去心　麦门冬去心　柏子仁炒,另研　紫石英火煅,研细　远志甘草水煮,去心　当归去芦,酒浸　酸枣仁炒　龙齿各一两　乳香半两,另研

上为细末,炼蜜为丸,如梧子大。以朱砂为衣,每服七十丸,空心温酒或枣汤送下。

远志丸　治小便赤浊如神。

远志半斤,以甘草水煮,去心　茯神去木　益智仁各二两

上为细末,酒煮面糊为丸,如梧子大。每服五十丸,临卧枣汤送下。

锁精丸　治小便白浊。

破故纸炒　青盐各四两　白茯苓　五倍子各二两

上为细末，酒煮糊为丸，如梧子大。每服三十丸。空心用温酒或盐汤送下。

固精丸　治下虚胞寒，小便白浊，或如米泔，或若凝脂，腰重少力。

牡蛎煅　白茯苓去皮　桑螵蛸酒浸，炙　白石脂　韭子炒　五味子　菟丝子酒浸，焙干　龙骨各等分

上为细末，酒煮糊为丸，如梧子大。每服七十丸，空心盐汤送下。

四精丸　治白浊烦渴。

鹿茸　肉苁蓉　山药　茯苓去皮。各等分

为细末，米糊丸，桐子大。空心枣汤下三十丸。

大茴香丸　治小便白浊，出髓条。

大茴香　酸枣仁炒　破故纸炒　白术　白茯苓　左顾牡蛎砂锅内慢火煅爆为度　益智仁　人参各等分

为细末，用青盐酒糊丸，如梧子大。每服二十丸，食前用温酒或米饮下。

水陆二仙丹　治白浊

金樱子去子洗净，甑中蒸熟，用汤淋之，取汁入银铫内，慢火熬稀膏，和芡粉　芡实肉研为粉，各等分

上以前膏同酒糊为丸，如桐子大。每服三十丸，食前温酒下。一方，用乳汁丸，盐汤下。

赤脚道人龙骨丸　治白浊。

龙骨　牡蛎各半两

上研为末，入鲫鱼腹内，湿纸裹，入火内炮熟，取出去纸，将药同鱼肉搜和丸，如桐子大。每服三十丸，空心米饮送下。鲫鱼不拘大小，只着尽上件药为度。更加茯苓、远志各半两，尤佳。

地黄丸　治心肾水火不济，或因酒色，遂至已甚，谓之土淫。盖脾有虚热而肾不足，故土邪干水。先贤常言：夏则土燥而水浊，冬则土坚而水清，此其理也。医者往往峻补，其疾反甚。此方中和，水火既济，而土自坚，其流清矣。

熟地黄十两,蒸九次,曝九次 菟丝子酒浸 鹿角霜各五两 茯苓去皮 柏子仁各三两 附子炮,去皮脐,一两

上为细末,另用鹿角胶煮糊为丸,如桐子大。每服一百丸,空心用盐酒送下。

子午丸 治心肾俱虚,梦寐惊悸,体常自汗,烦闷短气,悲忧不乐,消渴引饮,漩下赤白,停凝浊甚,四肢无力,面黄肌瘦,耳鸣眼昏,头晕,恶风怯寒,并皆治之。

榧子去壳,二两 莲肉去心 枸杞子 白龙骨 川巴戟去心 破故纸炒 真琥珀另研 苦楮实去壳 白矾枯 赤茯苓去皮 白茯苓去皮 莲花须盐蒸 芡实 白牡蛎煅 文蛤各一两 朱砂一两半,另研为末

上为细末,用肉苁蓉一斤二两,酒蒸烂,研为膏和丸,如桐子大,朱砂为衣。每服五十丸,空心浓煎草薢汤下。忌劳力房事,专心服饵,渴止浊清,自有奇效。

通灵散 治心气不足,小便滑,赤白二浊。

益智仁 白茯苓 白术各等分

上为细末,每服二钱,不拘时用白汤或温酒调服。

治[1]虚惫便浊,滴地成霜方

莲肉去心 干藕节 龙骨 远志各一两 白矾枯 灵砂各二钱半

上为细末,糯米糊为丸,梧子大。每服十五丸,食前白汤下。

小温金散 治心肾虚热,小便赤白淋沥,或不时自汗等证。

人参 莲肉去心 巴戟肉 益智仁 黄芪蜜炙 草薢酒浸,炒 麦门冬去心 赤茯苓去皮 甘草炙。各一钱

上用灯心十茎,枣一枚,水煎服。

前 阴 诸 疾

阴缩

附子理中汤中寒。 承气汤大便不通。

---

〔1〕治:原脱,据修敬堂本补。

正阳散　治阴缩囊缩,大小便俱通,地道不塞,不渴不饮,邪不在里,宜温之。灸之则里[1]外相接,以复阳气。

附子炮,去皮脐　皂角酥炙,去皮弦。各一两　干姜炒　甘草炙。各二钱半　麝香一钱,研极细

上为细末,每服二钱,水一盏,煎五分,不拘时,和滓温服。

阴纵

小柴胡汤往来寒热。　三一承气汤中风。

阴痿

八味丸　六味丸并虚劳。

固真汤东垣　正月内定此方。

升麻　柴胡　羌活各一钱　炙甘草　草龙胆炒[2]　泽泻各一钱半　知母炒　黄柏各二钱

上剉如麻豆大,水三盏,煎至一盏,稍热空腹服,以美膳压之。

柴胡胜湿汤东垣　治两外肾冷,两髀枢阴汗,前阴痿弱,阴囊湿痒臊气。

泽泻　升麻各一钱半　生甘草　黄柏酒制。各二钱　草龙胆　当归梢　羌活　柴胡　麻黄根　汉防己　茯苓各一钱　红花少许　五味子二十粒

上水三大盏,煎至一盏,稍热服,食前。忌酒、湿面、房事。

滋肾丸见小便闭。　风髓丹遗精。

阴汗臊臭冷痒

青娥丸腰痛。

龙胆泻肝汤　治阴部时复湿痒及臊臭。

柴胡梢　泽泻各一钱　车前子　木通各五分　当归梢　龙胆草　生地黄各三分

上㕮咀,水三大盏,煎至一盏,空心稍热服,更以美膳压之。

温肾汤东垣　二月定此方。

---

〔1〕则里:原脱,据《证治准绳·伤寒》帙之四“厥阴病·囊缩”本方补。
〔2〕草龙胆炒:原在“泽泻各一钱半”之下,据《兰室秘藏》卷下本方乙。

麻黄　柴胡梢各六分　泽泻二钱　防风根　苍术各一钱半　白术　猪苓　升麻　白茯苓　黄柏酒。各一钱

上件分作二服，每服水二大盏，煎至一盏，稍热服，食前，天晴明服之，候一时辰许方食

补肝汤 东垣

黄芪七分　人参　白茯苓　葛根各三分　甘草炙　苍术各五分　猪苓　升麻各四分　知母　柴胡　羌活　陈皮　归身　黄柏炒　防风　泽泻　曲末　连翘各二分

水二大盏，煎一盏，稍热空心食前服。忌酒、湿面。

清震汤 东垣　十二月定此方。

羌活　酒黄柏各一钱　升麻　柴胡　苍术　黄芩各五分　防风　猪苓　麻黄根各三分　藁本　甘草炙　当归身各二分　红花一分　泽泻四分

水二盏，煎一盏，临卧服。忌同前。

椒粉散 东垣

麻黄根[1]一钱　黑狗脊　蛇床子各五分　斑蝥两枚　猪苓　当归身　川椒各三分　轻粉　红花各少许　肉桂二分

上为极细末，干掺上。避风寒湿冷处坐卧。

大蒜丸　治阴汗湿痒。

上用大蒜，不以多少，煨，剥去皮烂研，同淡豆豉末搜丸，如梧子大，朱砂为衣。每服三十丸，枣子，灯心煎汤送下。

青娥丸　治同上，酒服五十丸，大效。见腰痛。

治阴汗湿痒方

炉甘石二钱半　真蛤粉一钱二分半

上为粉扑敷。

治阴汗不止方　小安肾丸，用干旧酱煎汤，入盐少许吞下。见喘。

又洗方　蛇床子酒浸炒，白矾、陈酱煎水淋洗。

---

〔1〕根：原脱，据《兰室秘藏》卷下本方补。

阴肿痛

蟠葱散《和剂》　治男子妇人脾胃虚冷,攻筑心腹,胁肋刺痛,胸膈痞闷,背膊连项拘急疼痛,不思饮食,时或呕逆,霍乱转筋,腹冷泄泻,膀胱气刺,小肠及外肾肿痛。及治妇人血气攻刺,癥瘕块硬,带下赤白,或发寒热,胎前产后恶血不止,脐腹疼痛,一切虚冷。

延胡索三两　苍术米[1]泔浸一宿,去皮　甘草爁。各半斤　茯苓白者,去皮　蓬术　三棱煨　青皮去白。各六两　丁皮　缩砂仁　槟榔各四两　肉桂去粗皮　干姜炮。各二两

上捣罗为末,每服二钱,水一盏,连根葱白一茎,煎七分,空心食前稍热服。

五苓散消瘅。　六君子汤　四物汤并虚劳。

治阴忽疼痛

桃仁汤浸,去皮尖双仁,麸炒微黄　苦楝子　茴香子　没药各一两

上为细末,每服二钱,食前热酒调服。

治蚯蚓吹肾囊肿方　用盐汤洗之,又以炒盐包熨痛处。

阴吹

猪膏发煎仲景

猪膏半斤　乱发鸡子大,三枚

上二味,和膏中煎之,发消药成。分再服,病从小便出。

蝉蜕散　治胕囊肿,小儿坐地为蚓或蚁吹着。蝉蜕半两

上用水一碗,煎汤洗,再温再洗。仍与五苓散加灯心煎服。

疝

治外束之寒

丁香楝实丸东垣　治男子七疝,痛不可忍,妇人瘕聚带下。

当归去芦　附子炮,去皮脐　川楝子　茴香炒。各一两

上四味,剉碎,以好酒三升同煮,酒尽焙干,作细末,每药末一两,再入下项药:

----

〔1〕米:原脱,据《局方》卷三本方补。

丁香　木香各五分,作二钱　全蝎十三个　玄胡索五钱,一作一两

上四味,同为细末,入前项当归等末拌匀,酒糊丸,如桐子大。每服三十丸至百丸,空心食前温酒送下。一方无当归、木香,名苦楝丸。

沉香桂附丸《宝鉴》　治中气虚弱,脾胃虚寒,饮食不美,气不调和,退阴助阳,除脏腑积冷,心腹疼痛,胁肋膨胀,腹中雷鸣,面色不泽,手足厥逆,便利无度。又治下焦阳虚,及疗七疝,痛引小腹不可忍,腰屈不能伸,喜热熨稍缓。

沉香　附子炮,去皮脐　川乌炮,去皮脐　干姜炮　良姜炒　官桂　吴茱萸汤浸去苦　茴香炒。各一两

上研为末,醋煮面糊为丸,如桐子大。每服五十丸至七八十丸,食前米饮下,日二。忌生冷。

丁香疝气丸东垣　治肾疝。

当归　茴香各一两　玄胡索　甘草梢各五钱　麻黄根节　丁香　川乌　肉桂　防己各二钱半　羌活七钱半　全蝎三十个

上为细末,酒糊丸,如豌豆大。每服五十丸,淡盐汤、温酒送下,须空心宿食消尽服之。

当归四逆汤《宝鉴》

当归梢七分　附子炒　官桂　茴香炒　柴胡各五分　芍药四分　玄胡索　川楝子　茯苓各三分　泽泻二分

上研为粗末,都作一服,水煎,空心服。

天台乌药散东垣

天台乌药　木香　茴香炒　青皮去白　良姜炒。各五钱　槟榔剉,二枚　川楝子十个　巴豆十四枚

上八味,先以巴豆打碎,同楝实用麸炒,候黑色,去巴豆、麸俱不用,外为细末,每服一钱,温酒调下,痛甚者,炒生姜热酒下。

川苦楝散东垣

木香　川楝子剉细,用巴豆十粒打破,一处炒黄,去巴豆　茴香盐一匙,炒黄去盐。各一两

上为细末,每服二钱,空心食前温酒调下。

木香楝子散《易简》　治小肠疝气,膀胱偏坠,久药不效者,服

此神效。

川楝子三十个,巴豆二十枚,同炒黄赤色,去巴豆不用　草薢半两　石菖蒲一两,炒　青木香一两,炒　荔枝核二十枚,炒

上研为细末,每服二钱,入麝香少许,空心炒茴香盐酒调下。

乌头桂枝汤仲景

乌头

上一味,以蜜二斤,煎减半,去滓,以桂枝汤五合解之,得一升后,初服二合不知,即服三合,又不知,复加至五合。其知者如醉状,得吐者为中病。桂枝汤方见伤湿。

乌头煎仲景

乌头大者五枚,熬,去皮,不㕮咀

上以水三升,煮取一升,去滓,纳蜜二升,煎令水气尽,取二升,强人服七合,弱人服五合,不瘥,明日更服[1]。不可日再服。

葫芦巴丸《和剂》　治小肠疝气,偏坠阴肿,小腹有形如卵,上下来去,痛不可忍,或绞结绕脐攻刺,呕吐闷乱。

葫芦巴炒,一斤　茴香盐炒,十二两　吴茱萸洗,炒,十两　川楝子去核,炒,一斤二两　巴戟去心,炒　川乌炮,去皮。各六两

上为末,酒糊丸,如桐子大。每服十五丸至二十丸,空心温酒下。小儿五丸,茴香汤下,食前。一方,有黑牵牛。

治内郁之湿热

加味通心散《得效》　治肾与膀胱实热,小肠气痛,小腑不通。

瞿麦穗　木通去皮节　栀子去壳　黄芩　连翘　甘草　枳壳去穰　川楝子去核,各等分

上剉散,每服五钱,水一盏半,灯心二十茎,车前草五茎同煎,空心温服。

八正散　治肾气实热,脉洪数,小腹、外肾、肛门俱热,大小便不利作痛。每服四钱,灯心二十茎,枳壳半斤去瓤煎,食前温服。热盛加淡竹叶二十皮。方见小便不通。

---

〔1〕明日更服:此下原衍"又",据《金匮要略》卷上本方删。

加减柴苓汤　治诸疝。此和肝肾，顺气消疝治湿之剂。

柴胡　甘草　半夏　茯苓　白术　泽泻　猪苓　山栀炒　山楂　荔枝核各等分

上咀片，水二盅，姜三片，煎至八分，空心服。

寒热兼施

蒺藜汤《宝鉴》　治阴疝牵引小腹痛，诸厥疝即阴疝也，房欲劳痛不可忍者。

蒺藜炒，去尖　附子炮，去皮脐　山栀仁各等分

上为末，每服三钱，水一盏半，煎至七分，食前温服。

丹溪方

橘核　桃仁　栀子　吴茱萸　川乌各等分

上研，水煎服。

治疝作急痛

苍术　香附子俱盐炒　茴香炒，为佐　黄柏酒炒，为君　青皮　玄胡索　益智　桃仁为臣　附子盐水炒　甘草为使

上研末，作汤服后，一痛过，更不再作矣。

仓卒散　治寒疝入腹，心腹卒痛，及小肠膀胱气疠刺，脾肾气攻，挛急极痛不可忍，屈伸不能，腹中冷重如石，白汗出。

山栀子四十九个，烧半过　附子一枚，炮

上剉散，每服二钱，水一盏，酒半盏，煎七分，入盐一捻，温服即愈。暑证，香薷散加瞿麦、木通，每服四钱，盐少许，煎服。

补

当归生姜羊肉汤　治寒疝腹中痛，及胁痛里急者。

当归三两　生姜五两　羊肉一斤

水八升，煮取三升，温服七合，日三服。若寒多者，加生姜成一斤[1]。痛多而呕者，加陈皮二两，白术一两。加生姜[2]者，亦加水五升，煮取三升二合服之。

---

〔1〕成一斤：原作"十片"，据《金匮要略》卷上本方改。

〔2〕加生姜：此下原衍"等"，据《金匮要略》卷上本方改。

补肾汤 治寒疝入腹,小肠疼痛,时复泄泻,胸膈痞塞。

沉香五分 人参 茯苓 附子炮,去皮脐 黄芪 白术 木瓜各一钱半 羌活 芎䓖 紫苏 炙甘草各一钱

上作一服,水二盏,姜三片,红枣一枚,煎一盏,食前服。呕吐加半夏一钱,生姜七片,煎服。

泻

敌金丸 治疝气,外肾肿胀极大,或生疮出黄水,其痛绕腹,寒热往来。

京三棱煨 蓬术煨 猪苓 白附子 萝卜子 赤芍药 黑牵牛 川楝子 山茵陈 青木香 陈橘皮 五灵脂 海藻酒浸,焙 穿山甲灰火煨焦 姜黄 小茴香 海浮石米醋浸,煅红醋淬,再煅再淬,黑色为度,各一两 青皮去白,二两,一两生用,一两剉,以斑蝥五十枚,去头足翅同炒黄色,去斑蝥 香附子净三两,一两生用,一两以巴豆五十粒去壳同炒色焦,去巴豆不用 泽泻一两半 南木香半两 丁香二钱半

上为细末,酒煮面糊为丸,如梧子大。每服二十丸,用温酒下。此药能泄,斟酌用之。

腰子散 治肾气作痛。

黑牵牛炒熟 白牵牛炒熟,等分

为细末,每用三钱,猪腰子一对,薄切开,缝入川椒五十粒,茴香一百粒,以牵牛末遍掺入腰子中,线扎,湿纸数重裹,煨香熟,出火气。灯后空心嚼吃,好酒送下。少顷就枕,天明取下恶物即愈。

治肾气疼痛方 丈夫肾气,妇人血气疼痛,不可胜忍,面青唇黑,几于不救。丈夫则攻击脏腑,腰背拳曲,妇人则腹中成块,结为癥瘕,骤然疼痛,便至危困,经年累月,痛无暂停者,并宜服之。

当归 芍药各一两 没药 麒麟竭 蓬术 玄胡索 三棱 牵牛醋煮焙干 木香各半两 芫花四两 狼毒半两捶碎,同芫花于瓦器内醋炒黄色

上先修制芫花、狼毒,乳钵内研如泥,又将麒麟竭等亦作一处,研如飞尘,余药又作一处为细末,方将芫花、狼毒、麒麟竭、没药等末相和匀,更研千遍。每服一钱半,气痛时葱酒调下,和滓吃。不可饱

食后吃。若大腑秘热，出后不通，唇皮焦黑，口中涎溢，吃药一服效。

肝气

木香汤　治寒疝攻注，胸胁满痛，汗出。

木香七钱半　槟榔　细辛去苗　赤茯苓去皮　人参去芦　芍药　当归切，焙　官桂去粗皮　前胡去芦　青皮去白，焙。各一两

上剉，每服三钱，水一盏，煎七分，去滓服，无时。

小肠气

喝起丸　治小肠气及腰痛。

杜仲酥炙去丝　葫芦巴芝麻炒　破故纸炒　小茴香盐水浸一宿　草薢各一两　胡桃肉一两[1]汤浸，去皮，研泥

上为细末，入胡桃肉和匀，丸如桐子大。每服三十丸或五十丸，空心盐酒或盐汤下。

夺命丹　治远年近日小肠疝气，偏坠搐痛，脐下胀痛，以致闷乱，及外肾肿硬，日渐滋长，阴间湿痒，抓之成疮。

吴茱萸一斤，去枝梗净，四两酒浸，四两盐汤浸，四两醋浸，四两童便浸，各浸一宿，焙干　泽泻二两，去灰土，切作片，去粗皮，酒浸一夜

上为细末，酒糊丸，如桐子大。每服五十丸，食前盐酒或盐汤送下。

救痛散　治小肠疝气，筑心疼痛不可忍。

肉豆蔻面裹煨　木香煨。各半两　荆三棱煨　马蔺花醋炒　金铃子去核　茴香炒。各一两

为细末，每服一大钱，痛时热酒调服，立效。

膀胱气

五苓散加川楝子一分，治疝气卒痛，小便涩。方见消瘅。

《澹寮》云：治疝气发作，痛不可忍，真料五苓散一帖，连根葱白一寸，灯心七茎，煎汤吞下青木香丸五十粒，即效。又法，以青木香丸二百粒，斑蝥七枚，去头翅，为粗末，瓦铫以文武火同炒令药微香，用瓷碟盖之，放冷处，去斑蝥，取丸子分二服，空心茴香酒吞下，累效。

---

〔1〕一两：原脱，据《重订瑞竹堂经验方·小肠疝气门》本方补。

硇砂丸《本事》

木香　沉香　巴豆肉各一两　青皮二两　铜青半两,研　硇砂一分[1],研

上二香及青皮三味,同巴豆慢火炒令紫色,去巴豆,为细末,入青、硇[2]二味,同研匀,蒸饼和,丸如桐子大。每服七丸至十丸,盐汤下,日二三服,空心食前。

加味通心饮见前。

《济生》 葵子汤　治膀胱实[3]热,腹胀,小便不通,口舌干燥。

赤茯苓　猪苓　葵子　枳实　瞿麦　车前子　木通　黄芩　滑石　甘草各等分

每服五钱,入姜煎,空心服。

葱白散　治一切冷气不和,及本脏膀胱发气,攻刺疼痛,及治妇人产后腹痛,或血刺痛,及治脏腑宿冷,百节倦痛怯弱,伤劳滞癖,久服尽除,但妇人一切疾病宜服。

川芎　当归　枳壳去穰,麸炒　厚朴姜汁制炒　青皮　官桂去粗皮　干姜炮　川楝子炒　茴香炒　神曲炒　麦蘖炒　干地黄　三棱煨　人参　茯苓　芍药　蓬术醋浸,焙　木香炮。各一两

上为末　每服三钱,水一盏,葱白二寸,煎七分,入盐少许热服。如大便秘涩加大黄煎,大便溏利加诃子煎,食前服。

茴香散　治膀胱气痛。

茴香　蓬术　京三棱　金铃子肉各一两　炙甘草半两

上为细末,每服二钱,热酒调服。每发痛甚连日,只二三服立定。

治奔豚气

穿山甲麸炒　破故纸麸炒　香附去毛。各半两　土狗十枚,去头尾,瓦上焙干　海藻焙　茴香　木香各一两　黑牵牛头末四两　全蝎十五枚,去毒　吴茱萸一两半

---

〔1〕分:原作"钱",据《本事方》卷三本方改。

〔2〕青、硇:原作"硇砂",据《本事方》卷三本方改。

〔3〕实:原作"湿",据《重订严氏济生方·五脏门》本方改。

为末,用大萝卜一枚,剜去心肉,装入茱萸,以糯米一碗同萝卜煮,饭烂为度,出茱萸晒干,同诸药为末,次将萝卜细切,入米饭捣丸,如桐子大。每服二十丸,加至三十丸,食前盐酒送下。

心疝

木香散　治心疝,小腹痛闷不已。

木香　陈皮　良姜　干姜　诃子去核　枳实各一钱半　草豆蔻　黑牵牛　川芎各一钱

水二盅,煎至一盅,食前服。或为细末,每服二钱,白汤调服。

广茂煮散　治心疝心痛,肢体虚冷。

蓬莪术煨　槟榔生剉　官桂去皮　附子炮,去皮脐　甘草炙。各半两　芎䓖　白术各七钱半

上剉碎,每服二钱,水一盏,煎七分,温服,无时。

癞疝

海蛤丸洁古

海蛤烧,醋淬三[1]次　当归　海金沙　腻粉　硇砂各一钱　海藻　粉霜各五分　水蛭二十一条,炒　青黛　滑石　乳香各一钱　朱砂二钱,另研　地胆二十一个,去翅[2]足

为细末,盐煮面糊为丸,如小豆大,朱砂为衣。每服十丸,灯心汤空心服,小便下冷[3]脓恶物乃效,却以黄连、紫河车、板蓝根各二钱煎汤漱口,以固牙齿。或去板蓝根,加贯众。

荔核散　治疝气,阴核肿大,痛不可忍。

荔枝核十四枚,烧灰存性,用新者　八角茴香炒　沉香　木香　青盐　食盐各一钱　川楝肉　小茴香各二钱

上为细末,每服三钱,空心热酒调服。

三层茴香丸　治肾与膀胱俱虚,为邪气搏结,遂成寒疝,伏留不散,脐腹疼痛,阴核偏大,肤囊壅肿,重坠滋长,有妨行步,瘙痒不

---

〔1〕三:原作"七",据《济生拔粹·洁古家珍》本方改。

〔2〕地胆二十一个去翅:原作"地龙二十一条去头足",据《济生拔粹·洁古家珍》本方改。

〔3〕冷:原作"令",据修敬堂本改。

止,时出黄水,浸成疮疡,或长怪肉,屡治不痊,以致肾经闭结,阴阳不通,外肾肿胀,冷硬如石,渐大,皆由频服热药内攻,或因兜取,以致如此。用药温导阳气,渐退寒邪,补虚消疝,暖养肾经,能使复元。一应小肠气寒疝之疾,久新不过三料。

第一料

舶上茴香用盐半两,同炒焦黄,和盐秤　川楝子炮,去核　沙参洗,剉　木香各一两

上为细末,水煮米糊为丸,如桐子大。每服二十丸,空心用温酒或盐汤下,日三服。小病一料可安,才尽便可用第二料。

第二料药加:

荜拨一两　槟榔半两

上共前药六味重五两半,为末,依前糊丸。丸数汤使亦如前。若病未愈,服第三料。

第三料药加:

白茯苓四两,紧实者,去黑皮　黑附子炮,去皮脐秤,半两,或加作一两

上通前八味,重十两,并依前糊丸汤使,丸数加至三十丸。小肠气发频及三十年者,寒疝气如栲栳大者,皆可消散,神效。

宣胞丸　治外肾肿痛。

黑牵牛半生半熟,取头末一两　川木通一两,炒　青木香一两,斑蝥七枚同炒香,用斑蝥五枚

上为细末,酒糊为丸,如桐子大。每服三十丸,温酒、盐汤任下。

地黄膏子丸海藏　治男子妇人脐下奔豚气块,小腹疼痛,卵痛即控睾相似,渐成肿,阴阴痛,上冲心腹不可忍者。

血竭　沉香　木香　广茂炮　玄胡索　人参　蛤蚧　当归　川芎　川楝子麸炒　续断　白术　全蝎　茴香炒　柴胡　吴茱萸　没药以上分两不定,随证加减用之

气多加青皮,血多加肉桂。

上为细末,地黄膏子丸,如桐子大。空心温酒下二十丸,日加一丸,至三十丸。

安息香丸《易简》　治阴气下坠痛胀,卵核肿大,坚硬如石,痛

不可忍。

玄胡索炒　海藻洗　昆布洗　青皮去白　茴香炒　川楝子去核　马蔺花各一两半　木香半两,不见火　大戟酒浸三宿,切片焙干,三钱半

上为细末,另将硇砂、真阿魏、真安息香三味各二钱半,用酒一盏,醋一盏,将上三味淘去砂土,再用酒、醋合一盏熬成膏,入麝香一钱,没药二钱半,俱各另研细,入前药一同和丸,如绿豆大。每服十九至十五丸,空心用绵子灰调酒下。

念珠丸《本事》　治膀胱疝气,外肾肿痛不可忍。

乳香　硇砂飞。各三钱　黄蜡一两

上二味,同研匀,熔蜡和丸,分作一百八丸,以线穿之,露一宿,次日用蛤粉为衣。旋取一粒[1]用乳香汤下。

秘传茱萸内消丸　治肾虚为邪所袭,留伏作痛,阴癫偏大,或生疮出黄水。

吴茱萸半酒半醋浸一宿,焙干　山茱萸蒸,去核　马蔺花醋浸,焙　黑牵牛炒,取头末　延胡索略炒　川楝子蒸,去皮核　舶上茴香盐炒　海藻洗去咸,焙　橘皮　青皮去白　官桂各一两　桃仁去皮,炒　白蒺藜炒,杵去刺　木香各半两

为细末,酒煮稀糊为丸,如桐子大。每服四十丸,食前温酒、盐汤任下。

《济生》橘核丸　治四种癫病,卵核肿胀,偏有小大,或坚硬如石,痛引脐腹,甚则肤囊肿胀成疮,时出黄水,或成痈溃烂。

橘核炒　海藻　昆布　海带各洗　川楝肉炒　桃仁麸炒。各一两　制厚朴　木通　枳实麸炒　延胡索炒　桂心　木香各半两

为细末,酒糊丸,如梧子大。每服七十丸,空心盐酒、盐汤任[2]下。虚寒甚者,加炮川乌一两。坚胀久不消者,加硇砂二钱,醋煮旋入。

---

〔1〕取一粒:原脱,据《本事方》卷三本方补。
〔2〕任:原脱,据《济生方》卷三本方补。

昆布丸　治阴疝肿大偏坠。

昆布　海藻各洗去咸,炙　芜荑仁炒　蒺藜子炒,去角　槟榔剉。各一两半　枳壳去瓤,麸炒　大麻仁研。各二两　诃梨勒炒,去核　黄芪　木香各七钱五分　陈皮去白,炒　桃仁去皮尖,炒,研　菟丝子酒浸一宿,另研。各一两

上为细末,研匀,炼蜜和丸,如梧桐子大。每服三十丸,空心用温酒或盐汤送下。

雄黄洗方　治阴疝肿痛不能忍,及阴肿大如斗核痛者。

雄黄研　甘草各一两　白矾研,二两

上为细末,每用药一两,热汤五升,通手洗肿处,良久再暖洗至冷[1],候汗出瘥。

香附散　治癫疝胀及小肠气。

上用香附,不拘多少,为末。每用酒一盏,入海藻一钱,煎至半盏,先捞海藻细嚼,用煎酒调香附末二钱服。一方,以海藻为末,用热酒调尤妙,甚者灌之。一方,热酒下荆芥末。

三白散大小便不通。　保和丸伤食。

海藻丸　治偏坠小肠气效。

海藻　海带各一两　斑蝥二十八枚,去足翅　巴豆二十八个,去壳,完全者

上斑蝥、巴豆二味同装生绢袋中,用好醋一碗,以瓦铫盛,四味同煮,将干,去斑蝥、巴豆不用,只将海带二味细研为末,以淡豆豉一百粒,以煮药余醋略浸,蒸研[2]为膏,和药末为丸,如梧子大。每服用麝香少许,朱砂三钱,乳钵细研至无声,却入麝香再研匀为衣,日干,以新瓦瓶收之。每初服七粒,再服十粒,三服十五粒,若未愈再进三两服,皆用十五粒,仍用盐炒茴香细嚼,酒吞下,空心服。忌鸭子并鲊酱动气等物。久病三五服效。此药贵新合效速,若合下稍久,多服为佳。

----

〔1〕冷:原作"今",据虞衙本改。
〔2〕研:原作"饼",据《世医得效方》卷三本方改。

狐疝

蜘蛛散

蜘蛛十四枚,熬焦[1]　桂半两[2],要入厥阴,取其肉厚者。

上为散,每服一钱,蜜丸亦可。

雷公云:蜘蛛[3],凡使勿用五色者,兼大身上有刺毛者,并薄小者。须用屋西南有网,身小尻大,腹内有苍黄脓者真也。凡用去头足了,研如膏投药中,此余之法,若仲景炒焦用,全无功矣。

一方,治水癫偏大,上下不定,疼痛不止。牡蛎不拘多少,盐泥固济,炭三斤,煅令火尽冷,取二两,干姜一两,焙,为细末,二味和匀,冷水调得所,涂病处,小便大利即愈。

通治

五积散中寒。　青木香丸见气。　参苏饮发热。　异功散即五积散。

川楝子丸　治疝气,一切下部之疾悉皆治之,肿痛缩小,虽多年,服此药永去根本。

川楝子净肉一斤,分四处,四两用麸一合,斑蝥四十九个,同炒麸黄色,去麸斑蝥不用。四两用麸一合,巴豆四十九粒,同炒麸黄色,去麸巴豆不用。四两用麸一合,巴戟一两,同炒麸黄色,去麸巴戟不用。四两用盐一两,茴香一合,同炒黄色,去盐及茴香不用　木香一两,不见火　破故纸一两,炒香为度

上为末,酒糊丸,如梧子大。每服五十丸,盐汤下,甚者日进三两服,空心食前。

木香导气丸　治男子小肠气肚疼,一切气积,以补下元虚冷,脾胃不和,并宜服之,有效。

木香　乳香　川楝子去核　八角茴香　丁香　香附子　破故纸　葫芦巴　荆三棱　甘草各一两　杜仲半两,炒去丝

上为细末,酒糊为丸,梧桐子大。每服三十丸,加至五十丸,用

---

〔1〕熬焦:原作"焦炒",据《金匮要略》卷中本方改。

〔2〕两:原作"钱",据《金匮要略》卷中本方改。

〔3〕蜘蛛:原脱,据文义补。

温酒或盐汤空心送下,日进三服。

立效散　治疝因食积作痛。

山楂一钱五分,醋炒　青皮一钱二分,醋炒　小茴香盐水炒　枳实麸炒　苍术米泔浸一宿,炒　香附　吴茱萸　山栀炒黑　川楝肉各一钱

水二盅,姜三片,煎八分,食前服。

桃仁当归汤　治疝因瘀血作痛。

桃仁去皮尖,二钱　当归尾酒洗　玄胡索各一钱半　川芎　生地黄　赤芍药炒　吴茱萸　青皮醋炒。各一钱　牡丹皮八分

水二盅,姜三片,煎八分,食前服。

交　肠

五苓散见消瘅。　木香调气散见气。　黄连阿胶丸滞下。　四物汤虚劳。

肠　鸣

升阳除湿汤泄泻。　二陈汤痰饮。

〔河间〕**葶苈丸**　治涌水,疾行则腹鸣,如囊裹水浆之声。

葶苈隔纸炒　泽泻　椒目　杏仁　桑白皮　猪苓去黑皮。各五钱

上为末,炼蜜丸,如桐子大。每服二十丸,葱白汤下,以利为度。

脱　肛

凉血清肠散

生地黄　当归　芍药各一钱二分　防风　升麻　荆芥各一钱　黄芩炒　黄连　香附炒　川芎　甘草各五分

上水煎服。

参术实脾汤

白术黄土炒,二钱　人参二钱　肉果面裹煨,一钱半　白茯苓　白芍药炒　陈皮各一钱　附子炮,八分　甘草炙,七分

用水二盅,生姜三片,枣二枚,煎一盅服。下陷加升麻。

十全大补汤见虚劳。

参术芎归汤　治泻痢,产育气虚脱肛,脉濡而弦者。

人参　白术　川芎　当归　升麻　白茯苓　山药　黄芪酒炒　白芍药炒。各一钱　炙甘草五分

上生姜水煎服

诃子人参汤　治证同前。

诃子煨,去核　人参　白茯苓　白术　炙甘草　莲肉　升麻　柴胡各等分

上水加生姜煎服。

缩砂散　治大肠虚而挟热,脱肛红肿。

缩砂仁　黄连　木贼各等分

上为细末,每服二钱,空心米饮调下。

槐花散

槐花　槐角炒香黄。各等分

上为末,用羊血蘸药,炙热食之,以酒送下。

薄荷散　治阳证脱肛。

薄荷　骨碎补　金樱根　甘草

上水煎,入酒一匙,空心服。

猬皮散　治肛门脱出不收。

猬皮一张,罐内烧存性　磁石半两,火煅醋淬七次　桂心三钱　鳖头一枚,慢火炙焦黄

上为细末,每服三钱,食前米饮调下。

香荆散

香附　荆芥穗各半两　缩砂二钱半

上为细末,每服三钱,食前白汤下。

收肠养血和气丸　治脱肛,日久肠虚,大肠不时脱。

白术炒　当归　白芍药炒　川芎　槐角炒　山药　莲肉各一两　人参七钱　龙骨煅　五倍子炒　赤石脂各五钱

上末之,米糊丸,如梧桐子大。每服七十丸,米饮送下。

龙骨散　治大肠虚,肛门脱出。

龙骨　诃子各二钱半　没石子二枚　粟壳　赤石脂各二钱

上末之,每服一钱,米饮调下。

涩肠散 治久痢大肠脱。

诃子 赤石脂 龙骨各等分

上末之,腊茶少许和药掺肠头上,绢帛揉入。又以鳖头骨煅,少入枯矾为末,入药同上。

蟠龙散 治阳证脱肛。

地龙一两 风化硝二两

上末之,用一二钱,肛门湿则干涂,燥则清油调涂,先以见毒消、荆芥、生葱煮水,候温洗,轻轻拭干,然后敷药。

伏龙肝散 治阴证脱肛。

伏龙肝一两 鳖头骨五钱 百药煎二钱半

上末之,每用一二钱,浓煎紫苏汤,候温洗,和清油调涂,并如前法。

磁石散

磁石半两,火煅醋淬七次

上为末,每服一钱,空心米饮调下。

痔

秦艽白术丸东垣 治痔并漏有脓血,大便燥硬,作痛不可忍。

秦艽去芦 桃仁去皮尖,另研 皂角仁去皮,烧存性。各一两 当归梢酒洗 泽泻 枳实麸炒黄 白术各五钱 地榆三钱

上为细末,和桃仁泥研匀,煎熟汤打面糊为丸,如芡实大,令药光滑,焙干。

每用五七十丸,空心服,少时以美膳压之。忌生冷硬物冷水菜之类,并湿面及五辛辣热大料物,犯之则药无验矣。

秦艽苍术汤东垣

秦艽去苗 桃仁去皮尖,另研 皂角仁烧存性,末 苍术制。各一钱半 防风 黄柏酒洗,五分。若大肠头沉重者,湿胜也,更加之。如天气大热,或病人燥热喜冷,以意加之。 当归梢酒洗 泽泻各一钱 梭身槟榔五分,末 大黄少许。虽大便过涩,亦不宜多用。

上除槟榔、桃仁、皂角仁三味外，余药㕮咀如麻豆大，都作一服，水三盏，煎至一盏二分，去滓，入槟榔等三味，再上火煎至一盏，空心候宿食消尽热服之，待少时以美膳压之，不犯胃也。服药日忌生冷、硬物、冷菜之类，及酒、湿面、大料物、干姜之类，犯之其药无效。如有白脓，加白葵花五朵去萼，青皮半钱，不去白，入正药中同煎。又用木香三分，为细末，同槟榔等三味，再上火同煎，依上法服饵。古人治此疾，多以岁月除之，此药一服立愈，若病大者，再服而愈。

红花桃仁汤东垣

黄柏　生地黄各一钱半　猪苓　泽泻　苍术　当归梢　汉防己　防风各一钱　麻黄　红花　桃仁各半钱

水三盏，煎一盏，稍热食前服。

秦艽当归汤东垣

大黄煨，四钱　秦艽　枳实各一钱　泽泻　当归梢　皂角仁　白术各五分　桃仁二十枚　红花少许

水三盏，煎一盏，食前稍热服。

当归郁李仁汤东垣

郁李仁　皂角仁各一钱　枳实七分　秦艽　麻仁各一钱半　当归尾　生地黄　苍术各五分　大黄煨　泽泻各三分

上除皂角仁别为末外，余药用水三盏，煎一盏，去渣，入皂角仁末，空心食前服。

秦艽羌活汤东垣

羌活一钱二分　秦艽　黄芪各一钱　防风七分　升麻　炙甘草　麻黄　柴胡各五分　藁本三分　细辛　红花各少许

水二盏，煎至一盏，空心服。

七圣丸　治大肠痛不可忍。见大便不通。

搜风顺气丸　治痔漏，风热秘结。

车前子一两五钱　大麻子微炒　大黄五钱，半生半熟　牛膝酒浸　郁李仁　菟丝子酒浸　枳壳　山药各二钱

上为末，炼蜜丸，如桐子大。每服三十丸，温汤下。

秦艽防风汤　治痔漏，每日大便时发疼痛，如无疼痛者，非痔

漏也,此药主之。

秦艽　防风　当归身　白术各一钱五分　炙甘草　泽泻各六分　黄柏五分　大黄煨　橘皮各三分　柴胡　升麻各二分　桃仁三十个　红花少许

水三盏,煎一盏,稍热空心服。

牝痔

乳香散

乳香　猪牙皂角　鲮鲤甲[1]各二两　箬叶去头粗梗,剉,四两　蛇蜕一条,头尾俱全者　黄牛角尖长二寸者一对,剉

上入砂罐内,盖口,盐泥固济晒干　用炭十斤煅　候碧焰出,去火放冷,取出研细。每服二钱匕,以胡桃肉一枚,细研拌药,空心酒调下。

猪蹄灰丸

猪悬蹄甲烧存性,研,一两　水银三大豆许

上先取水银,用蒸枣肉二枚研匀,次入猪蹄灰和为丸,如芡实大。先以盐汤洗下部,内一丸,夜卧再用,以瘥为度。

牝痔

槟榔散　治风气稽留下部,结成牝痔,生疮下血,肿痛。

槟榔剉,炒　泽泻酒浸　瞿麦　甜葶苈隔纸炒　防己　藁本去苗土　陈皮去白,炒　郁李仁同陈皮炒　滑石各半两　芫花醋拌炒黄　木香各一两　干漆炒烟尽,一钱二分半

上为细末,每服二钱,不拘时,温酒调下,日三。

樗藤散　治痔下血不止,生疮肿痛。

樗藤子取仁　龟甲醋炙　黄芪　槐子炒　川大黄炒　蛇蜕烧灰。各一两　藁本　桂心各半两　当归剉,炒　蜂房炙。各七钱半　猪后悬蹄甲七枚,炙焦黄

上为细末,每服二钱,食前米饮下。

麝香散　治牝痔及一切内外痔,疼痛不可忍。用新黄大瓜蒌一

---

〔1〕鲮鲤甲:即穿山甲。

枚,以刀开下顶子,不去瓤,选不蛀皂角子填满,以开下顶盖合,别用纸筋泥固济,约三指厚,以炭火簇合烧令红,放一地坑内出火毒,一宿取出,入麝香末一钱,研令极细,以瓷盒盛,每服一钱匕,米饮调下。

酒痔

赤小豆散

赤小豆炒熟　生地黄　黄芪各一两　赤芍药　白敛　桂心各半两　当归微炒　黄芩各七钱半

上为细末,每服二钱,食前槐子煎汤调下。

干葛汤

干葛　枳壳炒　半夏姜制　生地黄　茯苓　杏仁各一钱半　黄芩　甘草炙。各五分

水二盏,黑豆一百粒,姜五片,白梅一个,同煎至一盏,食前服。

气痔

橘皮汤

橘皮　枳壳炒　槐花炒　川芎各一钱半　桃仁去皮,炒　木香　槟榔　紫苏茎叶　香附　甘草炙。各一钱

水二盏,姜三片,红枣二枚,煎一盏,食前服。

威灵仙丸　治气痔,大便涩。

威灵仙去土　乳香另研　枳壳麸炒。各一两

上为细末,以粟米饭和为丸,如桐子大。每服十五丸,食前米饮送下,日三服。

熏熨方　治气痔脱肛。

枳壳麸炒　防风各一两,去火　白矾枯,二钱五分,另研

上㕮咀拌匀,水三碗,煎至二碗,乘热熏之,仍以软帛蘸汤熨之,通手即淋洗。

血痔

地榆散　椿皮丸　猪脏丸俱下血。

肠痔

皂角煎丸　治内痔,肠头里面生核,寒热往来。

满尺皂角三挺,去弦核,醋炙　白矾煅　刺猬皮炙黄　薏苡仁　白

芷各一两　桃仁去皮,炒　甜葶苈炒　川芎　桔梗各半两　猪后蹄垂甲十枚,烧存性

上为细末,蜜丸如桐子大。每服五十丸,空心桑白皮煎汤下。

治肠痔,**鳖甲丸**

鳖甲　刺猬皮炙焦黑　穿山甲炙焦　白矾枯　附子　猪牙皂角各半两,炙焦,存性二分

上为细末,研匀,蒸饼丸,桐子大。米饮下二十丸,食前日三服。

又方

槐花炒　白矾枯。各一两　附子五钱

上为细末,研匀,蒸饼丸,如桐子大。每服二十丸,米饮下,食前,日三服。

脉痔

猬皮丸　治诸痔出血,里急疼痛。

猬皮一两,炙焦　槐花微炒　艾叶炒黄　白芍药　枳壳炒　地榆　川芎　当归　白矾煅　黄芪　贯众各半两　头发三钱,烧存性　猪后悬蹄垂甲十枚,炙焦　盈尺皂角一挺,去弦核,醋炙黄

上为细末,蜜丸如桐子大。每服五十丸,食前米饮送下。

桑木耳散　治痔疾,肛边痒痛。

桑木耳炙　槐木耳炙　猬皮炙黄　羌活　当归炒。各一两　枳壳二两,炒

上为细末,每服二钱,食前粥饮调下。

风痔

治风痔不问有头无头,定三日安。

藜芦烧灰　天麻各五钱　皂角针去皮条,炒,二钱　干姜半两　莲子草　明矾　硫黄各一两

大苦瓜蒌一枚　麝香五分

上将瓜蒌开一孔,入矾并硫黄在内,孔如小钱大,就将元掩合定,绵纸糊却,用瓦罐子盛,坐瓶上,炭火煅令烟尽为度,候冷取出研细,同前六味药末和匀,炼蜜丸,如桐子大。每服十丸至十五丸,空心温酒下,日三服,三日效。忌油、面、腌藏牛马肉、鱼鳝、生冷、

行房、行远劳力一切等事。

痛甚

能消丸

威灵仙一名能消,去苗土,四两　卷柏去根　猬皮烧灰存性　防风去义　阿胶炙燥。各半两　糯米炒,一合

上为细末,蜜丸如梧子大。每服十丸,加至二十丸,不拘时用人参汤送下,日二服。

试虫散

臭椿皮　景天阴干,即慎火草　地骨皮各二两　马牙硝一两

上为细末,用精猪肉一大片,掺药末三钱匕在肉上,就上坐一二时,起看有虫即出,无即已。

龙脑散　治痔疮热痛。

鲫鱼一条,去肠肚,入谷精草填满,烧存性

上为末,入龙脑少许,蜜调敷之。

白金散　治久新痔痛如神。

上用海螵蛸,去粗皮,为细末,每用二三钱,生麻油调成膏,以鸡翎拂上,每日夜用之,日久自消。

烟熏方　治痔漏痛。

白鳝鱼骨　熟艾各等分

上剉碎和匀,用新盆子一个,盛药在内,用纸封盆口上,通一窍,以火烧药,候烟出窍上,坐熏之,烟尽即止。

黑玉丹　治新久肠风痔瘘,着床疼痛不可忍者,服此药不过三四次,便见功效。初得此疾,发痒或疼,谷道周回多生梗核,此是痔,如破是瘘,只下血是肠风。皆酒、色、气、风、食五事过度　即成此疾。人多以外医涂治,病在肠,自有虫,若不去根本,其病不除,此药真有奇效。

刺猬皮　槐角各三两　猪后悬蹄甲四十九枚　牛角鰓剉　乱发皂角水,洗　败棕各二两,以上六味,俱装锅内烧存性　苦楝皮一两二钱半　芝麻生　雷丸各一两　乳香五钱　麝香一钱

上为末,酒煮面糊丸,如梧子大。每服八粒,先嚼胡桃一枚,

以温酒吞下,或海藻煎酒吞下,空心食前日三服。切忌别药,不过三五日,永除根本。

地榆散 治痔疮肿痛。

地榆 黄芪 枳壳 槟榔 川芎 黄芩 槐花 赤芍药 羌活各一钱。 白蔹 蜂房炒焦 甘草炙。各半钱

上作一服,水二盏,煎至一盏,食前服。

痒

秦艽羌活汤见前。

皂刺丸 治痔漏而复痒。

皂角刺二两,烧烟尽存性 防风 槐花各七钱半 蛇床子 白矾煅 枳壳 白蒺藜炒,去刺 羌活各半两 蜂房炒焦 五倍子各二钱半

上为细末,醋调绿豆粉煮糊为丸,如梧子大。每服五十丸,食前用苦楝根煎汤送下。仍用热童便入白矾末,淋洗肛门。

蒲黄散 治痔漏。

蒲黄 血竭半两

上为细末,每用少许,贴患处。

斗门方 治痔有头如鸡冠者。用黄连末敷之,更加赤小豆末尤良。一方,用黄连,木香末敷妙。

下血不止

芎归丸 黑丸子

臭樗皮散 二矾丸[1]并下血。

槐角地榆汤 治痔漏,脉芤下血者。

地榆 槐角 白芍药炒 栀子炒焦 枳壳炒 黄芩 荆芥

上入生地黄,水煎服。

槐角枳壳汤 治痔漏下血。

槐角炒 枳壳炒 黄连 黄芩 当归 白芍药 赤茯苓 甘草 乌梅烧存性

---

[1] 二矾丸:本书第三册"下血"无二矾丸,但该篇有"神效方",方中用白矾、绿矾等,疑即此方。

上入生地黄煎服。

气滞

荆枳汤

荆芥穗　枳壳炒　槐花　紫苏茎叶　香附　甘草炙。各等分

上为细末，每服二钱，空心米饮调下。

血瘀

逐瘀汤　通利大小便肠，取下恶物。

川芎　白芷　赤芍药　干地黄　枳壳　阿胶　茯苓　五灵脂　蓬术　茯神　木通　甘草生。各一钱　桃仁去皮尖，炒　大黄各一钱半

上作二服，用水二盅，生姜三片，蜜三匙，同煎，食前服，以利为度。

血虚

黑地黄丸见虚劳。

加味四君子汤　治五痔下血，面色痿黄，心忪耳鸣，脚弱气乏，口淡食不知味。

人参　白术　茯苓　白扁豆蒸　黄芪　甘草各等分

上为细末，每服二钱，白汤点服。一方，有五味子，无甘草。

积滞

治痔方神妙

当归　川芎　黄连　全蝎　三棱　蓬术　羌活　独活　山茱萸去核。各半两　枳壳去瓤，十二两　商陆白者，一两　巴豆去壳，不拘数　木香　甘草节　鼠粘子炒　苦参　藁本　猪牙皂角去皮弦净　柴胡　刺猬皮炒。各一两

上将巴豆二粒或三粒，入枳壳内，线扎定，却用醋煮烂讫，冷水洗净，去巴豆不用，晒焙干，入前药同为细末，醋煮面糊为丸，如桐子大。每服三四十丸，空心醋汤下。更用五倍子、羌活、独活煎汤洗。如大便燥结，用煮过巴豆六七粒，加入同丸。一方，加白术、半夏、荆芥、薄荷、槟榔各一两。

目痛

补肝散《简易》 治肝虚目睛疼,冷泪不止,筋脉痛及羞明怕日。

夏枯草五钱　香附子一两

上为末,每服一钱,腊茶调下,服无时。

《本事方》治睛疼难忍者。

川当归　防风　细辛　薄荷各等分

上为末,每服二钱,麦门冬熟水调下,食后、日午、夜卧各一服。

止痛散《保命》 治两额角痛,目睛痛,时见黑花,及目赤肿痛,脉弦,作内障也,得之于饥饱劳役。

柴胡一两半　甘草炙。七钱半　瓜蒌根二两　当归一两　黄芩四两,一半酒浸,一半炒　生地黄一两

上为粗末,每服三钱,水一盏半,姜三片,枣一枚,临卧热服。小便不利,加茯苓、泽泻各五钱。

桔梗丸《保命》 治太阳经卫虚血实,目肿赤,睑重,头中湿淫肤臀,睛痛肝风盛,眼黑肾虚。

桔梗一斤　牵牛头末二两

上为细末,炼蜜丸,如桐子大。每服四五十丸至一佰丸,食前温水下,日二次。

柴胡复生汤《原机》 治红赤羞明,泪多眵少,脑巅沉重,睛珠痛应太阳,眼睫无力,常欲垂闭,不敢久视,久视则酸疼,翳陷下,所陷者或圆或方,或长或短,如缕、如锥、如凿。

柴胡六分　苍术　茯苓　黄芩各半钱　薄荷　桔梗　炙甘草　白芍药各四分　羌活　独活　藁本　蔓荆子　川芎　白芷各三分半　五味子二十粒

水二盏，煎至一盏，去滓，食后热服。

上方以藁本、蔓荆子为君，升发阳气也。川芎、白芍、羌活、独活、白芷、柴胡为臣，和血补血，疗风，行厥阴经也。甘草、五味子为佐，为协诸药，敛藏气也。薄荷、桔梗、苍术、茯苓、黄芩为使，为清利除热，去湿分上下，实脾胃二土，疗目中赤肿也。此病起自七情五贼，劳役饥饱，故使生意下陷，不能上升，今主以群队升发，辅以和血补血，导入本经，助以相协收敛，用以清利除热，实脾胃也。睛珠痛甚者，当归养荣汤主之。

当归养荣汤　治睛珠痛甚不可忍，余治同上。

白芍药　熟地黄　当归　川芎各一钱　羌活　防风　白芷各七分半

上煎服法同上。

上方以七情五贼，劳役饥饱，重伤脾胃。脾胃者，多血多气之所，脾胃受伤，则血亦病。血养睛，睛珠属肾。今生意已不升发，又复血虚不能养睛，故睛痛甚不可忍。以防风升发生意，白芷解利，引入胃经为君。白芍药止痛，益气通血，承接上下为臣。熟地黄补肾水真阴为佐。当归、川芎行血补血，羌活除风，引入少阴经为使。血为邪胜，睛珠痛者，及亡血过多之病，俱宜服也。服此药后，睛痛虽除，眼睫无力，常欲垂闭不减者，助阳活血汤主之。

助阳活血汤　治眼睫无力，常欲垂闭，余治同上。

黄芪　炙甘草　当归　防风各五分　白芷　蔓荆子各四分　升麻　柴胡各七分

水二盏，煎至一盏，去滓，稍热服。

上方以黄芪治虚劳，甘草补元气为君。当归和血补血为臣。白芷、蔓荆子、防风主疗风，升阳气为佐。升麻导入足阳明、足太阴脾胃，柴胡引至足厥经肝经为使。心火乘金，水衰反制者，亦宜服也。有热者，兼服黄连羊肝丸。

黄连羊肝丸　治目中赤脉，红甚眵多，余治同上。

黄连一钱[1]　白羖羊肝一个

先以黄连研为细末，将羊肝以竹刀刮下如糊，除去筋膜，入擂盆中研细，入黄连末为丸，如梧子大。每服三五十丸，加至七八十丸，茶清汤下。忌猪肉及冷水。

上方以黄连除热毒、明目为君。以羊肝，肝与肝合，引入肝经为使。不用铁器者，金克木，肝乃木也，一有金气，肝则畏而不受。盖专治肝经之药，非与群队者比也。肝受邪者，并皆治之。睛痛者加当归。

决明益阴丸　治畏日恶火，沙涩难开，眵泪俱多，久病不痊者，并皆治之，余治同上。

羌活　独活　归尾酒制　五味子　甘草炙　防风各五钱　石决明煅，三钱　草决明　黄芩　黄连酒制　黄柏　知母各一两

上为末，炼蜜丸，桐子大。每服五十丸，加至百丸，茶汤下。

上方以羌活、独活升清阳为君。黄连去热毒，当归尾行血，五味收敛为臣。石决明明目磨障，草决明益肾疗盲，防风散滞祛风，黄芩去目中赤肿为佐。甘草协和诸药，黄柏助肾水，知母泻相火为使。此盖益水抑火之药也。内急外弛之病，并皆治之。

加减地黄丸　除风益损汤俱见为物所伤。　龙脑黄连膏　搐鼻碧云散俱见目赤。

当归补血汤《原机》　治男子衄血、便血，妇人产后崩漏亡血过多，致睛珠疼痛，不能视物，羞明酸涩，眼睫无力，眉骨太阳俱各酸痛。

当归　熟地黄各六分　川芎　牛膝　白芍药　炙甘草　白术　防风各五分　生地黄　天门冬各四分

水二盏，煎至一盏，去滓，稍热服。恶心不进食者，加生姜煎。

上方专补血，故以当归、熟地黄为君。川芎、牛膝、白芍药为臣，以其祛风续绝定痛，而通补血也。甘草、白术大和胃气，用以为佐。

[1]一钱：原脱，据《古今图书集成·医部全录》卷一百四十七引本方补。

防风升发，生地黄补肾，天门冬治血热，谓血亡生风燥，故以为使。

滋阴地黄丸见目昏。 选奇汤见头痛。

抵圣散 治目偏风牵疼痛。

荆芥穗二两 芎䓖 羌活去芦 楮实麸炒 木贼各一两 甘草炙半两

上为细末，每服二钱，食后茶清调服。

菊花散《本事》 治肝肾风毒热[1]气上冲眼痛。

甘菊花 牛蒡子炒。各八两 防风三两 白蒺藜去刺，一两 甘草一两五钱

上为细末，每服二钱，熟水调下，食后临卧。

泻青丸 治眼暴发赤肿疼痛。见头痛。

洗肝散《和剂》 治风毒上攻，暴作赤目，肿痛难开，隐[2]涩眵泪。

薄荷叶 当归 羌活 防风 山栀仁 甘草炙 大黄 川芎各二两

上为细末，每服二钱，食后熟水调下。

四物龙胆汤海藏 治目赤，暴作云翳，疼痛不可忍。

四物汤各半两 羌活 防风各三钱 草龙胆酒拌炒焦 防己各二钱

上水煎服。

《本事》地黄丸 治风热上攻，眼目涩痛，不可服补药者。

熟地黄一两半 黄连 决明子各一两 没药 菊花 防风 羌活 肉桂 朱砂各半两

细末，蜜丸梧子大。每服三十丸，食后熟水下。

桑白皮散 治肺气壅塞，毒热上攻，眼目白睛肿胀，日夜疼痛，心胸烦闷。

桑白皮 玄参 川升麻 旋覆花去枝梗 赤芍药 杏仁 甘

---

〔1〕热：原脱，据《本事方》卷五本方补。

〔2〕隐：原作"瘾"，据《局方》卷七改。

菊花去枝梗　　甜葶苈炒　　防风去芦　　黄芩　　枳壳去瓤,麸炒　　甘草炙。各一两

上㕮咀,每服四钱,水一盏半,生姜三片,煎至八分,去滓,食后温服。

大黄丸　　治白睛肿胀,痛不可忍。

大黄剉,炒　　蔓荆子去皮　　甘菊花　　土瓜根　　防风去义　　陈皮去白　　青皮去瓤　　黄连去须　　前胡　　丹参　　吴蓝　　萎蕤各一两　　决明子微炒　　冬瓜子　　青葙子　　地肤子　　车前子各一两半

上为细末,炼蜜和丸,如梧桐子大。每服三十丸,食前用温酒送下。

玄参丸　　治肺脏积热,白睛肿胀,遮盖瞳人,开张不得,赤涩疼痛。

玄参　　川升麻　　汉防己　　羚羊角屑　　沙参　　车前子　　栀子仁　　桑根白皮　　杏仁汤浸,去皮尖双仁,麸炒黄。各一两　　大麻仁　　川大黄微炒。各一两半

上为细末,炼蜜和丸,如桐子大。每服二十丸,食后以温水送下,临卧时再服。

泻肺汤　　治暴风客热外障,白睛肿胀。

羌活　　玄参　　黄芩各一两半　　地骨皮　　桔梗　　大黄　　芒硝各一两

上剉碎,每服五钱,水一盏,煎至五分,去滓,食后温服。

朱砂煎　　治眼白睛肿起,赤涩疼痛。

朱砂细研　　杏仁汤浸,去皮尖　　青盐各二钱半　　马牙硝细研　　黄连研末。各半两

上研匀,绵裹,以雪水三合,浸一宿,滤入瓷盒中,每用以铜箸点之。

洗眼青皮汤　　治眼白睛肿起,赤磣痛痒。

青皮去粗皮　　桑根白皮　　萎蕤各一两　　川大黄　　玄参　　栀子仁　　青盐汤澄下。各半两　　竹叶一握

以水二大盏,煎至一盏半,入盐,滤去滓,微热淋洗,冷即再暖。

附方

治睛痛难忍者

白芷　细辛　防风　赤芍药各等分

上为末，每服三钱，水一盏，入砂糖二钱，同煎至七分，去滓，不拘时，温服。

决明子丸　治风热上冲眼目，或因外受风邪，疼痛，视物不明。

决明子炒　细辛去苗　青葙子　蒺藜炒，去角　茺蔚子　芎䓖　独活　羚羊角镑　升麻　防风去义。各半两　玄参　枸杞子　黄连去须。各三两　菊花一两

上为细末，炼蜜和丸，如梧桐子大。每服二十丸，加至三十丸，淡竹叶煎汤送下。

乳香丸　治眼疼头痛，或血攻作筋急，遍身疼痛。

五灵脂二钱　乳香　没药　夏蚕砂　草乌各半两　木鳖子五枚

上为末，酒煮面糊丸，梧桐子大。每服七丸，薄荷茶汤下。如头疼，连进三服即止。

住痛解毒丸

川芎　荆芥　朴硝　白芷　石膏　菊花各一两　硼砂五两　没药五钱　麝香少许

上为细末，米糊丸，梧桐子大，温汤下。

定痛饮

防己一两　当归　黄芩各五钱

上㕮咀，水一盏半，煎至一盏，入红酒半盏，温服。

救苦散　治眼睛痛不堪忍。

川芎　当归　防己　防风各半两

上为细末，每服三钱，热酒调服。

一捻金　治眼睛痛。

乳香　没药　黄连　雄黄　盆硝各等分

上为细末，鼻内搐之。　一方加脑、麝少许。

点眼金华水　治肝脏有热，血脉壅滞，津液不荣，目中涩痛。

黄连末一分　硇砂豌豆大，研　乳香黑豆大，研　铜绿一字，

煅过　腻粉一钱匕,研　杏仁七枚,去皮尖双仁,研　龙脑研　滑石研　艾灰研。各半钱匕　青古老钱三文,与诸药同浸

上以上九味,研细令匀,与古老钱在绵子内,以井华水浸三七日后,点目眦头。

黄牛胆煎　治眼涩痛。

黄牛胆汁　鲤鱼胆汁　猪胆汁　羊胆汁各半合　胡黄连研末　熊胆　黄连研末　青皮研末。各二钱半　白蜜三两

上将诸药末与蜜并胆汁和匀,入瓷瓶内,以油纸封头牢系,坐饭甑中蒸,待饭熟为度,用新净绵滤过。每以铜箸取如麻子大,点目眦,日二三度。

治眼涩痛方　治目涩痛,不能视物及看日光,并见灯火光不得者,用熟羊头眼中白珠子二枚,于细石上和枣汁研之,取如小豆大,安眼睛上,仰卧,日二夜二,不过三四度瘥。

《局方》汤泡散　治肝经风热上壅,眼目赤涩,睛疼多泪。

赤芍　当归　黄连等分

上为末,每二钱,汤顿调热洗,日三五次。《御药院方》加荆芥。

《三因》立胜散　治风热攻眼,隐涩羞明肿痛。

黄连　秦皮　防风　黄芩各等分

上㕮咀,水煎热,用新羊毫笔蘸刷洗眼。

【天行赤热证】

须审系何气,参上法并目赤条,分经络阴阳表里以施治,不拘一方。

【暴风客热证】

风胜者,羌活胜风汤。见外障。热胜者,《局方》洗心散,东垣泻热黄连汤。风热俱盛,洗肝散见前。泻青丸见头痛。

《局方》洗心散　治风壅壮热,头目昏痛,热气上冲,口苦[1]唇焦,咽喉肿痛,心神烦躁,多渴,五心烦热,小便赤涩,大便秘滞。

大黄煨　甘草　当归　芍药　麻黄　荆芥穗各六钱　白术五钱

---

[1] 苦:原作"舌",据《局方》卷六本方改。

上为末,每服二三钱,生姜、薄荷汤煎服。

以白术合大黄入心,故名洗心。而从以麻黄、荆芥,亦是表里药。

〔东垣〕**泻热黄连汤** 治眼暴发赤肿疼痛。

黄芩酒制炒 黄连制同上 草龙胆 生地黄 柴胡各一两 升麻半两

㕮咀,每服四钱,水煎去滓,日午前、饭后热服。

按:此手少阴、太阴、足阳明、少阳、少阴药也。

【火胀大头证】

普济消毒饮子见头痛。

【羞明怕热证】

决明益阴丸见前。 明目细辛汤见目赤。 连翘饮子见脾急紧小。 吹云膏见通治。

【睑硬睛疼证】

通肝散见内障。

二术散 治睑硬睛疼,去翳障。

蝉蜕 白术 黄连 枸杞子 苍术米泔浸,炒 龙胆草 地骨皮 牡丹皮各等分

上为末,每服一钱,食后荆芥汤下。

【赤痛如邪证】

小柴胡汤见往来寒热 合四物汤。见虚劳。

【气眼证】

复元通气散见气。

治气眼方

石决明 草决明 楮实子 香附子 木贼 甘草 蝉蜕去足 川芎各等分

上为细末,茶清下。

又方

石决明 草决明 香附子 蚌粉各等分

上为细末,每服二钱,茶清调下。

通明散 治气眼。凡人之目,必患后损其经络,喜怒哀乐之情有伤于心,发作不时,此乃气轮受病故也。

升麻 山栀子各一两半 细辛 川芎 白芷 防风 羌活 草决明 白及 白蔹 夏枯草各一两 杨梅皮 蝉蜕 五倍子各五钱 甘草一钱

上咬咀,每服三钱,水一盏半,淡竹叶七皮,同煎,食后温服。

【痛如针刺证】

洗心散见前。 加味八正散见后。 还睛散见内障。

补肝散 治眼痛如针刺,外障。

人参 茯苓 芎䓖 五味子 藁本各一两 细辛 茺蔚子各一两半

上为细末,每服一钱,空心米饮调服。

【热结膀胱证】

五苓散见消瘅。 导赤散见淋。 益元散见伤暑。

加味八正散 治心热冲眼,赤肿涩痛,热泪羞明。

瞿麦 萹蓄 滑石 车前子 甘草 栀子 木通 大黄 桑白皮 灯心 苦竹叶 生地黄

上水煎,食后服。

【大小雷头风证 左右偏头风证】 治见头痛门。

磁石丸 治雷头风变内障。

磁石烧赤,醋淬三次 五味子炒 干姜 牡丹皮 玄参以上各一两 附子炮,半两

上为细末,炼蜜和丸,如梧桐子大。每服十丸,食前茶清或盐汤送下。

《三因》羌活散 治风毒气[1]上攻,眼目昏涩,翳膜生疮,及偏正头疼,目小,黑花累累者。

羌活 川芎 天麻 旋覆花 青皮 南星炮 藁本各一两

上为末,每服二钱,水煎,入生姜三片,薄荷七叶。

---

〔1〕气:原脱,据《三因方》卷十六本方补。

参芪羚角汤　治风牵眼,偏斜外障。

羚羊角镑　防风　五味子　赤茯苓　人参各一两　黄芪　茺
蔚子　知母各一两半

上水煎,食后服。

槐子丸　治肝虚风邪所攻,致目偏视。

槐子仁二两　酸枣仁微炒　覆盆子　柏子仁　车前子　蔓荆
子　茺蔚子　牛蒡子　蒺藜子各一两

上为末,炼蜜丸,梧子大。每服三十丸,空心温白汤送下。

【阴邪风证】

选奇汤　祛风清上散俱见头痛。

上清散　治头风痛,眉骨痛,眼痛。

川芎　郁金　赤芍药　荆芥穗　薄荷叶　芒硝各半两　乳香
另研　没药另研。各一钱　脑子另研,半钱

上为细末,每用一字,鼻内搐之,甚妙。

【阳邪风证】

小芎辛汤见头痛。

【卒脑风证】

外证,羌活胜风汤见外障。　内证,冲和养胃汤见内障。

【巅顶风证】

挟痰湿者,动辄眩晕。用:

大黄酒蒸九次,二两　酒芩七钱　白僵蚕　酒天麻　陈皮盐煮,
去白　桔梗各五钱　半夏牙皂、姜汁煮,一两　薄荷叶三钱　白芷　青
礞石各二钱

上末之,滴水丸,如绿豆大。食后、临卧茶吞二钱。分外内证,
治同前。

【游风证】

加减知母汤

知母二钱　黄芪去芦　白术　羌活　防风　明天麻　甘菊
花　山茱萸肉　蔓荆子　藁本　川芎　当归各一钱　细辛　甘草
各五分

水二盅,煎至一盅,温分二服,日三。头面肿,加牛蒡子炒研,二钱。

【邪风证】

羌活胜风汤见外障。

目赤

还阴救苦汤《原机》 治目久病,白睛微变青色,黑睛稍带白色,黑白之间赤环如带,谓之抱轮红,视物不明,昏如雾露中,睛白高低不平,其色如死,甚不光泽,口干舌苦,眵多羞涩,上焦应有热邪。

升麻 苍术 桔梗 甘草炙 柴胡 防风 羌活各半两 细辛二钱 藁本四钱 川芎一两 红花一钱 当归尾七钱 黄连 黄芩 黄柏 知母 连翘 生地黄各半两 龙胆草三钱

每服七钱,水二盏,煎至一盏,去滓热服。

上方以升麻、苍术、甘草诸主元气为君,为损者温之也。以柴胡、防风、羌活、细辛、藁本诸升阳化滞为臣,为结者散之也。以川芎、桔梗、红花、当归尾诸补行血脉为佐,为留者行之也。以黄连、黄芩、黄柏、知母、连翘、生地黄、龙胆草诸去除热邪为使,为客者除之也。奇经客邪之病,强阳搏实阴之病,服此亦具验。

菊花决明散 治证同上。

草决明 石决明东流水煮一伏时,另研极细入药 木贼草 防风 羌活 蔓荆子 甘菊花 甘草炙 川芎 石膏另研极细入药 黄芩各半两

为细末,每服二钱,水一盏半,煎八分,连末服,食后。

上方以明目除翳为君者,草决明、石决明、木贼草也。以散风升阳为臣者,防风、羌活、蔓荆子、甘菊花也。以和气顺血为佐者,甘草、川芎也。以疗除邪热为使者,黄芩、石膏也。内急外弛之病,亦宜其治。

神验锦鸠丸 治证同上,兼口干舌苦,眵多羞涩,上焦邪热。

甘菊花 牡蛎洗,煅粉。各五钱 肉桂二两 瞿麦 蕤仁去皮 草决明 羌活各三两 白茯苓四两 蒺藜炒,去尖 细辛 防风 黄连各五两 斑鸠一双,跌死,去皮毛肠嘴爪,文武火连骨炙干 羯

羊肝—具，竹刀薄批，炙令焦，忌用铁刀　蔓菁子二升，淘净，绢袋盛，甑蒸一伏时，晒干

上为细末，炼蜜为剂，杵五百下，丸如梧子大。每服二十丸，加至三五十丸。空心温汤下。

上方以甘菊花、草决明主明目为君。以蕤仁、牡蛎、黄连、蒺藜除湿热为臣。以防风、羌活、细辛之升上，瞿麦、茯苓之分下为佐。以斑鸠补肾，羊肝补肝，肉桂导群药入热邪为使。此方制之大者也，肾肝位远，服汤药散不厌频多之义也。

万应蝉花散　治证同上。

蝉蜕去土，半两　蛇蜕炙，三钱　川芎　防风　羌活　炙甘草　当归　白茯苓各一两　赤芍药三两　苍术四两　石决明东流水煮一伏时，研极细，一两半

上为细末，每服二钱，食后临卧时浓米泔调下，热茶清亦得。

上方制之复者也。奇之不去，则偶之，是为重方也。今用蝉蜕，又用蛇蜕者，取其重蜕之义，以除翳为君也。川芎、防风、羌活皆能清利头目为臣也。甘草、苍术通主脾胃，又脾胃多气多血，故用赤芍药补气，当归补血为佐也。石决明镇坠肾水，益精还阴，白茯苓分阴阳上下为使也。亦治奇经客邪之病。

黄连羊肝丸　助阳活血汤俱见目痛。　千金磁朱[1]丸见内障。

芍药清肝散《原机》　治眵多眊燥[2]，紧涩羞明，赤脉贯睛，脏腑秘结者。

白术　川芎　防风　羌活　桔梗　滑石　石膏各三分　黄芩　薄荷　荆芥　前胡　炙甘草　芍药各二分半　柴胡　山栀　知母各二分　大黄四分　芒硝三分半

水二盅，煎至一盅，食后热服。

上方为治淫热反克而作也。风热不制之病，热甚大便鞕者，从权用之，盖苦寒之药也。苦寒败胃，故先以白术之甘温、甘草之甘

---

〔1〕朱：原作"石"，据本册"内障"本方改。

〔2〕燥：原作"躁"，据《古今图书集成·医部全录》卷一百四十七引本方改。

平主胃气为君。次以川芎、防风、荆芥、桔梗、羌活之辛温升散清利为臣。又以芍药、前胡、柴胡之微苦,薄荷、黄芩、山栀之微苦寒,且导且攻为佐。终以知母、滑石、石膏之苦寒,大黄、芒硝之大苦寒,祛逐淫热为使。大便不鞭者,减大黄、芒硝,此逆则攻之治法也。大热服者,反治也。

通气利中丸　治证同上。

白术一两　白芷　羌活各半两　黄芩　滑石取末。各一两半　大黄二两半　牵牛取末,一两半

除滑石、牵牛另研极细末外,余合为细末,入上药和匀,滴水为丸,如桐子大。每服三十丸,加至百丸,食后临睡茶汤下。

上方以白术苦甘温,除胃中热为君。白芷辛温解利,羌活苦甘平微温,通利诸节为臣。黄芩微苦寒,疗热滋化,滑石甘寒,滑利小便,以分清浊为佐。大黄苦寒,通大便,泻诸实热,牵牛辛苦寒,利大便,除风毒为使,逆攻之法也。风热不制之病,热甚而大便鞭者,亦可兼用。然牵牛有毒,非神农药,今与大黄并用者,取性猛烈而快也。大抵不宜久用,久用伤元气,盖从权之药也。量虚实加减。

黄连天花粉丸　治同上。

黄连　菊花　川芎　薄荷各一两　连翘二两　天花粉　黄芩　山栀子各四两　黄柏六两

为细末,滴水丸,如梧子大。每服五十丸,加至百丸,食后临卧茶清下。

上方为淫热反克,脏腑不秘结者作也。风热不制之病,稍热者亦可服。以黄连、天花粉之苦寒为君,菊花之苦甘平为臣,川芎之辛温,薄荷之辛苦为佐,连翘、黄芩之苦微寒,黄柏、栀子之苦寒为使。合之则除热清利,治目赤肿痛。

黄连炉甘石散　治眼眶破烂,畏日羞明,余治同上。

炉甘石一斤　黄连四两　龙脑量入

先以炉甘石置巨火中,煅通红为度。另以黄连,用水一碗,瓷器盛贮,纳黄连于水内,却以通红炉甘石淬七次,就以所贮瓷器置日中晒干,然后同黄连研为细末。欲用时,以一二两再研极细,旋

量入龙脑,每用少许,井花水调如稠糊,临睡以箸头蘸敷破烂处,不破烂者,点眼内眦,锐眦尤佳。不宜使入眼内。

上方以炉甘石收湿除烂为君,黄连苦寒为佐,龙脑去热毒为使。诸目病者俱可用,病宜者治病,不宜者无害也。奇经客邪之病,量加朴硝泡汤,滴眼瘀肉黄赤脂上。

龙脑黄连膏 治目中赤脉如火,溜热炙人,余治同上。

黄连半斤 龙脑一钱

先剉黄连令碎,以水三大碗,贮瓷器内,入黄连于中,用文武火慢熬成大半碗,滤去滓,入薄瓷碗内,重汤顿成膏半盏许,龙脑以一钱为率,用则旋量入之。以箸头点入眼内,不拘时。

上方以黄连治目痛,解诸毒为君,龙脑去热毒为臣,乃君臣药也。诸目痛者俱宜用。

蕤仁春雪膏 治红赤羞明,眊燥[1]痒痛沙涩。

蕤仁去油四钱 龙脑五分

先以蕤仁研细,入龙脑和匀,用生好真蜜一钱二分,再研调匀。每用箸头点内眦锐眦。

上方以龙脑除热毒为君,生蜜解毒和百药为臣,蕤仁去暴热,治目痛为使。此药与黄连炉甘石散、龙脑黄连膏并用。

搐鼻碧云散 治肿胀红赤,昏暗羞明,隐[2]涩疼痛,风痒鼻塞,头痛脑酸,外翳攀睛,眵泪稠粘。

鹅不食草二钱 青黛 川芎各一钱

为细末,先噙水满口,每用如米许,搐入鼻内,以泪出为度,无时。

上方以鹅不食草解毒为君,青黛去热为佐,川芎大辛,除邪破留为使,升透之药也。大抵如开锅盖法,常欲使邪毒不闭,令有出路。然力少而锐,搐之随效,宜常噙以聚其力。诸目病俱可用。

羌活胜风汤见外障。

川芎行经散 治目中青豒,如物伤状,重者白睛如血贯。

---

〔1〕燥:原作"躁",据《古今图书集成·医部全录》卷一百四十七引本方改。
〔2〕隐:原作"癮",据《古今图书集成·医部全录》卷一百四十七引本方改。

羌活　白芷　防风　荆芥　薄荷　蔓荆子　独活各四分　柴胡　炙甘草　当归　川芎　枳壳各六分　桔梗五分　茯苓三分　红花少许

水二盏,煎至一盏,去渣,大热服,食后。

上方以枳壳、甘草和胃气为君。白芷、防风、荆芥、薄荷、独活疗风邪,升胃气为臣。川芎、当归、红花行滞血,柴胡去结气,茯苓分利除湿为佐。羌活、蔓荆子引入太阳经,桔梗利五脏为使。则胃脉调,小肠膀胱皆邪去凝行也。见热者,以消凝大丸子主之。

消凝大丸子　治证同上。或有眵泪沙涩并治。

川芎　当归　桔梗　炙甘草　连翘　菊花各七钱　防风　荆芥　羌活　藁本　薄荷各半两　滑石　石膏　白术　黄芩　山栀各一两

先将滑石、石膏另研,余作细末,和匀,炼蜜为剂,每剂一两,分八丸。每服一丸或二丸,茶汤嚼下。

上方消凝滞药也。君以川芎、当归治血和血。臣以羌活、防风、荆芥、藁本、薄荷、桔梗疗风散邪,引入手足太阳经。佐以白术、甘草、滑石、石膏调补胃虚,通泄滞气,除足阳明经热。使以黄芩、山栀、连翘、菊花去热除烦。淫热[1]反克,风热不制者,俱宜服也。

黑神散见鼻衄。　消风散见头痛。　洗肝散见目赤。

菊花散《和剂》　治肝受风毒,眼目赤肿,昏暗羞明,多泪涩痛。

白蒺藜炒,去刺　羌活去芦,不见火　木贼去节　蝉蜕去头足。各三两　菊花去梗,六两

为细末,每服二钱,食后茶清汤调服。

四物汤见虚劳。　养正丹　苏子降气汤并见气。　黑锡丹见诸逆冲上。　三黄丸见发热。　四物龙胆汤见目痛。

散热饮[2]**子**《保命》　治眼赤暴发肿。

防风　羌活　黄芩　黄连各一两

---

〔1〕热:原脱,据《古今图书集成·医部全录》卷一百四十七引本方改。
〔2〕饮:原作"散",据《保命集》卷下本方改。

每服半两,水二盏,煎至一盏[1],食后温服。

大腑秘加大黄一两,痛甚加川当归、地黄,烦躁不得卧加栀子一两。

泻青丸见头痛。

竹叶汤　治肝脏实热,目赤肿痛。

淡竹叶　黄芩去黑心　犀角屑　木通炒。各一两　车前子　黄连去须　玄参各一两二钱半　芒硝二两　栀子仁　大黄微炒。各一两半

上㕮咀,每服五钱,水一盏半,煎至八分,去滓,食后温服。

龙胆饮　治同前。

龙胆草　栀子仁各二钱　防风　山茵陈　川芎　玄参　荆芥　甘菊花　楮实　甘草各一钱

上为细末,每服一钱半,食后茶清调下。

决明子汤　治肝脏实热,目眦生赤肉,涩痛。

决明子炒　柴胡去苗　黄连去须　苦竹叶　防风去叉　升麻各七钱半　细辛去苗,二钱半　菊花　甘草炙。各半两

上㕮咀,每服五钱,水一盏半,煎八分,去滓,食后温服。

麦门冬汤　治肝实热,毒气上熏于目,赤肿痛痒。

麦门冬去心　秦皮去粗皮　赤茯苓去黑皮　蕤蕤各一两半　大黄生用　升麻各一两

上剉片,每服五钱,水一盏半,入竹叶十片,煎至八分,去滓,入朴硝末一钱,更煎令沸,空心温服。

泻肝散　治肝热,赤眼肿痛。

栀子仁　荆芥　大黄　甘草以上各等分

每服二钱,水煎,食后服。

羊肝丸见目痛。

助阳和血补气汤东垣　治眼发后[2],上热壅,白睛红,多眵[3]

---

〔1〕至一盏:原脱,据《保命集》卷下本方补。

〔2〕后:原脱,据《脾胃论》卷下本方补。

〔3〕多眵:原作"眵多",据《脾胃论》卷下本方乙。

泪,无疼痛而隐[1]涩难开。此服苦[2]寒药太过,而真气不能通九窍也,故眼昏花不明。宜助阳和血补气。方见目痛。

退赤散

大黄　黄芩　黄连　白芷　赤芍药　当归　山栀子各等分

上剉为散,桑白皮同煎,食后服。

退赤丸

生地黄　草决明　黄芩　当归　白术　木通　连翘　甘草各等分

上为细末,炼蜜丸,如梧桐子大。每服四十丸,淡竹叶煎汤吞下。

退赤

山栀子一两　当归酒浸,五钱　大黄煨　甘草炙。各二钱

上㕮咀,为散,每服三钱,水一盏半,煎至七分,去滓温服。

去赤脉

赤芍药二两　川芎　熟地黄　当归　山栀子各一两

上㕮咀,为散,水煎服。

碧天丸东垣　治目疾累服寒凉不愈,两目蒸热,有如火熏,赤而不痛,红丝血脉满目贯睛,瞀闷昏暗,羞明畏日,或上下睑赤烂,或不伏风土,而内外锐眦皆破,以此洗之。

瓦粉炒,一两　铜绿七分,为末　枯白矾二分,是一钱中五分之一

上研铜绿、白矾令细,旋旋入瓦粉研匀,热水和之,共为一百[3]丸。每用一丸,热汤半盏,浸一二个时辰,洗至觉微涩为度,少合眼半时辰许,临卧更洗了,瞑目就睡,尤神妙。一丸可洗十日,如再用,汤内顿热。此药治其标,为里热治已去矣。里实者不宜用此,当泻其实热。

《本事》针头丸　治男妇室女小儿诸般赤眼。

---

〔1〕隐:原作"瘾",据《济生拔粹·脾胃论》本方改。

〔2〕苦:原脱,据《脾胃论》卷下本方补。

〔3〕一百:原脱,据《兰室秘藏》卷上本方补。

　　川乌尖七枚,怀干　　白僵蚕七枚,去嘴,怀干　　硼砂十文

　　上为末,用猪胆汁调药成软块,摊碗内,荆芥、艾各一两,皂角小者一茎,烧,将药碗覆熏之,常将药膏搅匀转,又摊又熏,以皂角、荆芥、艾尽为度,再搜成块,用油纸裹,入地中出火毒,冬天两日夜,夏天一夜,春秋一日夜,取出,丸如针头大。每一丸点眼中妙。

　　救苦丸《保命》　治眼暴赤,发嗔痛甚者。

　　黄连一两　　川当归二钱　　甘草一钱

　　上剉细,水半碗,浸一宿,以慢[1]火熬约至减半,绵绞去渣令净,再熬作稠膏,摊在碗上,倒合,以物盖之,用熟艾一大块如弹子[2]大,底下燃之,熏膏子,艾尽为度,入下项药:

　　朱砂一钱,飞　　脑子五分　　乳香　　没药研。各等分

　　上研入膏,和丸如米大。每用两丸,点眼两角,仰面卧,药化方起。

　　广大重明汤东垣　治两目睑赤烂,热肿疼痛,并稍赤,及眼睑[3]痒极,抓至破烂赤肿,眼楞生疮痂,目多眵泪,隐涩难开[4]。

　　草龙胆梢　　防风　　甘草根　　细辛各等分

　　上剉如麻豆大,内甘草不剉,只作一挺,先以水一大碗半,煎草龙胆一味,干一半,再入余三味,煎至小半碗,去渣,用清汁带热洗,以重汤坐令[5]热,日用五七次。洗毕,合眼须臾开[6],努肉纵长及痒亦减矣。

　　涤风散　治风毒攻眼,赤肿痒痛。

　　黄连去须　　蔓荆子各半两　　五倍子三钱

　　上剉细,分三次,新汲水煎,滤清汁,以手沃洗。

　　截恶眼立效方

―――――――

〔1〕慢:原脱,据《保命集》卷下本方补。

〔2〕子:原脱,据《保命集》卷下本方补。

〔3〕眼睑:此下原衍"痒及",据《东垣试效方》卷五本方删。

〔4〕目多眵泪,隐涩难开:原作"目多眵痛,癃涩难开",据《东垣试效方》卷五本方改。

〔5〕坐令:原作"顿令极",据《东垣试效方》卷五本方改。

〔6〕开:原作"即去",据《东垣试效方》卷五本方改。

明矾好者,黑豆大　山栀子一枚,剥去皮

上咬碎,用无糨绢帛包定,以井水小半盏浸之,候水浸透,水黄洗眼,二三十次一宿,次早无事,立效。

攻毒散　治风毒上攻,两眼暴赤,隐涩难开。

上用干姜,不以多少,洗净咬咀,每用二钱,以薄绵紧裹,沸汤泡,乘热洗,如冷再温洗。

汤泡散　治肝虚风热攻眼,赤肿羞明,渐生翳膜。

杏仁　防风　黄连去须　赤芍药　当归尾各半两　铜青二钱　薄荷叶三钱

上剉散,每用二钱,极沸汤泡,乘热先熏后洗,冷则再暖用,日两三次。一方,入白盐少许,闭目沃洗。盐亦散血。

垂柳枝煎　治风赤眼。

垂柳枝　桃枝　枸杞枝　桑枝各长二寸,各七茎　马牙硝二钱半,细研　竹叶四十九片　黄连去须　决明子各半两　龙脑细研,半钱

上除硝、龙脑外,以浆水二大盏,于铜器中煎至一半,去滓,以绵滤净,入硝及龙脑搅匀,更煎令稠。每以铜箸头取如小豆许点眼,日三五次。

又方　治一切风赤眼,眼皮上瘙痒赤烂,久治不效。此药之功,不可具述。

轻粉十字　白蜜　白蜡各三铢　腊月猪脂半两

上先熔猪脂成油,渐下蜜,次下蜡,候三味总化成油,入轻粉搅令匀,非时搽眼赤皮上。

铜青汤　治风弦赤眼。

铜青黑豆大　防风一寸许　杏仁二粒,去尖,不去皮

上各细切,于盏中新汲水浸,汤瓶上顿令极热洗之。如痛,加当归数片。

治风赤涩痛

取诃黎勒核,入白蜜,研注目中,神良。一方,以鹰嘴者一枚,滴蜜于石,磨点。

治风热生肤赤白眼,及去眼中风痒痛。捣枸杞子汁点眼,立验。

亦治暴赤眼,风热赤膜。一方,用叶捣汁,含一满口,待稍温,就咽之。

拜堂散 治风赤眼。

上以五倍子研细末,贴破赤处。

熏洗方 治风眼烂弦,临洗加轻粉少许。凡时气赤眼,自外而入,非脏腑病者,不必服药,熏洗足矣。

黄连去毛 川芎去芦 荆芥穗各一钱半 蔓荆子一钱,去膜 五倍子三钱,剪碎去垢,铫内火炒,待赤色,铺纸地上,用盖片时,出火气

上剉碎,作三服,每服用生绢一小方洗净,入药绢内,以线扎定,水煎,仍以纸糊瓶口,勿令气出。却于无风处,就瓶口纸上破小孔,向眼熏之;候气稍平,揭去纸,就瓶口熏之;气温倾药水出,用净绢蘸洗,如此三次为验。仍避风毒。

搐鼻药 治目风热,肿赤难开。

雄黄水透 辰砂各二钱半 细辛半两 片脑 麝香各少许

上为细末,口含水少许,搐鼻中。

【瘀血灌睛】

宣明丸 治眼内血灌瞳神,赤肿涩痛,大热上壅。

赤芍药 当归 黄连 生地黄 大黄 川芎 薄荷 黄芩各等分

上为末,炼蜜丸,梧子大。每服三十丸,食后米饮下。

分珠散 治眼患血灌瞳神,恶血不散。

槐花 白芷 地黄 栀子 荆芥 甘草 黄芩 龙胆草 赤芍药 当归各一两

上水煎服。春加大黄泻肝,夏加黄连泻心,秋加桑白皮泻肺。

麦门冬汤 治血灌瞳神,昏涩疼痛,及辘轳转关外障。

麦门冬去心,焙 大黄炒 黄芩去黑心 桔梗剉,炒 玄参各一两 细辛去苗 芒硝研。各半两

上剉碎,每服五钱匕,水一盏半,煎至七分,去滓,下芒硝少许,食后温服。

通血丸 治血灌瞳神。

生地黄　赤芍药　甘草各五钱　川芎　防风　荆芥　当归各
一两

上为末,炼蜜丸,如弹子大。食后荆芥、薄荷汤嚼下。血既散
而归肝,又恐目生花,须再用前还睛散服之。

胆归糖煎散　治血灌瞳神,及暴赤目疼痛,或生翳膜。

龙胆草　细辛　当归　防风各二两

上用沙糖一小块,同煎服。

车前散　治肝经积热,上攻眼目,逆顺生翳,血灌瞳人,羞明
多泪。

车前子炒　密蒙花去枝　草决明　白蒺藜炒,去刺　龙胆草洗
净　黄芩　羌活　菊花去枝　粉草各等分

上为细末,每服二钱,食后米汤调服。

真珠散　治眼血灌瞳人,生障膜。

真珠　水晶　琥珀　马牙硝各半两　朱砂一两　龙脑一分

上同研如粉,以铜箸取如半小豆大点之。

【血灌瞳神】

四物汤地黄用生,芍药用赤。　益阴肾气丸见内障。

单方,用生地黄汁,温服一盏,频服以瘥为度。

【色似胭脂】

退血散

当归　赤芍药　木贼　防风　细辛　龙胆草各等分

㕮咀,白水煎,先乘热熏眼,后温服。

【赤脉贯睛】

芍药清肝散见前。

【赤丝乱脉】

点眼蕤仁膏　治风热眼,飞血赤脉,痒痛无定。

蕤仁去皮,细研,半两　好酥一栗子大

上将蕤仁与酥和研匀,摊碗内,用艾一小团烧烟出,将碗覆烟
上熏,待艾烟尽即止,重研匀。每以麻子大点两眦头,日二度。

鱼胆傅眼膏　治飞血赤脉作痛,及暴赤眼涩。

鲤鱼胆五枚　黄连去须,研末,半两

上以胆汁调黄连末内,瓷盒盛,饭上蒸一次取出,如干,入蜜少许,调似膏。

涂敷目眦,日五七度。

【目珠俱青】

还阴救苦汤见前。

目肿胀

麦门冬汤　泻肝散　龙胆饮俱见目赤。

金丝膏　治风热上攻,目赤肿痛。

黄连去须,二两　大黄　黄柏去粗皮　龙胆草　山栀仁　当归各一两　青竹叶一百片,切　大枣二十枚,去核　灯心切　硼砂明者　乳香研。各二钱五分

上用水五升,不拘冬夏,浸一时辰取出,于银石器内慢火熬,不令大沸,候泣尽汁,辍下火放冷,用绢绞取汁,于无风尘处澄一时辰,去滓,于银器内用慢火熬令减半,入白蜜半斤同搅,候有蜜者,以手挑起,有丝则止,放冷,再以夹绢袋滤过,用瓷盒盛之。每取一茶脚许,研龙脑一字极细,入膏同研一二千遍令匀,取少许点之。

琥珀煎　治风毒冲目,肿亦痒痛。

乳香另研,二钱　蕤仁另研,半两　滑石另研　铅丹另研。各二两　黄连另研　青皮各一两　黄芩去黑心　白蜜各四两　木鳖子十枚,去壳　槐枝　柳枝并用新青者各一十枝,每枝长一寸半

上将槐柳枝、青皮、黄芩、滑石以水三碗,同煎至两碗,去滓,下乳香、蕤仁、铅丹、木鳖子与蜜,同熬如琥珀色,却下黄连末,再煎至一碗半,用熟绢滤去渣,入瓷器内密封,绳系,坠井底一宿,出火毒。每用铜箸点,以目涩为度。熬点俱忌铁器。

涤风散见目赤　大黄丸　桑白皮散　青皮汤　玄参丸　泻肺汤　朱砂煎俱见前目痛条。

肿胀如杯

洗肝散见前。　泻青丸见头痛。

神芎丸　治湿热内甚,目赤肿,或白睛黄色。

大黄　黄芩各二两　牵牛　滑石各四两　黄连　薄荷　川芎各半两

上为末,水丸如小豆大。温水下十丸,至十五、二十丸。

【形如虾座】

宣明丸　分珠散俱见前。

【状若鱼胞】

桑白皮散　玄参丸　泻肺汤见目痛。[1]

【鹘眼凝睛】

四物汤加醉将军　连翘散见目赤。

【旋胪泛起】

泻肝散

升麻　大黄　赤芍药　黄芩　薄荷　栀子　木贼　陈皮　黄连　朴硝　菊花　甘草　防风　五灵脂　荸荠　细辛各等分

上为细末,每服二钱,为散亦可,水煎服,食后。老人加枳壳、厚朴。

救睛丸　治睛肿,旋螺突出,青盲有翳。

苍术　枳实　甘草　川芎　荆芥　蝉蜕　薄荷　当归　木贼　草决明　谷精草各等分

上为末,炼蜜丸,弹子大。每服一丸,食后茶清磨下。

【旋螺尖起】

搜风散　治旋螺尖起外障。

防风　大黄　天门冬　五味子　桔梗　细辛　赤芍药　茺蔚子等分

上水煎,食后服。

法制黑豆

大黄　黄连　黄芩各半两　甘草　蜜蒙花　朴硝各一两

上为末,用黑豆一升,水三碗,入药煮干,将豆每服二十粒,细嚼,清米泔送下。

_____

〔1〕见目痛:原脱,据本册"目痛"补。

还睛丸

川芎　白蒺藜　白术　木贼　羌活　菟丝子　熟地黄　甘草各等分

上为细末,炼蜜丸,如弹子大。空心熟汤嚼下。

【神珠自胀】

查前去风热剂中加破血收敛之药。

【珠突出眶】

分珠散见目赤。

糖煎散　治风毒攻眼,赤肿昏花,隐涩难开。

龙胆草　防己　大黄　荆芥穗　赤芍药　土当归　甘草　防风各一两　川芎半两

上呚咀,为散,每服四钱,水一盏,砂糖一小块,同煎服。

水淋法　治眼睛肿胀突出,新汲水沃眼中,频数换水,眼睛自入。更以麦门冬、桑白皮、栀子仁煎汤,通口服。

田螺膏　治眼睛肿胀突出,及赤眼生翳膜。

田螺七枚,去壳　撮地金钱多　生地黄根　田茶菊叶

上同捣烂,贴太阳穴及眼胞。

洗障[1]散附　治障[1]眼及眼胞赤肿,翳膜遮睛。

田茶菊　七层楼　铁梗子　鸡屎子

上水煎,碗盛[2],入盐少许泡,去渣洗眼。

洗翳散　治同上。

赤梗酸枇草,捣烂,沸汤泡,滤清洗眼,神效。

土朱膏　治患眼赤肿闭合。

土朱三分　石膏煅,一分　片脑少许

上为末,新汲水入蜜调,敷眼眦头尾及太阳处。更以栀子煎汤,调治眼流气饮末服之。

清凉膏　治暴赤火眼,肿痛难开,及瘴眼,并打扑伤损眼。

---

〔1〕障:原作"瘴",据《古今图书集成·医部全录》卷一百四十五引本方改。

〔2〕碗盛:原作"上碗",据《古今图书集成·医部全录》卷一百四十五引本方改。

　　大黄　朴硝　黄连　黄柏　赤芍药　当归　细辛　薄荷　芙蓉叶各等分

　　上为末，用生地黄汁、鸡子清、蜜同调匀，贴太阳穴及眼胞上。

　　地黄膏　治赤肿疼痛，外障等眼。

　　大黄　黄柏　黄连　黄芩　赤芍药　当归　绿豆粉　芙蓉叶　薄荷各等分

　　上制贴法俱同上。

　　目痒

　　驱风一字散　治目痒极难忍。

　　川乌炮　川芎　荆芥各五钱　羌活　防风各二钱半

　　上为末，每服二钱，食后薄荷汤调下。

　　乳汁煎见目泪。

　　四生散　治肾风上攻眼目作痒，或作昏花。

　　白附子　黄芪　独活　蒺藜各等分

　　上为末，每服二钱，用猪腰子一枚，劈开入药，湿纸包裹煨熟，细嚼，盐汤下，风癣酒下。

　　人参羌活散　治肝热，眼涩痒昏矇

　　羌活　独活　人参　川芎　柴胡　桔梗　枳壳　赤茯苓　前胡　天麻　甘草　地骨皮

　　上水煎服，或加防风、荆芥。

　　菩萨散　治风毒攻眼，昏泪飕痒。

　　苍术　防风　蒺藜炒。各二两　荆芥二两半　甘草盐水炒，七钱半

　　上末，每服一钱，入盐少许，沸汤调下。或用消风散夹和亦佳。

　　杏仁龙胆草泡散　治风上攻，眵燥[1]赤痒。

　　龙胆草　当归尾　黄连　滑石另研取末　杏仁去皮尖　赤芍药各一钱

　　以白沸汤泡，顿蘸洗，冷热任意，不拘时候。

————————

〔1〕燥：原作"躁"，据《古今图书集成·医部全录》卷一百四十七引本方改。

上方以龙胆草、黄连苦寒去热毒为君。当归尾行血，杏仁润燥为佐。滑石甘寒泄气，赤芍药苦酸除痒为使。惟风痒者可用。

外障

《简要》夏枯草散即补肝散，见目痛。 选奇汤眉痛。

羌活除翳汤东垣 治太阳寒水，翳膜遮睛，不能视物。

麻黄根二钱半 薄荷叶二钱 生地黄酒洗，一钱 当归根 川芎各三钱 黄柏四钱 知母五钱，酒制 荆芥穗煎成方入 藁本各七钱 防风一两 羌活一两半 川椒五分 细辛少许

上㕮咀，每服三钱，水三大盏，煎至一盏半，入荆芥穗，再煎至一盏，去滓，食后稍热服。忌酒湿面。

拨云汤东垣 戊申六月，徐总管患眼疾，于上眼皮下出黑白翳二个，隐[1]涩难开，两目紧缩而无疼痛，两手寸脉细紧，按之洪大无力，知足太阳膀胱为命门相火煎熬，逆行作寒水翳，及寒膜遮睛，与下项药一服神效。外证呵欠善悲，健忘嚏喷，时自泪下，面赤而白，能食，不大便，小便数而欠，气上而喘。

黄芪 柴胡各七分 细辛叶 葛根 川芎各五分 生姜 甘草梢 川升麻 藁本 知母 当归身 荆芥各一钱 防风 羌活 黄柏各一钱半

水二大盏，煎至一盏，稍热服，食后。

流气饮《和剂》 治肝经不足，内受风热上攻，眼目昏暗，视物不明，常见黑花，当风多泪，怕日羞明，堆眵赤肿，隐涩难开，或生障翳，倒睫拳毛，眼弦赤烂，及妇人血风眼，及时行暴赤肿眼，眼胞紫黑，应有[2]眼病，并宜服之。

大黄煨 川芎 菊花去梗 牛蒡子炒 细辛去苗 防风去苗 山栀子去皮 白蒺藜炒，去刺 黄芩去芦 蔓荆子 荆芥去梗 木贼去根节 甘草炙 玄参去芦 各一两 草决明一两半 苍术米泔浸一宿，控炒，三两

---

〔1〕隐：原作"瘾"，据《兰室秘藏》卷上本方改。
〔2〕有：原作"作"，据《局方》卷七本方改。

上捣罗为末,每服二钱半,临卧时用冷酒调下。小儿有患,只令乳母服之。

拨云散《宝鉴》 治眼因[1]发湿热不退,而作翳膜遮睛,昏暗羞明,隐涩难开。

川芎 草龙胆 楮实 薄荷 羌活 荆芥穗 石决明 草决明 苍术 大黄 甘草 木贼 密蒙花 连翘 川椒 甘菊花 桔梗 石膏 地骨皮 白芷 白蒺藜 槟榔以上各半[2]两 石燕一对,重半两[3]

上捣罗细末,每服三钱,温茶清一盏调下,食后,日三服。忌杂鱼鸟诸肉。

温白丸见积聚。

神仙退云丸东垣 治一切翳晕,内外障昏无睛者。

川芎 当归各一两半 犀角酒洗 枳实 川楝子 蝉蜕洗 薄荷叶不见火 甘菊花各半两 瓜蒌仁生者,六钱 蛇蜕 密蒙花 荆芥穗各二钱,此三味同甘草焙干,去甘草不用 地骨皮洗 白蒺藜微炒,去刺 生地黄酒洗,焙干 羌活各一钱 川木贼一两半,去节,童便浸一宿,焙干

上为细末,炼蜜和丸,每一两作十丸。米泔汤调服,日进二三丸,食后。妇人当归汤下,有气者木香汤下。使之在人消息。

《本事方》治诸眼患,因热病后毒气攻眼,生翳膜遮障,服此药逐旋消退,不犯刀针。

青葙子 防风 枳壳各一两 茺蔚子 细辛 黄连各半两 枸杞子 泽泻 生地黄 石决明各一两半 车前子 川当归 麦门冬去心。各二两

上各如法修事,焙干为末,炼蜜丸,如梧子大。每服三十丸,饭饮吞下。忌一切热毒物。

---

[1] 眼因:原作"因眼",据《卫生宝鉴》卷十本方乙。
[2] 半:原作"一",据《卫生宝鉴》卷十本方改。
[3] 重半两:原脱,据《卫生宝鉴》卷十本方补。

羌活退翳汤

羌活 五味子 黄连 升麻 当归身各二钱 黄芩 黄柏酒炒 草龙胆酒洗 芍药 甘草各五钱 柴胡 黄芪各三钱 防风一钱半 石膏二钱半

上剉细,分作二服,水二盏,煎至一盏,入酒少许,去渣,临卧热服。忌言语。

消翳散一名龙胆饮子

青蛤粉 谷精草 川郁金各半两 羌活 龙胆草 黄芩各三钱,炒 升麻二钱 麻黄一钱半 蝉蜕一作蛇蜕 甘草根炙。各五分

上为细末,每服二钱,食后温茶调下。

又方

川芎 羌活 旋覆花 防风各二两 甘草 苍术米泔浸一宿,去皮,日干,不见火 楮实楮叶并八月采,阴干。各一两 甘菊花 枳实 蝉蜕 木贼各二钱半

上木臼中杵为末,茶清调下二钱,早食后、临卧各一服。治暴赤眼。忌湿面及酒。楮实须真,无实者取叶,不尔,诸药无效。合时不得焙及犯铁器。

予观此方,取楮叶必无实者,盖阴阳二合相匹配耳。有实者阳也,无实取叶者阴也,所以不得真楮实者,悉无效。

五秀重明丸《宝鉴》 治眼翳膜遮睛,隐涩昏花。常服清利头目。

甘菊花开头五百朵 荆芥五百穗 木贼去节,五百节 楮实五百枚 川椒开口者,五百粒

上为细末,炼蜜为丸,如弹子大。每服一丸,细嚼,时时咽下,食后。嚼化,无时、临卧。大忌酒、面、热物。以上二方,无热者宜之。

羚羊角散《保命》 治冰翳久不去者。

羚羊角 升麻 细辛各等分 甘草半之[1]

上为末,一半炼蜜为丸,每服五七十丸;用一半为散,以泔水

---

〔1〕之:原作"钱",据《保命集》卷下本方改。

煎,吞丸子,食后。

补阳汤东垣

柴胡去苗,二两　独活　甘草梢　熟地黄　人参去芦　黄芪一方用黄芩　羌活　白术各一两　白芍药　泽泻研为末　防风　陈皮去白。各半两　当归身去芦,酒制　生地黄炒　白茯苓去皮　知母炒黄色。各三钱　肉桂一钱

上为粗末,每服半两,水二盏,煎至一盏,去滓温服,空心。使药力行尽,方许食。

连柏益阴丸

羌活　独活　甘草根炒　当归身酒制　防风　五味子各半两　黄连酒洗或拌,剉,炒火色,一两　石决明烧存性,五钱　草决明　黄芩　黄柏　知母各一两

上为细末,炼蜜丸,如绿豆大。每服五十丸,渐加百丸止,临卧清茶送下。常以助阳汤多服,少服此药,一则妨饮食,二则力大,如升阳汤不可多服。

升阳泄阴丸一[1]名升阳柴胡汤

羌活　独活　甘草根　当归身　白芍药　熟地黄各一两　人参　生地黄酒洗,炒　黄芪　白术　楮实酒炒。各半两　泽泻　陈皮　白茯苓　防风各三钱　知母酒炒,三钱,如大暑加一钱　柴胡去苗,一钱半　肉桂半钱

上㕮咀,每服五钱,水煎热服。另合一料,炼蜜丸,如桐子大。食远茶清送下,每日五十丸,与前药各一服,不可饱服。如天气热甚,加五味子三钱或半两,天门冬去心半两,楮实亦加半两。

上上三方,合治一证。空心,补阳汤;临卧,连柏丸;食远,升阳泄阴丸。

羌活胜风汤《原机》　治眵多眊燥[2],紧涩羞明,赤脉贯睛,头痛鼻塞,肿胀涕泪,脑巅沉重,眉骨酸疼,外翳如云雾丝缕,秤星

─────────

〔1〕一:原脱,据虞衙本补。
〔2〕燥:原作"躁",据《古今图书集成·医部全录》卷一百四十七引本方改。

螺盖。

　　白术五分　枳壳　羌活　川芎　白芷　独活　防风　前
胡　桔梗　薄荷各四分　荆芥　甘草各三分　柴胡七分　黄芩五分

作一服，水二盏，煎至一盏，去滓热服。

　　上方为风热不制而作也。夫窍不利者，皆脾胃不足之证。故
先以白术、枳壳调治胃气为君。羌活、川芎、白芷、独活、防风、前胡
诸治风药皆主升发为臣。桔梗除寒热，薄荷、荆芥清利上焦，甘草
和百药为佐。柴胡解热，行少阳厥阴经，黄芩疗上热，主目中赤肿
为使。又治伤寒愈后之病。热服者，热性炎上，令在上散，不令流
下也。生翳者，随翳所见经络加药。翳凡自内眦而出者，加蔓荆子
治太阳经，加苍术去小肠膀胱之湿。内眦者，手太阳、足太阳之属
也。自锐眦而入客主人斜下者，皆龙胆草，为胆草味苦，与胆味合，
小加人参，益三焦之气，加藁本乃太阳经风药。锐眦客主人者，足
少阳、手少阳、手太阳之属也。凡自目系而下者，倍加柴胡行肝气，
加黄连泻心火。目系者，足厥阴、手少阴之属也。自抵过而上者，
加木通导小肠中热，五味子酸以收敛。抵过者，手太阳之属也。

　　搐鼻碧云散见目痛。　　还阴救苦汤见目赤。

　　拨云退翳丸　治阳跷受邪，内眦即生赤脉缕，缕根生瘀肉，瘀
肉生黄赤脂，脂横侵黑睛，渐蚀神水，锐眦亦然，俗名攀睛。

　　蔓荆子　木贼去节　密蒙花各二两　川芎　白蒺藜去刺　当归
各一两半　菊花　荆芥穗　地骨皮各一两　川椒皮七钱　天花粉六
钱　薄荷叶　楮桃仁　黄连　蝉蜕各半两　蛇蜕炙　甘草炙。各三钱

为细末，炼蜜成剂，每两作八丸。每服一丸，食后临卧，细嚼，
茶清下。

　　上方为奇经客邪而作也。《八十一难经》曰：阳跷脉者起于跟
中，循外踝，上行入风池。风池者，脑户也。故以川芎治风入脑，以
菊花治四肢游风，一疗其上，一平其下为君。蔓荆子除手太阴之邪，
蝉蜕、蛇蜕、木贼草、密蒙花除郁为臣。薄荷叶、荆芥穗、白蒺藜诸
疗风者，清其上也，楮桃仁、地骨皮诸通小便者，利其下也为佐。黄
连除胃中热，天花粉除肠中热，甘草和协百药，川椒皮利五脏明目，

诸所病处血亦病,故复以当归和血为使也。楮桃仁,即楮实子也。

栀子胜奇散　治证同上,并有眵泪,羞涩难开。

蛇蜕　草决明　川芎　荆芥穗　蒺藜炒　谷精草　菊花　防风　羌活　密蒙花　甘草炙　蔓荆子　木贼草　山栀子　黄芩各等分

为细末,每服二钱,食后临睡,热茶清调下。

上方以蛇蜕之咸寒、草决明之咸苦为君[1],为味薄者通,通者通其经络也,川芎、荆芥穗之辛温,白蒺藜、谷精草之苦辛温,菊花之苦甘平、防风之甘辛为臣,为气辛者发热,发热者升其阳也。羌活之苦甘温、密蒙花之甘微寒、甘草之甘平、蔓荆子之辛微寒为佐,为气薄者发泄,发泄者,清利其诸关节也。以木贼草之甘微苦、山栀子黄芩之微苦寒为使,为厚味者泄,泄者攻其壅滞有余也。

磨障灵光膏　治证同上。

黄连剉如豆大,一两,童便浸一宿,晒,为末　黄丹水飞,三两　卢甘石六两,另以黄连一两,剉置水中,烧炉甘石通红,淬七次　当归取细末,二钱　轻粉另研　硇砂另研末　白丁香取末　海螵蛸取末。各一钱　麝香另研　乳香另研。各半钱　龙脑少许,末

先用好白沙蜜一十两,或银器、砂锅内熬五七沸,以净纸搭去蜡面,除黄丹外,下余药,用柳木搅匀,次下黄丹再搅,慢火,徐徐搅至紫色,却将乳香、麝香、轻粉、硇砂和匀,入上药内,以不粘手为度,急丸如皂角子大,以纸裹之。每用一丸,新汲水化开,旋入龙脑少许,时时点翳上。

上方以黄连去邪热,主明目为君。以黄丹除热除毒,炉甘石疗湿收散为臣。以当归和血脉,麝香、乳香诸香通气,轻粉杀疮为佐。以硇砂之能消,海螵蛸之磨翳,白丁香之主病不移,龙脑之除赤脉,去外障为使也。

消翳复明膏　治证同上。

黄丹水飞四两　诃子八个,去核取末　海螵蛸三钱,取末　青盐另研,一两　白蜜一斤

---

〔1〕为君:原脱,据《古今图书集成·医部全录》卷一百四十七引本方补。

先将蜜熬数沸，净纸搭去蜡面，却下黄丹，用棍搅匀，旋下余药，将至紫色取出。

黄连十两　龙胆草二两　木贼一两　杏仁七十五粒，去皮尖　蕤仁半两

通入瓷器内，水一斗浸之，春秋五日，夏三日，冬十日，入锅内，文武火熬至小半升，滤去粗，重汤顿成膏子，却入前药熬之，搅成紫色，入龙脑一钱，每用少许点上。药干，净水化开用。

上方以黄连为君，为疗邪热也。蕤仁、杏仁、龙胆草为臣，为除赤痛，润烦燥，解热毒也。黄丹、青盐、龙脑、白蜜为佐，为收湿烂，益肾气，疗赤肿，和百药也。诃子、海螵蛸、木贼草为使，为涩则不移，消障磨翳也。

万应蝉花散见前。

【黄膜上冲证】

通脾泻胃汤

防风　大黄　玄参　知母各一两　天门冬　黄芩各一两半　麦门冬　茺蔚子各二两

每服五钱，水一盏，煎五分，去滓，食远温服。

神消散　治眼内黄膜上冲，赤膜下垂。

黄芩　蝉蜕　甘草　木贼各五钱　谷精草　苍术各一两　龙退[1]三条，炒

上末，每服二钱，夜卧冷水调下。

皂角丸　治内外一[2]切障膜。此药能消膜退翳，如十六般内障，同生熟地黄丸用之，神效。

龙退七条　蝉蜕　玄精石生　穿山甲炒　当归　白术　白茯苓　谷精草　木贼各一两　白菊花　刺猬皮蛤粉炒　龙胆草　赤芍药　连翘各一两五钱　猬猪爪三十枚，蛤粉炒　人参　川芎各半两

上末，一半入猪牙皂角二挺烧灰和匀，炼蜜丸，桐子大，每服

---

〔1〕龙退：即蛇蜕。

〔2〕一：原脱，据虞衙本补。

三十丸,空心食前杏仁汤下;一半入仙灵脾一两,为末和匀,每服用猪肝夹药,煮熟细嚼,及用原汁送下,日三。

犀角饮　治黄膜上冲。

犀角二两　白附子炮　麦门冬各二钱半　车前子　羌活　黄芩各五钱

上水煎,食后温服。

【赤膜下垂】

炙肝散　治外障,赤肉翳膜,遮睛不明。

石决明洗　谷精草各四两　皂角炙,去皮子,二钱半　黄芩去黑心　木贼各五两　甘草炙,二两　苍术米泔浸七日,切片,焙,半斤

上为细末,每用猯猪肝一叶,去筋膜,劈数缝,掺药末五钱于缝内,仍掺盐一钱,合定,用旋着湿柳枝三四条阁起,慢火炙香熟,早晨空心冷吃尽,仍吃冷饭一盏压之。仍于三里穴灸二三七壮,三日后有泪下为验,七日翳膜必退,每旦用新水漱口。

洗眼紫金膏《和剂》　治远年近日,翳膜遮障,攀睛努肉,昏暗泪多,瞻视不明。或风气攻注,睑生风粟,或连眶赤烂,怕日羞明,隐涩难开。

黄连去须,半两　赤芍药　当归　朱砂另研　乳香另研　硼砂另研。各二钱半　雄黄研飞,二钱　麝香另研,半钱

上为细末,入研药,拌匀再研,炼蜜丸,如皂角子大。每用一丸,安净盏内,沸汤泡开,于无风处洗,药冷,闭目少时,候三两时再煨热,依前洗,一贴可洗三五次。不得犯铜铁器内洗。如暴赤眼肿者,不可洗。

通肝散见内障。

【花翳白陷证】

知母饮子

知母　茺蔚子各二两　防风　细辛各一两半　桔梗　大黄　茯苓　芒硝各一两

每服五钱,水一盏,煎至五分,去滓,食后温服。

蕤仁散　治目生花翳,多年不退。

蕤仁汤浸,去赤皮　秦艽去苗。各一两　枳壳炒黄　赤茯苓各一两半　川大黄炒,半两　车前子　青葙子　赤芍药各七钱半　柴胡去苗,一两

上为细末,每服三钱,水一盏,煎六分,连滓热服。

洗肝散　治花翳。

川芎　当归尾　赤芍药　防风　生地黄　白蒺藜　木贼　蝉蜕　羌活　薄荷　苏木　菊花　红花各五钱　甘草三钱

㕮咀,每服三钱,水一盏半,松丝十余根,煎服。外用通明散、七宝膏、炉甘散点。

桑白皮汤　治目生花翳白点,状如枣花。

桑白皮　木通各一两半　泽泻　犀角屑　黄芩　茯神　玄参　旋覆花　川大黄炒。各一两　甘菊花半两　甘草炙,二钱半

上为细末,每服二钱匕,水一盏,煎六分,连滓温服。

琥珀散　治目积年生花翳。

琥珀　珊瑚　朱砂　硇砂白者　马牙硝各半两　乌贼鱼骨半两,先于粗石磨去其涩,用好者一钱　真珠末一两

上研极细令匀,每日三五次点。

鸡距丸　治花翳泪出。

干姜炮,七钱半　蕤仁细研　鸡舌香　胡粉各半两　黄连一两,研末　矾石熬,研,一钱二分半

为细末,枣肉丸如鸡距。注眼大眦,日再。

【蟹睛证】

防风泻肝散　治蟹眼睛疼。

防风　远志　桔梗　羚羊角　甘草　赤芍药　细辛　人参　黄芩各等分

上为细末,温水调服。

磁石丸　治肝肾虚,蟹眼睛疼。

黄芪　青盐　人参　紫巴戟　苁蓉　附子　木香　沉香　防风　牛乳　牛膝　覆盆子　桂心　干姜　远志　熟地黄　茯苓　磁石　苍术　陈皮　白术　川芎　槟榔　大腹皮　白芷　青

皮　乌药　独活各等分

上为细末,炼蜜丸,如梧桐子大。每服三十丸,温盐汤送下。

七宝丸　治内障冰翳,如冰冻坚结睛上,先以针拨取之,后以此药散翳。

石决明捣研,二两　芜蔚子　人参各一两　琥珀捣研,七钱半　龙脑二钱半,研　熊胆　真珠捣研。各半两

上为细末,炼蜜和丸,如梧桐子大。每服十五丸,加至二十丸,食前茶清下。

七宝汤　治内障横翳,横著瞳人,中心起而剑脊,针拨后用。

羚羊角镑　犀角镑。各一两　胡黄连　车前子　石决明刮洗,捣研　炙甘草各半两　丹砂另研

上除丹砂、决明外,粗捣筛,每服三钱匕,水一盏,煎七分,去滓,入丹砂末半钱,决明末一字,再煎两沸,食后温服。

清凉散　治冰瑕深翳。

蔓荆子　荆芥　苦竹叶　甘草各半两　栀子二钱半

上薄荷水煎服。

洗刀散　治风热弦[1]烂,眼目赤肿,内外障翳,羞明怕日,倒睫出泪,两睑赤烂,红筋瘀血,宜用此药。

防风　连翘　羌活　独活　草决明　蔓荆子　木贼　玄参各一两　当归　荆芥　滑石　薄荷　麻黄　白术　赤芍药　大黄各五钱　黄芩　川芎　栀子　桔梗　石膏　芒硝　蝉蜕　白菊花　蒺藜各四钱　甘草　细辛各三钱

上姜同煎,食后服。再用清凉洗眼之药。

二黄散　治努肉攀睛。

黄芩　大黄　防风　薄荷各等分

上水煎,入蜜少许,食后服。

定心丸　治努肉攀睛。

石菖蒲　枸杞子　白菊花各五钱　辰砂二钱　远志二钱半　麦

---

〔1〕弦:原作"眩",据《古今图书集成·医部全录》卷一百四十八引本方改。

门冬去心,一两

上为末,炼蜜丸,如桐子大。每服三十丸,食后熟水下。

南硼砂散 治努肉瘀突,及痘疮入眼生翳膜。

南硼砂一钱,即白官砂是 片脑一分

上研细末,点眼,用玄参、麦门冬、生地黄煎汤,调洗心散末服。

抽风汤 治鸡冠蚬肉外障。

防风 桔梗 大黄 细辛 黄芩 玄参 芒硝 车前子

上水煎,食远服。

地黄散 治混睛或白睛,先赤而后痒痛,迎风有泪,隐涩难开。

生地黄一两 芍药 土当归 甘草各半两

每服三钱,水一盏半,煎至七分,食后温服。

七宝膏 治混睛外障。

真珠 水晶 贝齿各一两 石决明 琥珀各七钱半 空青 玛瑙 龙脑各半两

上为细末,研匀,水五升,石器内煎至一升,去滓,再煎至一盏,入蜜半两,煎和为膏,每至夜卧时点之。早晨不得点。

羚羊角饮子 治黑翳如珠外障。

羚羊角 五味子 细辛 大黄 知母 芒硝各一两 防风二两

上剉碎,每服五钱,水一盏,煎至五分,去滓,食后温服。

补肾丸 治证同上。

人参 茯苓 细辛 五味子 肉桂 桔梗各一两 干山药 柏子仁各二两半 干地黄一两半

上为细末,炼蜜和丸,如梧桐子大。每服十丸,空心茶下。

退热饮子 治膜入水轮外障。

防风 黄芩 桔梗 茺蔚子各二两 大黄 玄参 细辛 五味子各一两

上剉碎,每服一钱,水一盏,煎五分,去滓,食后温服。

青葙子丸 治肝心毒热,丁翳入黑睛。

青葙子 蓝实 枳壳去瓤,麸炒 大黄剉,炒 菊花 甘草炙。各二两 草决明 黄连去须 茺蔚子 细辛去苗 麻黄去根节 车

前子各一两半　鲤鱼胆　鸡胆各一枚,阴干　羚羊角镑,三两

上为细末,炼蜜丸,如梧子大。每服二十丸,食后茶清送下,日三。兼治内外一切眼病。

琥珀煎　治眼生丁翳,久治不瘥。

琥珀　龙脑各二钱半　贝齿　朱砂各半两　马牙硝炼过者,七钱半

上同研如面,以水一大盏,别入白蜜一两搅和,入通油瓷瓶中,用重汤煮,以柳木篦煎取一合已来即住,以绵滤于不津瓷瓶中盛之,或铜器亦得。每取少许点之。一方,为细末点。

荆防菊花散　治眼中肤翳,侵及瞳人,如蝇翅状。

白菊花　防风去叉　木通　仙灵脾　木贼　荆芥去梗　甘草炙。各等分

上为末,每服一钱,食后茶清调下。

白鲜皮汤　治目肤翳,睛及瞳仁上有物如蝇翅状,令人视物不明。

白鲜皮　款冬花　车前子　柴胡去苗　枳壳去穰,麸炒　黄芩去黑心。各一两　百合二两　菊花　蔓荆子各一两半　甘草炙,半两

上剉碎,每服五钱,水一盏半,煎八分,去滓,食后温服,临卧再服。

菊花散　治肝受风毒,眼目昏矇,渐生翳膜。

蝉蜕　木贼各一两　蒺藜炒　羌活各三两　白菊花四两　荆芥　甘草各二两

上为末,每服二钱,食后茶清调下。

磨光散　治诸风攻眼,消磨翳膜。

蒺藜炒　防风　羌活　白菊花　甘草　石决明煅　草决明　蝉蜕　蛇蜕炒　川芎各等分

上为末,每服一钱,麦门冬汤食后临卧服。

甘菊花散　治肝气壅塞,翳膜遮睛,隐涩难开。

甘菊花一两　木贼　防风去叉　白蒺藜　甘草炙。各半两　木香二钱半

上为细末,每服一钱匕,不拘时,沸汤点服。

道人开障散　治诸障[1]翳。

蛇蜕洗,焙,剪细　蝉蜕洗,焙　黄连去须。各半两　绿豆一两　甘草二钱,生用

上剉细,每服二钱,食后临卧新水煎服。

拨云散　能散风毒,退翳障,及赤烂弦者。

羌活　防风　川芎　白蒺藜　荆芥　蝉蜕　甘菊花各二两

上为细末,每服二钱,食后桑白皮煎汤调服。

五退散　治眼中翳障。

蝉退　蛇退[2]　蚕退[3]　猪退蹄　鲮鲤甲　防风　菊花　草决明　石决明　甘草各等分

上为细末,每服二钱,食后薄荷煎汤调服。

朱僧热翳方

蝉蜕洗,晒　蒺藜炒,去角。各半两　防风　甘菊花　羌活　川芎　细辛　荆芥穗　秦皮　楮实　藁本　甘草　木贼去节,童便浸一宿,各二钱半,晒干

上为细末,每服一钱,茶清调下。

珍珠退翳散

珍珠少许　白泽石膏　乌贼鱼骨　真蚌粉等分

上为细末,每服一钱,用第二次米泔调,食后临卧常服。

决明子散　治眼卒生翳膜,视物昏暗,及翳覆裹瞳仁。

决明子　黄连去须　川升麻　枳壳去瓤,麸炒　玄参各一两　黄芩七钱半　车前子　栀子仁　地肤子　人参去芦。各半两

上剉碎,每服三钱,水一中盏,煎至六分,去滓,食后温服。

真珠散　治眼忽生翳膜,赤涩疼痛。

真珠研,半两　青葙子　黄芩各二两　人参去芦　甘菊花　石

〔1〕障:原作"瘴",据《医方类聚》卷六十七引《直指方》本方改。
〔2〕蛇退:即蛇蜕。
〔3〕蚕退:即蚕蜕。

决明捣碎,细研水飞　芎䓖　甘草炙。各一两

上为细末,每服一钱,食后温浆水调下。

开明丸　治年深日近翳障昏盲,寂无所见,一切目疾。

熟地黄一两半,酒浸　菟丝子　车前子　麦门冬去心　蕤仁去皮　决明子　地肤子　茺蔚子　枸杞子　黄芩　五味子　防风去芦　泽泻　杏仁炒,去皮尖　细辛去叶,不见火　青葙子　北葶苈炒。各一两　官桂半两　羊肝须用白羊者,只用肝,薄切,瓦上焙干了作末,或只以肝煮烂研为丸,庶可久留,少则以蜜渍之

上为细末,丸如梧桐子大。每服三十丸,热水下,日三。仍忌生姜、糟酒、炙煿等热物。

秘传去翳圣金膏

炉甘石五两,用童便煅淬三十次,却研极细,用黄连、龙胆草各一两,当归三钱,煎水两碗,飞过讫,重汤蒸干,再研约一日,要如面极细,炉甘石须拣白色者佳　黄连五两,水洗净晒干,却将一两切碎煎水,四两碾为细末,重罗过,再研极细,用水飞过,却于砂铫内煮,此药最难,冬月用雪水和药晒干,再研方细　密陀僧火煅醋淬,研极细,水飞过,半两　乌贼鱼骨半两,研细入煎　乳香要通明滴乳,用黄连等水研飞过　没药研,用黄连等水飞。各三钱　白丁香水飞过,重汤内煮干,再研入煎　南硼砂研细入　轻粉研细入。各一钱　鹰条一钱,以水一碗飞过,同白丁香,用水淘飞过,合研入煎,须多淘净秤　硇砂半钱,洗去泥,以水入铁铫内煮干,如盐样白方好,再研细,入药煎　黄丹一两,用铁铫火煅过,研细末,入水飞,重汤煮干,再研一时,顷入煎　蜜四两,用水一盏,铜铫内煎,以葱白二茎搅蜜,候煎了,取铫顿地上,用净纸一片,揭去面上蜡　龙胆草一两,截碎,水煎　当归半两净,以一半焙干,研细末,再用些水研,一半煎水用

上先以黄连、当归、龙胆草三味截碎,用铫子煎二大碗水,用此水研乳香、没药飞过,可用此水飞过鹰条、白丁香,独将黄连四两洗净令干,碾为细末,重罗了,又研飞过,或别作法度,但要极细,于砂铫内用净蜜四两同煮,却旋入诸药,煎成膏,可丸即止,独后入下二味。

麝香半钱重,用当门子,研细罗过　片脑半钱重,研细罗过,候药煎成

膏,却入此二味

此药远年目疾皆治,须随病轻重,为大小丸与之。每以净汤一鸡弹壳大化开,日洗五七次;或如麦粒大,点眼尤妙。

卷帘散　治久新病眼,昏涩难开,翳膜遮睛,或成努肉,连睑赤烂,常多冷泪,或暴发赤眼肿痛。

炉甘石四两,碎　朴硝半两,细研　黄连七钱,捶碎,以水一碗煮数沸,滤去滓

上先将炉甘石末入坩埚内,开口煅令外有霞色为度;次将黄连、朴硝水中浸飞过,候干;又入黄连半钱水飞过,再候干。次入:

腻粉另研　硇砂另研　白矾半生用,半飞过　黄连研为末。各半两　铜青一两半　白丁香另研　乳香另研　铅白霜另研　青盐另研　胆矾另研。各一字

上为细末,同前药研匀,每用少许点眼。

照水丸　治目生翳障。

龙脑　滑石　丹砂通明者　乌贼鱼骨去甲

上各一钱研细,再同研匀。先用黄蜡皂子大,于新白瓷盏内慢火熔,以纱帛子滤在净盏内,再熔了,将前药末同拌和,捏作饼子,如半破豌豆大,用薄绢或纱袋子盛了,以硇砂半两放净碗内,上交横安竹片,放药在上面铺着,借硇砂气熏,用大楪子一片合碗上,勿令透气,掘一地坑,放药碗在坑内,用竹箅一片盖了,然后以黄土盖之,七日出,净瓷瓶中收,其硇砂不用。如患浮翳膜侵瞳仁,及一切目疾,但临卧将一饼扎在眼眦头即睡,至晓用水一碗,向东觑水碗,其药自落在水中,净浴却,用绢帛子裹起,安洁净处,临卧依前再使。每饼可用半月,候药力慢时,方易一饼,如两目有疾,即用两饼。

通光散　治攀睛,翳膜昏涩,风毒肿痛,洗眼方。

上用瓜蒌一枚,割下顶盖,取瓤并子,同猪胰子捣匀,却装在瓜蒌内,用圆盖盖之,坐净土上,取桑条子十两,约长四五寸,簇瓜蒌上,用炭火烧,扇之,烟尽将成灰即住火,扇冷,和灰通研极细,每用二钱,沸汤浸,澄清去脚洗之。

指甲散　治眼翳及诸物入眼。

上以左手中指甲洗净候干，以刀刮其屑，用灯草蘸点眼中翳处，一二次即去。或用怀孕妇人爪甲屑，置目中去翳。

珊瑚散 治眼赤痛，生翳障，远视不明，痒涩。

珊瑚七钱半 朱砂五钱 龙脑半钱

上各研细令匀，每以铜筋取一米许，日三四度点之，神效。

青金丸 治风毒攻眼，成外障翳膜。

铜青真者 蕤仁去皮尖，与铜青同浸二宿，去水研 石决明净水磨，沥干 生犀角净水磨，纸上飞过，各一钱 龙脑研 白丁香水研飞，去滓 海螵蛸水飞过。各半钱

上将铜青与蕤仁先研如糊，次入白丁香研，次入四味研极细，用好墨研浓汁，于净器中和熟为丸，如绿豆大。每用人乳汁化开点眼，未用者，常以龙脑养于瓷器中。

猪胆方

上以猪胆一枚，用银铫或瓦铫煎成膏，入冰脑如黍米大，点入眼中。微觉翳轻，又将猪胆白膜皮阴干，合作小绳如钗股大小，止用一头烧灰，待冷点翳，数日后翳退，双目如旧。此治翳，如重者尤良，不过三五度差。

疗翳五十年不瘥

贝齿一枚，烧 豆豉三十粒 三年苦酒三升，一作三年醋

上先渍贝齿三宿，消尽后内豆豉，微火煎如胶，取三合药置筒中，夜卧时着如小麦大于眦头，明日以汤洗之。

治赤眼后生翳膜

上以兰香子洗净晒干，每用一粒，以箸头点大眦头，闭目，即觉药在目内团圆旋转，药力过即不转，须臾自随眵泪出，惹翳膜在上，如鱼眼，再入一粒，以病退为度。一方，为细末，每取如米大点眼眦头。

昔卢州知录彭大辩父，在临安暴得此疾，一僧以此药治之，坐间了然，因得此方，屡以治人。

枸杞煎 治眼中翳少轻者，兼治眼涩痛。

上取枸杞及车前子叶等分，手中熟挼，使汁欲出，又别取桑叶

两三重裹之,悬于阴地经宿,乃摘破桑叶,取汁点目中,不过三五度瘥。

雀乳散 治眼热毒,卒生翳及赤白膜。

上以雄雀粪细研,用人乳汁和点之。

真珠膏 治眼虚热,目赤痛,卒生翳膜昏暗。

真珠一两,研 麝香 朱砂 胡粉各二钱半 贝齿五枚,烧灰 鲤鱼胆二枚 白蜜四两,煎滤过

上除鱼胆、蜜外,都研如粉,以鱼胆汁、蜜于铜器中调令匀,慢火煎成膏。每以铜箸取少许点之,日三四。

鸡子壳散 治眼卒生翳膜。

鸡子壳抱出子者,去膜,取白壳研,二钱半 贝齿三枚,煅灰

上研极细,入瓷盒中盛,取少许,日三五度点之。

羌活退翳膏一名复明膏 治足太阳寒水膜子遮左上睛,白翳在上,视物不明。

羌活根七分 椒树西北根二分,东南根二分 当归梢六分 黄连二钱 防风根 柴胡根 麻黄去节根 升麻根 生地黄各三分 甘草梢四分 蕤仁六个 汉防己 藁本各二分

上用净新汲水一大碗,先将汉防己、黄连、甘草梢、生地黄煎至一半,下余药外药,再煎至一盏,去滓,入银石器中再煎如膏,点之有效为度。

蝎附散 搐鼻退翳膜。

全蝎 附子尖 姜黄 青黛各二钱半 薄荷一两 鹅不食草半两

上为细末,口含水,搐少许。

玉饼子 治翳膜。

海螵蛸 蛤粉南康真者,各五分 片脑半分 黄蜡五分

上为末,先熔蜡,持起搅微冷,入末为丸,如青葙子大,带匾些。每用一饼,临卧纳入眼中翳膜上,经宿以水照之,其饼自出。

照水丸 治翳神验。

海螵蛸一钱 朱砂五分 片脑半分 黄蜡八分

上末,先熔蜡,搅微冷,入末和为丸,如麻子大,带匾些。临卧

纳眼中翳膜上,次日照水自落。

内障

人参补胃汤《试效》　治劳役所伤,饮食不节,内障昏暗。

黄芪　人参各一两　炙甘草八钱　蔓荆子二钱半　黄柏酒拌四遍　白芍药各三钱

上咬咀,每服三五钱,冰二盏,煎至一盏,去滓,食远稍热服,临卧。三五服后,两目广大,视物如童时,觉两脚踏地,不知高下,盖冬天多服升阳药故也。病减住服,候五七日再服。此药春间服,乃时药也。

圆明内障升麻汤即冲和养胃汤。

黄芩黄连汤

黄芩酒洗炒　生地黄酒洗　草龙胆酒洗炒四次,以上各一两　黄连去须,酒洗炒,七钱

上咬咀,每服二钱,水二盏,煎数沸,去滓,再煎至一盏,热服。午后、晚间俱不可服,唯午饭时服之方效。

复明散　治内障。

黄芪一钱半　生地黄　柴胡　连翘　甘草炙。各一钱　当归二钱　苍术　川芎　陈皮各五分　黄柏三分

水二大盏,煎至一盏,去渣,稍热服,食后。忌酒、湿面、辛热大料之物。

羌活退翳丸一名地黄丸　治内障,右眼小眦青白翳,大眦微显白翳,脑痛,瞳子散大,上热恶热,大便涩或时难,小便如常,遇天热暖处,头痛睛胀,能食,日没后、天阴则昏暗。此证亦可服滋阴地黄丸。

熟地黄八钱　生地黄酒制　黄柏酒制　当归身酒制　茺蔚子　丹参各半两　黑附子炮　寒水石生用。各一钱　芍药一两三钱　防己酒制,二钱　知母酒制　牡丹皮　羌活　川芎各三钱　柴胡半两或三钱

上为细末,炼蜜丸,如小豆大。每服五七十丸,空心白汤送下。如消食未尽,候饥时服之。忌语言,随后以食压之。

东垣《兰室秘藏》方云：翳在大眦，加葛根、升麻；翳在小眦，加柴胡、羌活，是也。

当归汤见瞳子散大。

冲和养胃汤　治内障初起，视觉微昏，空中有黑花，神水变淡绿色，次则视物成二，神水变淡白色，久则不睹，神水变纯白色。

柴胡七钱　人参　当归酒浸　炙甘草　白术　升麻　葛根各一两　黄芪　羌活各一两半　白芍药六钱　防风五钱　白茯苓三钱　五味子二钱　干生姜一钱

上㕮咀，每服六钱，水三盏，煎至二盏，入黄芩黄连各一[1]钱，再煎至一盏，去滓，稍热食后服。

上方因肝木不平，内挟心火，故以柴胡平肝，人参开心，黄连泻心火为君。酒制当归荣百脉，五味敛百脉之沸，心包络主血，白芍药顺血脉，散恶血为臣。白茯苓泻膀胱之湿，羌活清利小肠之邪，甘草补三焦，防风升胆之降为佐。阴阳皆总于脾胃，黄芪补脾胃，白术健脾胃，升麻、葛根行脾胃之经，黄芩退壮火，干生姜入壮火为导为使。此方逆攻从顺，反异正宜俱备。

益气聪明汤　治证同上。并治耳聋、耳鸣。

黄芪　人参各一钱二分半　升麻七钱半　葛根三钱　蔓荆子一钱半　芍药　黄柏酒炒。各一钱　炙甘草半钱

每服四钱，水二盏，煎至一盏，去粗，临睡热服，五更再煎服。

上方以黄芪、人参之甘温治虚劳为君。甘草之甘平，承接和协，升麻之苦平微寒，行手阳明、足阳明、足太阴之经为臣。葛根之甘平，蔓荆子之辛温，皆能升发为佐。芍药之酸微寒，补中焦，顺血脉，黄柏之苦寒，治肾水膀胱之不足为使。酒制又炒者，因热用也。或有热，可渐加黄柏，春夏加之，盛暑倍加之，加多则不效，脾胃虚者去之。热倍此者，泻热黄连汤主之。

泻热黄连汤　治内障证同上，有眵泪眊燥[2]。

---

〔1〕各一：原作"汤二"，据《原机启微》卷下本方改。

〔2〕燥：原作"躁"，据《古今图书集成·医部全录》卷一百四十七引本方改。

黄芩酒炒　黄连酒洗　柴胡酒炒　生地黄酒洗。各一两　龙胆草三钱　升麻五钱

每服三钱，水二盏，煎至一盏，去滓，午食前热服。午后服之，则阳逆不行，临睡休服，为反助阴也。

上方治主治客之剂也。治主者，升麻主脾胃，柴胡行肝经为君，生地黄凉血为臣，为阳明太阴厥阴多血故也。治客者，黄连、黄芩皆疗湿热为佐，龙胆草专除眼中诸疾为使，为诸湿热俱从外来为客也。

《千金》磁朱丸　治神水宽大渐散，昏如雾露中行，渐睹空中有黑花，渐睹物成二体，久则光不收，及内障神水淡绿色、淡白色者。

磁石吸针者　辰砂　神曲

先以磁石置巨火中煅醋淬七次，晒干，另研极细二两，辰砂另研极细一两，生神曲末三两，与前药和匀，更以神曲末一两，水和作饼，煮浮为度，搜入前药，炼蜜为丸，如梧桐子大。每服十丸，加至三十丸，空心饭汤下。

上方以磁石辛咸寒，镇坠肾经为君，令神水不外移也。辰砂微甘寒，镇坠心经为臣，肝其母，此子能令母实也，肝实则目明。神曲辛温甘，化脾胃中宿食为佐，生用者，发其生气，熟用者，敛其暴气也。服药后，俯视不见，仰视渐睹星月者，此其效也。亦治心火乘金，水衰反制之病。久病累发者，服之则永不更作。空心服此，午前更以石斛夜光丸主之。

按：此方磁石法水入肾，朱砂法火入心，而神曲专入脾胃，乃道家黄婆媒合婴姹之理。倪生释之，为费词矣。或加沉香半两，升降水火尤佳。

石斛夜光丸　治证同上。

天门冬焙　人参　茯苓各二两　麦门冬　熟地黄　生地黄各一两　菟丝子酒浸　甘菊花　草决明　杏仁去皮尖　干山药　枸杞子　牛膝酒浸。各七钱半　五味子　蒺藜　石斛　苁蓉　川芎　炙甘草　枳壳麸炒　青葙子　防风　黄连　乌犀角镑　羚羊角镑。

各半两

为细末，炼蜜丸，如桐子大。每服三五十丸，温酒、盐汤任下。

上方羡补药也。补上治下，利以缓，利以久，不利以速也。故君以天门冬、人参、菟丝子之通肾安神，强阴填精也。臣以五味子、麦门冬、杏仁、茯苓、枸杞子、牛膝、生熟地黄之敛气除湿，凉血补血也。佐以甘菊花、蒺藜、石斛、肉苁蓉、川芎、甘草、枳壳、山药、青葙子之治风疗虚，益气祛毒也。使以防风、黄连、草决明、羚羊角、生乌犀之散滞泄热，解结明目也。阴弱不能配阳之病；并宜服之，此从则顺之治法也。

益阴肾气丸　治证上同。

熟地黄[1]三两　生地黄酒制炒，四两　当归尾酒制　牡丹皮　五味子　干山药　山茱萸　柴胡各半两　茯苓　泽泻各二钱半

为末，炼蜜丸，如桐子大，水飞辰砂为衣。每服五七十丸，空心淡盐汤下。

上方壮水之主，以镇阳光，气为怒伤，散而不聚也，气病血亦病也。肝得血而后能视，又目为心之窍，心主血，故以熟地黄补血衰，当归尾行血，牡丹皮治积血为君。茯苓和中益真气，泽泻除湿泻邪气，生地黄补肾水真阴为臣。五味子补五脏，干山药平气和胃为佐。山茱萸强阴益精，通九窍，柴胡引入厥阴经为使。蜜剂者，欲泥膈难下也。辰砂为衣者，为通于心也。然必兼千金磁朱丸服之，庶易效。

滋阴地黄丸　治证同上，眵多眊燥[2]者并治。

黄芩　当归身酒制　熟地黄各半两　天门冬焙　甘草炙　枳壳　柴胡　五味子各三钱　人参　地骨皮各二钱　黄连一两　生地黄酒制，一两半

为细末，炼蜜丸，桐子大。每服百丸，食后茶汤下，日三服。

上方治主以缓，缓则治其本也。以黄连、黄芩苦寒，除邪气之

---

〔1〕熟地黄：此下原衍"酒"，据《原机启微》卷下本方删。

〔2〕燥：原作"躁"，据《古今图书集成·医部全录》卷一百四十七引本方改。

盛为君。当归身辛温,生熟地黄苦甘寒,养血凉血为臣。五味子酸寒,体轻浮上,收神水之散大,人参、甘草、地骨皮、天门冬、枳壳、苦甘寒,泻热补气为佐。柴胡引用,为使也。亡血过多之病,有热者,亦宜服。

羚羊角汤　治青风内障,劳倦加昏重,头旋脑痛,眼内痛涩者。

羚羊角　人参　玄参　地骨皮　羌活各一两　车前子一两半

上为末,以水一盏,散一钱,煎至五分,食后去滓温服。

娄全善云:此方并后羚羊角散、补肝散、羚羊角引子,皆以羚羊角、玄参、细辛、羌活、防风、车前子为君。盖羚羊角行厥阴经药也。丹溪云,羚羊角入厥阴经甚捷,是也。玄参、细辛行少阴经药也。海藏云:玄参治空中氤氲之气,无根之火,为圣药也。羌活、防风、车前子行太阳经药也。如筋脉枯涩者,诸方中更加夏枯草,能散结气,有补养厥阴血脉之功,尝试之有验。然此诸方,又当悟邪之所在,若气脱者,必与参膏相半服之;气虚者,必与东垣补胃人参汤、益气聪明汤之类相半服之;血虚者,必与熟地黄丸之类相兼服之。更能内观静守,不干尘累,使阴气平伏,方许作效。

杏仁方　治肝肾风虚,瞳仁带青,眼多黑暗。润泽脏腑,洗垢开光,能驱风明目。

上用杏仁五枚去皮尖,五更初就床端坐,勿言勿呼,息虑澄神。嚼杏仁一粒勿咽,逐一细嚼五粒,候津液满口,分为三咽,直入肝肾,惟在久而成功。

羚羊角散　治绿风内障,头旋目痛,眼内痛涩者。

羚羊角　防风　知母　人参　茯苓　玄参　黄芩　桔梗　车前子各一两　细辛三两

上为末,以水一盏,散一钱,煎五分,食后去柤温服。

又**羚羊角散**　治绿风内障。

白菊花　川乌炮　川芎　车前子　防风各五钱　羌活　半夏　羚羊角　薄荷各二钱半　细辛二钱

上生姜煎服;或为末,荆芥汤调服。

白附子散　补肾磁石丸俱见目昏花。

还睛散　治眼翳膜,昏涩泪出,瘀血努肉攀睛。

川芎　草龙胆　草决明　石决明　荆芥　枳实　野菊花　野麻子　白茯苓去皮　炙甘草　木贼　白蒺藜　川椒炒,去子　仙灵脾　茵陈各半两

上为细末,每服二钱,食后茶清调下,日三服。忌杂鱼肉及热面、荞麦等物。一方,有楮实子,无仙灵脾、茵陈、枳实三味。

芦荟丸　治黑水凝翳内障,不痛不痒,微有头旋,脉涩者。

芦荟　甘草各二钱半　人参　牛胆各半两　柏子仁　细辛各一两　羚羊角二两,蜜炙

上为末,炼蜜丸,如桐子大。空心茶清下十丸。

大黄泻肝散　治乌风。

郁李仁　荆芥各二钱半　甘草　大黄各五钱

上水煎,食后服。

坠翳丸　治偃月内障,及微有头旋额痛。

青羊胆　青鱼胆　鲤鱼胆各七个　熊胆二钱半　牛胆半两　石决明一两　麝香少许

上为细末,面糊为丸,如桐子大。每服十丸,空心茶清下。

磁石丸　治雷头[1]风变[2]内障,头旋,恶心呕吐。

磁石烧赤醋淬二次　五味子　牡丹皮　干姜　玄参各一两　附子炮,半两

上为末,炼蜜丸,如桐子大。食前茶下十丸。

补肝散　治肝风内障,不痛不痒,眼见花发黄白黑赤,或一物二形难辨。

羚羊角　防风各三两　人参　茯苓各二两　细辛　玄参　车前子　黄芩炒　羌活各一两

上为末,食后米饮调服一钱。

又补肝散　治圆翳内障。

〔1〕头:原脱,据《奇效良方》卷五十七本方补。
〔2〕变:原脱,据《奇效良方》卷五十七本方补。

熟地黄　白茯苓　白菊花　细辛　白芍药　柏子仁　甘草　防风　北柴胡

上水煎，食后服。

补肾丸　治圆翳内障。

巴戟　山药　破故纸炒　牡丹皮　茴香各五钱　肉苁蓉　枸杞子各一两　青盐二钱半

上为末，炼蜜为丸，如梧桐子大。每服三十丸，空心盐汤下。

羚羊角饮子《龙木》　治圆翳内障，不痛不痒。

羚羊角三两　细辛　知母　车前子　人参　黄芩各二两　防风二两半

上为末，每服一钱，以水一盏，煎至五分，食后去滓温服。

皂角丸见外障。

生熟地黄丸《和剂》　治肝虚目暗，膜入水轮，眼见黑花如豆，累累数十，或见如飞虫，诸〔1〕治不瘥。或视物不明，混睛冷泪，翳膜遮障，内外障〔2〕眼，并皆治之。

石斛　枳壳　防风　牛膝各六两　生地黄　熟地黄各一斤半　羌活　杏仁各四两　菊花一斤

上末，炼蜜丸，如桐子大。每服三十丸，以黑豆三升炒令烟尽为度，淬好酒六升，每用半盏，食前送下，或蒺藜汤下。

通肝散　治冰翳内障。

栀子　蒺藜炒　枳壳　荆芥各四钱　车前子　牛蒡子炒。各二钱　甘草四钱

上末，每服二钱，苦竹叶汤食后调下。

八味还睛散　治散翳内障。

蒺藜炒　防风　甘草炙　木贼　栀子各四钱　草决明八钱　青葙子炒　蝉蜕各二钱

上末，每服二钱，麦门冬汤调，食后服。

---

〔1〕诸：原作"者"，据修敬堂本改。
〔2〕障：原作"瘴"，据《古今图书集成·医部全录》卷一百四十五引本方改。

空青丸 治沉翳,细看方见其病最深。

空青一钱,一方用一铢 细辛 五味子 石决明另研 车前子各一两 知母 生地黄 防风各二两

上为细末,炼蜜丸,如桐子大。每服十丸,空心茶汤下。

凉胆丸 治眼状青色,大小眦头涩痛,频频下泪,口苦,少饮食,兼治黑花翳。

黄连洗,不见火 黄芩 荆芥 龙胆草各半两 芦荟 防风各一两 黄柏去粗皮 地肤子各二钱半

上为细末,炼蜜和丸,如梧子大。每服二十丸,食后薄荷汤送下。

还睛丸

川芎 白蒺藜 木贼 白术 羌活 菟丝子 熟地黄 甘草各等分

上为细末,炼蜜丸,如弹子大。空心熟汤嚼下。

又方

川乌 地黄 白术 茯苓 石决明 杏仁 川芎 菟丝子各三两 当归 防风 荆芥 蔓荆子各半两

上为末,猪胆汁和丸,如梧子大。每服三十丸,麦门冬汤下。

除风汤 治五风变成内障,头旋偏肿痛,瞳人结白者。

羚羊角 车前子 芍药 人参 茯苓 大黄 黄芩 芒硝各一两

上为末,水一盏,散一钱,煎至五分,食后去滓温服。

《本事方》治内障。

白羯羊肝只用子肝一片,薄切,新瓦上焙 熟地黄一两半 菟丝子 蕤仁 车前子 麦门冬 地肤子去壳 泽泻 防风 黄芩 白茯苓 五味子 杏仁炒 桂心炒 细辛 枸杞子 茺蔚子 苦葶苈 青葙子各一两

上为细末,炼蜜丸,如桐子大。每服三四十丸,温汤下,日三服,不拘时候。

张台卿尝苦目暗,京师医者令灸肝俞,遂转不见物,因得此方,

眼目遂明。一男子内障医治无效，因以余剂遗之，一夕灯下语其家曰：适偶有所见，如隔门缝见火者，及旦视之，眼中翳膜俱裂如线。张云：此药灵，勿妄与人，忽之则无验，予益信之，且欲广其传也。

罗汉应梦丸　治内障，及因病赤眼，食咸物而得者。

夜明沙净　当归　蝉蜕洗　木贼去节，各等分

上为末，用羖羊子肝四两，水煮烂，捣如泥，入前药末捣和，丸如桐子大。每服五十丸，食后熟水下，百日眼如故。

昔日徐道亨奉母至孝，患眼食蟹，遂成[1]内障，暗诵般若经，与市得钱米，既侍母，忽一夕梦罗汉授此方服，眼得复明。

神仙碧霞丹　治内障。

当归　没药各二钱　血竭　白丁香　硼砂　片脑　麝香各一钱　马牙硝　乳香各半钱　黄连三钱　铜绿一两半，为衣

上为细末，熬黄连膏和丸，如鸡头实大。每用新汲水半盏，于瓷盒内浸，常用每一丸，可洗四五日，大病不过一月，小病半月，冷泪三日见效。

内外障通治

远志丸　清心明目，益肝退翳。

远志水浸，去心晒干，姜汁蘸焙　车前子　白蒺藜炒，去刺　细辛各七钱半　全蝎五枚　蝉壳一两，洗，焙　熟地黄洗，焙　茯神去木　川芎　人参　茺蔚子　芦荟研　琥珀　生地黄　蔓荆子各半两

上为细末，炼蜜为丸，如梧子大。每服五十丸，空心用米饮，临睡用菖蒲汤下。

《局方》明目地黄丸　治男女肝肾俱虚，风邪所乘，热气上攻，目翳遮睛，目涩多泪。

牛膝酒浸，三两　石斛　枳壳炒　杏仁去皮，炒　防风各四两　生熟地黄各一斤

上为末，炼蜜丸，如梧子大[2]。每服三十丸，食前盐汤下。

---

〔1〕成：原脱，据《普济方》卷七十九引《经验良方》本方补。
〔2〕大：原作"人"，据修敬堂本改。

固本还睛丸　治远年一切目疾，内外翳膜遮睛，风弦烂眼，及老弱人目眵多糊，迎风冷泪，视物昏花等证。

天门冬　麦门冬　生地黄　熟地黄各三两　白茯苓　枸杞子　人参　山药各一两五钱　川牛膝　石斛　草决明　杏仁　菟丝子酒煮，焙　白菊花　枳壳各一两　羚羊角屑　乌犀角屑　青葙子　防风各八钱　五味子　甘草炙　蒺藜　川芎　黄连各七钱

上为末，炼蜜丸，梧子大。每服五十丸，盐汤下。

还睛丸　治眼目昏翳。

蝉蜕　苍术　熟地黄　川芎　蒺藜炒。各一两　羌活　防风　茺蔚子　木贼　白菊花　荆芥　蔓荆子　杏仁　菟丝子酒煮焙　石决明煅　蛇皮酒浸，洗净焙。各五钱

上为末，炼蜜丸，如弹子大。每服一丸，细嚼，薄茶下。

仙术散　治眼中翳膜。

蛇皮用皂角水洗　木贼　蝉蜕　蒺藜炒　谷精草　防风　羌活　川芎　杏仁　甘草各二钱五分　苍术一两二钱半

上细末，每服一钱，食后蜜汤下。

梦灵丸　治内外障眼。

防风蜜炙　威灵仙　枸杞子　蕤仁去壳　苍术米泔浸　石决明水一升煮干　蚌粉飞过　谷精草各一两　菊花二两

上为细末，用雄猪肝一具，竹刀切去筋膜，和药捣千余杵，入面少许共捣，丸梧桐子大。每服三十丸，食后盐汤下。忌煎煿、酢、豆腐等毒物。

五蜕还光丸　治内外障眼。

蜕退炒　蛇蜕退炒　猪前爪烧存性　刺猬皮麸炒，去麸　苍术泔水浸，炒干　枳实　防风　草决明各一两　蚕蜕半两

上为细末，炼蜜为丸，如梧桐子大。每服二十丸，茶清送下，一日二服。

空青丸　治肝肾久虚，目暗，渐生翳膜。

空青研细水飞　真珠研，各二钱半　犀角屑　羚羊角屑　防风去叉　防己　升麻剉。各半两　麦门冬去心，焙　人参　茺蔚子　阳

起石细研　前胡去芦。各一两　虎睛一对

上为细末,炼蜜丸,如梧子大。每服五丸,加至十丸,麦门冬煎汤送下,温椒汤亦得。

蕤仁丸　治内外障眼。

蕤仁三两　车前子　黄连去须。各二两　青葙子汤浸　黄芩去黑心　秦艽去苗　生地黄　羚羊角末　防风去叉。各一两半　人参　天门冬焙,去心　升麻　苦参炒　地肤子　菊花　玄参炒　羌活去芦　决明子炒　地骨皮　甘草炙　丹砂各一两二钱半　麦门冬去心,焙,七钱半

上为细末,炼蜜丸,如桐子大。每服二十丸,加至三十丸,食后煎百合汤送下。但有瞳仁,不拘内外翳,并治之。

观音丸　治内外障失明,或欲结青光内障,或赤脉疼痛。

血竭　熊胆研。各二钱　人参　蛇蜕皂角水洗,新瓦焙。各半两　地骨皮洗,晒　木贼去节,童便浸、焙　苍术童便浸二宿,晒　鹰爪黄连去须　威灵仙　蔓荆子　茺蔚子　车前子　川芎　当归　羌活　蝉蜕洗,晒　石决明煅半生,各一两　蚕蜕纸二十幅,炒焦

上为细末,用羖羊肝一具,去筋膜,慢火煮半生半熟,带血性,和药同捣,以粟米粉用肝汁煮糊,丸如梧子大。每服七八十丸,食后温米泔或石菖蒲汤送下。

八子丸　治风毒气眼,翳膜遮睛,不计久新,及内外障眼。

青葙子　决明子炒　葶苈子炒　车前子　五味子　枸杞子　地肤子　茺蔚子　麦门冬去心,焙　细辛去苗　官桂去粗皮　生地黄洗,焙　赤茯苓去黑皮　泽泻去土　防风去叉　黄芩去黑心。各一两

上为细末,炼蜜和丸,如梧桐子大。每服二十丸,加至三十丸,茶清送下,温米饮亦得,日三。

灵圆丹　治男子妇人攀睛翳膜,痒涩羞明,赤筋碧晕,内外障瘀肉,风赤眼。

苍术米泔浸,四两　川芎　柴胡　白附子　远志去心　羌活　独活　甘菊花　石膏　防风　全蝎　青葙子　青皮　陈

皮　荆芥　仙灵脾酥炙　木贼去节　楮实　黄芩　甘草各一两

上为细末,水浸蒸饼丸,如弹子大。每服一丸,食后细嚼,荆芥汤或茶清送下,日二服。忌酒、面。

磨翳丸　治眼生诸般翳膜,大效。

木贼　黄连　川芎　谷精草　当归　白芷　赤芍药　蝉蜕　荆芥　防风　羌活　大黄　独活　黄芩　白菊花　生地黄　石膏煅　龙脱　栀子　青葙子　蚕脱　甘草　石决明煅　草决明　蔓荆子各等分

上为末,米糊丸,如桐子大。每服三十丸,食后茶清下。

退翳丸　治一切翳膜。

蝉蜕　白菊花　夜明沙　车前子　连翘各五钱　黄连一两　蛇蜕一条,炒

上为末,米泔煮猪肝丸,如梧子大。每服三十丸,薄荷汤下。

石决明散　治障膜。

石决明煅　枸杞子　木贼　荆芥　晚桑叶　谷精草　粉草　金沸草　蛇蜕　苍术　白菊花各等分

上为末,每服二钱,茶清调,食后服。

韩相进灵丹　去内外障。

防风　石决明　威灵仙　蕤仁　蛤粉　谷精草　枸杞子　苍术　甘草　菊花各一两

上为末,用雄猪肝一具,竹刀批[1]开,去膜,擂极烂和药为丸,如绿豆大。

每服三十丸,盐汤下。

治内外障有泪

羌活　甘草　苍术　川芎　木贼　菊花　石决明　石膏　蒺藜　蛇蜕　旋覆花　蝉蜕　青葙子　楮实各等分

上为细末,炼蜜丸,龙眼大。食后茶清汤嚼下。

甘菊汤　治内外障翳,一切眼疾。

---

〔1〕批:原作"比",据集成本改。

　　甘菊花　升麻　石决明　旋覆花　芎藭　大黄炒。各半两　羌活去芦　地骨皮　石膏碎　木贼炒　青葙子　车前子　黄芩去黑心　防风去芦　栀子仁　草决明炒　荆芥穗　甘草炙。各一两　黄连去须,二钱半

　　上剉碎,每服三钱,水一盏,蜜少许,同煎至七分,去滓,夜卧,食后温服。

　　太阴玄精石散　治内外障眼。

　　玄精石一两,细研,须真者　蝉蜕洗去土　菊花去枝梗,各一两　石决明煅存性　羌活各半两　甘草四两

　　上为细末,每服一钱,食后麦门冬汤调下。

　　煮肝散　治内外障瞖眼。

　　上用猪肝二两批开,以夜明砂末二钱匕掺在肝内,麻绳缚定,用水一盏,煮令肝转色白,取出烂嚼,用煮肝汤送下,食后服。

　　蝉花散　治肝经蕴热,风毒之气内搏,上攻眼目,瞖膜遮睛,赤肿疼痛,昏暗,视物不明,隐涩难开,多生眵泪,内外障眼。

　　蝉蜕洗净去土　菊花去梗　谷精草洗去土　白蒺藜炒　防风不见火　羌活　密蒙花去枝　草决明炒　黄芩去土　川芎不见火　蔓荆子　山栀子去皮　荆芥穗　木贼草　甘草炙。各等分

　　上为细末,每服二钱,用茶清调服,或荆芥汤入茶少许调服亦可,食后、临卧皆可服。

　　开明散　治风毒气眼,朦涩障膜。

　　甘菊花去蒂,二两　防风　羌活　蒺藜炒,去刺　川芎　天麻　茯苓　苍术童便浸一宿,焙　蝉蜕各半两　荆芥　茺蔚子　华阴细辛　甘草炙,各二钱半

　　上为细末,每服二钱,食后盐汤调服。

　　草龙胆散　治上焦风热气毒攻冲眼目,暴赤磣痛,羞明多眵,迎风有泪,瞖膜努肉攀睛。

　　龙胆草去芦　木贼去节　菊花去梗　草决明微炒　甘草炙。各二两　香附子炒,去毛　川芎不见火。各四两

　　上为细末,每服二钱,用麦门冬,熟水入砂糖少许同煎,食后调

服,或米泔调服亦可。

单服苍术法　补下元,明目,治内外障。

金州苍术拣大块,刮令净秤一斤,分作四分,一分用无灰好酒浸三日,一分用米醋浸三日,一分用童便浸三日,一日两换,一分用米泔浸五日,一日一换

上浸日数足,漉出,更不淘洗,切作片,或晒,或焙干,入黑芝麻三四两,同入锁上炒令甘香,捣为细末,以前浸药余酒煮糊为丸,如桐子大,若酒少,入醋些少丸。每服四五十丸,白汤或酒送下。

菩萨膏　治内外障。

滴乳　南硼砂各二钱　片脑半钱　蕤仁四十九粒,去皮熬　芜荑四十九粒　白沙蜜一两

上先将芜荑、蕤仁研去油,入诸药再研,取沙蜜于汤瓶上蒸熔,以纸滤过,同诸药搅匀,用瓶盛贮纸封。遇患挑少许在盏内,沸汤泡洗。

洗眼方　治内外障翳膜,赤脉昏涩。

上以桑条于二三月间采嫩者,曝干,净器内烧过,令火自灭成白灰,细研,每用三钱,入磁器或银石器中,以沸汤泡,打转候澄,倾清者入于别器内,更澄,以新绵滤过极清者,置重汤内令热,开眼淋洗,逐日一次,但是诸眼疾皆效。

立应散　治内外障翳,昏涩多泪,及暴赤眼,一切目疾,并皆治之,三次搐鼻。

香白芷洗　当归去芦,洗　雄黄另研,后入　鹅不食草净洗　川附子炮。各等分　踯躅花减半

上为细末,入麝香少许和匀,含水,搐鼻内,去尽浊涕眼泪为度。

治内外障眼搐药

麻黄根一两　当归身一钱

上同为粗末,炒黑色,入麝香、乳香少许,乃为细末。口含水,鼻内搐之。

蟾光膏　治远年病目,不通道路,退去云膜,须用十二月开成日合。

白砂蜜四两,用隔年葱一[1]根去须皮,切短,与蜜同熬,去白膜,候葱熟为度,以绵滤净,纸取蜡面　黄丹　密陀僧各水飞,三钱,生用　炉甘石火煅,五钱,水飞

以上三味,研极细,入前蜜中,桃、柳无节者各一枝搅匀。

当归　赤芍药各半两　黄连去芦,[2]二两　杏仁汤泡,去皮尖　川芎各五钱　秦皮　诃子皮　防风　石膏　玄精石　井泉石　无名异　玄参　代赭石　石决明各三钱

以上十五味,㕮咀,用雪水或长流水五升,于银器内熬至二升,滤去滓净,再熬至一升,倾入前药蜜内,银器内慢火熬紫金色时,再下后药,勿令过火。

乳香　没药　琥珀　朱砂　蕤仁各三钱

以上五味,前四味[3]先干研极细,入蕤仁研细,水飞澄清极细,方倾入前药,一同复熬,以箸点药于水中不散为度,勿令过与不及,取下,于土中埋七日取出,置于银器或瓷器中,如法收贮,便再添入后细药,以桃、柳枝搅匀。

南硼砂　珍珠　龙脑　珊瑚枝各一钱　麝香半钱

上五味,研极细,入药中封定,如有取不尽药,用净水斟酌洗渲熬过,另行收拾或洗点眼[4],或膏子稠了,倾些小调解。

碧霞膏　治内外障并效。

炉甘石　黄丹各四两　铜绿二两　黄连一两　当归尾二钱　乳香　没药　朱砂　硼砂　血竭　海螵蛸　青盐　白丁香　轻粉各一钱　麝香五分

上为细末,黄连膏为丸,如皂角子大。每用一丸,新汲水半盏于瓷盒内浸洗。每一丸可洗四五次,大病不过一月,小病半月,冷泪三日见效。

日精月华光明膏　能开一切内障,善治翳膜遮睛,及攀睛努

〔1〕一:原脱,据《济生拔粹·杂类名方》本方补。
〔2〕去芦:此下原衍"各",据《济生拔粹·杂类名方》本方删。
〔3〕前四味:原脱,据《济生拔粹·杂类名方》本方补。
〔4〕另行收拾或洗点眼:原作"另于洗眼",据《济生拔粹·杂类名方》本方改。

肉,不日扫除,无问年久日深,或一目两目俱患,但能见人影者,悉皆治之,如云开见日。

黄连四两,研末　当归一两　诃子一对,去核研　石决明二两,研细　石膏一两半,研,用蜡入水或雪水浸三日　大鹅梨二十枚,槌碎,用布扭去滓　猪胰二具,草挟扭去筋膜　炉甘石四两,火烧,童子小便淬烧五次　黄丹四两,炒,研细　马牙硝飞,二钱半　铜绿研　真胆矾研　硼砂另研。各一钱半　没药四钱,另研　乳香三钱,另研　防风一钱　天花粉半钱　轻粉一钱,另研　麝香半钱,另研　片脑半钱,另研

上先将黄连等五味浸三日,却用大砂锅一口,内药水,再添满七分熬,重绵滤过,至四五碗,却入鹅梨、猪胰,再熬至三碗,再滤过,再下锅,入炉甘石、黄丹,再熬至二碗,又滤过,却下马牙硝等八味,以槐、柳枝不住手搅匀,候成膏,仍滤净入瓶内,却入脑、麝、粉三味搅匀,以油纸密封,勿令水入,放冷水内浸三日取出。每用以铜箸点眼良。

瞳神散大

熟地黄丸　治血弱阴虚,不能养心,致火旺于阴分,瞳子散大。少阴为火,君主无为,不行其令,相火代之,与心包络之脉出心系,分为三道,少阳相火之体无形,其用在其中矣。火盛则能令母实,乙木肝旺是也。其心之脉挟目系,肝之脉连目系,况手足少阳之脉同出耳中,至耳上角斜起,终于目外小眦。风热之盛,亦从此道来,上攻头目,致偏头肿闷,瞳子散大,视物昏花,血虚阴弱故也。法当养血、凉血、益血、收火、散火,而除风热则愈矣。

熟地黄一两　柴胡去苗,八钱　生地黄七钱半,酒浸,焙　当归身酒洗　黄芩各半两　天门冬去心,焙　五味子　地骨皮　黄连各三钱　人参去芦　枳壳炒　甘草炙。各二钱

上为细末,炼蜜丸,如绿豆大。每服一百丸,茶汤送下,食后,日二服,制之缓也。大忌辛辣物助火邪,及食寒冷物损其胃气,药不上行也。又一论云:瞳子黑眼法于阴,由食辛热之物助火,乘于胸中,其睛故散,睛散则视物亦大也。

《保命集》当归汤　治翳,补益瞳子散大。

黄连　柴胡各一钱　当归身　黄芩　芍药各二钱　熟地黄　甘草炙。各三钱

上水煎,临卧服。

济阴地黄丸　治足三阴亏损,虚火上炎,致目睛散大,视物不的;或昏花涩紧,作痛畏明;或卒见非常之处等证。其功效与六味、还少丹相似。

五味子　麦门冬　当归　熟地黄　肉苁蓉　山茱萸　干山药　枸杞子　甘菊花　巴戟肉各等分

上为末,炼蜜丸,桐子大。每服七八十丸,空心白汤下。

瞳神紧小

抑阳酒连散　治神水紧小,渐如菜子许,及神水外围相类虫蚀者,然皆能睹物不昏,微有眊燥[1]羞涩之证。

生地黄　独活　黄柏　防风　知母　防己各三分　蔓荆子　前胡　羌活　白芷　生甘草各四分　黄芩酒制　栀子　寒水石　黄连酒制。各五分

水二盏,煎至一盏,去滓,大热服。

上方抑阳缓阴之药也。以生地黄补肾水真阴为君,独活、黄柏、知母俱益肾水为臣,蔓荆子、羌活、防风、白芷群队升阳之药为佐者,谓既抑之,令其分而更不相犯也。生甘草、黄芩、栀子、寒水石、防己、黄连寒而不走之药为使者,惟欲抑之,不欲祛除也。酒制者,为引导也。

还阴救苦汤　搐鼻碧云散俱目赤。

目昏花

羊肝丸　镇肝明目。

羯羊肝一具,新瓦盆中煿了,更焙之,肝大止用一半　甘菊花　羌活　柏子仁　细辛　官桂　白术　五味子各半两　黄连七钱半

上为细末,炼蜜丸,如梧子大。空心食前温汤下三四十丸。

《千金》补肝散　治目失明。

[1] 燥:原作"躁",据《古今图书集成·医部全录》卷一百四十七引本方改。

青羊肝一具,去膜薄切,以瓦瓶子未用者,入肝于中,炭火炙之,为极细末 决明子半升[1] 蓼子一合,熬令香

上为末,食后服方寸匕,日二,加至三匕,不过一二剂。能一岁服,可夜读细书。

养肝丸《济生》 治肝血不足,眼目昏花,或生眵泪。

当归酒洗 车前子酒蒸,焙 防风去芦 白芍药 蕤仁另研 熟地黄酒蒸,焙 川芎 枳实各等分

上为末,炼蜜为丸,如桐子大。每服七十丸,熟水送下,不拘时。一方,无川芎、枳实。

地黄丸一名菊花丸 治用力劳心肝虚,风热攻眼,赤肿羞明,渐生翳膜。兼肝肾风毒热气上冲目痛。久视伤血,血主肝,故勤书则伤肝而目昏。肝伤则木生风而热气上凑,目昏亦盛。不宜专服补药,当益血镇肝,而目自明矣。

熟地黄一两半 甘菊花 防风 光明朱砂 羌活 桂心 没药各半两 决明子 黄连各一两

上为细末,炼蜜丸,如梧子大。每服三十丸,食后熟水下,日三。

晋范宁尝苦目痛,就张湛求方,湛戏之曰:古方,宋阳子少得其术,以授鲁东门伯,次授左丘明,遂世世相传,以及汉杜子夏,晋左太冲,凡此诸贤,并有目疾。得此方云:省读书一,减思虑二,专内视三,简外观四,旦起晚五,夜早眠六。凡六物,熬以神火,下以气筛,蕴于胸中,七日然后纳诸方寸,修之一时,近能数其目睫,远视尺箠之余。长服不已,非但明目,且亦延年。审如是而行,非可谓之嘲戏,亦奇方也。

补肝汤 治肝虚两胁满痛,筋脉拘急,不得喘息,眼目昏暗,面多青色。

防风去叉 细辛去苗 柏子仁 白茯苓去皮 官桂去粗皮 山茱萸 蔓荆子去浮皮 桃仁汤浸,去皮尖双仁,炒 甘草微炒。各等分

上㕮咀,每服五钱,水一盏半,大枣二枚擘破,同煎至八分,温

---

〔1〕决明子半升:原脱,据《千金方》卷六本方补。

服,无时,日再。

雷岩丸　治男妇肝经不足,风邪内乘上攻,眼睛泪出,羞明怕日,多见黑花,翳膜遮睛,睑生风粟,或痒或痛,隐涩难开;兼久患偏正头风,牵引两目,渐觉细小,视物不明,皆因肾水不能既济肝木。此药久服,大补肾脏,添目力。

枸杞子　菊花各二两　肉苁蓉　巴戟酒浸一宿,去皮心　牛膝各一两　川椒三两,去目　黑附子青盐二钱,以泔水三升同煮水尽,去皮脐

上为细末,浸药酒煮面糊和丸,梧子大。每服十丸,空心酒送下。

补肝丸　治眼昏暗,将成内障。

茺蔚子　青葙子　枸杞子　五味子　决明子　杏仁　茯苓去皮。各一两　干地黄三两　菟丝子二两　山药　车前子　地骨皮焙　柏子仁　大黄　黄芩去黑心　黄连去须　人参　细辛　防风去叉　甘草炙。各一两半

上为细末,炼蜜丸,如梧子大。每服二十丸,加至三十丸,食后米饮下。

石决明丸　治证同上。

石决明　槐子　肉苁蓉酒浸一宿,去鳞甲,炙干　菟丝子酒浸三日,曝干,另研为末　阳起石酒煮七日,细研水飞过　熟地黄各一两　桂心半两　磁石一两半,火煅醋淬七次,细研水飞过

上为细末,炼蜜和捣二三百杵,丸如梧子大。每服二十丸,旋加至三十丸,食前盐汤下。

益本滋肾丸

黄柏去粗皮　知母去毛。各剉碎,酒洗炒。各等分

上为极细末,滴水丸,如桐子大。每服一百五十丸,空心热汤下,服后以干物压之。

补肾丸　治肾气不足,眼目昏暗,瞳仁不明,渐成内障。

磁石煅醋淬七次,水飞过　菟丝子酒蒸二次,各二两　五味子　枸杞子　石斛去根　熟地黄酒蒸,焙　覆盆子酒浸　楮实子　苁蓉酒浸,焙　车前子酒蒸。各一两　沉香　青盐二味另研。各半两

上为末,炼蜜丸,如桐子大。每服七十丸,空心盐汤下。

六味地黄丸 八味地黄丸并见虚劳。《千金》滋朱丸 石斛夜光丸 益阴肾气丸 滋阴地黄丸并见内障。

羚羊羌活汤 治肝肾俱虚,眼见黑花,或作蝇翅。

羚羊角屑 羌活 黄芩去黑心 附子去皮脐 人参 泽泻 秦艽去苗 山茱萸 车前子 青葙子 决明子微炒 柴胡去苗。各一两半 黄芪二两 甘草微炙,一两

每服五钱,水一盏半,煎至八分,去滓,不拘时温服,日再。

菊睛丸 治肝肾不足,眼昏,常见黑花,多泪。

枸杞子三两 苁蓉酒浸,炒 巴戟去心。各一两 甘菊花四两

上为末,炼蜜为丸,如梧子大。每服五十丸,温酒、盐汤食远任下。余太宰方,加熟地黄二两。

石决明丸 治肝虚血弱。日久昏暗。

知母焙 山药 熟地黄焙 细辛去苗。各一两半 石决明 五味子 菟丝子酒浸一宿,另捣为末。各一两

上为细末,炼蜜丸,如桐子大。每服五十丸,空心米饮送下。

驻景丸 治肝肾虚,眼昏翳。

熟地黄 车前子各三两 菟丝子酒煮,五两

为末,炼蜜丸,桐子大。每服五十丸,食前白茯苓、石菖蒲汤任下。又方,加枸杞子一两半,尤佳。

加减驻景丸 治肝肾气虚,视物睆睆[1],血少气多。

车前子略炒 五味子 枸杞子各二两 当归去尾 熟地黄各五两 楮实无翳者不用 川椒炒。各一两 菟丝子酒煮,焙,半斤

上为细末,蜜水煮糊丸,如桐子大。每服三十丸,空心温酒送下,盐汤亦可。

白附子散 治发散初起黑花,昏蒙内障。

荆芥 白菊花 防风 木贼 白附子 粉草 苍术 人参 羌活 蒺藜

---

〔1〕睆睆:原作"睆睆",据集成本改。

上水煎，食后服。

补肾磁石丸　治肾肝气虚上攻，眼目昏暗，远视不明，时见黑花，渐成内障。

磁石火煅红醋淬　甘菊花　石决明　肉苁蓉酒浸，切，焙　菟丝子酒浸一宿，慢火焙干。各一两

上为细末，用雄雀十五只，去毛、嘴、足，留肚肠，以青盐二两，水三升，同煮令雄雀烂，水欲尽为度，取出先捣如膏，和药末为丸，如梧子大。每服二十丸，空心温酒送下。

《千金》神曲丸　即磁朱丸。见前。

三仁五子丸　治肝肾不足，体弱眼昏，内障生花，不计近远。

柏子仁　薏苡仁　酸枣仁　菟丝子酒制　五味子　枸杞子酒蒸　覆盆子酒浸　车前子酒浸　肉苁蓉　熟地黄　白茯苓　当归　沉香各等分

上为细末，炼蜜丸，如桐子大。每服五十丸，空心用盐酒送下。

羚羊角散　治肝脏实热，眼目昏暗，时多热泪。

羚羊角镑　羌活去芦　玄参　车前子　黄芩去黑心　山栀仁　瓜蒌各半两　胡黄连　菊花各七钱半　细辛去苗，二钱半

上为细末，食后竹叶煎汤调服二钱。

蕤仁丸　治眼见黑花飞蝇，涩痛昏暗，渐变青盲。

蕤仁去皮　地肤子　细辛去苗　人参　地骨皮去土　石决明洗净，别捣罗　白茯苓去皮　白术各二两　熟地黄焙　楮实各三两　空青另研　防风去叉。各一两半　石胆研如粉，半两　鲤鱼胆五枚　青羊胆一枚

上为细末，研匀，以胆汁同炼蜜搜和丸，如桐子大。每服二十丸，食后米饮送下。

熟地黄丸见瞳神散大。

摩顶膏　治肝肾虚风上攻，眼生黑花，或如水浪。

空青研　青盐研。各半两　槐子　木香　附子各一两　牛酥二两　鹅脂四两　旱莲草自然汁一升　龙脑半钱　丹砂二钱半，研

上为细末，先以旱莲草汁、牛酥、鹅脂银器中熬三五沸，下诸药

末,煎减一半即止,盛瓷器中。临卧用旧铧铁一片,重二三两,蘸药于顶上摩二三十遍,令入发窍中,次服决明丸。忌铁器。

又方 治眼前见花,黄黑红白不定。

附子炮裂,去皮脐 木香各一两 朱砂二钱半 龙脑半钱 青盐一两半 牛酥二两 鹅脂四两

上将前药为末,同酥、脂以慢火熬成膏。每用少许,不拘时,顶上摩之。

决明丸 治眼见黑花不散。

决明子 甘菊花各一两 防风去芦 车前子 芎䓖 细辛 栀子仁 蔓荆子 玄参 白茯苓 薯蓣各半两 生地黄七钱半

上为细末,炼蜜和捣二三百杵,丸如梧子大。每服二十丸,食后煎桑枝汤送下,日三。

白龙粉 治肾水衰虚,肝经邪热,视物不明,或生障翳,努肉攀睛,或迎风泪出,眼见黑花,或如蝇飞,或如油星,或睛涩肿痛,或痒不可忍,并皆治之。

上用硝三斗,于二九月造,一大罐热水化开,以绵滤过,入银器或石器内煎至一半以上,就锅内放温,倾银盆内,于露地放一宿,次日结成块子,于别水内洗净,再用小罐热水化开熬,入萝卜二个,切作片子同煮,以萝卜熟为度,倾在瓷器内,捞萝卜不用,于露地露一宿,次日结成块子,去水,于日中晒一日,去尽水,入好纸袋盛,放于透风日处挂晒,至风化开成用,逐旋于乳钵内晱研极细。点眼如常法。亦名玄明粉。

煮肝散 治眼生黑花,渐成内障,及斗睛偏视,风毒攻眼,肿痛涩痒,短视,倒睫,雀目。

羌活去芦 独活去芦 青葙子 甘菊花各一两

上为细末,每服三钱匕,羊子肝一叶到细,淡竹叶数片,同裹如粽子,别用雄黑豆四十九粒,米泔一碗,银石器内同煮,黑豆烂泔干为度。取肝细嚼,温酒下,又将豆食尽,空心、日午、夜卧服。

服椒方 治肝肾虚风上攻,眼目生黑花,头目不利,能通神延

年。用川椒一斤,拣净,去目及合口者,于铫内炒令透,于地上铺净纸二重,用新盆合定,周回用黄土培之半日,去毒出汗,然后取之,曝干为度,只取椒于瓷盒子内收。每日空心,新汲水下十粒。

芎劳散　治目晕昏涩,视物不明。

芎劳　地骨皮　荆芥穗　何首乌去黑皮　菊花　旋覆花　草决明　石决明刷净　甘草炙。各一两　青葙子　蝉蜕去土　木贼各半两　白芷二钱半

上为细末,每服一钱匕,食后米泔水调下。

磁石丸　治眼因患后起早,元气虚弱,目无翳膜,视物昏暗,欲成内障。

磁石二两,煅醋淬七次,杵碎,细研水飞过　肉苁蓉一两,酒浸一宿,刮去皱皮,炙令干　菟丝子酒浸五日,曝干,别研为末,三两　补骨脂微炒　巴戟去心　石斛去根　远志去心　熟地黄各一两　木香　五味子　甘草炙赤　桂心各半两

上为细末,研匀,炼蜜和捣二三百杵,丸如梧子大。每服三十丸,食前温酒送下。一方,有茯神,无远志、石斛。

四物五子丸　治心肾不足,眼目昏暗。

当归酒浸　川芎　熟地黄　白芍药　枸杞子　覆盆子　地肤子　菟丝子酒浸,炒　车前子酒蒸,量虚实加减。各等分

上为细末,炼蜜和丸,如桐子大。每服五十丸,不拘时,盐汤送下。

杞苓丸　治男子肾藏虚耗,水不上升,眼目昏暗,远视不明,渐成内障。

枸杞子四两,酒蒸　白茯苓八两,去皮　当归二两　菟丝子四两,酒浸,蒸　青盐一两,另研

上为细末,炼蜜和丸,如桐子大。每服七十丸,食前用白汤送下。

《瑞竹》四神丸　治肾经虚损,眼目昏花,补虚益损,及云翳遮睛。

甘州枸杞子一斤,拣色赤滋润者,以酒一杯润之,分作四分,一分同川

椒一两炒,一分同小茴香一两炒,一分同芝麻一合炒,一分用盐炒[1]

炒过,将川椒等筛去不用,再加熟地黄、白术、白茯苓各一两,共为细末,炼蜜和丸,如梧子大。每服五七十丸,空心温酒送下。或加甘菊花一两。

夜光丸 一名双美丸　治眼目昏暗及诸疾,兼退翳膜。

蜀椒去目并合口者,炒出汗,一斤半,捣末一斤　甘菊花取末一斤

上和匀,取肥地黄十五斤,切,捣研,绞取汁八九升许,将前药末拌浸令匀,暴稍干,入盘中摊曝,三四日内取干,候得所即止,勿令太燥,入炼蜜二斤,同捣数千杵,丸如梧桐子大。每服三十丸,空心日午熟水下。久服目能夜视,发白再黑,通神强志,延年益寿。一方,用熟地黄二两,酒浸,九蒸九曝,食后细嚼,新淅米十粒,以汤送下,或茶下亦得。

密蒙花散　治冷泪昏暗。

密蒙花　甘菊花　杜蒺藜　石决明　木贼去节　白芍药　甘草炙。各等分

上为细末,每服一钱,茶清调下。服半月后,加至二钱。

流气饮　治风热上攻,视物不明,常见黑花。见外障。

还睛补肝丸　治肝虚两目昏暗,冲风泪下。

白术　细辛去苗　芎䓖　决明子微炒　人参　羌活去芦　当归切,焙　白茯苓去皮　苦参　防风去叉　官桂去粗皮　地骨皮　玄参　黄芩去黑心　五味子　车前子微炒　菊花　青葙子　甘草炙。各等分

上为细末,炼蜜为丸,如梧子大。每服三十丸,加至四十丸,不拘时,米饮下。

镇肝丸　治肝经不足,内受风热,上攻眼目,昏暗痒痛,隐涩难开,多眵洒泪,怕日羞明,时发肿赤,或生翳障。

远志去心　地肤子　茺蔚子　白茯苓去皮　防风去芦　决明子　蔓荆子　人参各一两　山药　青葙子　柴胡去苗　柏子仁

---

〔1〕用盐炒:原作"独炒用",据《重订瑞竹堂经验方·羡补门》本方改。

炒　甘草炙　地骨皮　玄参　车前子　甘菊花各半两　细辛去苗

上为细末,蜜水煮糊丸,如桐子大。每服三十丸,食后用米汤下,日三。

真珠煎　治肝虚寒,目茫茫不见物。

真珠二钱半,细研　鲤鱼胆二枚　白蜜二两

上合和,铜器中微火煎取一半,新绵滤过,瓷瓶中盛。每以铜箸点如黍米着目眦,即泪出,频点取瘥。

又方

以黄柏一爪甲许,每朝含,使津置掌中,拭目讫,以水洗之,至百日眼明。此终身行之,永除眼疾。

治暑月或行路,目昏涩多眵粘者,以生龙脑薄荷五七叶,净洗,手揉烂,以生绢挼汁,滴入眼中妙。

治眼目昏暗

用园桑老皮烧灰,水一盏,煎至七分,去滓澄清,洗一周年,如童子眼光明。

并开洗眼日于后：

正月初八　二月初十　三月初五　四月初八　五月初八　六月初七　七月初七　八月初三　九月初十　十月初九　十一月初十　十二月二十二

又方　用朴硝六钱重,用水一盏,煎至八分,候冷定澄清,下次分定,每月一日洗,至一年之间,眼如童子光明。

正月初一　二月初八　三月初四　四月初五　五月初五　六月初四　七月初五　八月初一　九月十三　十月十三　十一月十六　十二月初五

青鱼胆方　治目暗。

上用青鱼胆汁滴目中。

又方　用鹰眼睛一对,炙干捣末,研令极细,以人乳汁再研,每以铜箸取少许,点于瞳人上,日夜三度,可以夜见物。或取腊月雏鸹眼,依上法用效,三日见碧霄中物。忌烟熏。

金丝膏　治一切目疾,昏暗如纱罗所遮,或疼痛。

宣黄连半两,剉碎,水一盏,浸一宿取汁,再添水半盏浸滓,经半日绞取汁,与前汁放一处,滓别用水半盏浸　蜜一两　白矾一字　井盐一分,如无,又青盐代　山栀子好者二钱,槌碎,与黄连滓同煮五七十沸,取尽力揉[1]滤去滓,与前黄连汁一处入余药

上用银瓷器内熬十余沸,用生绢上细纸数重再滤过,用时常点。

点盐法　明目,去昏翳,大利老眼,得补益之良。

上以海盐,随多少,净拣,以百沸汤泡去不净,滤取清汁,于银石器内熬取雪白盐花,用新瓦器盛。每早用一大钱,作牙药揩擦,以水漱动,用左右手指背递互口内,蘸盐津洗两眼大小眦内,闭目良久,却用水洗面,名洞视千里,明目坚齿,实为妙法。东坡手录,目赤不可具汤浴,并忌用汤泡足,汤驱体中热并集于头目,丧明必矣。

青盲

救睛丸见旋螺尖起。

雀盲

决明夜灵散　治目至夜则昏,虽有灯月,亦不能睹。

石决明另研　夜明砂另研。各二钱　猪肝一两,生用,不食猪者,以白羖羊肝代

上二药末和匀,以竹刀切肝作两片,以药铺于一片肝上,以一片合之,用麻皮缠定,勿令药得泄出,淘米泔水一大碗,贮沙罐内,不犯铁器,入肝药于中,煮至小半碗,临睡连肝药汁服之。

上方以决明镇肾经益精为君,夜明沙升阳主夜明为臣,米泔水主脾胃为佐,肝与肝合,引入肝经为使。

蛤粉丸　治雀目,日落不见物。

蛤粉细研　黄蜡等分

上熔蜡,搜粉为丸,如枣大。每用猪肝一片二两许,劈[2]开裹

---

〔1〕揉:原作"沫",据《四库》本改。
〔2〕劈:原作"㓥",据集成本改。

药一丸,麻线缠,入罐内,水一碗,煮熟倾出,乘热熏目,至温吃肝,以愈为度。

泻肺饮　治肝虚雀目,恐变成内障。

防风去叉　黄芩去黑心　桔梗炒　芍药　大黄炒。各一两

上剉碎,每服三钱匕,水一盏半,煎至一盏,入芒硝半字,去滓放温,食后临卧服。

猪肝散　治雀目。

蛤粉　黄丹　夜明沙各等分

上末,猪肝切开,入药末,用线扎,米泔水煮熟。不拘时嚼服,原汁送下。

夜明丸　治雀目青盲。

夜明沙　木贼　防风　田螺壳　青木香　细辛各等分

上为末,烂煮猪肝,用末药,于净沙盆内研令极匀,丸如桐子大。每服三十丸,米饮或酒下。

转光丸　治肝虚雀目、青盲。

生地黄　白茯苓　川芎　蔓荆子　熟地黄　防风　山药　白菊花　细辛各等分

上为末,炼蜜和丸,如梧子大。每服二十丸,空心桑白皮汤送下。

灸雀目疳眼法《宝鉴》

小儿雀目,夜不见物,灸手大拇[1]指甲后一寸内臁[2]横文头白肉际,灸一炷,如小麦大。

小儿疳眼,灸合谷二穴各一壮,炷如小麦大,在手大指、次指两骨间陷者中。按:灸法详见《资生》等经,兹不备录。

神水将枯

泻胆散　治瞳仁干缺外障。

玄参　黄芩　地骨皮　麦门冬　知母各一两　黄芪　茺蔚子各一两半

---

〔1〕拇:原脱,据《卫生宝鉴》卷十本方补。

〔2〕臁:原作"臁",据《卫生宝鉴》卷十本方改。

每服五钱，水一盏，煎五分，去滓，食后温服。

辘轳转关

天门冬饮子

天门冬　茺蔚子　知母各二两　五味子　防风各一两　人参　茯苓　羌活各一两半

每服五钱，水一盏，煎五分，去滓，食后温服。

玄参泻肝散

麦门冬二两　大黄　黄芩　细辛　芒硝各一两　玄参　桔梗各一两半

上水煎，食后服。

麦门冬汤见目赤。

双目睛通

牛黄膏　治小儿通睛。

牛黄一钱　犀角二钱　甘草一分二厘　金银箔各五片

上为末，炼蜜丸，绿豆大。每服七丸，薄荷汤下。

倒睫拳毛

黄芪防风饮子　治眼棱紧急，以致倒睫拳毛，损睛生翳，及上下睑眦赤烂，羞涩难开，眵泪稠粘。

蔓荆子　黄芩各半钱　炙甘草　黄芪　防风各一钱　葛根一钱半　细辛二分　一方有人参一钱　当归七分半。

水二盏，煎至一盏，去滓，大热服。一方只葛根、防风、蔓荆子、细辛、甘草，余药不用，名神效明目汤。

上方，以蔓荆子、细辛为君，除手太阳、手少阴之邪，肝为二经之母，子平母安，此实则泻其子也。以甘草、葛根为臣，治足太阴、足阳明之弱，肺为二经之子，母薄子单，此虚则补其母也。黄芪实皮毛，防风散滞气，用之以为佐。黄芩疗湿热，去目中赤肿，为之使也。

无比蔓荆子汤　治证同上。

黄芪　人参　生甘草各一钱　黄连　柴胡各七分　蔓荆子　当归　葛根　防风各五分　细辛叶三分

水二盏,煎至一盏,去滓,稍热服。

上方为肺气虚,黄芪、人参实之为君。心受邪黄连除之,肝受邪柴胡除之,小肠受邪蔓荆子除之为臣。当归和血,葛根解除为佐。防风疗风散滞,生甘草大泻热火,细辛利九窍,用叶者,取其升上之意为使也。

决明益阴丸见目痛。 菊花决明散见目赤。 泻肝散 洗刀散 五退还光散 五退散 皂角丸俱见前。

青黛散 治眼倒睫,神效。

枣树上黄直棘针 刺猬皮炒焦 白芷 青黛各等分

为细末,口噙水,左眼倒睫,左鼻内搐之,右眼倒睫,右鼻内搐之。

四蜕散 治倒睫拳毛。

蝉蜕 蛇蜕醋煮 猪蹄蜕炒 蚕蜕 荆芥各二钱半 川乌炮 穿山甲烧 粉草各半两

上为末,每服一钱,淡盐汤调下。又方,加防风、石决明、草决明各五钱。

起睫膏

木鳖子去壳,一钱 自然铜五分,制

上捣烂,为条子,嗜鼻。又以石燕末,入片脑少许研,水调敷眼弦上。

起倒睫 用石燕为细末,先镊去睫毛,次用水调末,贴眼弦上,常以黄连水洗之。

睥急紧小

神效黄芪汤 治两目紧急缩小,羞明畏日,或隐涩难开,或视物无力,睛痛昏花,手不得近,或目少睛光,或目中热如火,服五六次,神效。

黄芪二两 人参去芦 炙甘草 白芍药各一两 陈皮去白,半两 蔓荆子二钱

每服四五钱,水一盏八分,煎至一盏,去滓,临卧稍热服。如小便淋涩,加泽泻五分。如有大热证,加黄柏三钱,酒炒四次。如麻

木不仁,虽有热不用黄柏,再加黄芪一两,如眼紧小,去芍药。忌酒、醋、湿面、大料物、葱、韭、蒜及淡渗,生冷硬物。

　　拨云汤见外障。

　　连翘饮子　治目中溜火,恶日与火,隐涩,小角紧,久视昏花,迎风有泪。

　　连翘　当归　红葵花　蔓荆子　人参　甘草生用　生地黄各三分　柴胡二分　黄芩酒制　黄芪　防风　羌活各半钱　升麻一钱

　　上剉,每服五钱,水二盏,煎至一盏,去滓,食后稍热服。

　　雷岩丸见目昏。　　蝉花无比散见通治。

　　睥肉粘轮

　　排风散　治两睑粘睛外障。

　　天麻　桔梗　防风各二两　五味子　乌蛇　细辛　芍药　干蝎各一两

　　上为细末,每服一钱,食后米饮调下。

　　龙胆丸　治眼两胞粘睛,赤烂成疮。

　　苦参　龙胆草　牛蒡子各等分

　　上为末,炼蜜丸,如梧桐子大。每服二十丸,食后米泔下。

　　广大重明汤见外障。

　　风沿烂眼

　　紫金膏见前。

　　菊花通圣散　治两睑溃烂,或生风粟。

　　白菊花一两半　滑石三两　石膏　黄芩　甘草　桔梗　牙硝　黄连　羌活各一两　防风　川芎　当归　赤芍药　大黄　薄荷　连翘　麻黄　白蒺藜　芒硝各半两　荆芥　白术　山栀子各二钱半

　　上㕮咀,每服三钱,水一盏半,生姜三片,同煎七分,食后服。

　　洗刀散见前。

　　柴胡散　治眼眶涩烂,因风而作,用气药燥之。

　　柴胡　羌活　防风　赤芍药　桔梗　荆芥　生地黄　甘草

上水煎服。

拨云散见外障。　蝉花无比散见通治。

黄连散　治眼烂弦风。

黄连　防风　荆芥　赤芍药　五倍子　蔓荆子　覆盆子根即甜勾根

上煎沸,入盐少许,滤净,又入轻粉末少许和匀,洗眼亦效。

炉甘石散　治烂风眼。

以炉甘石不拘多少,先用童便煅淬七次,次用黄连浓煎汁煅淬七次,再用谷雨前茶芽浓煎煅淬七次,又并三汁余者合一处,再煅淬三次,然后安放地上一宿出火气,细细研入冰片、麝香,点上神妙。煅时须用好紫销炭极大者凿一穴,以安炉甘石。

目泪不止

当归饮子

当归　大黄　柴胡　人参　黄芩　甘草　芍药各一两　滑石半两

上剉细,每服三钱至五钱,水一盏,生姜三片,同煎七分,去滓温服。

〔河间〕**当归汤**　治风邪所伤,寒中目泪自出,肌瘦,汗不止。

当归　人参各三两　官桂　陈皮各一两　干姜炮　白术　白茯苓　甘草　川芎　细辛　白芍药各半两

上为末,每服二钱,水一盏,生姜三片,枣二枚,同煎至八分,去渣热服,不计时,并三服。

枸杞酒　治肝虚,当风眼泪。

上用枸杞子最肥者二升,捣破,内绢袋,置罐中,以酒一斗浸讫,密封勿泄气,候三七日,每日取饮之,勿醉。

二妙散　养肝气。治目昏,视物不明,泪下。

当归　熟地黄各等分

上为细末,每服二钱匕,不拘时,无灰酒调下。

治肝虚,或当风眼泪,镇肝明目。

上用腊月牡牛胆,盛黑豆不计多少,浸候百日开取,食后、夜间吞三七粒,神效。

洗肝汤 治肝实眼。

人参 黄芩去黑心 赤茯苓去黑皮 山栀子仁 芎䓖 柴胡去苗 地骨皮 甘菊花 桔梗炒。各一两 黄连去须 甘草炙。各半两

上㕮咀,每服三钱,水一盏,入苦竹叶七片,煎至七分,去滓,食后服。

泻肝汤 治目热泪生粪者,脾肝受热故也。

桑白皮一两 地骨皮二两 甘草五钱,炒

上㕮咀,每服三钱,白水煎,食后服。

木贼散 治眼出冷泪,实则用此。

木贼 苍术 蒺藜 防风 羌活 川芎 甘草

上水煎服。

决明子方 治肝经热,止泪明目,治风赤眼。

上以决明子,朝朝取一匙,挼令净,空心水吞下。百日见夜光。一方,取决明作菜食之。

羌活散 治目风冷泪,久不瘥。

羌活去芦二两 木香 官桂去粗皮 胡黄连 山药 升麻 艾叶焙。各一两 牛膝酒浸,切,焙 山茱萸去核 白附子炮。各七钱半

上剉,每服三钱,水一盏,煎至八分,去滓,食后温服,日三。

羌活散 治风气攻眼,昏涩多泪。

羌活 川芎 天麻 旋覆花 藁本 防风 蝉蜕洗 甘菊花 细辛 杏仁去皮。各一两 炙甘草半两

上为细末,每服二钱,新水一盏半煎,食后服。

菊花散 治目风泪出。

苍术四两,肥者,用银石器,入河水同皂荚一寸煮一日,去皂荚取术,铜刀刮去黑皮,曝干,取三两 菊花 木贼新者 草决明洗,曝干 荆芥穗 旋覆花 甘草炙。各一两 蝉蜕洗,焙,七钱半 蛇蜕洗,炙,二钱半

上为细末,用不津器盛。每服一钱,腊茶半钱同点,空心临卧时服。

蝉蜕饼子 治目风冷泪,去翳晕。

蝉蜕洗,焙　木贼新者　甘菊花各一两　荆芥穗　芎劳各二两　苍术米泔浸,焙,三两　甘草炙,半两

上为细末,炼蜜和,捏作饼子,如钱大。每服一饼,食后细嚼,腊茶送下,日三。

阿胶散　治目有冷泪,流而不结者,肝经受风冷故也。

阿胶　马兜铃各一两半　紫菀　款冬花各一两　甘草半两　白蒺藜二钱半,炒　糯米一两

上㕮咀,每服二钱,水一盏半,煎八分,温服,不拘时候。

《本事方》治头风冷泪,庞安常二方。

甘菊花　决明子各三分[1]　白术　羌活　川芎　细辛　白芷　荆芥穗各半两

上为细末,每服一钱,食后温汤调下,日三。

又方

川芎　甘菊　细辛　白芷　白术各等分

上为末,蜡丸如黍米大,夜卧纳二丸目中[2],一时辰换一丸。

川芎散[3]《本事》　治风盛隔壅,鼻塞清涕,热气攻眼,下泪多眵,齿间紧急,作偏[4]头痛。

川芎　柴胡各一两　半夏曲　甘草炙　甘菊　细辛[5]　人参　前胡　防风各半两

上每服四钱,水一盏,生姜四片,薄荷五叶,同煎至[6]七分,去渣温服。

银海止泪方

苍术米泔浸,一两半　木贼去节,二两　香附子炒,去毛

上为末,炼蜜丸,如桐子大。食后盐汤下三丸。

---

〔1〕各三分:原作"各二钱",据《本事方》卷五本方改。
〔2〕纳二丸目中:原作"服一丸目中",据《本事方》卷五本方改。
〔3〕散:原作"丸",据《本事方》卷四本方改。
〔4〕偏:原脱,据《本事方》卷四本方补。
〔5〕细辛:原脱,据《本事方》卷四本方补。
〔6〕至:原脱,据《本事方》卷四补。

治冷泪方

夏枯草　香附子各等分

上为细末,麦门冬汤调下。

又方　用胞枣一枚,去核,以花椒二十粒入内,用湿纸裹煨熟,细嚼,白汤下。

立应散　治冷泪。

橡斗子一个　甘草三钱

上为细末,每服二钱,熟水调下。

楮实散　治冷泪。

楮实子去白膜,炒　夏枯草　甘草各半两　香附子炒　夏桑叶各一两

上为细末,熟水调服,不拘时。

白僵蚕散　治冲风泪出。

白僵蚕炒　粉草　细辛　旋覆花　木贼各五钱　荆芥二钱半　嫩桑叶一两

上水煎,食后温服。

真珠散　治肝虚,目风泪出。

真珠研　丹砂研。各三分　干姜研,二分　贝齿五枚,以炭火煅,为细末

上研极细令匀,以熟绢帛罗三遍。每仰卧以少许点眼中,合眼少时。

乳汁煎　治风泪涩痒。

人乳一升　黄连去须,研取末,七钱半　蕤仁研烂,一两　干姜炮,为末,二钱半

上除乳外,再同研极细,以乳渍一宿,明旦内铜器中,微火煎取三合,绵滤去滓。每以黍米大点眦中,勿当风点。

止泪散　治风眼流泪不止。

炉甘石一钱　海螵蛸三分　片脑五厘

上研细,点眼大眦头目并口,泪自收。二药燥,要加脑和,则不涩也。

麝香散　治眼冷泪不止。

香附子　川椒目各等分　苍术　麝香各少许

上为细末,吹鼻中。

目疮疣

消毒饮　治睑生风粒。

大黄　荆芥　牛蒡子　甘草

上水煎,食后温服。

防风散结汤　治目上下睑隐起肉疣,用手法除病后服之。

防风　羌活　白芍药　当归尾　茯苓　苍术　独活　前胡　黄芩各五分　炙甘草　防己各六分　红花　苏木各少许

上作一服,水二盏,煎至一盏,热服,渣再煎。

上方以防风、羌活升发阳气为君。白芍药、当归尾、红花、苏木破凝行血为臣。茯苓泻邪气,苍术去上湿,前胡利五脏,独活除风邪,黄芩疗热滋化为佐。甘草和诸药,防己行十二经为使。病在上睑者,加黄连、柴胡,以其手少阴足厥阴受邪也。病在下睑者,加藁本、蔓荆子,以其手太阳受邪也。

漏睛

五花丸　治漏睛脓出,目停风热在胞中,结聚脓汁,和泪相杂,常流涎水,久而不治,至乌珠坠落。

金沸草四两　巴戟三两　川椒皮　枸杞子　白菊花各二两

上末,炼蜜丸,梧桐子大,每服二十丸。空心盐酒下。

白薇丸　治漏睛脓出。

白薇五钱　防风　蒺藜　石榴皮　羌活各三钱

上末,米粉糊丸,桐子大。每服二十丸,白汤下。

糖煎散见外障。

治眼脓漏不止[1]

黄芪　防风　大黄　黄芩各三两　人参　远志去心　地骨

***

〔1〕治眼脓漏不止:此下《圣惠方》卷三十三本方有"宜服黄芪散方"六字,疑脱。

皮　赤茯苓　漏芦[1]各二两

上每服五钱,水煎,食后服。

竹叶泻经汤　治眼目隐涩,稍觉眊矂,视物微昏,内眦开窍如针,目痛,按之浸浸脓出。

柴胡　栀子　羌活　升麻　炙甘草　黄连　大黄各五分　赤芍药　草决明　茯苓　车前子　泽泻各四分　黄芩六分　青竹叶一十片

作一服,水二盏,煎至一盏,食后稍热服。

上方逆攻者也。先以行足厥阴肝、足太阳膀胱之药为君,柴胡、羌活是也。二经生意,皆总于脾胃,以调足太阴、足阳明之药为臣,升麻、甘草是也。肝经多血,以通顺血脉,除肝邪之药;膀胱经多湿,以利小便,除膀胱湿之药为佐,赤芍药、草决明、泽泻、茯苓、车前子是也。总破其积热者,必攻必开,必利必除之药为使,栀子、黄芩、黄连、大黄、竹叶是也。

蜜剂解毒丸　治证同上。

石蜜炼,一斤　山栀十两末　大黄五两末　杏仁去皮尖,二两,另研

蜜丸,梧子大。每服三十丸,加至百丸,茶汤下。

上方以杏仁甘润治燥为君,为燥为热之原也。山栀微苦寒治烦为臣,为烦为热所产也。石蜜甘平温,安五脏为佐,为其解毒除邪也。大黄苦寒,性走不守,泻诸实热为使,为攻其积,不令其重叠不解也。

〔东垣〕**龙胆饮子**　治疳[2]眼流脓,生疳翳,湿热为病。

黄芩炒　青蛤粉　草龙胆酒拌炒焦　羌活各三钱　升麻二钱　麻黄一钱半　蛇蜕　谷精草　川郁金　炙甘草各半钱

上为细末,食后茶调服二钱。

能远视不能近视

地芝丸　亦能治脉风成疠。

---

〔1〕漏芦:原作"蒲芦",据《圣惠方》卷三十三本方改。
〔2〕疳:原作"肝",据《兰室秘藏》卷上本方改。

生地黄焙　天门冬去心。各四两　枳壳炒　甘菊花去蒂。各二两

上为细末,炼蜜丸,如桐子大。每服一百丸,茶清送下。

能近视不能远视

定志丸

远志去苗心　菖蒲各二两　人参　白茯苓去皮,各一两

为细末,炼蜜丸,以朱砂为衣。每服十丸,加至二十丸,米饮下,食后。

目闭不开

助阳活血汤见目痛。

目为物所伤

除风益损汤

熟地黄　当归　白芍药　川芎各一钱　藁本　前胡　防风各七分

作一服,水二盏,煎一盏,去滓,大热服。

上方以熟地黄补肾水为君,黑睛为肾之子,此虚则补其母也。以当归补血,为目为血所养,今伤则血病;白芍药补血又补气,为血病气亦病也,为臣。川芎治血虚头痛,藁本通血去头风为佐。前胡、防风通疗风邪,俾不凝留为使。兼治亡血过多之病。伤于眉骨者,病自目系而下,以其手少阴有隙也,加黄连疗之。伤于顀者,病自抵过而上,伤于耳者,病自锐眦而入,以其手太阳有隙也,加柴胡疗之。伤于额交巅耳上角及脑者,病自内眦而出,以其足太阳有隙也,加苍术疗之。伤于耳后、耳角、耳前者,病自客主人斜下,伤于颊者,病自锐眦而入,以其足少阳有隙也,加龙胆草疗之。伤于额角及巅者,病目系而下,以其足厥阴有隙也,加五味子疗之。凡伤甚者,从权倍加大黄,泻其败血。眵多泪多,羞涩赤肿者,加黄芩疗之。

加减地黄丸　治目为物伤。

生地黄酒蒸　熟地黄各半斤　牛膝　当归各三两　枳壳二两　杏仁去皮　羌活　防风各一两　一本各等分

为细末,炼蜜丸,如桐子大。每服三十丸,空心食前温酒送下,淡盐汤亦可。

上方以地黄补肾水真阴为君,夫肾水不足者,相火必盛,故生熟地黄退相火也。牛膝逐败血,当归益新血为臣。麸炒枳壳和胃气,谓胃为多血生血之所,是补其原;杏仁润燥,谓血少生燥,为佐。羌活、防风俱升发清利,大除风邪为使[1]。七情五贼,饥饱劳役之病睛痛者,与当归养荣汤兼服。伤寒愈后之病,及血少血虚血亡之病,俱互服也。

补肝丸　补肾丸　石决明丸　皂角丸　生熟地黄丸俱见内外障。

加味四物汤　治打损眼目。

当归　川芎　白芍药　熟地黄　防风　荆芥各等分

上㕮咀为散,每服三钱,水一盏半,煎至一盏,再入生地黄汁少许,去滓温服。再以生地黄一两,杏仁二十粒去皮尖,研细,用绵子裹药,敷在眼上令干,再将瘦猪肉薄切粘于眼上,再服《局方》黑神散。

《局方》黑神散

蒲黄　熟地黄　肉桂　当归　赤芍药　白姜　甘草各等分

上为末,童子小便、生地黄汁相和调服。

内消散　治伤损眼。

羌活　独活　苏木　红内消　当归　川芎　大黄　钩藤　白芷　红花　桃仁　甘草节　赤芍药　生地黄　瓜蒌根　紫金皮　金锁匙　血竭草

上水煎,食后服。次用生地黄一两,杏仁五十枚,捣烂贴眼上,复以精猪肉贴之。

又方

羌活　独活　红内消　苏木　赤芍药　钩藤　白芷各五钱　甘草节三钱　地榆　瓜蒌根各四钱

上㕮咀,每服三钱,白水煎,食后服。

经效散　治撞刺生翳。

大黄　当归　芍药各半两　粉草　连翘各二钱半　北柴胡一

---

〔1〕使:原脱,据《审视瑶函》卷二本方补。

两　犀角一钱

上水煎,食后服。

一绿散　治打扑伤损眼胞,赤肿疼痛。

芙蓉叶　生地黄各等分

上捣烂,敷眼胞上;或为末,以鸡子清调匀敷。

治目被物刺损有翳

生地黄　生薄荷　生巨叶　生土当归　朴硝

上不拘多少,研烂,贴太阳二穴。

伤寒愈后之病

人参补阳汤　治伤寒余邪不散,上走空窍,其病隐涩赤胀,生翳羞明,头脑骨痛。

羌活　独活各六分　白芍药　生地黄　泽泻各三分　人参　白术　茯苓　黄芪　炙甘草　当归　熟地黄酒洗,焙。各四分　柴胡　防风各五分

作一服,水二盏,煎至一盏,去粗热服。

上方分利阴阳,升降上下之药也。羌活、独活为君者,导阳之升也。茯苓、泽泻为臣者,导阴之降也。人参、白术大补脾胃,内盛则邪自不容,黄芪、防风大实皮毛,外密则邪自不入,为之佐也。当归、熟地黄俱生血,谓目得血而能视,生地黄补肾水,谓神水属肾,白芍药理气,柴胡行经,甘草和百药,为之使也。

羌活胜风汤见外障。　加减地黄丸见前。　搐鼻碧云散见目赤。

前胡犀角汤　治伤寒两目昏暗,或生浮翳。

前胡去芦　犀角屑　蔓荆子　青葙子　防风去叉　栀子仁　麦门冬去心　生地黄焙　菊花　羌活去芦　决明子微炒　车前子微炒　细辛　甘草炙。各一两　黄芪一两半

上剉,每服五钱,水一盏半,煎至八分,去滓,食后温服。

茺蔚子丸　治时气后目暗,及有翳膜。

茺蔚子　泽泻各一两半　枸杞子　青葙子　枳壳去瓤,麸炒　生地黄焙。各一两　石决明　麦门冬去心,焙　细辛去苗叶　车前子各二两　黄连去须,三两

上为细末，炼蜜丸，如梧子大。每服三十丸，食后浆水送下。

泻肝散　治天行后赤眼外障。

知母　黄芩　桔梗各一两半　茺蔚子　大黄　玄参　羌活　细辛各一两

上䢐，每服五钱，水一盏半，煎至五分，去滓，食后温服。

痘疹余毒

羚羊角散　治小儿癍疹后余毒不解，上攻眼目，生翳羞明，眵泪俱多，红赤肿闭。

羚羊角镑　黄芩　黄芪　草决明　车前子　升麻　防风　大黄　芒硝各等分

作一服，水一盏，煎半盏，去滓，稍热服。

上方以羚羊角主明目为君。升麻补足太阴以实内，逐其毒也；黄芪补手太阴以实外，御其邪也，为臣。防风升清阳，车前子泻浊阴为佐。草决明疗赤痛泪出，黄芩、大黄、芒硝用以攻其锢热为使。然大黄、芒硝乃大苦寒之药，智者当量其虚实以为加减。未满二十一日而目疾作者，消毒化癍汤主之。

消毒化斑汤　治小儿癍疹未满二十一日而目疾作者，余治同上。

羌活　升麻　防风　麻黄各五分　黄连　当归　酒黄柏　连翘各三分　藁本　酒黄芩　生地黄　苍术泔浸炒　川芎　柴胡各二分　细辛　白术　生芩　陈皮　生甘草　苏木　葛根各一分　吴茱萸　红花各半分

作一服，水二盏，煎至一盏，去滓，稍热服。

上方功非独能于目，盖专于斑者而置也。今以治癍之剂治目者，以其毒尚炽盛，又傍害于目也。夫斑疹之发，初则膀胱壬水克小肠丙火，羌活、藁本乃治足太阳之药；次则肾经癸水又克心火，细辛主少阴之药，故为君。终则二火炽盛，反制寒水，故用黄芩、黄连、黄柏以疗二火，酒制者，反治也；生地黄益肾[1]水，故为臣。麻黄、防风、川芎升发阳气，祛诸风邪，葛根、柴胡解利邪毒，升麻散诸郁

〔1〕肾：原作"寒"，据《原机启微》卷下本方改。

结,白术、苍术除湿和胃,生甘草大退诸热,故为佐。气不得上下,吴茱萸、陈皮通之;血不得流行,苏木、红花顺之;当归愈恶疮;连翘除客热,故为使。此方君臣佐使,逆从反正,用药治法具备,通造化,明药性者,能知也。如未见斑疹之前,小儿耳尖冷,呵欠,睡中惊,嚏喷眼涩,知其必出斑者,急以此药投之,甚者则稀,稀者立已,已后无二出之患。

决明散　治小儿痘疹入眼。

决明子　赤芍药　炙甘草各二钱五分　天花粉五钱

上为末,麝香少许和剂,三岁半钱,米泔调,食后服。

密蒙散　治小儿痘疹,并诸毒入眼。

密蒙花二钱半　青葙子　决明子　车前子各五分

上为末,羊肝一片,切开作三片,掺药,合作一片,湿纸裹,于灰火中煨熟,空心食之。

蛇皮散　治小儿痘疮,入眼成翳。

蛇皮炙黄　天花粉各等分

上为末,三岁一钱,掺入羊肝内,米泔水煮食之。又方,蝉蜕为末,羊肝汤调下。

蝉蜕散　治小儿痘疮入眼,半年已里者,一月取效。

猪悬蹄甲二两,烧存性,为末　蝉蜕一两,为末　羯羊肝焙干,末。二钱半

上药,三岁一钱,猪肝汤调下,食后,一日四服。一年外难治。

浮萍散　治豌豆疮入眼疼痛,恐伤目。

上以浮萍草,阴干为末,三岁一钱,羊肝一片,盏内杖子刺碎,入沸汤半盏[1]绞汁调下,食后,三两服立效。

泻青丸见头痛。

退翳散　治目内翳障,或疮疹后余毒不散。

真蛤粉另研　谷精草生研为末。各一两

上研匀,每服二钱,用猪肝三指大一片,批开掺药在上,卷定,

---

〔1〕盏:原作"钱",据《普济方》卷四百四引本方改。

再用麻线扎之，浓米泔一碗，煮肝熟为度，取出放冷，食后临睡细嚼，却用元煮米泔送下。忌一切毒物。如斋素，只用白柿同煎前药令干，去药食白柿。

孙盈仲云：凡痘疮不可食鸡、鸭子，必生翳膜。钱季华之女，年数岁，疮疹后两眼皆生翳，只服此药，各退白膜三重，瞳子方了然也。

谷精散 治斑疮翳膜眼。

谷精草 猪蹄退炒 绿豆皮 蝉蜕各等分

上为末，每服三钱，食后米泔调下。

神功散 治证同上。

蛤粉 谷精草各一两 绿豆皮 羌活 蝉蜕各五钱

上为末，每服三钱，用猪肝一具，入药末，线缝，煮汁同服。

通神散 治斑疮入目内生翳障。

白菊花 绿豆皮 谷精草各等分

上为末，每服一钱，干柿一个，米泔一盏同煎，候水干吃柿，不拘时，吃三五七次，七日得效，远者不过半月。

鳝血方 治痘疮入眼生翳膜。

鳝鱼系其尾，倒垂之，从项下割破些少，取生血点之于翳上，白鳝鱼尤佳。若翳已凝，即用南硼砂末，以灯心蘸点翳上。仍用威灵仙、仙灵脾洗晒等分，为末，每一钱，米泔水调服。

通治目疾诸方

蝉花无比散《和剂》 治大人小儿远年近日一切风眼、气眼攻注，眼目昏暗，睑生风粟，或痛或痒，渐生翳膜遮睛，视物不明。及久患偏正头风，牵搐两眼，渐渐细小，连眶赤烂。小儿疮疹入眼，白膜遮睛，赤涩隐痛。常服驱风、退翳、明目。

蛇蜕微炙，一两 蝉退去头足翅，二两 羌活 当归洗，焙 石决明用盐入东流水煮一伏时，漉出捣如粉 川芎各三两 防风去叉 茯苓去皮 甘草各四两，炙 赤芍药十三两 蒺藜炒，去刺，半斤 苍术浸，去皮炒，十五两

上为末，每服三钱，食后米泔调服，茶清亦得。忌食发风毒

等物。

还睛丸《和剂》 治男妇风毒上攻，眼目赤肿，怕日羞明，多饶眵泪，隐涩难开，眶痒赤痛，睑眦红烂，瘀肉侵睛。或患暴赤眼，睛痛不可忍者，并服立效。又治偏正头痛，一切头风，头目眩晕。

白术生用 菟丝子酒浸，另研 青葙子去土 防风去芦 甘草炙 羌活去苗 白蒺藜炒，去尖 密蒙花 木贼去节。各等分

为细末，炼蜜丸，如弹子大。每服一丸，细嚼，白汤下，空心食前，日三。

七宝散 治风眼，除瘀热。

当归 芍药 黄连 铜绿各二钱，细研 杏仁七粒，去皮 白矾 甘草各一钱

上㕮咀，以水同放瓷盏内，于锅中顿煎至八分，去滓澄清，临卧洗之。

拨云散 治男妇风毒上攻，眼目昏暗，翳膜遮障，羞明热泪，隐涩难开，眶痒赤痛，睑眦红烂，瘀肉侵睛。

羌活 防风 柴胡 甘草炒。各一两

上为细末，每服二钱，水一盏半，煎至七分，食后薄荷茶清调服，菊花汤调亦可。忌腌藏鱼鲜、盐、酱、湿面、炙煿发风等毒物。

蝉壳散 治眼目风肿，及生翳膜等疾。

蝉壳 地骨皮 黄连宣州者，去须 牡丹皮去木 白术 苍术米泔浸，切、焙 菊花各一两 龙胆草半两 甜瓜子半升

上为细末，每服一钱，荆芥煎汤调下，食后、临卧各一服。大治时疾后余毒上攻眼目，甚效。忌热面、炒豆、醋、酱等。

《局方》密蒙花散 治风气攻注，两眼昏暗，眵泪羞明，并暴赤肿。

羌活 白蒺藜炒 木贼 密蒙花 石决明各一两 菊花二两

上为末，每服二钱，食后茶清调下。

《三因》羌活散　治风毒气[1]上攻,眼目昏涩,翳膜生疮。及偏正头风,目生[2]黑花累累者。

羌活　川芎　天麻　旋覆花　青皮　南星炮　藁本各一两

上为末,每服二钱,水煎,入姜三片,薄荷七叶。

《本事方》羊肝丸

菟丝子　车前子　麦门冬　决明子　茯苓　五味子　枸杞子　茺蔚子　苦葶苈　蕤仁　地肤子　泽泻　防风　黄芩　杏仁炒　细辛　桂心　青葙子各一两　白羯羊肝用子肝一片,薄切,新瓦上炒干　熟地黄一两半

上为细末,炼蜜为丸,如梧子大。每服三四十丸,温汤下,日三。

地黄散　治心肝壅热,目赤肿痛,赤筋白膜遮睛,散在四边易治,若遮遮黑睛,多致失明。及治疹痘入目者。

生地黄　熟地黄　当归　大黄各七钱半　谷精草　蒺藜　木通　黄连　防风　生犀角　木贼　玄参　羌活　蝉蜕　粉草各半两

上为末,每服半钱,煮猪、羊肝汁,食后调服。

补肝散　治三十年失明。

上用七月七日收蒺藜子,阴干捣末,食后水服方寸匕。

治积年失明方

上以决明子杵为末,食后以粥饮服方寸匕。

外治

阳丹　治诸般外障,赤脉贯睛,怕日羞明,沙涩难开,胞弦赤烂,星翳覆瞳。

黄连　黄柏各一两　大黄　黄芩　防风　龙胆草各五钱　当归　连翘　羌活　栀子　白菊花　生地黄　赤芍药　苦参各三钱　苍术　麻黄　川芎　白芷　细辛　千里光　脑荷　荆芥　木贼各一钱半　一方,加鸡柏树根,不拘多少。此药树生,梗有小刺,

---

〔1〕气:原脱:据《三因方》卷十六本方补。
〔2〕生:原作"小",据《医方类聚》卷六十七引《三因方》本方改。

叶如石榴叶,根色如黄芩,单用亦可点洗。

上药以井水洗净,剉碎,以井水浸于铜器内,春三、夏二、秋四、冬五日晒,常将手挪出药味,晒出药力,熟绢滤净,留清汁一碗以飞药,留浊汁三碗以淬药,却用熔铜锅子一个,装打碎甘石一斤在内,新瓦盖上,松炭固济,烧令透极红色,钳出少时,淬入药汁内,煅淬三次,就将留下清汁飞细碾[1]令千万余下,澄清去浊晒干,再碾令无声为度,细绢重罗过,瓷器收贮听用。

炉甘石一钱　麝香三厘　片脑一分

上为细末,次入片脑碾嫩,熟绢罗过,磁器收贮,点眼。如有翳膜,配合阴丹、一九、二八、三七、四六等丹。

阴丹　治翳膜遮睛,血灌瞳人,拳毛窝肉,烂弦风眼,诸般眼疾,大效如神。

炉甘石一两　铜青一钱九分　硇砂六分二厘半　没药二分　青盐三分七厘半　乳香三分七厘半　熊胆一分二厘半　密陀僧二分半

以上八味,用黄连五钱,龙胆草二钱半,煎汁滤净,将前药和一处入汁,碾细嫩晒干,再碾极细用之。

白丁香　海螵蛸　白矾生　轻粉各一分七厘半　硼砂二分半　雄黄　牙硝　黄丹　血竭　朱砂各一分二厘半　铅白霜　粉霜　鹰条　胆矾各七厘半　一方,有黄连六分二厘,胡连、脑荷、细辛、姜粉、草乌各一分二厘半。按以上六味,并无去翳之功,不用更妙,恐有碍眼作痛害眼之祸也。一方,有石蟹、贝齿、玄明粉、真珠、琥珀各二分。按以上五味,或多或少,皆可增入,以有磨翳消膜之功,不可缺也。上各另制细末,依方秤合和匀,碾令无声,至千万余下,磁器收贮听用。如有翳膜,配合阳丹、一九、二八、三七、四六等丹点眼,大效如神。

一九丹　阴一分　阳九分　硼九厘　矾生五厘

二八丹　阴二分　阳八分　硼八厘　矾生四厘

三七丹　阴三分　阳七分　硼七厘　矾生三厘

---

[1] 碾:原作"碨",据集成本改。碨,字书无此字,以下"碨",径改为碾。

四六丹　阴四分　阳六分　硼六厘　矾生二厘

阴阳丹　阴五分　阳五分　硼五厘　矾生一厘

清凉丹　阳一钱　硼一分　矾生一厘

以上六丹,俱用麝香三厘,片脑一分,研匀点眼。

日精丹　治一切火热赤眼,烂弦风等证。夫日者,阳也,阳主轻清,故其丹轻也。

专治一切眼目稍轻者,用此丹也。

黄连二两　黄柏三两　龙胆草　防风　大黄　赤芍药　黄芩　当归　栀子各五钱　白菊花　脑荷各二钱　又方,可加鸡柏树根,不拘多少为妙。

上浸药水煅淬炉甘石,收贮诸法,悉同阳丹。

炉甘石一两　朱砂　硼砂各二钱　麝香三分　白矾生一分

上为极细末,每末一钱,加片脑一分,研细罗过,点眼。如有翳膜,配和月华丹对匀点之。

月华丹　治诸般翳膜胬肉等证。夫月者,阴也,阴主重浊,故其丹重也。专治一切眼目稍重者,用此丹。

炉甘石一两　朱砂　硼砂各二钱　白丁香　真珠　珊瑚　琥珀　水晶　硵磁　石蟹　贝齿　硇砂各二分　乳香　没药　轻粉　青盐　玄明粉　胆矾　海螵蛸　蚺蛇胆　黄丹　山猪胆　白矾生　雄黄　熊胆　牛黄各一分　麝香三分

上二十七味,各另修制净,秤合和匀,碾令千万余下,瓷器收贮。如临用时,每末一钱,加梅花片脑一分,研匀罗过,点眼。如翳膜重厚者,加硇砂少许;如翳膜薄轻者,对和日精丹。

光明丹　治一切眼目翳膜努肉,烂弦赤眼,眵瞙紧涩,羞明恶日。以下诸方,甘石俱制过者。

炉甘石三钱　朱砂　硇砂各一钱　麝香一分　片脑三分

上各另制细末,秤合和匀,碾令千万余下,罗过点眼。如翳膜,加石蟹、真珠各三分,硇砂、白丁香、熊胆、牛黄、琥珀、贝齿各一分,研细和匀点眼。要红,加朱砂一钱。

白龙丹　治一切火热眼,及翳膜努肉。

炉甘石—钱　玄明粉五分　硼砂三分　片脑—分

上研细末点眼。

炉甘石散　治一切外障，白睛伤破，烂弦风眼。疗湿热，平风烂，住痛明目，去翳退赤除风，大效。

炉甘石—钱　片脑—分　黄连二分半

上制甘石二两，以黄柏—两，黄连五钱，煎浓汁滤净，投入甘石内晒干，以汁投晒尽为度，依方秤合和匀，研为细末，乳汁和调匀，用鸭毛刷烂处。又方以覆盆子根皮，即甜勾根，洗净砍烂，取汁和乳汁调刷烂处，大效。

紫金锭子　治一切眼疾，不分远年近日，诸般翳膜，血灌瞳仁，努肉攀睛，拳毛倒睫，积年赤瞎，暴发赤肿，白睛肿胀，沙涩难开，眵燥[1]紧涩，怕日羞明，眵多曀泪，烂弦风痒，视物昏花，迎烟泪出，目中溜火，诸般目疾。

炉甘石　黄丹各半斤　黄连另研　朱砂各—两　当归　硼砂各半两　海螵蛸　白丁香　白矾生　硇砂　轻粉　贝齿　真珠　石蟹　熊胆　乳香　没药　麝香各—钱二分半　片脑二钱,其片脑久留,恐去气味,宜临用时加入

上除脑、麝外，余各另制为末，秤合和匀，入黄连水，碾至千万余下，日干，次入麝香，研细罗过，又次入片脑，再研复罗，入后膏搜和，作锭子阴干。

黄连—斤　当归　生地黄各四两　防风　黄柏　龙胆草各二两　蕤仁半两　诃子八枚　冬蜜八两,另熬酥干为度　鹅梨八枚,取汁　猪胰子四枚,以稻草挪洗去膏膜干净无油为度,再用布包捣烂入药

上将黄连等八味洗净剉碎，以水浸于铜器内，春五、夏三、秋四、冬七，滤去滓，以滓复添水熬三次，取尽药力，以密绢绵纸重滤过，澄去砂土，慢火煎熬，槐、柳枝各四十九条，互换，一顺搅，不住手，搅尽枝条，如饴糖相类，入蜜和匀，瓷器盛放汤瓶口上，重汤蒸

---

〔1〕燥:原作"臊",据《古今图书集成·医部全录》卷一百四十四引本方改。

炖[1]成膏，复滤净，滴入水中，沉下成珠可丸为度，待数日出火毒，再熔化，入末和匀杵捣，为丸锭，阴干，金银箔为衣。每以少许，新汲水浸化开，鸭毛蘸点眼大眦内，又可以热水泡化洗眼，药水冷又暖洗，日洗五七次，日点十余次，大效。

熊胆膏锭　治风热上攻，眼目昏花，眵多曛泪，眊燥[2]紧涩，痒极难忍，胬肉攀睛，沙涩难开，翳膜覆瞳，目眶岁久赤烂，俗呼为赤瞎是也。当以棱针刺目眶外，以泻湿热。如倒睫拳毛，乃内睑眼皮紧，当攀出内睑向外，以棱针刺出血，以泻伏火，使眼皮缓，则毛立出，翳膜亦退。一切目疾，悉皆治之。

炉甘石六两　黄丹三两　黄连一两　当归　朱砂　硼砂各二钱　白丁香　海螵蛸　白矾生　轻粉各一钱　乳香　没药　熊胆　麝香各五分　片脑一钱，临时加入

上除脑、麝，余各另制细末，秤合和匀，入黄连末、当归末，水调匀，绵绢滤净去滓，入末，碾至千万余下，晒干，入麝香，碾极嫩罗过，次入片脑，碾匀复罗，却入后膏成剂。

黄连半斤　龙胆草　防风　当归　生地黄各二两　诃子八枚，去核研末　蕤仁二钱半　鹅梨四个，取汁　猪胰子二个，同前制入　冬蜜二两，同前制炼

上黄连下九味，洗净剉碎，以井水浸于铜器内或磁器内，春五、夏二、秋三、冬七日，滤去滓，以滓复煎三四次，取尽药力，以熟密绢开绵纸在上，滤过澄清去砂土，慢火煎熬，槐、桑、柳枝各四十九条，长一尺，搅不住手，互换搅尽枝条，待如饴糖相类，入蜜和匀，磁碗盛放汤瓶口上，蒸炖成膏，复滤净，滴入水中，沉下成珠可丸为度，待数日出火毒，再熔化，入末和匀，杵为丸锭，阴干，金银箔为衣。每以少许，井水化开，鸭毛蘸点眼，又以热汤泡化洗眼。

开明膏　治眼目昏花，视物不明，或生云翳白膜，内外障眼，风赤冷泪，一切眼疾。

---

〔1〕炖：原作"顿"，据集成本改。以下"顿"迳改为炖。

〔2〕燥：原作"臊"，据《古今图书集成·医部全录》卷一百四十四引本方改。

黄丹二两　青盐五钱　海螵蛸飞　朱砂　硼砂各一钱半　诃子二枚,去核,研末　冬蜜四两,熬一大沸,去末取净者　槐柳枝各四十九条

上将蜜炼沸滤过,磁器盛放汤瓶口上,入[1]黄丹、诃子蒸熬紫色,重汤炖成膏,槐、柳枝一顺搅不住手,互换搅令条尽,滴水中不散为度,再又滤净,入后膏和剂。

黄连研末,二两,罗过细　槐柳枝各五钱

上入水二大碗,熬一碗,滤去滓,以净汁再熬,稀稠得所,入蜜药和匀,瓷器盛顿汤瓶口上,重汤蒸炖[2]成膏,放在地上数日出火毒,次入前药末,搅匀点眼。昔人曾以此药救人,大效。

消翳复明膏　治眼目昏花,翳膜遮睛,内外障眼,一切眼疾。

黄丹一两　青盐二钱半　海螵蛸　真珠各七分半　熊胆　麝香各二分　片脑五分,临时加入　诃子二枚,去核,研末　槐柳枝各四十九条　冬蜜熬一沸,去白沫滤净,四两

上将蜜和黄丹炼至紫色,旋下余药,熬至滴水沉下成珠为度,除脑、麝成膏后入。

黄连二两半　防风　当归　龙胆草　生地黄各五钱　木贼　白菊花各二钱半　蕤仁一钱　杏仁五分

上如前煎熬成膏,入蜜和匀,瓷碗盛放汤瓶口上,蒸炖成膏,滤净,入脑、麝和匀,点眼,又以热汤泡化洗眼。

炉甘石膏　治眼目昏花,视物不明。

炉甘石　代赭石　黄丹各一两　冬蜜八两　诃子二枚,取末　槐柳枝各四十九条

上为细末,入黄连水,再碾至千万余下,却以蜜炼去白沫,入末同熬成膏,柳条搅不住手,滤净,入后膏子和剂。

再以黄连研末一两,入水于铜锅煎熬成膏,滤去滓,取净入前蜜药,磁碗盛放汤瓶口上,蒸炖成膏,槐柳枝一顺搅不住手,互换枝条搅尽,滤净,出火毒,点眼,又以热汤泡化洗眼。

---

〔1〕入:此下原衍"甘石",据《古今图书集成·医部全录》卷一百四十四引本方删。
〔2〕蒸炖:原脱,据文义补。

夜光膏　治赤眼翳膜昏花，余证同上。

黄丹四两　炉甘石二两　青盐六钱　鹅梨十枚，取汁　冬蜜一斤，炼一沸

上将丹、石碾细末，以青盐另碾末，却将鹅梨汁和蜜熬稀稠，入甘石、黄丹炼紫色，次入青盐熬匀，槐柳枝搅不住手，入后膏和剂。

黄连八两　当归二两　诃子四枚，去核，研末　猪胰子二个，如前搓洗

上各洗净碎剉，水浸三五宿，滤去滓，以滓复煎，取尽药力，以熟绢绵纸滤净，澄去沙土，慢火煎熬，以槐、柳枝各四十九条，一顺搅不住手，待如饴糖相类，滤净，入前蜜药，瓷器盛放汤瓶口上，重汤炖成膏，候出火毒。每以少许点眼大眦，以热汤泡化洗眼。凡修合眼药，宜腊月妙，正月、十一月次之，余月不宜。

黄连膏　治目中赤脉如火，溜热炙人，余同上。

黄连八两　片脑一钱

上以黄连去芦，刮去黑皮，洗净剉碎，以水三大碗，贮于铜锅内煎，或以瓷器内煎，用文武火熬减大半碗，滤去渣，以渣复煎，滤净澄清，入薄磁器盛，放汤瓶口上，重汤蒸炖成膏，熬熔再复滤净，待数日出火毒。临时旋加片脑，以一钱为率，用则酌量加之，以少许点眼大眦内。又方，加熊胆、蚺蛇胆各少许，更妙。

又方

黄连八两　杏仁　菊花　栀子　黄芩　黄柏　龙胆草　防风　当归　赤芍药　生地黄各一两

上以水煎浓汁，去滓再煎，滤净，碗盛放汤瓶口上，重汤蒸炖成膏，滴入水中可丸为度，以阳丹收为丸。临用加片脑少许研和，以井水化开，鸭毛蘸点眼。

又方

黄连　鸡柏根各多用　地薄荷　田茶菊　嫩柏叶　苦花子　苦参根　地胡椒　七层楼　地芫荽　千里光即黄蛇草。各等分

上以水煎，去滓滤净复煎，候汁如稀饴样，入冬蜜相停，即以碗盛放汤瓶口上，重汤蒸炖成膏，入阳丹一两和匀，更入朱砂、硼砂各

一钱,片脑、麝香各一分为妙。

日精月华光明膏　治翳膜胬肉,诸般眼疾,大效。

炉甘石　黄丹各八两　绿豆粉炒黑,四两　黄连一两　当归　朱砂　硼砂　玄明粉　决明粉各二钱　轻粉　白矾生　白丁香　海螵蛸　自然铜　硇砂各一钱　熊胆　乳香　没药　鹰条　雄黄　青盐　胆矾　铜青　牙硝　山猪胆各二分半　麝香五分　片脑一钱　樟脑半钱　又方,有贝子煅、贝齿、石燕、石蟹、水晶、真珠、玛瑙、琥珀、珊瑚各一钱,若加此九味,要去绿豆粉不用,有豆粉,即半真半伪。

上各另制细末,依方秤合和匀,碾至千万余下,熟绢罗过,入后膏子成剂。

鸡柏根一斤　黄连半斤　龙胆草　黄柏　生地黄　苦参各二两　大黄　黄芩　栀子　赤芍药　防风　菊花　玄参　当归各一两　羌活　木贼　蒺藜　连翘　蔓荆子　细辛　川芎　白芷各五钱　夜明沙　蛇蜕　蝉蜕各二钱半　又方,福建地有后十一味草药在内,用之效速,他处无此草药,不用亦效。

苦花子　地薄荷　地西瓜　田茶菊　七层楼　千里光　铁梗子　地园荽　地胡椒　蛇不见　水杨梅根皮以上各生采各[1]一握,捣烂,另煎取浓汁,入前药同煎成膏　冬蜜半斤

上各洗净剉碎,入井水于铜器内浸三宿,慢火煎熬浓汁,滤去滓,以滓再煎再滤,慢火煎熬,槐、柳、桑枝搅,熬如饴餹,入蜜和匀,更入羖羊胆、雄猪胆各二枚和匀,瓷碗盛[2]放汤瓶口上,蒸成膏,复滤净,滴沉水中成珠可丸为度,待数日出火毒,再熔化,入诸药末和匀,杵为丸锭,阴干,用金银箔为衣。每以少许,井水化开,鸭毛蘸点眼,又以热汤泡化洗眼,大有神效。

碧玉散　治眼睛肿胀,红赤昏暗,羞明怕日,隐涩难开,疼痛风痒,头重鼻塞,脑鼻酸疼,翳膜努肉,眵泪稠粘,拳毛倒睫,一切

---

〔1〕各:原作"名",据修敬堂本改。
〔2〕盛:原作"顿",据文义改。

眼证。

踯躅花　脑荷　羌活　川芎　细辛　防风　荆芥　蔓荆子　白芷各一钱　风化硝　石膏煅　青黛　黄连各三钱　鹅不食草三两

上为细末，吹鼻中，一日吹二次。

乳香散　治内外障眼，攀睛瘀肉，倒睫拳毛，翳膜遮睛，一切目疾。

防风　荆芥　川芎　白芷　细辛　藁本　羌活　白菊花　石菖蒲　天麻　蔓荆子　瓜蒂　赤小豆　汉防己　菟丝子　谷精草　自然铜制　郁金　当归　石膏煅　乳香　没药　雄黄　蛇蜕炒焦　蝉蜕炒焦　穿山甲烧　鸡子蜕烧　脑荷各五分　麝香　片脑各半分

上为细末，每用少许，吹鼻中。

吹云膏　治视物睛困无力，隐涩难开，睡觉多眵，目中泪下，及迎风寒泣下[1]，羞明怕日，常欲闭目，喜在暗室，塞其户牖，翳膜遮睛，此药多点神效。

黄连三钱　蕤仁　升麻各三分　青皮　连翘　防风各四分　生地黄一钱半　细辛一分　柴胡五分　当归身　生甘草各六分　荆芥穗一钱，取浓汁

上剉，除连翘外，用净水二碗，先熬诸药去半碗，入连翘熬至一大盏，去滓，入银盏内，文武火熬至滴入水成珠，加熟蜜少许，熬匀点之。

金露膏　除昏退翳，截赤定疼。

蕤仁捶碎　黄丹各一两　黄连半两　蜜六两

上先将黄丹炒令紫色，入蜜搅匀，下长流水四升，以嫩柳枝五七茎[2]，把定搅之，次下蕤仁，候滚十数沸，又下黄连，用柳枝不住手搅，熬至升七八合，笊篱内倾药在纸上，慢慢滴之，勿令尘污，

〔1〕下：原脱，据《东垣试效方》卷五本方补。
〔2〕茎：此下原衍"一"，据《卫生宝鉴》卷十本方删。

如有瘀肉,加硇砂末一钱,上火上煨[1]开,入前膏子内用。

《龙木论》云:患伤寒热病后,切不可点,恐损眼也,斯言可以为药禁云。

《宝鉴》春雪膏[2]　治风热上攻眼目,昏暗痒痛,隐涩难开,多眵泪,羞明疼痛,或生翳膜。

黄连四两,剉,用童便二升浸一宿,去黄连,以汁淬甘石　南炉甘石十二两,煅,用黄连汁淬　硇砂一钱细研,水调在盏内炖干为度　好黄丹六两,水飞　乳香　乌贼骨烧存性　当归各三钱　白丁香半钱　麝香　轻粉各少许

上各研另贮,先用好蜜一斤四两,炼去蜡,却下甘石末,不住手搅,次下丹,次下诸药末,不住手搅,至紫金色不粘手为度,搓作挺子。每用一粒,新水磨化,时时点之。忌酒、湿面、荞麦。

点眼金丝膏　治男妇目疾,远年近日,翳膜遮睛,拳毛倒睫,黑花烂弦,迎风冷泪,及赤眼肿痛,胬肉攀睛。

硇砂研　晋矾研　青盐研。各一钱　乳香好者细研　片脑研。各二钱　当归剉,净洗　黄丹研,各半两　黄连一两

上用好蜜四两,除片脑外,和七味内,入青笙竹筒内,油单纸裹筒口五七重,紧系定,入汤瓶中,文武火煮一周时,取出劈破,新绵滤去药滓,方下片脑和匀,瓷瓶收贮,再用油单纸五七重封系瓶口,埋露地内去火毒,候半月取出,每用粟米大点眼。

龙脑膏　治远年近日翳膜遮障,攀睛瘀血,连眶赤烂,视物昏暗,隐涩多泪,迎风难开。

炉甘石不以多少,拣粉红梅花色佳,用甘锅子盛煅七次,入黄连水淬七次　黄连不以多少,捶碎,水浸一宿去滓,将煅红炉甘石淬七次,同黄连水细研飞过,候澄下,去上面水,暴干,再用乳钵研极细,罗过用,三钱　龙胆草不以多少,洗净日干,不见火,研末,一钱　桑柴皮罗过,二钱　黄丹罗过,半钱

上同白蜜四两,一处入在黑磁器内,文武火慢熬,以竹篦子搅如漆色不粘手为度,切勿犯生水,仍不用铁器熬药,药成,依旧以瓷

---

[1] 煨:原作"慢",据《卫生宝鉴》卷十本方改。
[2] 春雪膏:《卫生宝鉴》卷十作"加味春雪膏"。

器盛炖。每用如皂子大,新冷水半盏化开,先三日不用,每日洗数次无妨。药盏须用纸盖,不可犯尘灰,截赤眼极效。

散血膏 治赤肿不能开,睛痛,热泪如雨。

紫金皮 白芷 大黄 姜黄 南星 大柏皮 赤小豆 寒水石

上为细末,生地黄汁调成膏,敷眼四围。

又方 用生田螺肉、生地黄同真黄土研烂,贴太阳穴。又方,用黄丹,蜂蜜调贴太阳穴,立效。

又方用:南星 地黄 赤小豆

上研烂,贴太阳穴。

清凉膏

生南星 薄荷叶各半两 荆芥 百药煎各三钱

上为末,井水调成膏。贴眼角上,自然清凉。

洗眼方 治昏膜,止疼去风。

秦皮 杏仁 黄连 甘草 防风 当归须各等分 滑石少许

上为末,水一盏,煎至半盏,去滓,时时带温洗。

又方

铜绿半斤 炉甘石一斤 黄连 黄芩 黄柏三味各等分

上将前二味,同碾细末罗过,将后三味浓煎,调末为丸,临时用将冷水浸开洗之。

耳　聋

风虚

排风汤见中风。

桂星散

　　辣桂　川芎　当归　石菖蒲　细辛　木通　木
香　白蒺藜炒，去刺　麻黄去节　甘草炙。各一钱　白芷
梢　天南星煨裂。各一钱半

　　水二盏，葱白二根，紫苏五叶，姜五片，煎至一盏，
食后服。一方，加全蝎去毒一钱。

　　磁石羊肾丸　治风虚不爽，时有重听，或有风痹
之状。

　　磁石二两，火煅醋淬七次，用葱子一合，木通三两，入水同
煎一昼夜，去葱、木通　川椒去目　石枣去核　防风　远
志肉　白术　茯苓　细辛　菟丝子酒浸　川芎　山
药　木香　鹿茸酒浸一宿，炙　当归　黄芪　川乌
炮。各一两　石菖蒲一两半　肉桂六钱半　熟地黄九蒸，
二两

　　上为细末，用羊肾两对，去膜，以酒煮烂，和诸药末
捣，以煮肾酒打糊和丸，如梧子大。每服百十丸，空心
温酒、盐汤任下。仍服清神散，二药相间服。忌牛肉、
鸡鸭子。

　　清神散　治气壅，头目不清，耳常重听。

　　甘菊花　白僵蚕炒。各半两　羌活　荆芥穗　木
通　川芎　防风各四钱　木香一钱　石菖蒲　甘草各一
钱半

上为细末，每服二钱，食后茶清调饮。

磁石浸酒方　治风邪之气干于脑，或入于耳，久而不散，经络痞塞，不能宣利，使人耳中悾悾然，或作旋运。

磁石五两，捣碎，水淘去赤汁　山茱萸　天雄炮，去皮脐。各二两　木通　防风　薯蓣　菖蒲　远志去心　芎䓖　细辛　蔓荆子　白茯苓　干姜炮　肉桂　甘菊花各一两　熟地黄三两

上剉细和匀，以生绢袋盛，用酒二斗，浸七日。每日任性饮之，以瘥为度。

鱼脑膏　治风聋年久及耳鸣。

生鲤鱼脑二两　当归切，焙　细辛去苗英　附子炮，去皮脐　白芷　菖蒲各半两

上除鱼脑外，为细末，以鱼脑置银器中，入药在内，微火煎，候香滤去滓，倾入瓷器中候凝，丸如枣核大，绵裹塞耳中。一方，无菖蒲，有羊肾脂，同鱼脑先熬，次下诸药。

羊肾羹

杜仲去粗皮，炙黄　黄芪各半两　磁石五两，捣碎，水淘去赤汁，绵裹悬煎，不得到铛底　羊肾一只，去脂膜，切　肉苁蓉一两，酒浸一宿，去皮，炙干

上以水三大碗，先煮磁石，取汁二大碗，下杜仲等，又煎取一盏半，去滓，入羊肾，粳米一合，葱白、姜、椒、盐、醋，一如作羹法，空心服。

磁石丸

磁石火煅醋淬七次　防风　羌活　黄芪盐水浸，焙　木通去皮　白芍药　桂心不见火，各一两　人参半两

上为末，用羊肾一对，去脂膜捣烂，打酒糊为丸，如桐子大。每服五十丸，空心温酒，盐汤下。

姜蝎散　治耳聋气塞肾虚等证。

上用全蝎四十九个，去蛊炮湿，以糯米半升，于大瓦铺平，将蝎铺米上，焙令米黄为度，去米不用。又切生姜四十九片，每片置蝎再焙，姜焦为度，去姜不用，将蝎研为细末。三五日前，每日先服黑

锡丹三五服,临服药时,令夜饭半饱,服时看其人酒量,勿令大醉,服已令熟睡,勿得叫醒,却令人轻唤,如不听得,浓煎葱白汤一碗令饮,五更耳中闻百十攒笙响,便自此闻声。一方,无糯米制,银石器中炒。

风热

犀角饮子　治风热上壅,耳内聋闭,臕肿掣痛,脓血流出。

犀角镑　木通　石菖蒲　甘菊花去根枝　玄参　赤芍药　赤小豆炒。各二钱　甘草炙,一钱

水二盅,生姜五片,煎至一盅,不拘时服。

芍药散　治热壅生风,耳内痛与头相连,脓血流出。

赤芍药　白芍药　川芎　木鳖子　当归　大黄　甘草各一钱半

水二盅,煎至一盅,食后服。

犀角散　治风毒壅热,心胸痰滞,两耳虚聋,头重目眩。

犀角屑　甘菊花　前胡　枳壳麸炒黄　石菖蒲　羌活　泽泻　木通　生地黄各半两　麦门冬去心,二两　甘草炙,二钱半

上为末,每服三钱,水煎去滓,食后温服。

茯神散　治上焦风热,耳忽聋鸣,四肢满急,胸膈痞闷不利。

茯神去木　麦门冬去心,各一两　羌活　防风去叉　蔓荆子　薏苡仁　石菖蒲　五味子　黄芪各半两　薄荷　甘草各二钱半

上为末,每服三钱,生姜三片,水煎去滓,食后温服。

通圣散见眩晕。　滚痰丸见痰饮。

解仓饮子　治气虚热壅,或失饥冒暑,风热上壅,耳内聋闭彻痛,脓血流出。

赤芍药　白芍药各半两　当归　炙甘草　大黄蒸　木鳖子去壳。各一两

上剉散,每服四钱,水煎,食后临卧服。

气逆

流气饮　沉香降气汤　苏子降气汤俱见气。　不换金正气散见中寒。　指迷七气汤见气。　来复丹见中暑。　养正丹见气。　龙荟丸见胁痛。　复元通气散见气。

湿痰

槟榔神芎丸

大黄　黄芩各二两　牵牛　滑石各四两　槟榔二两

上为末，滴水丸，桐子大。每服十丸，次加十丸，白汤下。

肾虚寒

烧肾散《宝鉴》方无巴戟。

磁石一两，煅醋淬七次，研飞　附子一两，炮，去皮　巴戟一两　川椒一两，去目及闭口者，微炒去汗

上为末，每服用猪肾一枚，去筋膜细切，葱白、薤[1]白各一分，细切[2]入散药一钱，盐花一字，和匀，用十重湿纸裹，于煻[3]灰火内煨熟，空心细嚼，酒解薄粥下之，十日效。

苁蓉丸《济生》　治肾虚耳聋，或风邪入于经络，耳内虚鸣。

肉苁蓉酒浸，焙　山茱萸肉　石龙芮　石菖蒲　菟丝子酒浸，蒸，焙　羌活　鹿茸去毛，酒蒸，焙　石斛去根　磁石火煅醋淬，水飞　附子炮。各一两　全蝎去毒，七个　麝香半字，旋入

上为末，蜜丸桐子大。每服百丸，空心盐酒、盐汤任下。

益肾散　治肾虚耳聋。

磁石制　巴戟　川椒开口者，各一两　石菖蒲　沉香各半两

上为细末，每服二钱，用猪肾一只细切，和以葱白、少盐并药，湿纸十重裹，煨令香熟，空心细嚼，温酒送下。

补肾丸　治肾虚耳聋。

巴戟去心　干姜炮　芍药　山茱萸　桂心　远志去心　细辛　菟丝子酒制　泽泻　石斛　黄芪　干地黄　当归　蛇床子　牡丹皮　肉苁蓉酒浸　人参　附子炮　甘草以上各二两　石菖蒲一两　茯苓半两　防风一两半　羊肾二枚

上为细末，以羊肾研烂细，酒煮面糊丸，如桐子大。每服五十

〔1〕薤：原作"韭"，据《圣惠方》本方改。

〔2〕细切：原脱，据《圣惠方》本方补。

〔3〕煻：原作"溏"，据《圣惠方》本方改。

丸,空心盐酒送下。

肉苁蓉丸 治肾虚耳聋。

肉苁蓉酒浸,焙 菟丝子酒浸,另研 山芋 白茯苓去皮 人参 官桂去粗皮 防风去叉 熟地黄 芍药 黄芪各半两 附子炮,去皮脐 羌活去芦 泽泻各二钱半 羊肾一对,薄切,去筋膜,炙干

上为细末,炼蜜和丸,如桐子大。每服三十丸,空心用温酒送下。

桑螵蛸汤 治虚损耳聋。

桑螵蛸十枚,炙 当归 白术米泔浸,炒 白茯苓去皮 官桂去粗皮 附子炮 牡荆子 磁石火煅醋淬 菖蒲米泔浸,焙 干地黄焙。各一两 大黄剉,炒 细辛去苗 川芎 牡丹皮各半两

上㕮咀,每服三钱匕,先以水三盏,煮猪肾一只,取汁一盏,去肾,入药煎至七分,去滓,食前温服。

八味丸 治耳聩及虚鸣。

上用好全蝎四十九枚,炒微黄,为末。每服三钱,以温酒调,仍下八味丸百粒,空心,只三两服见效。方见脚气。

羊肾丸 治肾虚耳聋,或劳顿伤气,中风虚损,肾气升而不降,或耳虚鸣。

山茱萸 干姜 川巴戟 芍药 泽泻 北细辛 菟丝子酒浸 远志去心 桂心 黄芪 石斛 干地黄 附子 当归 牡丹皮 蛇床子 甘草 苁蓉酒浸 人参各二两 菖蒲一两 防风一两半 茯苓半两

上为末,以羊肾一双研细,以酒煮面糊丸,梧子大。食前盐酒下三十丸至五十丸,立效。

安肾丸 治虚弱耳聋。

大安肾丸四两 磁石半两,醋煅 石菖蒲 羌活各半两

上三件,为末,混合为丸,梧子大。每服四五十丸,盐汤、温酒任下。

地黄丸 治劳损耳聋。

大熟地黄洗,焙 当归 川芎 辣桂 菟丝子酒浸三日,蒸干,

捣末 大川椒出汗 故纸炒 白蒺藜炒,杵去刺 胡芦巴炒 杜仲姜制,炒去丝 白芷 石菖蒲各二钱半 磁石火烧醋淬七次,研细水飞,三钱七分半

上件药,为细末,炼蜜为丸,如梧桐子大。每服五十丸,以葱白、温酒空心吞下,晚饭前再服一服。

肾热

地黄汤《本事》

生地黄二[1]两半 枳壳 羌活各半两 桑白皮一两[2] 磁石捣碎,水淘三二十次,去尽赤汁[3]为度,二两 甘草 防风 黄芩 木通各半两

上件药,为粗末,每服四钱,水煎去滓,日二三服。

肺虚

蜡弹丸《三因》 治耳虚聋。

白茯苓二两 山药炒,三两 杏仁炒,一两半,去皮尖

上三味,研为末,和匀,用黄蜡二[4]两熔和为丸,如弹子大。盐汤嚼下。有人止以黄蜡细嚼,点好建茶送下,亦效。

山药、茯苓、杏仁皆入于太阳,山药大补阴气,惟杏仁利气,乃补中有通也。少气嗌干者,门冬、人参、五味汤嚼下。

益气聪明汤见目。

气闭

通气散

茴香 木香 全蝎 玄胡索 陈皮 菖蒲各一钱 羌活 僵蚕 川芎 蝉蜕各半钱 穿山甲二钱 甘草一钱半

上件药,为细末,每服三钱,不拘时候,温酒调服。

复元通气散 治诸气涩耳聋,腹痛便痈,疮疽无头,止痛消肿。

---

〔1〕二:原作"一",据《本事方》卷五本方改。
〔2〕枳壳、羌活各半两,桑白皮一两:原作"枳壳、羌活、桑白皮各一两",据《本事方》卷五本方改。
〔3〕汁:原作"汗",据修敬堂本改。
〔4〕二:原作"一",据《三因方》卷十六本方改。

青皮　陈皮去白。各四两　甘草三寸半,炙　连翘一两

上为末,热酒调服。

菖蒲散

石菖蒲十两,一寸九节者　苍术五两,生用

上剉成块子,置瓶内,以米泔浸七日,取出苍术,只将菖蒲于甑上蒸三两时,取出焙干,捣为细末。每服二钱,糯米饮调服,日三次。或将蒸熟者作指头大块子,食后置口中,时时嚼动咽津亦可。

秘传降气汤加石菖蒲,治气壅耳聋,大有神效。方见气门。

外治

通神散

全蝎一枚　地龙　土狗各二个　明矾半生半煅　雄黄各半两　麝香一字

上为细末,每用少许,葱白蘸药引入耳中,闭气面壁,坐一时,三日一次。

通耳法

磁石用紧者,如豆大一块　穿山甲烧存性,为末,一字

上二味,用新绵子裹了,塞所患耳内,口中衔少生铁,觉耳内如风雨声即愈。

追风散

藜芦　雄黄　川芎　石菖蒲　全蝎　白芷　藿香　鹅不食草　薄荷　苦丁香各等分　麝香少许

上为细末,每用些少吹鼻中。如无鹅不食草,加片脑少许。

蓖麻丸

蓖麻子去壳　松脂　黄蜡　杏仁去皮、双仁,炒。各半两　乳香　食盐　巴豆炒。各二钱半

上件药,捣如膏,捻如枣核样,以黄蜡薄卷之,大针扎两三眼子,两头透,用塞耳,经宿黄水出愈。

透耳筒

椒目　巴豆　菖蒲　松脂各一钱

上件药,为末,摊令薄,卷作筒子,塞耳内,一日一易。

雄黄散

雄黄　防风　矾[1]石　石菖蒲　乌头　川椒开口者,炒出汗,各二钱半　大枣核十枚

上为末,以香炉中安艾一弹子大,次着黄柏末半钱匕[2]于艾上,覆以药二钱匕着艾上,火燃向耳熏之。

又方

一豆三猫不出油,麝香少许用真修。

炼蜜为丸麦粒大,绵裹锭子耳中投。

鲫鱼胆膏

鲫鱼胆一个　乌驴脂少许　生油半两

上和匀,内楼葱管中七日,滴入耳内。

蝎梢膏

蝎梢七枚,焙　淡豉二十一粒,拣大者焙干　巴豆七粒,去心膜,不去油

上先研蝎梢、淡豉令细,别研巴豆成膏,同研匀,捏如小枣核状,用葱白小头取孔,以药一粒在内,用薄绵裹定。临卧时置耳中,一宿取出,未通再用,以通为度。

鼠胆丸

曾青一钱　龙脑半钱　凌霄花三钱

上为细末,每用一字吹入,后用鼠胆滴入,随用绵子塞之,从晚至鸡鸣取出。

鸡卵方

新鸡卵一个　巴豆一粒,去心膜

上先以鸡卵上开一孔,将巴豆纳卵中,以纸两重,面粘贴盖,却与鸡抱,以其余卵雏出为度。取汁滴于耳内,日二次。

治耳聋灸方　用苍术一块,长七分,将一头削尖,一头截平,将尖头插入耳内,平头上安箸头大艾炷灸之,轻者七壮,重者十四壮,觉耳中有热气者效。

---

〔1〕矾:原作"礜",据《奇效良方》卷五十八本方改。

〔2〕匕:原脱,据《奇效良方》卷五十八本方补。

又方　用竹筒盛鲤鱼脑,炊饭处蒸之令烊,注耳中;一方生用,以绵裹包入耳中。一方,用鲤鱼胆汁滴入耳中。

又方　用蜡纸一张,剪作四片,每一片于箸上紧卷,抽却箸,以蜡纸卷子安耳中然之,待火欲至耳,急除去,当有恶物出在残纸上,日一角,用了以蜡塞定。

又方　用甘遂半寸,绵裹插两耳中,却将甘草口中嚼。

又方　用生菖蒲揿汁,滴耳中。

通耳丹　治耳聋。

安息香　桑白皮　阿魏各一两半　朱砂半钱

上用巴豆七个,蓖麻仁七个,大蒜七个,研烂,入药末和匀,枣核大,每用一丸,绵裹内耳中,如觉微痛即出之。

又方　用驴生脂和生姜熟捣,绵裹塞耳。一方,有川椒,无生姜。

又方　用附子,以醇醋煮一宿,削如枣核,以绵裹塞耳中。一方,治风聋,仍灸上星二七壮,令气通耳中即愈。

又方　取龟一枚,安于盒中,荷叶上养之,专看叶上有尿,收取滴耳中。一方,用秦龟雄者,置碗或盘内,以镜照之,龟见镜中影,往往淫发而失溺,急以物收取用之。又一法,以纸炷火上燍热,以点其尻,亦能失尿。

又方　以干地龙入盐,贮在葱尾内,为水点之;一方为末,用绵裹如枣核大塞耳中;一方用白颈者,安葱叶中,面封头,蒸熟化为水,以滴耳中。

蓖麻子丸　治久聋。

蓖麻子二十一个,去油用。　皂角煨,取肉,半锭　生地龙中者一条　全蝎二个。焙　远志去心　磁石火煅醋淬七次,研细水飞　乳香各二钱

上为细末,以黄蜡熔和为丸,塞耳中。

又方

天雄二钱五分　附子一枚

上为细末,将鸡子开一孔,取去黄,用清和药,仍入壳中封固,

令鸡抱之，俟雏出药成，取出，以绵裹塞耳中，取瘥为度。

又方**通气散**

穿山甲　蝼蛄各半两　麝香一钱

上为细末，以葱涎和剂塞耳；或为细末，葱管盛少许，放耳中。

又方

水银二钱半　蚯蚓中者一条

上就楼葱丛内，以一茎去尖头，入水银。蚯蚓在内，即系却头，勿令倾出，候蚓化为水，滴入耳中。

又方　用大蒜一瓣，一头剜一坑子，以巴豆一粒去皮，慢火炮令极热，入在蒜内，以新绵裹定，塞耳中。

胜金透关散

川乌头一个，炮　细辛各二钱　胆矾半钱　鼠胆一具

上为细末，用鼠胆调和匀，再焙令干，研细，却入麝香半字，用鹅毛管吹入耳中，吹时口含茶清，待少时。

蒲黄膏　治卒耳聋。

细辛　蒲黄各一分　曲末　杏仁汤浸，去皮尖双仁。各三分

上为末，研杏仁如膏，和捻[1]如枣核大，绵裹塞耳中，日一易。

龙脑膏

龙脑一钱二分，研　椒目半两，捣末　杏仁二钱半，去皮

上件捣研合匀，绵裹枣核大，塞耳中，日二易。

治暴耳聋　用鸡心槟榔一个，以刀子从脐剜取一窍，如钱眼大，实以麝香，坐于所患耳内，从上以艾炷灸之，不过二三次效。

耳鸣

通圣散见眩晕。四物汤见虚劳。补中益气汤见劳倦。八珍汤见虚劳。小柴胡汤见寒热。地黄丸即六味丸见虚劳。正元散见自汗。黑锡丹见诸逆冲上。安肾丸见喘。

龙齿散　治肾虚热毒乘虚攻耳，致耳内常鸣如蝉声，不可专服补药。

―――――――――――

〔1〕捻：原作"稔"，据修敬堂本改。

龙齿　人参　白茯苓　麦门冬去心　远志去心,各半两　丹砂　铁粉　龙脑　牛黄　麝香各二钱半,俱另研

上为细末,研匀,每服半钱匕,食后用沸汤调服,日三次。

黄芪丸

黄芪一两　沙苑蒺藜炒　羌活各半两　黑附子大者一个　羯羊肾一对,焙干

上为细末,酒糊丸,如桐子大。每服四十丸,空心食前煨葱、盐汤下。

五苓散见消瘅。青木香丸见气。

芎归饮

川芎　当归　细辛各半两　石菖蒲　官桂　白芷各三钱

每服三钱,水二盏,入紫苏、姜、枣,煎至一盏,去滓,不拘时服。如虚冷甚者,酌量加生附子。

柴胡聪耳汤　治耳中干耵,耳鸣致聋。

柴胡三钱　连翘四钱　水蛭半钱,炒,另研　虻虫三个,去翅足,研　麝香少许,研　当归身　人参　炙甘草各一钱

上除另研外,以水二盏,入姜三片,煎至一盏,稍热下水蛭等末,再煎一二沸,食远稍热服。

芷芎散　治风入耳虚鸣。

白芷　石菖蒲炒　苍术　陈皮　细辛　厚朴制　半夏制　辣桂　木通　紫苏茎叶　炙甘草各一分　川芎二分

上剉散,每服三钱,姜五片,葱白二根,煎,食后临卧服。

麝香散　治耳内虚鸣。

麝香半钱　全蝎十四个　薄荷十四叶,裹麝香、全蝎,瓦上焙干

上为细末,滴水捏作挺子,塞耳内,极妙。

疗耳鸣沸闹

吴茱萸　巴豆去皮,炒　干姜　石菖蒲　磁石　细辛各一分

上为末,用鹅膏和少许,以绵裹塞耳中,以盐五升,布裹蒸熨耳门,令暖气通入耳内,冷即易之,如此数次。瘥后常以乱发卷塞耳中,慎风。一方,无磁石。

耳痛

生犀丸   治耳中策策[1]疼痛。

犀角镑 牛黄研 南星 白附子炮 干姜炮 丹砂研 没药研 半夏汤洗 龙脑研 乳香研 乌蛇酒浸,去皮骨,炙 官桂各二钱半 防风 当归焙 麝香研。各半两

上为细末,炼蜜为丸,如桐子大。每服二十丸,空心温酒送下。犀角饮子见前风热条。

解热饮子   治气虚热壅,耳内聋闭彻痛,脓血流出。

赤芍药 白芍药各半两 当归 川芎 炙甘草 大黄蒸 木鳖子去壳。各一两

上为剉散,每服四钱,水一盏,煎至七分,食后临卧服。

鼠粘子汤东垣   治耳内痛生疮。

桔梗半两 桃仁一钱 柴胡 黄芪各三分 连翘 黄芩 鼠粘子 当归梢 生地黄 黄连各二分 蒲黄 炙甘草 草龙胆 昆布 苏木 生甘草各一分 红花少许

水二盏,煎至一盏,去滓,稍热服,食后。忌寒药利大便。

凉膈散见发热。

白龙散   治小儿肾脏盛而有热,热气上冲于耳,津液结滞,则生脓汁。有因沐浴水入耳内,水湿停积,搏于血气,蕴积成热,亦令耳脓汁出,谓之停耳。久而不愈,则变[2]成聋。

白矾枯 黄丹 龙骨各半两 麝香一钱

上研极细,先以绵杖子搌尽耳内脓水,用药一字,分掺两耳,日二次。勿令风入。

杏仁膏   治耳中汁出,或痛或脓。

上用杏仁炒令赤黑,研成膏,薄绵裹内耳中,日三四度易之,或乱发裹塞之亦妙。一方,治耳卒痛或水出,用杏仁炒焦为末,葱涎搜和为丸,以绵裹塞耳亦可,又治耳肿兼有脓。

---

〔1〕策策:象声词,犹沙沙。韩愈《秋怀诗》:"秋风一披拂,策策鸣不已。"
〔2〕变:原脱,据《奇效良方》卷五十八本方补。

菖蒲挺子 治耳中痛。

菖蒲一两 附子炮,去皮脐,半两

上为细末,每用不以多少,油调滴耳内效。一法,用醋丸如杏仁大,绵裹置耳中,日三易。一法,捣菖蒲自然汁灌耳,神效。

治耳痛不可忍,用磨刀铁浆滴入耳中即愈。

耳痒

四生散见中风。

透冰丹 治一切风毒上攻,头面肿痒,痰涎壅塞,心胸不利,口舌干涩,风毒下疰,腰脚沉重,肿痛生疮,大便多秘,小便赤涩,及治中风瘫缓,一切风疾。

川大黄去粗皮 山栀子去皮 蔓荆子去白皮 白茯苓去皮 益智子去皮 威灵仙去芦头,洗,焙干 白芷各半两 香墨烧醋淬讫,细研 麝香研。各一钱 茯神去木,半两 川乌二两,用河水浸半月,切作片,焙干,用盐炒 天麻去苗 仙灵脾叶洗,焙

上为细末,炼蜜和如麦饧相似,以真酥涂,杵臼捣万杵,如干,旋入蜜令得所,和成剂,每服旋丸如梧子大,用薄荷自然汁同温酒化下两丸。如卒中风,涎潮昏塞,煎皂荚、白矾汤,放温化四丸灌之。瘫缓风,每日服三五丸,渐觉有效。常服一丸,疏痰利膈,用温酒下,食后服。小儿惊风,入腻粉少许,薄荷汁化下半丸,立效。治瘰疬,葱汤下一丸。忌动风毒物。

停耳

柴胡聪耳汤见前耳鸣条。

通气散

郁李仁去皮,研 芍药 人参各半两 大黄 山芋 官桂去皮各一两 槟榔三枚 牡丹皮 木香 细辛去苗 炙甘草各二钱半

上为细末,研匀,每服一钱匕,空心温酒调服。

蔓荆子散 治内热耳出脓汁。

蔓荆子 赤芍药 生地黄 桑白皮 甘菊花 赤茯苓 川升麻 麦门冬去心 木通 前胡 炙甘草各一钱

水二盏,姜三片,红枣二枚,煎至一盏,食后服。

红绵散

白矾二钱　胭脂二字

上研匀,先用绵杖子揾去脓及黄水尽,用别绵杖子引药入耳中,令到底,掺之即干。

松花散

枯矾半两　麻勃　木香　松脂　花胭脂各二钱半

上捣罗为末,每用先以绵杖子净拭后,用药吹入耳。

白莲散

枯矾　乌贼骨　黄连去须　龙骨各一两

上为细末,以绵裹枣核大,塞耳中,日三易。

麝香散

桑螵蛸一个炙　麝香一字

上为末,研令匀,每用半字掺耳,如有脓,先用绵杖子捻干。一法,用麝香少,黄丹多,研匀入耳。

禹余粮丸

禹余粮火烧醋淬七次　乌贼鱼骨　釜底墨　伏龙肝各二钱半　生附子一枚,去皮脐

上件为末,以绵裹如皂角子大塞耳,日再易之。如不瘥者,内有虫也。

矾石散　治耳卒肿出脓并底耳,及治耳聋不瘥有虫。

上用枯矾研细,每以苇筒吹少许入耳中,日三四度,或以绵裹枣核大塞耳。一方,先以干盐掺之,次入矾末尤妙。一方,先以纸缠去耳中汁,次以矾末粉耳中,次以食盐末粉其上,食久乃起,不过再度永瘥。一方,不用盐。

又方　用商陆生者洗净,以竹刀削如枣核大,塞耳中。亦治耳内生疮。

葱涎膏　治耵聍塞耳聋,不可强挑。

葱汁三合　细辛去苗　附子各二钱半,炮,去皮脐[1]

---

〔1〕脐:原脱,据《奇效良方》卷五十八本方补。

上以细辛、附子为末,葱汁调令稀,灌入耳中。

又方

龙骨　枯矾　胭脂　海螵蛸各等分　麝香少许

上为细末,先缴耳净,将药干掺耳中。

菖蒲散

菖蒲焙　狼毒　磁石火煅醋淬　附子炮,去皮　枯矾各半两

上为细末,以羊髓和少许,绵裹塞耳中。

竹蛀散

苦竹蛀末　枯白矾各二钱　干胭脂五分　麝香一钱

上研极细,以绵杖子卷之,用鹅毛管轻吹一字入耳。

蝎倍散

全蝎三钱,烧存性　五倍子一两,炒　枯矾一钱　麝香少许

上为细末,研匀,每用少许吹入耳中。一方,加干胭脂。

立效散

陈橘皮灯上烧黑,一钱,为末　麝香少许

上研匀,每用少许,先以绵拭耳内,脓净上药。

治停耳方

麝香炒,半钱　蝉壳半两,洗净,火烧存性

上研极细,先用绵揾耳内脓令净,吹入药,柱耳门不得动,追出恶物即愈。

又方

狗胆一个,取汁　枯矾一钱,研

上以腊猪脂调和,纳耳中,以绵塞之,不经三两上,除根。

香附散　用香附去毛,研为末,以绵杖送入耳。

附子丸　治耳聋出脓疼痛,及聤聍塞耳。

附子炮,去皮脐　菖蒲米泔浸,焙　枯白矾　蓖麻仁另研　松脂各一两,研　干胭脂半两　杏仁二两,去皮尖双仁,炒,另研

上为细末,研匀,熔黄蜡和捻,如枣核大,针穿一孔令透、塞耳中,日一换。一方,治聤聍,不用黄蜡,只捣成膏,绵裹如枣核大,塞耳。

治耳脓

密陀僧一钱　轻粉五分　麝香一字

上为细末，先以绵拭耳内脓，却掺药。

三黄散　治耳内流脓。

雄黄　硫黄　雌黄各等分

上为细末，以少许吹入耳中。

二圣散　治耳内出脓水。

羌活　白附子炮，各一两

上为细末，用猪、羊肾各一只，切开，每只入药末五分，不得着盐，湿纸裹煨熟，五更初温酒嚼下，续吃粥压之。

无忧散　按《儒门事亲》方，黄芪、木通、桑白皮、陈皮各一两，胡椒、白术、木香各半两，牵牛头末四两。俱为细末，每服三五钱，食后以姜汁调下。此所用，似是《局方》中玉屑无忧散；雄黄丸，疑即解毒雄黄丸也。二方并见咽喉门。

耳内疮

曾青散

雄黄七钱半　曾青五钱　黄芩二钱半

上为细末，研匀，每用少许，纳耳中。有脓汁，用绵杖子拭干用之。

黄连散

黄连半两　枯白矾七钱半

上为细末，每用少许，绵裹纳耳中。

柴胡栀子散一名栀子清肝散　治三焦及足少阳经风热，耳内作痒生疮，或出水疼痛，或胸乳间作痛，或寒热往来。

柴胡　栀子炒　牡丹皮各一钱　茯苓　川芎　芍药　当归　牛蒡子炒。各七分　甘草五分

上水煎服。若太阳头痛，加羌活。

当归川芎散　治手足少阳经血虚疮证；或风热耳内痒痛，生疮出水；或头目不清，寒热少食；或妇女经水不调，胸膈不利，腹胁痞痛。

当归　川芎　柴胡　白术　芍药各一钱　山栀炒，一钱二分　牡丹皮　茯苓各八分　蔓荆子　甘草各五分

上水煎服。

若肝气不平寒热加地骨皮;肝气实加柴胡、黄芩;气血虚加参、芪、归、地;脾虚饮食少思加苓、术;脾虚胸膈不利加参、芪;痰滞胸膈不利加术、半;肝气不顺,胸膈不利,或小腹痞满,或时攻痛,加青皮;肝血不足,胸膈不利,或小腹痞满,或时作痛,加熟地;肝血虚寒,小腹时痛,加肉桂;日晡发热加归、地。

加味地黄丸　治肝肾阴虚疮证;或耳内痒痛出水;或眼昏,痰气喘嗽;或作渴发热,小便赤涩等证。

干山药　山茱萸肉　牡丹皮　泽泻　白茯苓　熟地黄　生地黄　柴胡　五味子各另为末,等分

上将二地黄捣碎,酒拌湿,杵膏,入前末和匀,加炼蜜为丸,如桐子大。每服百丸,空心白汤下。不应,用加减八味丸。

立验散　治蚰蜒入耳。

川芎　白芷　夜明砂炒　猪牙皂角炙　南星炮。各七钱半　百部　白丁香　藜芦各四钱　草乌半两　砒霜另研　荜茇各二钱　海金沙二钱半

上为细末,研匀,临时更用铅丹调色匀,瓷器收。如蚰蜒入耳,取少许,以醋一滴调化,以细翎蘸药入耳窍,微吹令药气行,立出。药不得多,多即蚰蜒成水不出。如蝎螫,先点少醋在螫处,掺药半字许,擦令热即效。

鼻

鼻塞

丽泽通气汤

羌活　独活　防风　升麻　葛根各八分　麻黄存节,四分,冬加之　苍术一钱二分　川椒四分　白芷　黄芪各一钱六分　甘草炙,八分

上作一服,水二盏,生姜三片,枣二枚,葱白三寸,同煎至一盏,去滓,稍热服,食远。忌一切冷物,及风寒凉处坐卧行住。

温肺汤

升麻　黄芪　丁香各二钱　葛根　羌活　甘草炙　防风各一

钱　麻黄四钱,不去节

上粗末,分二服,每服水二大盏,葱白二茎,煎至一盏,去滓,稍热食远服。

御寒汤　治寒气风邪,伤于皮毛,令人鼻塞,咳嗽上喘。

黄芪一钱　人参　升麻　陈皮各五分　甘草炙　款冬花　佛耳草　防风各三分　黄连　黄柏　羌活　白芷各二分　苍术七分

水二大盏,煎至一大盏,去滓,稍热食远服。

温卫汤

黄芪　苍术　升麻　知母　羌活　柴胡　当归身各一钱　人参　甘草炙　白芷　防风　黄柏　泽泻各五分　陈皮　青皮　木香　黄连各三分

水二盏,煎至一盏,去滓,食远温服,晴日服之。

温卫补血汤

黄芪一钱二分　升麻四分　柴胡　炙甘草　生甘草　地骨皮　桔梗　人参各三分　生地黄　白术　藿香　吴茱萸　黄柏各一分　苍术　陈皮　王瓜根　牡丹皮各二分　当归身二分半　桃仁三个　葵花七朵　丁香一个

水二盏,煎至一盏半,去滓,食前稍热服。

人参汤　治肺气上攻,鼻塞不通。

人参　白茯苓　黄芩　陈皮去白　羌活　麻黄去根节　蜀椒去目并合口者,炒出汗。各一钱半

水二盏,煎至一盏,食后服。

辛夷散　治肺虚为四气所干,鼻内壅塞,涕出不已,或气息不通,不闻香臭。

辛夷　川芎　木通去节　细辛洗去土　防风去芦　羌活　藁本　升麻　白芷　甘草炙。各等分　苍耳子减半

上为细末,每服二钱,食后茶清调服。

增损通圣散　治肺气不和,鼻塞不利。

鼠粘子　桔梗　桑皮　紫菀各一钱半　荆芥穗二钱　生甘草七分

水二盏,姜三片,煎一盏,食后服。

辛夷汤　治肺气不利,头目昏眩,鼻塞声重,咯咛稠粘。

辛夷去毛　川芎　白芷　甘菊花　前胡　石膏　白术　生地黄　薄荷　赤茯苓去皮　陈皮去白。各一两　炙甘草二两

上㕮咀,每服五钱,水一盏半,煎至一盏,去滓,食远温服。

醍醐散　治伤风鼻塞声重。

细辛半两　川芎一两　薄荷一两半　川乌炮,去皮脐　抚芎　白芷　甘草各二两

上为细末,每服一钱,葱、茶或薄荷汤调下。

通关散　治脑风,鼻息不通,不闻香臭,或鼻流清涕,多嚏,肩项拘急,头目昏痛,风府怯寒。

原蚕蛾瓦上焙黄　白附子炮　益智去皮　蒺藜炒,去角　薄荷　苦参各半两

上为细末,每服三钱,不拘时,温酒调下。

防风汤

防风半两　栀子七枚　升麻一两　石膏研,三两　麻黄去节,七钱半　官桂去皮,半两　木通一两二钱半

上㕮咀,每服三钱,水一盏,煎七分,去滓,空心温服,日再。

排风散　治鼻塞,或生瘜肉。

防风　秦艽去苗土　吴茱萸汤浸,焙　天雄炮,去皮脐　山芋各一两　羌活半两

上为细末,每服二钱,空心温酒调下。

荜澄茄丸

荜澄茄半两　薄荷叶三钱　荆芥穗二钱半

上为细末,炼蜜和丸,如樱桃大。不拘时,嚼化一二丸。

菖蒲散　治鼻内窒塞不通,不得喘息。

菖蒲　皂角各等分

上为细末,每用一钱,绵裹塞鼻中,仰卧少时。

通顶散

胡黄连　滑石研。各二钱半　瓜蒂研,七枚　麝香研,一钱　蟾酥研,半钱

上研匀,每用少许,吹入鼻内即瘥。

芎䓖散

芎䓖 辛夷各一两 细辛去苗,七钱半 木通半两

上为细末,每用少许,绵裹塞鼻中,湿则易之,五七日瘥。

瓜蒂散

瓜蒂 藜芦各等分

上为末,每用一钱,绵裹塞鼻中,日二易之。一方,以狗胆汁和,绵裹塞鼻中。

蒺藜汁方 治鼻塞多年,不闻香臭,清水流出不止。

上取当道车碾过蒺藜一把,捣,以水三升,煎取熟,先仰卧,使人满口含[1]取一合汁,灌鼻中,使入[2]不过再度,大嚏,必出一两个瘜肉,似赤蛹虫。一方,有黄连等分同煎。

鼻齆

芎䓖散

芎䓖 槟榔 肉桂 麻黄去节 防己 木通 细辛 石菖蒲 白芷各一分 木香 川椒 炙甘草各半分

上㕮咀,每服三钱,水二盏,生姜三片,紫苏叶少许,煎至八分,去滓,食远温服。

山茱萸丸

山茱萸 大黄剉,炒 菊花各一两二钱半 朴硝三两七钱半 附子炮,去皮脐 独活各七钱半 秦艽去苗土,一两半 蔓荆子去白皮 栀子去皮,炒 防风 炙甘草各一两

上为细末,炼蜜为丸,如桐子大。每服三十丸,空心用温酒送下。老人亦宜服。妊娠去附子,加细辛半分。

赤龙散 大抵鼻者,由肺气注于鼻,上荣头面,若上焦壅滞,风寒客于头脑,则气不通,冷气停滞,搏于津液,脓涕结聚,则鼻不闻香臭,遂成齆也。

―――――――――

〔1〕含:此下原衍"饭",据《千金方》卷六本方删。

〔2〕入:原作"人",据《千金方》卷六本方改。

龙脑半钱,研　瓜蒂十四枚　黄连三大茎　赤小豆三十粒

上为细末,研匀,每用绿豆许,临卧吹入鼻中,水出愈。

通顶散

瓜蒂　藜芦各一分　皂角肉半分　麝香少许

上为细末,每用少许,吹入鼻中。

雄黄散

雄黄半钱　瓜蒂二枚　绿矾一钱　麝香少许

上为细末,每用少许,搐鼻中。亦治瘜肉。

黄白散　治鼻齆、瘜肉、鼻痔等证。

雄黄半钱　白矾　瓜蒂　细辛各一钱

上为细末,以雄犬胆汁和丸,绵裹塞鼻。一方,为末搐鼻。

通草散　治鼻齆,气息不通,不闻香臭,并鼻瘜肉。

木通　细辛　附子各等分

上为末,蜜和,绵裹少许,纳鼻中。

鼻鼽

川椒散　治鼻流涕。

川椒开口者,炒出汗　诃子去核　辣桂　川白姜生用　川芎　细辛　白术各等分

上为细末,每用二钱,食后温酒调下。

细辛散　治肺伤风冷,鼻流清涕,头目疼痛,胸膈不利。

细辛一两　附子炮,去皮脐　白术　诃黎勒煨,去核　蔓荆子　芎䓖　桂心各七钱五分　枳壳麸炒　炙甘草各半两

上㕮咀,每服三钱,水一盏,生姜半分,煎至六分,去滓,食后温服。

《本事》通草丸　治鼻塞,清涕出,脑冷所致。

通草　辛夷各半两　细辛　甘遂　桂心　芎䓖　附子各一两

上细末,蜜丸,绵裹纳鼻中。密封勿令气泄,丸如大[1]麻子,稍

---

〔1〕大:原在"稍加"之下,据《千金方》卷六本方乙。

加,微觉小痛[1],捣姜为丸即愈。

辛夷散《三因》　治鼻塞脑冷,清涕不已。

细辛　川椒　干姜　川芎　吴茱萸　辛夷　附子各七钱半　皂角屑半两　桂心一两　猪油六两

上煎猪脂成膏,以苦酒浸前八味,取入油煎,附子黄色止,以绵裹塞鼻中。

《千金》细辛膏　治鼻塞脑冷,清涕常流。

细辛　川椒　川芎　黑附子炮,去皮脐　干姜　吴茱萸各二钱半　桂心三钱三分　皂角屑一钱六分半

上用猪脂二两煎油,先一宿以米醋浸药,取入猪油内同煎,附子色黄为度,以绵蘸药塞鼻中。

塞鼻桂[2]膏　治鼻塞[3]常有清涕。

桂心　细辛　干姜炮　川椒去目并合口者,炒出汗。各半两　皂荚二钱半

上为细末,以羊脂和成膏。每用如枣核大,绵裹塞鼻中。

白芷丸　治鼻流清涕不止。

白芷研为细末[4],以葱白捣烂和为丸,如小豆大。每服二十丸,茶汤下,无时。

鼻渊

防风汤　治胆移热于脑,则辛頞鼻渊,浊涕不止,如涌泉不藏,久而不已,必成衄血之疾。

防风去芦,一两半　黄芩　人参　炙甘草　川芎　麦门冬去心。各一两

上为细末,每服二钱,沸汤点服,食后,日三。

苍耳散　治鼻流浊涕不止,名曰鼻渊。

辛夷仁半两　苍耳子炒,二钱半　香白芷一两　薄荷叶五分

---

〔1〕小痛:原作"少痛效",据《千金方》卷六本方改。
〔2〕桂:原作"柱",据《圣惠方》卷三十七本方改。
〔3〕塞:原脱,据《千金方》卷三十七本方补。
〔4〕末:原作"水",据修敬堂本改。

上为细末,每服二钱,用葱、茶清食后调服。

辛夷散 治鼻中壅塞,涕出不已,或气息不通,不闻香臭。

辛夷仁 细辛去土叶 藁本去芦 升麻 川芎 白芷 木通去节 防风 甘草

上为末,每服二钱,食后茶清调服。

防风通圣散见眩晕。

抑金散 治肺热,鼻塞涕浊。

细辛白芷与防风,羌活当归半夏芎;

桔梗陈皮茯苓辈,十般等分剉和同;

三钱薄荷姜煎服,气息调匀鼻贯通。

补脑散缺。 黑锡丹见诸逆冲上。 紫灵丹缺。 灵砂丹见呕吐。

南星饮 治风邪入脑,宿冷不消,鼻内结硬物,窒塞,脑气不宣,遂流髓涕。

上等大白南星切成片,用沸汤荡两次,焙干,每服二钱,用枣七枚,甘草少许同[1]煎,食后服。三四服后,其硬物自出,脑气流转,髓涕自收。仍以大蒜、荜茇末,杵作饼,用纱衬炙热,贴囟前,熨斗火熨透。或香附末及荜拨末,入鼻中。

辛夷丸 治头风鼻涕,下如白带者。

南星 半夏各姜制 苍术米泔浸 黄芩酒炒 辛夷 川芎 黄柏炒焦 滑石 牡蛎煅。各等分

上末糊丸,薄荷汤下。

川芎丸 治脑泻臭秽。

川芎生用二两 苍术生用一两 草乌生,去皮尖,半两

上为细末,面糊和丸,如桐子大。每服十丸,食后茶清送下。服药后,忌热物一时。

治鼻渊脑泻

上用生附子为末,煨葱涎和如泥,夜间涂涌泉穴。

鼻痔

---

〔1〕同:原脱,据《医方类聚》卷七十九引《直指方》本方补。

胜湿汤见腰痛。 泻白散见发热。

羊肺散

羊肺一具 白术四两 苁蓉 木通 干姜 川芎各一两

上五味,为细末,以水量打稀稠得所,灌肺中,煮熟焙干,细研为末,食后米饮服二钱。

细辛散 治鼻齆有瘜肉,不闻香臭。

北细辛 瓜蒂各等分

上为末,绵裹如豆大,塞鼻中。

消鼻痔方

苦丁香 甘遂各二钱 青黛 草乌尖 枯白矾各二分半

上为细末,麻油搜令硬,不可烂,旋丸如鼻孔大小,用药纳入鼻内,令至痔肉上,每日一次。

治鼻中窒塞,气息不通,皆有肉柱,若不得出,终不能瘥,余药虽暂[1]通利,旋复生长,宜用此药。

地胆二十枚 白雄犬胆一枚

上先捣地胆为末,纳犬胆中,以绳系定三日,乃于日出时,令病人面[2]首卧中庭,以鼻孔向日,傍人以故笔粘药,涂入鼻孔中,一日一度,至五六日,当鼻孔里近眼痛,此是欲落,更复[3]三四敷之,渐渐时[4]嚏之即落,取将措[5]于四通道上。柱落后,急以绵塞之,慎风。

治瘜肉方

甘遂 朱砂 雄黄 雌黄 藜芦 瓜蒂 明矾煅。各等分

上为末,蜜调傅鼻。

辛夷膏 治鼻生瘜肉,窒塞不通,有时疼痛。

---

〔1〕暂:原作"渐",据《圣惠方》卷三十七本方改。
〔2〕面:原作"西",据《圣惠方》卷三十七本方改。
〔3〕复:原作"候",据《圣惠方》卷三十七本方改。
〔4〕时:原脱,据《圣惠方》卷三十七本方补。
〔5〕措:原作"捐",据《圣惠方》卷三十七本方改。

辛夷叶一^[1]两　细辛　木通　木香　白芷　杏仁汤浸,去皮尖,研。各半两

上用羊髓、猪脂各^[2]二两和药,于石器内慢火熬成膏,取赤黄色,放冷,入龙脑、麝香各一钱,为丸,绵裹塞鼻中,数日内脱落即愈。此方有理。

轻黄散　治鼻中瘜肉。

轻粉　杏仁汤浸,去皮尖及双仁。各一钱　雄黄半两　麝香少许

上四味,用净乳钵内先研杏仁如泥,后入雄黄、麝香,同研极细匀,瓷合盖定。每有患者,不拘远近,夜卧用箸点粳米大在鼻中瘜肉上,隔一日,夜卧点一次,半月见效。

黄白散见前。

二丁散

苦丁香　丁香　粟米　赤小豆各七粒　石膏少许

上为细末,以竹筒吹入鼻中,如鼻不闻香臭,或偏头风,皆可吹。一方,无粟米、石膏。

治鼻痔方

明矾一两　蓖麻七个　盐梅五个,去核　麝香少许

上捣为丸,绵裹塞鼻内,令着瘜肉,候化清水出,四边玲珑,其瘜肉自下。

瓜丁散

瓜丁即瓜蒂　细辛各等分

上为细末,绵裹绿豆许,塞鼻中。

地龙散

地龙去土,炒,二钱半　猪牙皂角一挺

上煅存性,研为末,先洗鼻内令净,以蜜涂之,敷药少许在内,出清水尽,息肉自除。

通草膏　治鼻齇有瘜肉,不闻香臭。

---

〔1〕一:原作"二",据《普济方》卷五十七引《医方集成》本方改。
〔2〕各:原脱,据《普济方》卷五十七引《医方集成》本方补。

通草　附子炮　细辛各等分

上为末,炼蜜丸,如枣核大。绵裹塞鼻内。

鼻疮

乌犀丸

乌犀镑　羚羊角镑　牛黄研　柴胡净。各一两　丹砂研　天门冬去心,焙　贝母去心,炒　胡黄连　人参各半两　麦门冬去心,焙　知母各七钱半　黄芩　炙甘草各二钱半

上为细末,研匀,炼蜜丸,如梧子大。每服二十丸,空心温酒送下。

甘露饮见齿。　黄连阿胶丸见滞下。

地黄煎　治鼻生疮,痒痛不止。

生地黄汁　生姜汁各一合　苦参一两,剉　酥三合　盐花二钱,后入

上地黄汁、生姜汁浸苦参一宿,以酥和,于铜石器中煎九上九下,候汁入酥尽,去滓,倾入盒中,每用少许滴于疮上。诸风热疮亦佳。其盐花至半却下。

辛夷膏　治鼻内生疮疼痛,或塞不通。见前。

鼻疳蚀

椿根汤　治疳蚀口鼻。

椿根去皮切,一升　葱白细切,半升　豆豉半升　盐半合　川椒去目并合口者,炒出汗,一合

上合和,以醋及清泔各三升,煎数十沸,去滓,约一升,分三服,有恶物下即效。小儿量大小加减。

乌香散　治鼻疳,侵蚀鼻柱。

草乌烧灰　麝香研各等分

上研极细,以少许贴疮上。

鼻干无涕

犀角散　治肺热,鼻干无涕[1],心神烦闷。

〔1〕鼻干无涕:原脱,据《圣惠方》卷三十七本方补。

犀角屑　木通　升麻　赤茯苓　黄芪　马牙硝　杏仁去皮尖双仁,炒黄。各半两　麦门冬去心,一两　朱砂研　龙脑研　炙甘草各二钱五分

上为细末,每服一钱,食后竹叶汤调下。

桑根白皮散　治肺脏积热,皮肤干燥,鼻痛无涕,头疼心闷。

桑根白皮　木通　大黄剉,炒。各二两　升麻一两半　石膏　葛根各三两　甘草炙赤,一两　每服三钱,水一盏,煎至六分,食后温服。

吹鼻散

龙脑半钱　马牙硝一钱　瓜蒂十四枚,为末

上研极细,每用一豆大,吹入鼻中。

鼻痛

人参顺气散又名通气祛风汤　治感风头疼,鼻塞声重,及一应中风者,先宜服此药疏通气道,然后进以风药。

干姜半两　人参　川芎去芦　炙甘草　干葛　苦梗去芦　厚朴去皮,姜制　白术去芦　陈皮去白　白芷各一两　麻黄去节,一两半

上㕮咀,每服三钱,水一盏,姜三片,枣一枚,薄荷五七叶,同煎八分,不拘时热服。如感风头疼,咳嗽鼻塞,加葱白煎。

白芷散

白芷　杏仁汤泡,去皮尖　细辛各一钱　全蝎二个,焙

上为细末,麻油调敷。

没药散　治风冷搏于肺脏,上攻于鼻,则令鼻痛。

没药　干蝎去土,炒　南星炮　白附子炮　雄黄研　当归焙　丹砂研　胡黄连　牛黄研　白芷　麝香研　官桂去皮　丁香　炙甘草各二钱半　乌蛇酒浸。去皮骨,炙,半两

上为细末,研匀。每服半钱,温酒调下,早晚各一服。

白鲜皮汤　治肺受风,面色枯白,颊时赤,皮肤干燥,鼻塞干痛,此为虚风。

白鲜皮　麦门冬去心　白茯苓去皮　杏仁去皮尖双仁,炒　细辛去苗　白芷各一两半　桑白皮　石膏研。各二两

每服三钱,水三盏,先煮大豆三合,取汁一盏,去豆下药,煎至七分,去滓,不拘时服。

葫芦酒 治鼻塞眼昏,疼痛脑闷。

上取苦葫芦子碎之,以醇酒半升浸,春三、夏一、秋五、冬七日,少少内鼻中。一方,用童便浸汁。

神效宣脑散 取黄水鼻中下。

川郁金 川芎 青黛 薄荷 小黄米各二分

上为细末,每用少许,口噙冷水,搐鼻中。

鼻赤

消风散见头痛。

升麻防风散

升麻 防风 人参各一两 蝎尾半两,炒 雄黄二钱 牛黄一钱 甘草 朱砂各二钱五分 麝香一钱 僵蚕半两,炒

上剉碎,炼蜜丸,如樱桃大,朱砂为衣。每服一丸,薄荷汤送下。

泻青丸见头痛。

栀子仁丸 治肺热,鼻发赤瘰。

栀子仁不拘多少

上为细末,以黄蜡为丸,如桐子大。每服二十丸,食后茶、酒任下。

白矾散 治肺风,酒齄鼻等疾。

白矾生 硫黄生 乳香各等分

上为末,每用手微抓动患处,以药擦之。

硫黄散 治酒齄鼻,鼻上生黑粉刺。

硫黄生 轻粉各一钱 杏仁二七个,去皮

上为细末,唾津调,临卧时涂鼻上,早晨洗去。

凌霄花散 治酒齄鼻。

凌霄花 山栀子各等分

上为细末,每服二钱,食后茶汤调服。

何首乌丸 治肺风,鼻赤、面赤。

何首乌一两半 防风 黑豆去皮 荆芥 地骨皮洗。各一

两　桑白皮　天仙藤　苦参　赤土各半两

上为细末,炼蜜丸,如梧子大。每服三四十丸,食后茶清下。一方,有藁本一两。

大风油　治肺风,面赤、鼻赤

草乌尖七个　大风油五十文　真麝香五十文

上以草乌尖为末,入麝研匀,次用大风油,瓷合子盛,于火上调匀,先以生姜擦患处,次用药擦之,日三二次。兼服前何首乌丸,即除根本。

治赤鼻方

川椒　雄黄　枯矾　舶上硫黄　天仙子　山奈各一两　轻粉　麝香各少许

上为细末,小油调搽患处。

冬瓜子散　治鼻面酒齄如麻豆,疼痛,黄水出。

冬瓜子仁　柏子仁　白茯苓　葵子微炒　枳实麸炒。各一两　栀子仁二两

上为细末,每服二钱,食后米饮调下。

治肺风鼻赤

草乌尖七个　明矾半钱　麝香一字　猪牙皂角一钱

上为细末,以大枫油和匀,用瓷器火上熔开,先以姜擦,次以指蘸药擦之,日三次。

治酒齄鼻

生硫黄三钱　黄连　白矾　乳香各一钱半　轻粉半钱

上为细末,用唾津蘸药擦之,日二次。

治酒齄鼻,并治鼻上赘肉及雀斑等疾,亦可点痣。

黄丹五文　硇砂三十文,研极细　巴豆十粒,去壳心膜,纸裹[1]捶去油　酒饼药五十文,罐子盛

上同入饼药罐子中,慢火煎两三沸,取下,续入研细生矿灰三钱,鸡子清调匀。赤鼻,以鹅毛拭红处,一日一次上药,追出毒物,

---

〔1〕裹:原脱,据文义补。

病退即止；次服消风散、桦皮散之类五七帖。雀斑，用小竹棒挑药点患处，才觉小肿，即洗去，不洗恐药力太猛。

治赤鼻及面上风疮

大枫油五十文　草乌一个，为末　轻粉　麝香各一百文

上先将草乌入油内熬令匀取出，少时下轻粉、麝香末搅匀。每用少许擦患处令热，旬日瘥。一方，无轻粉，用生姜擦患处傅药。

治鼻赤肺风

肺风鼻赤最难医，我有良方付与伊。

但用硫矾为细末，茄汁调涂始见奇。

荆芥散　治肺风皶疱

荆芥穗四两　防风　杏仁去皮尖　蒺藜炒，去刺　白僵蚕炒　炙甘草各一两

上为细末，每服二钱，食后茶清调下。

蓖麻子膏　治酒皶鼻，及肺风面赤生疮。

蓖麻子去壳，研　轻粉　沥青研　硫黄研　黄蜡各二钱　麻油一两

上熬成膏，以瓷器盛之，每用少许涂患处。

铅红散　治风热上攻阳明经络，面鼻紫赤刺瘾疹，俗呼肺风，以肺而浅在皮肤也。

舶上硫黄　白矾灰各半两

上为末，入黄丹少许，染与病人面色同，每上半钱，津液涂之，洗漱罢及临卧再上。兼服升麻汤下泻青丸，服之除其本也。

口

口甘

三黄丸见发热。

口苦

小柴胡汤见往来寒热。

龙胆泻肝汤

柴胡一钱　黄芩七分　生甘草　人参　天门冬去心　黄

连　草龙胆　山栀　麦门冬　知母各五分　五味子七粒

水二盏,煎至一盏,去渣温服,食远。忌辛热物,大效。

口糜

五苓散见消瘅。　导赤散见发热。

胡黄连散

胡黄连五分　藿香一钱　细辛　黄连各三钱

上为末,每半钱,干掺口内,漱吐之。

必效散

白矾　大黄各等分

上为细末,临卧干贴,沥涎尽,温水漱之。

黄柏散

黄柏蜜涂炙干,去火毒　白僵蚕直者,置新瓦上,下以火煿断丝,去火毒

上研极细,少许掺疮上及舌上,吐涎。

口疮

凉膈散见发热。　甘桔汤见咽喉。

三补丸

黄芩　黄连　黄柏

等分,末之,水丸。每服三十丸,白汤下。

金花丸

黄连　黄柏　黄芩　栀子　大黄便秘加之

等分,末之,水丸。每服三十丸,白汤下。

黄连升麻汤

升麻一钱半　黄连三钱

上为细末,绵裹含,津咽。

绿袍散

黄柏四两　炙甘草二两　青黛一两

上先取二味为末,入青黛同研匀,干贴。

蜜柏散　黄柏不计多少,蜜炙灰色,为细末,干掺上,临卧。忌酒醋浆,犯之则疮难愈。

黄连散

黄连　朴硝　白矾各半两　薄荷一两

上为粗末,用腊月黄牛胆,将药入胆内,风头挂两月取下。如有口疮,旋将药研细,入于口疮上,去其热涎即愈。

蟾酥绵

蟾酥五皂角子大　硼砂　龙脑　麝香各一皂子大

上研极细,以温汤半盏化令匀,入绯绵秤半钱,蘸药汁晒干,候药汁尽,将绵寸截,每用一片,贴于患处,有涎即吐,一日三五次易之,取瘥。

黄连解毒汤见发热。　理中汤见霍乱。　降气汤　养正丹俱见气。　黑锡丹见诸逆冲上。

升麻饮　治口内生疮,齿断肉烂。

升麻　玄参　黄连　羚羊角镑　黄芩　葛根　大黄　麦门冬去心　羌活　防风　甘菊花各半两　人参　知母　炙甘草各二钱半

上咬咀,每服三钱,水一盏,煎至七分,去滓,食后温服。一方,无人参,有牛蒡子。

冰柏丸

龙脑少许　黄柏日干　硼砂研　薄荷叶各等分

上为细末,研匀,生蜜和丸,如龙眼大。每服一丸,津液化下。疮甚者,加脑子研。

口臭

加减甘露饮《本事》　治男子妇人小儿胃客热,口臭牙宣,赤眼口疮,一切疮疼已散未散,皆可服之。丹溪云:甘露饮,心肺胃药也。

熟地黄　生地黄　天门冬去心　黄芩　枇杷叶去毛　山茵蔯　枳壳　金钗石斛各一两　甘草　犀角各五钱

上为末,每服二钱,水一盏,煎至七分,去渣,食后临卧温服。小儿一服分作两服,更斟酌与之。

加减泻白散

桑白皮三钱　地骨皮一钱半　炙甘草一钱半　知母七分　黄芩五分　五味子二十一粒　麦门冬五分　桔梗二钱

上㕮咀,水二盏,煎至一盏,去渣温服,食远,一日二服。忌酒,湿面及辛热之物。

生香膏　治口气热臭。

上用干甜瓜子,去壳研细,蜜少许调成膏,食后含化,或敷齿上尤妙。一方,空心洗漱讫,含化一丸,如枣核大。

地骨皮丸　治肺热口臭,口中如胶,舌干发渴,小便多。

地骨皮　黄芪　桑白皮　山栀子　马兜铃各等分

上为细末,甘草膏和丸,如芡实大。每服一丸,食后嚼化。

升麻黄连丸　治多食肉口臭,不欲闻其秽恶。

升麻　青皮各半两　黄连　黄芩酒洗。各二两　生姜　檀香　甘草生用。各二钱半

上为细末,水浸蒸饼为丸,如弹子大。每服一二丸,不拘时细嚼,白汤送下。

齿

清胃散　治因服补胃热药,致上下牙疼痛不可忍,牵引头脑,满面发热大痛。阳明之别络入脑,喜寒恶热,乃手阳明经中热盛而作,其齿喜冷恶热。

生地黄三分,酒洗　升麻一钱　牡丹皮半钱　当归身三分　拣黄连三分,如连不好,更加二分,夏倍之

上五味,同为细末,水煎至一半,去滓,候冷细呷之。

承气汤见大便不通。　调胃承气汤见发热。　越鞠丸见郁。　补中益气汤见劳倦。　归脾汤见健忘。　六味丸　还少丹　八味丸俱见虚劳。

独活散　治风毒牙痛,或牙龈肿痛。

独活　羌活　川芎　防风各五分　细辛　荆芥　薄荷　生地黄各二钱

上每服三五钱,水煎漱咽。

茵陈散　治牙齿疼痛,外面赤肿疼痛,及去骨槽风热。

茵陈　连翘　半夏　荆芥穗　麻黄　升麻　黄芩　牡丹

皮　射干　羌活　独活　大黄炮　薄荷　僵蚕各二钱半　细辛半两　牵牛一两

上为细末,每服三钱,水一盏,先煎汤熟,下药末搅一搅,急泻出,食后连渖热服。

羌活附子汤东垣　治冬月大寒犯脑,令人脑齿连痛,名曰脑风,为害甚速,非此莫救。

麻黄去节　黑附子炮。各三分　羌活　苍术各五分　黄芪一分　防风　甘草　升麻　白僵蚕炒去丝　黄柏　白芷各三分　佛耳草有寒嗽者用之,如无不用

上水煎服。

消风散见头痛。

羌活散东垣

麻黄去根节　白芷各三钱　羌活根一钱半　防风根三钱　藁本　当归身各三分　细辛根　柴胡根　升麻　苍术各五分　羊胫骨灰二钱半　草豆蔻　桂枝各一钱

上为细末,先用温水漱口净后搽之,其痛立止。

麻黄散东垣

麻黄根不去节　羊胫骨灰　龙胆草酒洗　生地黄各二钱　羌活一钱半　防风　藁本　升麻　黄连　草豆蔻各一钱　当归身　熟地黄各六分　细辛根少许

上极细末,依前搽之。

细辛散东垣　治寒邪风邪犯脑痛,齿亦痛。

麻黄去节,三钱　桂枝　羊胫骨灰各二钱半　羌活　草豆蔻各一钱半　柴胡　升麻　防风　白芷　藁本　苍术　当归身各五分　细辛三分

上为细末,先漱后擦之,神效。

白芷散东垣　治大寒犯脑,牙齿疼痛。

麻黄去节　草豆蔻各一钱半　黄芪　桂枝各二钱半　吴茱萸　白芷各四分　藁本三分　羌活八分　当归身　熟地黄各五分　升麻一钱

上为细末,先用水漱洗,以药擦之。

蝎梢散东垣 治大寒犯脑,牙疼。

麻黄去节,一钱半 当归身 柴胡 白芷各二分 桂枝 升麻 防风 藁本 黄芪各三分 羌活五分 羊胫骨灰二钱半 草豆蔻皮,一钱 蝎梢少许

上为末,用法如前。

牢牙地黄散东垣 治牙疼及脑寒痛。

麻黄 黄连 羊胫骨灰各一钱 升麻一钱半 草豆蔻皮一[1]钱二分 吴茱萸一钱[2] 益智仁 当归身各四分 藁本二分 防己 生地黄 人参 熟地黄 羌活各三分 黄芪 白芷各五分

上为末,先漱口净,擦患处。

独活散 治风毒攻蛀,齿龈肿痛。

羌活 防风 川芎 独活 石膏 荆芥 升麻 干葛 生地黄 细辛 白芷 赤芍药 黄芩 甘草

上薄荷煎服。

金沸草散见咳嗽。

当归龙胆散 治寒热牙疼。

升麻 麻黄 生地黄 当归梢 白芷 草豆蔻 羊胫骨灰 草龙胆 黄连各等分

上为末擦之。

益智木律散丹溪 治寒热牙疼。

草豆蔻二钱二分 益智仁 当归身 熟地黄 羊胫骨灰各五分 木律二分 升麻一钱半 黄连四分

上细末擦之。如寒牙疼,去木律。

草豆蔻散丹溪 治寒多热少,牙齿疼痛。

草豆蔻一钱二分 黄连 升麻各二钱半 细辛叶 防风各二分 熟地黄 羊胫骨灰各五分 当归身六分

---

〔1〕一:原脱,据《兰室秘藏》卷中本方补。

〔2〕一钱:原作"八分",据《兰室秘藏》卷中本方改。

上为细末,痛处擦之。

麝香散 治热多寒少,牙露断肉脱,血出,齿动欲落,大作疼痛,妨食。

麝香少许 升麻一钱 黄连 草豆蔻各一钱半 熟地黄 麻黄各一分 益智仁二分半 羊胫骨灰二钱 人参 生地黄 当归 汉防己酒制。各三分

上为细末,每用少许,擦牙疼处,噙良久,有涎吐去。

立效散东垣 治牙齿痛不可忍,及头脑项背痛,微恶寒饮,大恶热饮,其脉上中下三部阳虚阴盛,是五脏内盛,六腑阳道微,脉微小,小便滑数。

防风一钱 升麻七分 炙甘草三分 细辛二分 草龙胆酒洗,四分

水一盏,煎至五分,去滓。以匙抄在口中,溧痛处,少时立止。如多恶热饮,更加草龙胆一钱;如更恶风作痛,加草豆蔻、黄连各五分,勿加龙胆。随寒热多少临时加减。

升麻散 治上牙牙疼。

细辛倍 黄柏 知母 防己 黄连 升麻 白芷 蔓荆子 牛蒡子 薄荷

上末,薄荷汤调服,及搽牙断,或煎服亦可。

白芷散 治下牙牙疼。

白芷 防风 连翘 石膏煅 荆芥 赤芍药 升麻倍 薄荷

上件为细末,薄荷汤调服,及搽牙断,或煎服亦可。

神功丸东垣

兰香叶如无藿香代之 当归身 木香各一钱 升麻二钱 生地黄酒洗 生甘草各三钱 黄连去须,拣净,酒洗秤 缩砂仁各五钱

上同为细末,汤浸蒸饼为丸,如绿豆大。每服一百丸,或加至二百丸,止,白汤下,食远服。兼治血痢,及血崩血下不止,血下褐色或紫色黑色,及肠澼下血,空心服,米汤下,其脉洪大而缓者。及治麻木,厥气上冲,逆气上行,妄闻妄见者。

牢牙散 东垣　治牙龈肉绽有根,牙疳肿痛,牙[1]动摇欲落,牙齿不长,牙黄口臭。

升麻　羌活　羊胫骨灰各一两　草龙胆酒洗,一两五钱

上为细末,以纱罗子罗骨灰作微尘末,和匀,卧时贴在牙龈上。升麻,古本作四分,亦一两也。

安肾丸见喘。《良方》于本方内去肉桂、茯苓二味,余药等分。《统旨》无肉桂、川乌、桃仁、萆薢、白术,有杜仲、菟丝子。

八味丸　还少丹并见虚劳。　黑锡丹见诸逆冲上。　嘉禾散见反胃。

牢牙散　治牙无力,不能嚼物。

升麻三钱　生地黄　石膏各一钱　白茯苓　玄参各五分　羊胫骨灰　梧桐律各三分　黄连一钱三分　麝香少许另研

上为细末,研匀,每用少许,临卧擦牙,复以温水漱去。

塞耳

雄黄定痛膏

大蒜二枚　细辛去苗　盆硝另研。各二钱　雄黄另研,一钱　猪牙皂角四锭

上为细末,同大蒜一处捣为膏,丸如梧桐子大。每用一丸,将绵子裹药,左边牙疼放在左耳,右边牙疼放在右耳,良久痛止。一丸可治数人。

透关散

蜈蚣头　蝎梢去毒　草乌尖如麦粒大者　川乌底如钱薄者,各七枚　雄黄如麦大七粒,另研　胡椒七粒

上细末,用纸捻子蘸醋,点药少许,于火上炙干,塞两耳内,闭口少时即效。

刷牙

牢牙散　去风冷蛀龋宣露用之,甚效。

槐枝　柳枝各长四寸,四十九枝　皂角不蛀者,七茎　盐四十文重

_____

〔1〕牙:原脱,据《兰室秘藏》卷中本方补。

上同入瓷瓶内,黄泥固济,糠火烧一夜,候冷取出研细,用如常法。

白牙散

升麻一钱　羊胫骨灰二钱　白芷七分　石膏一钱半　麝香少许

上为细末,先用温水漱口,擦之妙。

麝香刷牙散

麝香一分　升麻一钱　黄连二钱　白豆蔻　羊胫骨灰　草豆蔻各三钱半　当归身　防己酒浸　人参各三分　生地黄　熟地黄各二分　没石子三枚　五倍子一个

上为细末,用如前法。

刷牙方

羊胫骨灰一两　升麻一钱　黄连一钱

上为末擦之。

长春牢牙散　乌髭发,去牙风。

川芎　砂仁　香附子　百药煎　丁香　升麻　五倍子　白茯苓　细辛　青盐　金丝矾　白蒺藜　檀香　甘松　破故纸各半两　石膏二两　没石子　诃子去核。各九个　胆矾三钱　麝香半钱

上为细末,研匀,早晚刷牙,次以温水漱口吐出。

沉香散　坚固牙齿,荣养髭发。

沉香　诃子皮　青盐　青黛研。各二钱　白檀　母丁香各一钱半　当归　香附子炒,去毛　细辛去苗。各半两　荷叶灰　乳香研。各一钱　苦楝子破四片,炒,半两　龙脑另研　麝香另研。各半钱　酸石榴皮二两半

上为细末,每用半钱,如常刷牙,温水刷漱了,早晚二次。

朱砂散　揩牙令白净。

朱砂细研　茅香　藿香　丁皮　香附　甘松　白芷　升麻　黄丹各一两　石膏四两　寒水石八两　猪牙皂角二两　白檀　零陵香各半两

上为细末,研匀,每用揩齿,甚佳。

妙应散　牢牙疏风理气,乌髭发。

人参　细辛去苗　白茯苓　香附子炒,去毛　川芎　白蒺藜炒,去角　砂仁各半两　百药煎　白芷　石膏煅　龙骨研。各六钱　麝香另研,少许

上为细末,早晨、临卧温水刷漱之。

龋蛀

桃仁承气汤见蓄血。

动摇

地黄丸

白茯苓去皮　人参　山芋各四两　枸杞根三两　生地黄五斤,取汁　白蜜一斤　酥少许

上将前四味为末,以好酒一斗,煎至三升,去滓,入地黄汁、白蜜、酥,同煎至可丸,即丸如小豆大。每服二十丸,用温酒送下,一日三服,渐加至五服。

甘露饮《和剂》　治丈夫妇人小儿胃中客热,牙宣口气,齿龈肿烂,时出脓血,目睑垂重,常欲合闭,或即饥烦,不欲饮食,及赤目肿痛,不任凉药,口舌生疮,咽喉肿痛,疮疹已发未发,皆可服之。又疗脾胃受湿,瘀热在里,或醉饱房劳,湿热相搏,致生疸病,身面皆黄,肢体微肿,胸满气短,大便不调,小便黄涩,或时身热,并皆治之。

枇杷叶刷去毛　干熟地黄去土　天门冬去心,焙　枳壳去穰,麸炒　山茵陈去梗　生干地黄　麦门冬去心,焙　石斛去芦　炙甘草　黄芩

上等分,为末,每服二钱,水一盏,煎至七分,去滓温服,食后临卧。小儿一服分两服,仍量岁数加减与之。

五灵膏　治牙齿动摇。

五灵脂半两　松脂　黄蜡各一两　黄丹二钱半　蟾酥半字

上于瓷器中,以慢火熬成膏,用白熟绢上摊,候冷剪作片子。每夜贴于断上,有津即吐,误咽不妨。此药临卧时用一次,于恶硬物底一个牙根儿下里外贴之,亦不甚闷。若是牙儿坚固,自然得力,不恶硬物也。

治牙动摇疼痛

五倍子　白茯苓　细辛各五钱　青盐三钱

上为细末，早晚刷牙，久有大效。

宣牙膏　治牙齿动摇不牢，疼痛不止。

定粉　龙骨各二钱半　麝香一字　黄蜡一两

上为细末，研匀，将黄蜡熔化和药，放冷取出，熨斗烧热，铺纸，用药摊之匀薄，每用剪作纸条儿，临卧于齿患处齿龈间封贴一宿，至次日早晨取出药，每夜用之，如此半月，消牙齿肿闷[1]，生断肉，治疳蚀，去风邪，牢牙齿，大有神效。

五倍子散　治牙齿摇，及外物所伤，诸药不效，欲落者。

川五倍子　干地龙去土微炒。各半两

上为细末，先用生姜揩牙根，后以药末傅之，五日内不得咬硬物。如齿初折落时热贴齿槽中，贴药齿上即牢如故。

治牙齿动摇，髭发赤黄，一服髭黑牙牢。

生姜半斤，取汁　地黄一斤，洗净研细，取自然汁，仍留滓

上以不蛀皂角十茎，刮去黑皮弦，将前药汁蘸皂角，慢火炙干，再蘸再炙，用药尽为度，并前药滓同入磁瓶内，用火煅存性为末。牙齿动摇，用药擦牙断上。如髭黄，以铁器盛药末三钱，汤调过，三日后将药汁蘸擦髭发，临卧时用，次早已黑色，三夜三次用，其黑如漆甚妙。

治齿根动欲脱落

上用生地黄，绵裹著齿上咂之。又咬咀，以汁渍齿根，日四五，夜著之并咽汁，十日大佳，如齿挺出，嚼之亦可。

土蒺藜散　治牙齿疼痛，断肿摇动，及打动牙齿。

上用土蒺藜去角生用，不以多少，为粗末，每服五钱，以淡浆水半碗，煎七八沸，去滓，入盐末一捻，带热时时漱之，别无所忌。或用根烧灰，贴动牙即牢。

治牙齿动摇

上用黑铅半斤，大锅内熔成汁，旋入桑条灰，柳木搥研令沙，以

---

〔1〕肿闷：此下原衍"坐"，据《奇效良方》卷六十二本方删。

熟绢罗为末。每日早晨如常揩牙,后用温水漱在盂内,以水洗眼。能明目乌髭发,及治诸般眼疾。

麝香矾雄散 治大人小儿牙齿动摇,龈齶宣露骨槽风毒,宣蚀溃烂,不能下食。

麝香 龙骨 胆矾 雄黄

上为细末,每用一字,鹅毛蘸药扫患处。又用三钱,以水七分煎至五分,热呷满口,候冷吐去;或每日揩牙,温水漱之。

熟铜末散 治牙齿非时脱落,令牢定。

熟铜末一两 当归 细辛 地骨皮 防风各二钱半

上为细末,研如粉。每用涂药在患处,以蜡纸封之,日夜二三度,三五日牢定。一日忌嚼硬物。

露蜂房散 治牙齿不生,及齿风痛。

露蜂房炙 荆芥 川椒去目及合口者,炒出汗 地骨皮 松节 青盐 白矾枯。各一两

上为细末,每用半钱,绵裹,于患处咬之,有涎吐之。

川升麻散 治牙齿不生,齿风宣露。

川升麻 白附子炮。各一两

上为细末,研匀,于八月内取生地黄四斤,洗去土,绞取汁二大盏,即下药搅令匀,放瓷器中。每用以柳枝绵裹一头,点药炙令热,烙齿根下缝中,更涂膏少许即验。

唇

济阴地黄丸 治阴虚火燥,唇裂如茧。

五味子 熟地黄自制杵膏 麦门冬 当归 肉苁蓉 山茱萸去核 干山药 枸杞子 甘州菊花 巴戟肉各等分

上为末,炼蜜丸,桐子大。每服七八十丸,空心食前白汤送下。

柴胡清肝散

柴胡 黄芩炒。各一钱 黄连炒 山栀炒。各七分 当归一钱 川芎六分 生地黄一钱 升麻八分 牡丹皮一钱 甘草三分

上水煎服。若脾胃弱,去芩、连,加白术、茯苓。

清胃散见齿。　归脾汤见健忘。　补中益气汤见劳倦。

羌活散

羌活　茯苓　薏苡仁各等分

上每服三五钱,水煎,入竹沥一匙服。

泻黄饮子　治风热在于脾经,唇燥裂无色。

白芷　升麻　枳壳麸炒　黄芩　防风各一钱　半夏姜汤泡七次,一钱　石斛一钱二分　甘草七分

水二盅,姜三片,煎八分,食后服。

五福化毒丹　治唇舌肿破,生疮烦渴。

玄参洗焙　桔梗各二两　人参半两　茯苓一两半　马牙硝风化　青黛各一两　麝香一字　甘草七钱半,焙

上为细末,研匀,炼蜜为丸,如皂角子大,以金银箔各四十片为衣。每服一二丸,薄荷汤化下。如口臭,以生地黄汁化下,食远服。

白灯散　治紧唇。

上缠白布作大灯炷如指,安斧刃燃热,令刃汗出,拭取敷唇上,日三二度。

独活散　治唇上生恶核肿,由脾胃热壅滞。

独活　升麻　桑寄生　犀角屑　沉香　连翘　汉防己　大黄炒。各七钱半　炙甘草半两

每服三钱,水一中盏,煎至六分,去渣,不拘时温服。

升麻饮　治脾胃有热,风冷相乘,唇肿生核疼痛。

升麻　前胡　犀角镑　薏苡仁　炙甘草各半两　葛根　龙胆草　青竹皮各二钱半

上㕮咀,每服五钱,水一盏半,煎至八分,去滓,食后服。

生地黄煎　治脾热唇焦枯,无润泽。

生地黄汁　生天门冬汁各半升　生麦门冬去心　萎蕤各二两　黄芪　升麻各一两半　细辛　川芎　白术　甘草生用。各一两

上细剉,绵裹,酒浸一宿,以猪脂二斤,煎至药色焦,绵滤去滓,内锅中,后下地黄、天门冬汁,熬令稠,磁器盛。每服半匙,不拘时含咽下。

治唇生肿核方

松脂　大黄　白敛　赤小豆　胡粉各等分

上为末,以鸡子清调敷。

黄柏散　治茧唇。

黄柏一两　五倍子二钱　密陀僧　甘草各一钱

上除黄柏外,余药为末,用水调敷于柏上,火炙三五次,将檗切成片子,临睡贴之,天明即愈。

舌

小续命汤见中风。

升麻散《济生》　治热毒口舌生疮,咽喉肿痛。

升麻　赤芍药　人参　桔梗　干葛　甘草

上㕮咀,姜煎温服。一方,有黄连、大黄、黄芩、玄参、麦门冬。

碧雪《和剂》　治积热口舌生疮,心烦喉闭。

芒硝　青黛　寒水石　石膏煅。各飞研　朴硝　硝石　甘草〔1〕　马牙硝各等分

上将〔2〕甘草煎汤二升,去滓〔3〕入诸药再煎,用柳枝不住搅令熔,方入青黛和匀,倾入砂盆内,冷即成霜,研末。每用少许,以津含化。如喉闭,以竹管吹入喉中。

《本事方》治〔4〕虚壅〔5〕上攻,口舌生疮。

草乌一个　南星一个　生姜一块

为末,临卧醋调作掩子,贴手脚心。

三黄丸见发热。

龙石散《三因》　治上膈蕴热,口舌生疮,咽喉肿痛。

寒水石煅,三两　朱砂二钱半,另研　龙脑半字

〔1〕甘草:原脱,据《局方》卷六本方补。
〔2〕上将:原脱,据《局方》卷六本方补。
〔3〕去滓:原脱,据《局方》卷六本方补。
〔4〕治:原脱,据《医方类聚》卷七十七本方补。
〔5〕壅:《古今图书集成·医部全录》卷一百五十九引本方作"热"。

为末,少许掺患处。小儿疹毒攻口,用五福化毒丹后用此。

清热补气汤 治中气虚热,口舌如无皮状,或发热作渴。

人参 白术 茯苓 当归酒洗 芍药炒。各一钱 升麻 五味子 麦门冬 玄参 炙甘草各五分

上水煎服。如不应加炮姜,更不应加附子。

清热补血汤 治口舌生疮,体倦少食,日晡益甚,或目涩热痛。

当归酒洗 川芎 芍药 熟地酒洗。各一钱 玄参七分 知母 五味子 黄柏 麦门冬去心 柴胡 牡丹皮各五分

上水煎服。如不应,用补中益气汤加五味治之。

六味丸 八味丸俱见虚劳。 凉膈散见发热。 加味归脾汤即本方加当归、柴胡、山栀、丹皮。见健忘。

玄参升麻汤 治心脾壅热,舌上生疮,木舌舌肿,或连颊两项肿痛。

玄参 升麻 犀角 赤芍药 桔梗 贯众 黄芩 甘草各等分

上㕮咀,每服四钱,水一盏半,煎七分,去滓,不拘时服。

清热化痰汤 治上焦有热,痰盛作渴,口舌肿痛。

贝母 天花粉 枳实炒 桔梗各一钱 黄芩 黄连各一钱二分 玄参 升麻各七分 甘草五分

上水煎服。

小柴胡汤见往来寒热。 八珍汤见虚劳。

舌肿痛

金沸草散 世医用此发散伤寒伤风,及加杏仁、五味子治咳嗽皆效,独未知用之舌肿牙疼。辛未年有人患舌肿满塞,粥药不入,其势危甚,煎此一剂,乘热以纸笼气熏之,遂愈。方见咳嗽。

黄药汤 治舌肿及重舌。

黄药 炙甘草各一两

上㕮咀,每服三钱,水一盏,煎至七分,去滓,食后温服。

木舌

马牙硝丸

马牙硝研,七钱半 铅白霜 太阴玄精石 寒水石 麝香细

研　大黄炒。各半两　枯白矾一钱二分　炙甘草二钱半

上为细末,研匀,炼蜜和丸,如小弹子大。含一丸,咽津。

牛黄散　治舌肿强。

牛黄研　汉防己各七钱半　犀角屑二钱半　羚羊角屑　人参　桂心　牛蒡子炒　生地黄　炙甘草各半两

上为细末,研匀,每服三钱,水一中盏,煎至六分,不拘时,连滓温服。

玄参散

玄参　升麻　大黄　犀角屑各七钱半　甘草半两

上㕮咀,每服五钱,水一盏,煎至五分,去滓,不拘时温服。

飞矾散

白矾飞　百草霜各等分

上研细末,捻糟茄自然汁调,若口噤,挑灌之妙。

䗪虫散

䗪虫五枚,炙　盐半两

上研细末,以水二盏,煎十沸,去滓,热含吐去,以瘥为度。

百草霜散　治舌肿起,如猪胞方[1],忽然硬肿,逡巡塞闷杀人。

上用釜下墨末,以醋调,厚敷舌上下,脱去更傅,须臾即消,若先决去血汁,更敷之尤佳。一方,釜下墨和盐等分,沥清水,涂肿处令遍表里,良久即愈。一方用醋调尤妙。一方,用井花水调釜下墨[2]、盐成膏,敷舌上立愈。

重舌

乌犀膏见咽喉。

牛黄散　治重舌。

牛黄研　人参　大黄炒　麝香研　炙甘草各半两　丹砂研　当归切,焙各二钱半　白茯苓去皮,七钱半　

上为细末,每服半钱,食后沸汤调下,甚者加至一钱。

---

〔1〕方:《普济方》卷五十九本方作"肪"。

〔2〕釜下墨:原作"涂下黑",据修敬堂本改。

舌强

矾石散　治风湿寒,舌强不能语。

枯矾　桂心各等分

上为末,每服一钱,安舌下。

舌疮

甘露饮　治口舌生疮,牙宣心热。

枇杷叶　石斛　黄芩　麦门冬去心　生地黄　炙甘草各等分

上㕮咀,每服五钱,水二盏,煎八分,去滓,不拘时温服。

瓜蒌根散　治风热,口中干燥,舌裂生疮。

瓜蒌根　胡黄连　黄芩各七钱半　白僵蚕炒　白鲜皮　大黄剉,炒。各半两　牛黄研　滑石研。各二钱半

上为细末,研匀,每服二钱,不拘时。竹叶汤调服。

甘露丸　解壅毒,退风热。治口舌干燥。

寒水石二斤,烧令赤,摊于地上一宿,出火毒　马牙硝三两,细研　铅霜细研　龙脑细研　甘草炙赤。各七钱半

上为细末,研匀,以糯米饭和丸,如弹子大。每服半丸,食后用新汲水磨化服。

芦荟散　治口舌生疮。

芦荟　青蒿研　蟾酥　羊蹄花各半两　白矾煅。研　麝香研　牛黄研。各一钱二分　干蜗牛研,三枚　瓜蒂二十枚　丁香　细辛去苗　丹砂研。各二钱半　马牙硝研,七钱半　熊胆研,一钱

上为细末,研匀,先以头发裹指,于温水内蘸揩之,软帛挹却脓水,取少许药末掺疮上。或轻可,即去蟾酥、芦荟,看病大小,以意加减用之。

玄参散　治口舌生疮,连齿断烂痛。

玄参　升麻　独活　麦门冬去心　黄芩　黄檗　大黄炒　栀子仁　前胡　犀角　炙甘草各等分

上为末,每服五钱,水一盏,煎五分,不拘时温服。

绿云散　治舌上生疮。

铜绿　铅白霜各等分

上同研极细,每用少许。掺舌上。

黑锡丹见诸逆冲上。 理中汤见霍乱。

舌纵

神龟滋阴丸 治足痿。

龟板炙,四两 知母酒炒 黄柏炒赤。各二两 琐阳酒洗 枸杞子 五味子各一两 干姜炮,半两

上为末,滴水丸,如桐子大。每服七十丸,空心盐汤下。

通天愈风汤

白术一钱半 桔梗三钱 人参 南星汤泡 贝母去心。各一钱 威灵仙 连翘 防风去芦 甘草 荆芥穗各五分 瓜蒌仁十五粒 生姜三片

水一钟半,煎七分,去渣,入荆沥一呷,姜汁些少,半饥时服,吞下清心导痰丸五十粒,日一服。

清心导痰丸

白附子一两 南星姜制 半夏姜制。各二两 黄连炒,七钱半 天花粉一两 白僵蚕炒去丝觜,半两 川乌盐制,二钱 郁金七钱半 天麻 羌活各半两

上为末,姜汁糊为丸,如桐子大。每服五十丸,用通天愈风汤吞下。

清心牛黄丸

胆星一两 牛黄二钱 黄连一两 当归身 甘草 辰砂各半两

上为末,汤浸蒸饼为丸,绿豆大。每服五十丸,临卧时唾津咽下。

面

升麻加黄连汤

升麻 葛根各一钱 白芷七分 甘草炙,五分 白芍药五分 酒黄连四分 生犀末三分 川芎三分 荆芥穗三分 薄荷三分

上剉如麻豆大,用水半盏,先浸川芎、荆芥、薄荷外,都作一服,水二盏,煎至一盏,入先浸三味,煎至七分,去渣,食后温服。忌酒、湿面、五辛。

升麻加附子汤

升麻　葛根　白芷　黄芪各七分　甘草炙,五分　黑附子七分,炮　人参　草豆蔻各五分　益智仁三分

上剉如麻豆大,都作一服,水三盏,连须白葱头二茎,同煎至一盏,去渣温服,食前。

茯苓桂枝五味子甘草汤见喘。　调胃承气汤见发热。　附子理中丸　巴戟丸俱见恶寒。

冲和顺气汤

升麻一钱　葛根一钱半　甘草四分　芍药三分　白芷一钱　黄芪八分　防风一钱　人参七分　苍术三分

上件㕮咀,都作一服,水二盏,姜三片,枣二枚,同煎至一盏,去渣温服。

犀角升麻汤　治风热头面肿痛,或咽喉不利,时毒等证。

犀角镑,七钱　升麻五钱　防风　羌活各五钱半　白芷　黄芩　白附子各二钱半　甘草一钱五分

上每服七钱,水煎。

治面上肺风疮

上用无灰酒,于沙碗钵内浓磨鹿角尖敷之。兼服治肾脏风黄芪丸即愈。见耳痒。

硫黄膏　治面部生疮,或鼻脸赤,风刺、粉刺,百药不效者,惟此药可治,妙不可言。每临卧时洗面令净,以少许如面油用之,近眼处勿涂,数日间疮肿处自平,赤亦消。风刺、粉刺一夕见效。

生硫黄　香白芷　瓜蒌根　腻粉各半钱　芫青七个,去翅足　全蝎一个　蝉蜕五个,洗去泥

上为末,麻油、黄蜡约度如合面油多少,熬熔,取下离火,入诸药在内,如法涂之。一方,加雄黄、蛇床子各少许。

柏连散　治面上有热毒恶疮。

胡粉炒　大柏炙　黄连

上等分,为末,面脂调敷,猪脂亦可。

洗面药方　治面有黯点,或生疮及粉刺之类,并去皮肤瘙痒垢

腻,润泽肌肤。

皂角三斤,去皮弦子,另捣　糯米一升二合　绿豆八合,拣净另
捣　楮实子五两　山柰子　缩砂连皮,半两　白及二两,肥者,剉　甘
松七钱　升麻半两　白丁香五钱,腊月收,拣净

上七味,同为细末讫,和绿豆、糯米粉及皂角末一处搅匀,用
之效。

面油摩风膏

麻黄二分　升麻根二钱,去皮　羌活去皮,一两　防风二钱　当
归身一钱　白及一钱　白檀五分

上以绵裹定前药,于银石器中用油五两,同熬得所,澄清去渣,
以黄蜡一两,再煎熬为度。

莹肌如玉散

白丁香一两　香白芷七钱　升麻半两　白及一两　麻黄去节,二
钱　白牵牛一两　当归梢半两　白附子二钱半　白蒺藜一两　楮实
子四钱　白茯苓三钱　连翘一钱半　白敛一两　小椒一两

上为细末,每用半钱,多少洗之。

咽　　喉

喉痹

甘桔汤[1]《和剂》　治风痰上壅,咽喉肿痛,吞吐有碍。

苦桔梗一两　炙甘草二两

每服三钱,水一盏,煎七分,食后温服。

荆芥汤《三因》　治咽喉肿痛,语声不出,咽之痛甚。

荆芥半两　桔梗二两　甘草一两

上剉散,每服四钱,水一盏,姜三片,煎六分,去渣温服。

甘露饮见齿。

半夏桂枝甘草汤《活人》　治暴寒中人咽痛。

半夏　桂枝　甘草各二钱半

---

〔1〕甘桔汤:《局方》卷七作"如圣汤"。

水二盏,生姜五片,煎至八分,去滓,旋旋呷之。

解毒雄黄丸《和剂》　治缠喉风及急喉痹,卒然倒仆,牙关紧急,不省人事。

雄黄研飞　郁金各一两　巴豆去皮,出油,十四枚

上为细末,醋煮面糊为丸,如绿豆大。热茶清下七丸,吐出顽痰立苏,未吐再服。如至死者,心头犹热,灌药不下,即以刀尺铁匙斡开口灌之,下咽无有不活。如小儿惊热,痰涎壅塞,或二丸三丸,量大小加减。一法,用雄黄丸三粒,醋磨化灌之尤妙,其痰立出即瘥。

小续命汤见中风。

玉钥匙《三因》　治风热喉痹及缠喉风。

焰硝一两半　硼砂半两　脑子一字　白僵蚕二钱五分

上为末,以竹管吹半钱入喉中,立愈。

玉屑无忧散《和剂》　治缠喉风,咽喉疼痛,语声不出,咽物有碍;或风涎壅滞,口舌生疮,大人酒症,小儿奶癖,或误吞骨屑,哽塞不下。

玄参去芦　贯众去芦　滑石研　砂仁　黄连去须　甘草炙　茯苓　山豆根　荆芥穗各半两　寒水石煅,一两　硼砂一钱

上为细末,每服一钱,干掺舌上,以清水咽下。此药除参尸,去八邪,辟瘟疗渴。

清心利膈汤　治咽喉肿痛,痰涎壅盛。

防风　荆芥　薄荷　桔梗　黄芩　黄连各一钱半　山栀　连翘　玄参　大黄　朴硝　牛蒡子炒研　甘草各七分

水二盅,煎至一盅,食远服。

碧玉散《宝鉴》　治心肺积热上攻,咽喉肿痛闭塞,水浆不下;或喉痹、重舌、木舌肿胀皆可服。

青黛　盆硝　蒲黄　甘草各等分

上为细末,研匀。每用少许,吹入咽喉内,细细咽下。若作丸,用砂糖为丸,每两作五十丸,每服一丸,嚼化咽下。

防风散　治咽喉疼痛,虚者用少,实者用多。

防风去芦，一两　羌活　僵蚕炒　白药子蜜炙　硼砂　荆芥　黄药子　大黄湿纸包，煨令香熟　细辛　川芎　红内消　山豆根　郁金　甘草各半两　牙硝三钱　薄荷半斤

上为细末，研薄荷汁同蜜少许调，每服一匙，不拘时服。

追风散　治咽喉肿痛。

黄丹　朴硝　猪牙皂角煅　砂仁壳煅灰。各半两

上为细末，每用少许，以鹅毛蘸药入口中，敷舌上下及肿处，然后以温水灌漱。如咽喉间毒已破，疮口痛者，用猪脑髓蒸熟，淡姜、醋蘸吃下，立效。

开关散《宝鉴》　治缠[1]喉风，气息不通。

白僵蚕炒去丝觜　枯白矾各等分

上为细末，每服三钱，生姜、蜜水调下，细细服之。

七宝散　治喉闭及缠喉风。

僵蚕直者，十个　硼砂　雄黄　全蝎十个，头尾全者，去毒　明矾　猪牙皂角一挺，去皮弦。各一钱　胆矾半钱

上为细末，每用一字，吹入喉中即愈。

千缗汤见痰饮。　四物汤见虚劳。

五香散　治咽喉肿痛，诸恶气结塞不通，急宜服之。

木香　沉香　鸡舌香　熏陆香各一两　麝香三分

上为细末，研匀，每服二钱，水一盏，煎五分，不拘时服。

瓜蒂散　治缠喉风，咽中如束，气不通。

上用甜瓜蒂，不限多少，细研为末。壮年一字，十五岁以上及年老者服半字，早晨用井花水调下，一时须[2]，含砂糖一块，良久涎如水出，年深者，涎尽有一块如涎布水上如鉴，涎尽食粥一两日，如吐多困甚，即咽麝香汤一盏。麝香须细研，以温水调下。此药不大吐逆，只吐涎水。上瓜蒂须采自然落者用，如未用，以槟榔叶裹，于东墙有风处挂令吹干用。

---

〔1〕缠：原脱，据《卫生宝鉴》卷十一本方补。
〔2〕须：原作"烦"，据《奇效良方》卷六十一本方改。

乌犀膏《必用》　治咽喉肿痛，及一切结喉烂喉，遁尸缠喉，痹喉急喉，飞丝入喉，重舌木舌等证。

皂荚两条，子捶碎，用水三升，浸一时久，捽汁去渣，入瓦器内熬成膏　好酒一合　焰硝　百草霜研，一钱同皂角膏搅匀令稠　人参一钱，为末　硼砂　白霜梅各少许，并研入膏中

上拌和前药，用鹅毛点少许于喉中，以出尽顽涎为度。却嚼甘草二寸，咽汁吞津。若木舌，先以粗布蘸水揩舌冷，次用生姜片擦之，然后用药。

备急如圣散《宝鉴》　治时气缠喉风，渐入咽喉闭塞，水谷不下，牙关紧急，不省人事。

雄黄细研　藜芦厚者，去皮用仁　白矾飞　猪牙皂角去皮弦

上等分，为细末，每用一豆大，鼻内搐之，立效。

一字散《必用》　治喉闭气塞不通，饮食不下。

雄黄另研　白矾生研　藜芦各一钱　猪牙皂角七锭　蝎梢七枚

上为末，每用一字，吹入鼻中，即时吐出顽涎愈。

玉粉丸见暗。

咽痛

三黄丸见发热。

龙麝聚圣丹《宝鉴》，下同　治心脾客热，毒气攻冲，咽喉赤肿疼痛，或成喉痹，或结硬不消，愈而复发，经久不瘥。或舌本肿胀，满口生疮，饮食难咽，并宜服之。

南硼砂研　川芎各一两　生地黄　犀角屑　羚羊角屑　琥珀研　玄参　桔梗　升麻　铅白霜研　连翘各五钱　赤茯苓　马牙硝　脑子研　人参　麝香各三钱　朱砂飞　牛黄研，各二钱

上为细末，炼蜜为丸，每两作十丸，用金箔五十片为衣。每服一丸，薄荷汤或新汲水化下，或细嚼，或噙化津液咽下皆可，食后临卧服。

祛毒牛黄丸　治大人小儿咽喉肿痛，舌本强硬，满口生疮，涎潮喘急，饮食难进，胸膈不利。

牛黄研，三钱半　人参　琥珀研　犀角取细末　桔梗　生地黄沉水者佳　硼砂各半两　雄黄一两，飞　玄参　升麻各三钱　蛤粉水

飞,四两　寒水石煅,二两　朱砂飞研,七钱　铅白霜　脑子各一钱

上为细末,炼蜜丸,如小弹子大,金箔为衣,瓷器内收。每服一丸,浓煎薄荷汤化下,或新汲水化服亦得,食后,日进二三服,嚼化亦得。

咽喉备急丹

青黛　芒硝　白僵蚕各一两　甘草四两

上为细末,用腊月内牛胆有黄者,盛药其中,荫四十九日,多时为妙。

增损如圣汤《宝鉴》　治风热攻冲会厌,语声不出,咽喉妨闷肿痛。

桔梗二两　炙甘草一两半　枳壳汤浸,去瓤,二钱半　防风半两

上为细末,每服三钱,水一大盏,煎至七分,去渣,入酥如枣许,搅匀,食后温服。

利膈汤《本事》　治虚烦上壅,脾肺有热,咽喉生疮。

鸡苏叶　荆芥　防风　桔梗　人参　牛蒡子隔纸炒　甘草各一两

上为细末,每服一钱,沸汤点服。如咽痛口疮甚者,加僵蚕一两。

桔梗汤东垣　治咽肿,微觉痛,声破,季冬合之。

麻黄存节,五分　桔梗一钱　黄芩三钱　甘草一钱　白僵蚕三钱　马屁勃一两　桂枝少许　当归身三分

水二盏,煎去渣,稍热服,食后,徐徐呷之。

金沸草散　辰砂化痰丸俱见咳嗽。

发声散《宝鉴》　治咽痛不妨咽物,咽物则微痛,不宜用寒凉药过泄之,此妨闷明热也。

瓜蒌一个　白僵蚕半两,炒　桔梗新白者,七钱半,炒　甘草二钱,炒

上为末,每用少许,干掺咽喉中。若大肿痛,左右有红,或只一壁红紫长大,而水米不下,用此药一钱,朴硝一钱匕,和匀,干掺喉中,咽津。如喉中生赤肿,或有小白头疮,用此药一钱匕,白矾半钱,细研如粉,和匀,干掺之。

碧云散

白矾明净,一钱　巴豆一粒,去壳

上以白矾为末,瓦上熔成,入巴豆在矾内,候矾干为度,细研,分作四服,每一字以竹管吹入咽中,涎出为效。又方,用青矾。

鸡苏丸见吐血。　辰砂五苓散见消瘅。

乳蛾

罗青散《瑞竹》　治单双乳蛾。

蒲黄五钱　罗青　盆硝研。各三钱　甘草二钱

上为细末,每服一钱,冷蜜水调,细细咽之;吞不下,鸡翎蘸药,喉内扫之,立效。

粉香散　吹乳蛾即开。

白矾三钱　巴豆三粒,去皮油　轻粉　麝香各少许

上于铁器上熬矾令沸,入巴豆在矾内,候枯,去巴豆不用,将矾研末,入粉、麝,吹喉中。

干姜散《三因》　治悬痈壅[1]热,卒暴肿大。

干姜　半夏汤洗去滑,等分

上为细末,以少许著舌上,咽津。

玄参散《本事》　治悬痈肿[2]痛,不下食。

玄参一两　升麻　射干　大黄各半两　甘草二钱半

上为细末,每服三钱[3],用水一盏[4]煎至七分,放温,时时含咽,良验。

射干丸　治悬痈肿痛,咽喉不利。

射干　炙甘草　杏仁汤洗,去皮尖及双仁,麸炒微黄。各半两　川升麻　川大黄微炒　木鳖子各二钱半

上为细末,炼蜜和丸,如小弹子大,常含一丸,咽津。

烧盐散　治喉中悬痈垂长,咽中妨闷。

---

〔1〕壅:原脱,据《三因方》卷十六本方补。
〔2〕肿:原脱,据《本事方》卷五本方补。
〔3〕每服三钱:原脱,据《本事方》卷五本方补。
〔4〕一盏:原脱,据《本事方》卷五本方补。

烧盐、枯矾研细,各等分,和匀,以箸头点之即消。

马牙硝散　治喉痛,及伤寒热后咽痛,闭塞不通,毒气上冲。

马牙硝细研,每服一钱,绵裹含咽津,以通为度。

射干散　治悬痈肿痛,咽喉不利,胸中烦热。

射干　天竺黄研　马牙硝研。各一两　犀角屑　玄参　川升麻　白矾　白药　黄药　炙甘草各半两

上为细末,研匀,炼蜜和捣三二百杵,丸如小弹子大,不拘时,以绵裹一丸,含咽津。

硼砂散　治悬痈肿痛。

硼砂研　马牙硝　滑石　寒水石各二钱　片脑研,半钱　白矾一钱半

上为细末,每用半钱,不拘时,新汲水调服。

启关散　治风热客搏上焦,悬痈肿痛。

恶实炒　甘草生用。各一两

上为细末,每服二钱匕,水一盏,煎六分,旋含之,良久咽下。

咽喉生疮

黄芪散　治咽喉生疮疼痛。

黄芪　槟榔　紫菀洗去土　牛蒡子　栀子仁　赤茯苓　甘草生用。各半两。　麦门冬去心　玄参各一两　川升麻　黄芩各三钱

上剉碎,每服一钱,水一盏,煎至六分,去滓温服。

桃红散　治喉中生疮,肿赤紫色,咽嗌痛,咽物有妨。

金箔十片　银箔十片　铅白霜少许　寒水石四两　太阴玄精石二两,二味捣碎。入一盒子内,火煅令通赤,取出,埋地土内出火毒,研细　马牙硝研　丹砂研　甘草炙,为末。各一两

上为细末,研匀,每服一字,甘草水调下;或以稀糯米粥丸,如豌豆大,含化咽津。

琥珀犀角膏　治咽喉口舌生疮菌。

真琥珀研　犀角屑,生用。各一钱　人参去芦　酸枣仁去皮,研　茯神去皮木　辰砂研。各二钱　片脑研,一字

上为细末,研匀,炼蜜和为膏,以瓷器收贮。候其疾作,每服一

弹子大,以麦门冬去心,浓煎汤化下,一日连进五服。

救命散　治脾胃热毒上攻,咽喉有疮,并缠喉风。

腻粉三钱匕　五倍子二钱半　大黄剉,炒　白僵蚕直者,炒　黄连　生甘草各半两

上为细末,每服一字,大人以竹筒吸之,小儿以竹筒吹之。如余毒攻心肺,咽有疮,用男孩儿妳汁调药一字,以鸡翎探之,呕者生,不呕者死。

牛蒡子丸　治咽喉内热毒所攻,生疮肿痛。

牛蒡子一两,微炒　川升麻　黄药子　干浮萍草　玄参　甘草生用。各半两

上为细末,炼蜜和丸,如小弹子大,常含一丸,咽津。

硼砂散　治心脾风热所发,咽喉生疮肿痛,或子舌胀,或木舌重舌肿闷塞,水浆不下。

硼砂研,三两　薄荷叶　蒲黄各一两　寒水石烧过,研,二两半　贯众　玄参　青黛研　白茯苓去皮　缩砂仁　滑石研　荆芥穗　山豆根　甘草生用。各半两

上为细末,研匀,每服半钱,不拘时用新汲水调下。或诸舌胀,掺在舌上咽津。

咽中如梗

半夏厚朴汤即四七汤,见气门。

射干散　治咽喉中如有物妨闷,噎塞疼痛,咽物不下。

射干　桔梗　川升麻　犀角屑各三钱　木香　木通剉。各半两　紫苏子炒　诃黎勒去核　槟榔　枳壳去瓤,麸炒　赤茯苓　炙甘草各一两

上剉细,每服三钱,水一盏,煎至八分,去滓,不拘时温服。

含化龙脑丸　治咽喉中有物如弹丸,日数深远,津液难咽,作渴疼痛,即须深针肿结处,散尽毒气。

龙脑研　麝香研。各二钱半　川升麻　马牙硝　钟乳粉　黄芪各一两　川大黄微炒　炙甘草各半两　生地黄五两,取汁和药

上为细末,研匀,以地黄汁更入炼蜜和丸,如弹子大。不拘时,

以绵裹一丸,嚼化咽津,以咽喉通利为度。

木香散　治咽喉中如有物噎塞,吞不能入,吐不能出。

木香半两　紫雪　射干　羚羊角屑　犀角屑　槟榔各一两　玄参　桑根白皮　川升麻各一两半

上剉碎,每服三钱,水一盏,煎至六分,去渣,不拘时温服。

络石汤　治咽喉中如有物噎塞。

络石即石薜荔　紫菀去苗土,各半两　升麻　射干各七钱半　木通　赤茯苓去黑皮　桔梗炒。各一两

上剉碎,每服五钱匕,水一盏半,煎至八分,去滓,食后温服。如要通利,及汤成加芒硝末一钱匕,搅匀服之。

四味汤　治咽喉中如有物,咽吐不利。

半夏以生姜汁浸一宿,汤浸,切,洗　厚朴刮去粗皮,以生姜汁浸,炙黄　陈橘皮以汤浸,去白,焙。各一两　赤茯苓刮去黑皮,二两

上剉碎,每服三钱匕,水一盏,入生姜一枣大擘碎,煎至六分,去渣,食远温服。

杏仁煎丸　治咽喉食即噎塞,如有物不下。

杏仁汤浸,去皮尖及双仁,炒,半两　官桂去粗皮　枇杷叶拭去毛,炙　人参各一两

上为细末,炼蜜和丸,如樱桃大。每服一丸,含化咽津,以瘥为度。

皮　　肤

桑皮饮　治皮肤痛,不可以手按。

桑白皮二钱　干葛　柴胡　枯黄芩　玄参各一钱　地骨皮　天门冬　麦门冬各一钱半　甘草　木通各四分

上水二盏,姜三片,葱一寸,煎八分,食远服,取微汗。

泽肤膏　治皮肤枯燥如鱼鳞。

牛骨髓　真酥油各等分

上二味,合炼一处,以净瓷器贮之,每日空心用三匙,热酒调服,蜜汤亦可。

久服滋阴养血，止嗽荣筋。

大黄䗪虫丸见虚劳。

苇茎汤 当于疡科求之。

髭 发

〔张天师〕**草还丹**海藏 此上少阴下厥阴药也。

地骨皮 生地黄 菟丝子酒浸三宿，炒黄 牛膝 远志去心 石菖蒲各等分

上为细末，炼蜜丸，如桐子大，每服三十丸，空心温酒下，盐汤亦可。修合忌女人、鸡、犬见。

七宝美髯丹 补肾元，乌须发，延年益寿。

何首乌赤白雌雄各一斤 川牛膝八两以何首乌先用米泔水浸一日夜，以竹刀刮去粗皮，切作大片，用黑豆铺甑中一层，却铺何首乌一层，再铺豆一层，却铺川牛膝一层，又豆一层，重重相间，面上铺豆覆之，以[1]豆熟为度，取去豆晒干，次日如前用生豆再蒸，如法蒸七次，晒七次，去豆用 破故纸半斤，以水洗净，用黑芝麻同炒无声为度，去芝麻 白茯苓半斤，用人乳汁拌浸透，晒干蒸过 赤茯苓半斤，用黑牛乳汁浸透，晒干蒸过 菟丝子半斤，酒浸一宿，洗去砂土，晒干，蒸三次，晒三次 当归身半斤净身，去头尾，酒洗过 枸杞子半斤，去蒂枯者

上末之，炼蜜丸，如龙眼大。每日空心嚼二三丸，温酒下，或米汤、白汤、盐汤皆可。制药不犯铁器。

玄精丹 北方黑色，入通于肾，开窍于二阴，藏精于肾，其味咸，其类水，其病在骨，此药主之。

血余，自己发，及父子一本者，及少壮男女发，拣去黄白色者，用灰汤洗二三次，再以大皂角四两捶碎，煮水洗净，务期无油气为佳，将发扯碎晒干，每净发一斤，用川椒四两拣去梗核，于大锅内发一层，椒一层，和匀，以中锅盖之，盐泥固济，勿令泄气，桑柴慢火煅三炷香，退火待冷，取出约重四两有余，于无风处研为细末 何首乌用黑豆九蒸九晒，拣去豆，取净末一斤 黑脂

---

〔1〕以:校本同,疑作"蒸至"。

麻九蒸九晒,取净末八两　破故纸炒,取净末四两　生地黄怀庆沉水者,酒浸,杵膏八两　熟地黄同上制,八两　桑椹取净汁,熬膏四两　女贞实四两　旱莲草取净汁,熬膏四两　胡桃肉研膏,二两　胶枣肉研膏,二两　槐角子入牛胆内百日,四两

上以药末,入诸膏和匀,加炼蜜一斤成剂,入石臼内舂千余下,丸[1]如桐子大。每服六十丸,空心用何首乌酿酒,每温二三杯送下,日三。

青丝散东垣　补虚牢牙,黑髭须。

香白芷　白茯苓各五钱　母丁香　细辛　当归　川芎　甘草　甘松各三钱　升麻　旱莲草　地骨皮　生地黄　熟地黄　青盐　破故纸各二钱　寒水石七钱,煅　香附米一两,生姜汁浸一宿,炒　何首乌一两　麝香五分　高茶末

为末,庚日为始,背东面西擦牙,早不见日,夜不见灯,刷毕咽药,余津润髭,一月顿黑。忌食萝卜。

擦牙方

六月六日,取槐枝,刀剉碎如黄豆粗,用一斗,著东流水一桶,煮至五分,捞去槐枝,又煎至三分;用食盐三斤,入锅炒干,取出研细;用黑铅一斤,锅煅成灰,与前盐罗成末,再入锅炒如砖色。每日擦牙,取漱口水遍自抹须[2]鬓并发,令自干,日久去头风,固齿,去酒刺,乌须发。

擦牙乌须方

猪牙皂角七钱,炮　白茯苓去皮　破故纸　熟地黄酒浸,焙　五倍子制　青盐　细辛各三钱,去根土　桑椹子晒干,五钱

上为细末,每清晨擦牙,用水漱口,洗须鬓。不可将漱水入盆内,恐伤眼目。

易便擦牙方

用五倍子大者一百个,装食盐一斤,铺在锅内,大火烧过存性,

---

〔1〕丸:原脱,校本同,据文义补。
〔2〕遍自抹须:原作"通著打四",据修敬堂本改。

为细末，每日擦之。

丁砂散《瑞竹》 掠髭发。

大诃子一个 母丁香十五个 百药煎一钱 针砂少许，醋炒七次 高茶末

上为细末，用水一大碗，熬数沸，不去滓，收于净瓷器内。每夜临卧，温浆洗净髭发，用药水掠之，次早再用温浆水净洗，百日其髭发自黑。用药[1]更浸一新钉尤妙。

诃子散《瑞竹》

诃子两个，去核 没食子 百药煎各三两 金丝矾一两半，研 针砂三两，用好醋一碗，磁器浸三日，炒七次

上将荞面入针砂打糊，先一夜将针砂糊抹在头上，用荷叶包到天明，温浆水洗净。次夜却将前药末四味调入针砂糊内，用生姜一块捶碎，再加些少轻粉，一处调匀，抹在头上，仍用荷叶包到天明，用温浆水加清油数点在内洗净，其发黑且光。

制五倍子法

拣大五倍子，去蛀屑，敲作碎粒，分粗细为二，先将粗片于瓦器中，内用文火炒成糊，次入细者同炒，初时大黑烟起，取出不住手炒，将冷又上火炒昏黄烟起，又取开炒，再上火炒青黄烟间出，即住火。先以真青布一大片浸湿，将五倍子倾在布上，捏成一团，用脚踏成饼，上用湿泥一担盦一夜，色如乌鸦羽为妙，瓷器盛之，勿令泄气。

乌须易简方

制五倍子一钱 胆矾 白矾各七厘 盐一分四厘 榆皮面二分

上俱研细末，茶清调如稀糊，隔汤顿稠，黄昏乘热刷上，待有一个更次洗去。

又方

金铅一钱 青锭粉三分 海沙一分 樟脑半分

上和匀，茶卤调搽髭发，点线香一炷，完即洗去，以油润之。

---

〔1〕用药：原作"药用"，据《瑞竹堂经验方》卷三本方乙。

点白方

每日拔去白须,即以银簪点丁香末和姜汁在根孔内,则再生黑须。

又方

银矿　当归各三钱　白矾生　飞面　真粉各一分　朱砂一分半

上用清水调,拔去白须,点如前。

浸油

银矿一两　当归三两　核桃油八两

上末,浸瓷罐内,七日后搽。

黑云散

五倍子炒　百药煎　生胡桃皮　青石榴皮　诃子肉　青木瓜皮　青柿子皮　何首乌　猪牙皂角炒黑　青矾　细辛　水银各等分

上以水银入石榴皮内月余,再以榴皮晒干,同诸药研末,炼蜜丸,如小钱大,常于木炭灰内焙养,勿得离灰。如要乌须发时,先用皂角水洗净,次用热酒调化涂之,好热醋亦可。

滋荣散《瑞竹》　长养发,发落最宜。

生姜皮[1]焙干　人参各一两

上为细末,每用生姜一块,切片蘸药末,于发落处擦之,二日一次。

三圣膏《必用》　治髭发脱落,能令再生。

黑附子　蔓荆子　柏子仁各半两

上为末,乌鸡脂和匀,捣研干,置瓦盆内封固,百日取出,涂脱处,三五日即生。

腋　　气

六物散　治漏腋,腋下、手掌、足心、阴下、股裹常如汗湿污衣。

干枸杞根　干蔷薇根　甘草各二两　胡粉　商陆根　滑石各一两

---

〔1〕皮:原脱,据《重订瑞竹堂经验方·发齿门》本方补。

上为末，以苦酒少许和涂，当微汗出，易衣更涂之，不过三著便愈，或一岁复发，又涂之。

治阴汗鸦臭，两腋下臭，不可与人同行。

白矾　密陀僧　黄丹各二钱半　麝香五分

上于乳钵内研如飞尘，以醋于手心内调药末，搽腋下，经两时辰许，却以香白芷煎汤洗之，一日用一次。

治腋臭神效

密陀僧四两　白矾枯过,二两　轻粉三钱

上为细末，频擦两腋下。擦至半月见效，半年全愈。

又方

密陀僧一两　白矾七钱　硇砂　麝香各少许

上为细末，先用皂角煎汤，洗后敷上。

又方

用白矾飞过，不以多少，临睡时以纸衬卓上，伸手托壁柱上，以药干揩，令腋下十分热痛，两腋揩遍。先于日中将所著上截衣服用灰汁净洗，又泡去衣袖中臭气，皆无气息如新衣，方可著。若洗气息不断，枉用其药。大概药无不验，多是衣服再作气，故不能断根。一方，用烧好矾石末，绢袋盛，常以粉腋下，不过十度。一方，唾调涂之。

治腋气方

上用热蒸饼一枚，擘作两片，掺密陀僧细末一钱许，急挟在腋下，略睡少时，候冷弃之。如一腋有病，只用一半。叶元方平生苦此疾，来绍兴偶得此方，用一次遂绝根本。

又方

捋去腋下毛，以甘遂半两为末，用猪肉两片薄批开，将甘遂掺肉上，午后贴放两腋下，候明旦五更，浓煎甘草半两为汤一碗服之，良久泻出秽物即愈。

又方　治腋气，先用刀削去腋毛净，用白定粉，水调搽傅患处，至过六七日夜后，次日早看腋下，有一黑点如针孔大，用笔点定，即用艾炷灸七枚，灸过攻心中痛，当用后药下之。

青木香　槟榔　丁香　檀香　麝香　大黄

上煎服,以下为度。

蛊　毒

解毒丸洁古　善治男子妇人及小儿一切积热不解,停留作毒,上焦壅热,咽喉不利,口干多渴,伏暑困闷,霍乱不宁,或山岚瘴气,及食毒酒毒,吐逆不定,遊风丹毒,迷惑昏困,不省人事,虚烦发躁,赤目口疮。善解四时伤寒之疾,发散瘟疫毒邪之气,及四方人不服水土,一切诸毒,并皆解之。常服补真益气,化毒除风,神效不可细述。

滑石　黄芩　贯众　茯苓　山栀子　干姜　草龙胆　大豆　青黛　甘草　薄荷　寒水石各一两　益智仁　砂仁　大黄　山豆根　生地黄　桔梗　百药煎　紫河车即蚤休　绿豆粉　马屁勃　板蓝根　黄药子各半两

上为细末,炼蜜为丸,如弹子大。每服一丸,新汲水化下,细嚼,或嚼化亦得;小儿半丸;如妇人血晕不省,生姜、薄荷水磨下一丸。

又解毒丸　解世间不测一切毒。

山豆根　山慈菇　绿豆粉各三两　板蓝根　土马棕　黄药子　紫河车　续随子仁　木通　盆硝　藿香　五味子　薄荷　贯众　寒水石　白僵蚕　干葛　雄黄　百药煎各二两　茜草根　大黄　朱砂各一两　麝香半两　甘草腊月竹筒盛,置粪清内,春日开取阴干,四两

上为细末,蒸饼和丸,如弹子大,以螺青三两和匀,留一半为衣。每服半丸,用生姜、蜜水化下。

《三因》解毒丸　治误食毒草并百物毒,救人于必死。

板蓝根四两,干者洗净,晒干　贯众一两,剉,去毛　青黛研　甘草生用。各一两

上为末,炼蜜丸,如桐子大,以青黛别[1]为衣。如稍觉精神恍

---

〔1〕别:原作"另",据《三因方》卷十本方改。

惚[1]，恶心[2]，即是误中诸毒，急取十五丸烂嚼，用新水送下即解。或用水浸蒸饼为丸，尤佳。常服三五丸，大解暑热。

神仙解毒万病丹 一名玉枢丹，一名紫金锭 治一切药毒，菰子毒，鼠莽毒，恶菌蕈，金石毒，吃疫死牛马肉毒，河豚毒，时行瘟疫，山岚瘴疟，急[3]喉闭，缠喉风，脾病黄肿，赤眼，疮痈，冲冒寒暑，热毒上攻，或自缢溺水，打扑伤损，痈疽发背未破，鱼脐疮肿，汤火所伤，百虫鼠犬蛇伤，男子或中颠邪狂走，妇人[4]鬼胎鬼气，并宜服之。凡人居家或出入不可无此药，真济世卫家之宝。如毒药岭南最多，若游[5]宦岭表，才觉意思不快，便服之即安。二广山谷间有草，曰胡蔓草，又名断肠草，若人以急水吞之急死，缓水吞之缓死。又取毒蛇杀之，以草覆上。以水洒之，数日菌生其上，取为末，酒调以毒人，始亦无患，再饮酒，即毒发立死。其俗淫，妇人多自配合，北人与之情[6]相好，多不肯逐北人回，阴以药置食中，北人还，即戒之曰：子某年来，若从其言，即复以药解之，若过期不往，必死矣，名曰定年药，北人届彼，亦宜志之。若觉中毒，四大不调，即便服之。或于鸡、豚、鱼、羊、鹅、鸭等肉下药，复食此物，即触发其毒，急服此药一粒，或吐或利，随服便瘥。昔有一女子久患劳瘵病，为尸虫所噬，磨一粒服之，一时久吐下小虫千余条，一大者正为两段，后只服苏合香丸，半月遂复如常。至牛马六畜中毒，亦以此救之，无不效。

山茨菰南北处处有之，俗名金灯笼，叶似韭，花似灯笼，色白，上有黑点，结子三棱，二月开花，三月结子，四月初苗枯，即挖地得之，迟则苗腐烂，难寻矣。与有毒老鸦蒜极相类，但蒜无毛，慈菇上有毛包裹，宜辨。去皮，洗极净，焙，二两　川文蛤一名五倍子，捶破，洗刮内浮，焙干，二两　千金子一名续随子，去壳，拣色极白者，用纸包裹，换纸研数拾次，去尽油，以色白再研

---

〔1〕惚：原作"忽"，据修敬堂本改。

〔2〕恶心：原脱，据《三因方》卷十本方补。

〔3〕急：原作"忽"，据《百一选方》卷十七本方改。

〔4〕妇人：原在上句"男子"之下，据《百一选方》卷十七本方移此。

〔5〕游：原作"通"，据《百一选方》卷十七本方改。

〔6〕之情：原作"人情分"，据《百一选方》卷十七本方改。

纸无油成霜为度，用一两　麝香拣尽血毛皮壳，细研净，三钱　红芽大戟杭州紫大戟为上，江南土大戟次之，去芦根，洗极净，焙干，一两半。北方绵大戟，色白者大峻利，反能伤人，弱人服有吐血者，忌之慎之。

上各研为细末，和匀，以糯米粥为剂，每料分作四十粒，于端午、重阳、七夕合，如欲急用，辰日亦得，于木臼中杵数百下。不得令妇人、孝子、不具足人、鸡、犬之类见之，切宜秘惜，不可广传，轻之无效。如痈疽发背未破之时，用冷水磨涂痛处，并磨服，良久觉痒立消。阴阳二毒，伤寒心闷，狂言乱语，胸膈壅滞，邪毒未发，及瘟疫山岚瘴气，缠喉风，冷水入薄荷一叶同研下。急中颠邪，喝叫乱走，鬼胎鬼气，并用暖无灰酒下。自缢落水死，心头暖者，及惊死、鬼迷死未膈宿者，并冷水磨灌下。蛇、犬、蜈蚣伤，并用冷水磨涂伤处。诸般疟疾，不问新久，临发时煎桃、柳枝汤磨下。小儿急慢惊风，五疳八痢，蜜水薄荷一叶同磨下。牙关紧急，磨涂，一丸分作三服，量大小与之。牙痛，酒磨涂，及含药少许吞下。汤火伤，东流水磨涂伤处。打扑伤损，炒松节无灰酒下。年深日近头疼，太阳疼，用酒入薄荷叶磨，纸花贴太阳穴上。诸般痫疾，口眼㖞斜，眼目掣眨，言语蹇涩，卒中风口噤，牙关紧急，筋脉挛缩，骨节风肿，手脚疼痛，行步艰辛，一应风气疼痛，并用酒磨下。有孕妇人不可服。一方，加山豆根、全蝎、朱砂、雄黄各一两。

保灵丹　治虫毒诸毒，一切药毒，神效。

朱砂净,细研,一两　大山豆根半两　雄黄　黄丹　麝香　黄药子　续随子生杵末。各二钱半　川巴豆肥者,取肉不去油,二钱半　斑蝥二钱半,去头足　糯米半生半炒　赤蜈蚣二条,一生一炙

上各修治，入乳钵研和，于端午、重阳、腊日修合，不令鸡、犬、妇人见，用糯米稀糊丸，如龙眼核大，阴干，磁合收。每一丸，好茶清吞下，不得嚼破，须臾病人自觉心头如拽断皮条声，将次毒物下，或自口出，或大便出，嫩则是血，老则成鳖或蛴螬诸杂带命之物，药丸凝血并下，以水洗净收，可救三人。如中毒口噤，即挑开下药，或蛇、蝎两汗诸毒，以好醋磨傅患处立解。服药已效，如知毒害之家，不必研究，若诉之，其毒再发不救。瘥后更忌酒肉毒食一月，惟软

饭可也。或急用，但择吉日，精洁修合。

青黛雄黄散　凡始觉中毒，及蛇虫咬，痈疽才作，即服此，令毒气不聚。

好青黛　雄黄各等分

上研细，新汲水调下二钱。

归魂散　凡初中蛊在膈上者，当用此药吐之。

白矾　建茶各一两

上二味为细末，每服五大钱，新汲水调下，顿服，一时久，当吐毒出。此药入口，其味甘甜，并不觉苦味者是也。

雄朱丸　治蛊毒从酒食中著者。端午日合。

麝香二钱半，别研　雄黄　朱砂俱另研，水飞过　赤脚蜈蚣微炙，去足　续随子各一两

上为细末，入雄黄、朱砂、麝香研匀，以糯米煮粥和丸，如芡实大。每服一丸，热酒吞下，毒当与药俱下。

桔梗散

桔梗去芦，不以多少，择味苦者，剉碎微炒

上为细末，每服三钱，米饮调服，不拘时候。此药不吐不利，加之易为收买，多服有益。如服吐利药后，日进二三服，使毒气日渐消散，不致再发动也。

石刻方　治蛊毒，无论年代远近，但煮一鸭卵，插银钗于内，并嚼之约一食顷，取视钗股俱黑，即中毒也。

五倍子二两　硫黄末一钱　丁香　木香　麝香　轻粉各少许　糯米二十粒　甘草三寸半生半炙

上用水十分，于瓶内煎柒分，候药面生皱皮为熟，绢滤去滓，通口服。病人平正仰卧，令头高，觉腹中有物冲心者三次，即不得动，若吐，以盆桶盛之，如鲦鱼之类，乃是恶物，吐罢饮茶一盏，泻亦无妨，旋煮白粥补。忌生冷油腻鲊酱十日，后服解毒丸三五丸，经旬平复。

七宝丸　治蛊毒。

败鼓皮　蚕蜕纸各烧存性　刺猬皮　五倍子　续随子　朱砂

研　雄黄研。各等分

上为细末，糯米稀糊和丸，如梧桐子大。每服七丸，空心用熟水送下。

〔东坡〕**雄黄丸**　治蛊毒及虫蛇畜兽毒。

雄黄　明矾生用。各等分

上于端午日合，研细，熔黄蜡和丸，如梧桐子大。每服七丸，念药王菩萨、药王[1]菩萨七遍，白汤送下。

蜜髓煎　治中蛊毒，令人腹内坚痛，面目青黄，病变无常。

蜜一碗　猪骨髓五两，研

上同煎令熟，分作十服，日三服即瘥。

马兜铃根汤　治五种蛊毒，及草蛊术，在西京处及岭南人若行此毒，入人咽刺痛欲死者。用马兜铃根一两，细剉，以水一盏，煎至七分，去滓，空心顿服，当时吐出蛊，未吐再服，以快为度。一方，以苗为末，温水调服。一方，用根捣末，水服方寸匕。

治诸蛊毒方

上用鳗鲡鱼干末，空心服之，三五度瘥。一方，烧炙令香食之，尤佳。其鱼有五色纹者良。

铁精丸　治食中有蛊毒，腹内坚痛，面目青黄瘦瘁，淋露骨立，病变无常。

铁精乃煅铁炉中如尘紫色轻者为佳，不拘多少

上为细末，以生鸡肝捣和，丸如梧桐子大，曝干。每服五丸、七丸，温酒下。

治中蛊毒

上用山豆根，不以多少，密遣人和水研已，禁声，服少许，不止再服。

槲皮散　治蛊毒下血，如烂肉片，心腹疗痛，如有物啮，若不即治，食人五脏乃死。

---

〔1〕王：原作"上"，据《普济方》卷二百五十二引《直指方》本方改。

槲木[1]北阴白皮　桃根白皮各四两,并细剉　猬皮灰　乱发灰各一两　火麻子汁五升

上先以水五盏,煮槲皮、桃根皮,取浓汁二盏,和麻子汁,每服暖汁一盏,调猬皮灰、发灰二钱匕,令患人少食,旦服,须臾用水一盏,以鸡翎引吐于水中,如牛涎,诸蛊并出。

治中蛊毒,下血如肝。

蓖麻子一粒,去皮　朴硝一钱

上细研作一服,新汲水调下,连作二三服效。

地榆散　治蛊毒下血,或腹痛,或不痛,百治不效,烦渴不止。

臭榆根东引根白皮,蜜炙焙干　地榆各半两

上为细末,每服一钱,热米饮调下。

苦瓠汤　治蛊毒吐血,或下血如烂肝。

上用苦瓠一枚切,以水二大盏,煎取一盏,去滓,空心分温二服,吐下蛊即愈。

《范汪方》云:苦瓠毒,当临时量用之。《肘后方》云:用苦酒一升煮令消,饮之神验,一名苦葫芦。

疗卒中蛊下血如鸡肝者,昼夜出血石余,四脏皆损,惟心未毁,或鼻破待死者。

上以桔梗捣屑,以酒服方寸匕,日三服。不能下药者,以物拗口开灌之。心中当烦,须臾自定,服七日止。当猪肝臛以补之,神良。

茜根散　治蛊注下血如鸡肝,体热,心腹中烦闷。

茜根　川升麻　犀角屑　地榆剉　黄芩　黄连炒,各一两

上为散,每服四钱,水一中盏,煎六分,去滓,不拘时温服。

雄黄散　治中蛊毒吐血。

雄黄二钱五分,研　伏龙肝半两,研　斑蝥去足翅,糯米炒,十四枚,去糯米　獭肝如枣大,炙

上为细末,每服二钱匕,空心以酪浆调下。或吐虾蟆及蛇虫等出是效。

---

〔1〕槲木:原作"槲术",据修敬堂本改。

麦面散　治中蛊吐血。

上用小麦面二合，分为三服，以冷水调下，半日服尽，当下蛊即瘥。

黄龙汤　治因食中毒。

上将灶底当釜直下掘取赤土为细末，以冷水调，随多少服之。或以犀角水磨取汁饮，亦治食六畜肉中毒，大效。

解一切食毒，及饮酒不知中何毒，卒急无药可解。

荠苨　甘草生用。各二两

上细剉，以水五盏，同煎取二盏，停冷去滓，分三服。一方，解一切药毒，加蜜少许同煎服之。食躁或躁方，用豉煮浓汁饮之。

解面毒方

上以萝菔啖之。麦面太热，萝菔能解其性。

治中豆腐毒方

上用生萝卜煎汤，如非时无萝卜，用子煎汤亦可。有人好食豆腐，因中其毒，医治不效，偶更医，医至中途，适见做豆腐之家夫妇相争，因问之[1]，云：今早做豆腐，妻误将萝卜汤置腐锅中，今豆腐不成，盖豆腐畏萝卜也。医得其说，至病家凡用汤使，俱以萝卜煎汤，或调或咽，病者遂愈。

解菇子毒及一切菌毒

上用芫花生者为末，每服一钱，新汲水下，以利为好。

中蕈毒方

忍冬草生啖之，即金银花也，又名老翁须，又名鸳鸯草。掘地作坑，以新汲水投坑中搅之，乘浑浊取出，以绢滤过，用磁器盛。每服时调转，饮一盏，至三盏当效。人粪汁，饮一升。大豆浓煮汁饮之。服诸吐利药并解。取粪汁法，截淡竹去青皮，浸渗其中，取筒中汁是也。食枫树菌而笑不止，亦治以前方。

蕈毒吐泻不止者，用细茶芽研细，以新汲井水服，神效。治蕈毒欲死方，用石首鱼头，或鲞头亦妙，白水煮汁，灌之即愈。治中蕈

---

〔1〕之：原脱，据《朱氏集验方》卷十四本方补。

毒,用笆竹不入泥者数节,煎汤饮之,立效。荷叶杀蕈毒。

误食芋烦毒欲死,亦治以前方。其芋根,山东人名魁芋,人种芋三年不收,亦成野芋,并杀人。

蜀椒闭口者有毒,误食之戟人咽喉,气欲绝,或吐下白沫,身体痹冷,急治之,用肉桂煎汁饮之。或食蒜,或食地浆。或浓煮豆豉汁饮之,并解。

钩吻与芹菜相似,误食杀人,解之用荠苨八两,水六升,煮取二升,分温二服。钩吻生池傍,无他异,其茎有毛,以此别之。

菜中有水莨菪,叶圆而光,有毒,误令之令人狂乱,状如中风,或吐血。治之用甘草,煮汁服之解。

春秋二时,龙带精入芹菜中,人偶食之为病,发时手青,腹满痛不可忍,名蛟龙病。

治之用饧糖二三升,日两度服之。吐出如蜥蜴三五枚瘥。

食苦瓠中毒,治之用黍瓤,煮汁服之解。

饮食中毒烦满,治之用苦参三两,苦酒一升半,煮半沸,三上三下,服之吐食出即瘥,或以水煮亦得。犀角汤亦解。

贪食食多不消,心腹坚满痛,治之用盐一升,水三升,煮令盐消,分三服,当吐出食便瘥。

治郁肉漏脯中毒

烧犬屎,酒服方寸匕;或服人乳汁;或饮韭汁二三升,亦良。郁肉,密器盖之,隔宿者是也。漏脯,茅屋漏下沾著者是也。

治黍禾中脏肝脯食之中毒方

大豆浓汁饮数升即解。亦治狸肉漏脯等毒。

治食生肉中毒方

掘地深三尺,取其下土三升,以水五升,煮数沸,澄清汁,饮一升即愈。

治自死六畜肉中毒方　用黄柏捣屑,服方寸匕。

治食自死鸟兽肝中毒方

上取故头巾垢一钱匕,热汤中烊服之。亦治卒心痛,以沸汤取汁饮之。头巾,即缚髻帛也。又方,饮豉汁数升良。

治食六畜肝中毒方　凡物肝藏不可轻啖,自死者尤毒。

上用豆豉,以水浸绞取汁,旋服之。

治食马肝牛肉毒方

上以人乳汁合豉浓汁服之,神效。

治马肝毒中人未死方

雄鼠屎二七粒,末之,水和服,日再服。屎尖者是。　又人垢,取方寸匕服之佳。

治马肉中毒欲死方

香豉二两,杏仁三两,相和蒸一食顷,熟杵服,日再服。又方,煮芦根汁饮之良。

治啖蛇牛肉食之欲死方　饮乳汁一升立愈。

以泔洗头,饮一升愈。牛膝细切,以水一斗,煮取一升,饮之即解。辨啖蛇牛肉,毛发向后顺者是也。

鸟兽有中毒箭死者,其肉毒。

用大豆煮汁及蓝汁服之即解。

治河豚毒方

五倍子　白矾

上等分,为细末,水调服之。

治食河豚鱼中毒,一时困殆,仓卒无药,以清油多灌之,使毒物尽吐出为愈。

食鱼后中毒物烦乱,用陈皮浓煎汁服之即解。

食鳀鮧鱼中毒,用芦根煮汁服之即解。

食蟹中毒,用紫苏煮汁,饮三升。紫苏子捣饮之亦良。冬瓜汁饮二升,吃冬瓜亦可。

食果中毒,用猪骨烧过末之,服方寸匕,亦治马肝、漏脯等毒。

误饮蛇交水毒方　陈斋郎,湖州安吉人,因涉春,渴,掬涧水两口咽之[1],数日觉心腹微痛,日久疼甚服药,医诊之云:心脾受毒,

〔1〕之:原脱,据《朱氏集验方》卷十四本方补。

今心脉损甚。斋郎[1]答云:去年涉春渴,饮涧水得此病。医云:斋郎[2]吃却蛇在涧边遗下不净在涧水内,蛇已成形在腹中,食其心而痛也。遂以水[3]调雄黄服之,果下赤蛇数条,皆能走。

误吞蜈蚣,用生鸡血令病人吃,须更以清油灌口中,其蜈蚣滚在血中吐出,继以雄黄细研,水调服愈。

治中诸药毒

生甘草　黑豆　淡竹叶各等分

上㕮咀,用水一碗,浓煎连服。

蓝根散　解药毒。

蓝根剉,一握　芦根剉,一握　绿豆研,二钱半　淀脚一合,研

上先将二根,以水一碗,煎至七分,去滓,次入后二味和匀,分三服。或一二服利下恶利,不用再服。

粉草饮　凡中药毒,即令食生黑豆数粒,食之闻腥者,即非中毒也。若是吐逆躁烦,服药须极冷,即解也。

甘草生用,一两　白矾生,半两　延胡索一两

上剉细,每服半钱,水一盏,煎至六分,去滓放冷,细细呷之。

解一切药毒、草毒、六畜肉中毒方

上用白扁豆,生晒干,为细末,新汲水调下二三钱匕。

解药毒方　王仲礼嗜酒,壮岁时,疮瘤发于鼻,延于额,心甚恶之,服药不效。僧法满,使服何首乌丸,当用二斤。适坟仆识草药,乃掘得之,其法忌铁器,但于砂钵中藉黑豆蒸熟,既成,香味可人,念所蒸水,必能去风证,以额面,初觉极热,渐加不仁,至晚大肿,眉目耳鼻浑然无别,望之者莫不惊畏。王之母高氏曰:凡人感风癫,非一日积,吾儿遇毒何至于是。吾闻。

山豆根　赤小豆　黑蛤粉　生姜汁[4]

---

〔1〕郎:原脱,据《朱氏集验方》卷十四本方补。

〔2〕斋郎:原脱,据《朱氏集验方》卷十四本方补。

〔3〕水:此下原衍"服",据《朱氏集验方》卷十四本方删。

〔4〕山豆根……生姜汁:《朱氏集验方》卷十四本方作"生姜汁、赤小豆解毒,山豆根、黑蛤粉能消肿"。

上急命仆捣掠姜汁,以上三味为末调敷之。中夜肿消,到晓如初。盖先采何首乌择焉不精,为狼毒杂其中,以致此挠也。

解药过剂毒　服附子酒多,而觉头重如斗,唇裂血流,急求黑豆、绿豆各数合嚼之,及浓煎黑豆、绿豆汤并饮。服风药多,闷乱不省,醋灌,浓煎甘草同生姜自然汁顿饮之。又方,以螺青细研,新汲水调下。

白扁豆饮　一名巴豆膏　解砒毒等。

上用白扁豆,不以多少,为细末,入青黛等分细研,再入甘草末少许,巴豆一枚,去壳不去油,别研为细末,取一半入药内,以砂糖一大块,水化开,添成一大盏饮之,毒随利去,后却服五苓散之类。

解砒毒、鼠莽毒,用旋刺下羊血及鸡、鸭血热服。

蓝饮子　解砒毒及巴豆毒。

用蓝根、砂糖,二味相和擂水服之,更入薄荷汁尤妙。

解砒毒方　其证烦躁如狂,心腹搅痛,头旋,欲吐不吐,面色青黑,四肢逆冷,命在须臾不救。

用绿豆半升,擂去滓,以新汲水调,通口服。或用真靛花二钱,分二服,以井花水浓调服之。又方,治闷绝,心头温者,新汲水调水粉服之。

治中砒毒方　用甘草汁同蓝汁饮之即愈。

解砒毒方

上以豆豉煎浓汁饮之。亦治服药过剂,心中烦闷。

解砒毒,用早禾秆烧灰,新汲水淋汁滤过,冷服一碗,毒从利下即安。又方,用井花水调豆粉,或绿豆擂水汁皆可。

解砒毒

汉椒四十九粒　黑豆十四粒　甘草节二寸,碎之　乌梅二个

水一盏,煎至七分,温服。

解鼠莽草毒,用枯过明矾,同上等好茶末少许,新汲水调服,人有用之累效。又用大黑江豆煮汁服之。如欲试其验,先刈鼠莽苗叶,以豆汁浇其根,从此败烂,不复生矣。又用枯莲房壳,带梗阴干,咬咀,煎水二三碗灌之。如无,用荷叶中心蒂,或用藕节,煎汤

一碗,温冷灌之,毒即散。

解巴豆毒方 其证口干,两脸赤,五心热,利不止,诸药不效者。上用芭蕉根叶研取自然汁服,利止而安。

治药中用巴豆下利不止

干姜炮 黄连微炒。各一两

上为细末,每服二钱,水调下,如人行五里再服。又煮绿豆汤,冷服之瘥。

荠苨汤 疗石毒卒发者,栗栗如寒,或饮食,或不饮食。若服紫石英发毒者,亦热闷,昏昏喜卧,起止无气力,或寒,皆是脏腑气不和,以此治之。

荠苨四两 茯苓 黄芩 芍药各二两 蔓菁子一升 蓝子 人参 炙甘草各一两

以水一斗,先煮蔓菁子,取八升,去滓,内余药,煎取三升,去滓,分三服,日三。若虚弱人,加人参一两;若上气,加茯苓、荠苨各一两,甚良。

治银毒方

黄连去毛 甘草生剉。各一两

上剉碎,以水三盏,煎取二盏,去滓,时时饮之良。

治丹砂毒方

用盐半两,以冷水搅匀令澄,旋旋服之。

治石钟乳毒方

上用紫石英为细末,每服一钱匕,温水调下,连三服。

黑铅酒 治中金石药毒。

黑铅一斤,以干锅溶作汁,投酒一升,如此十数回,候酒至半升,去铅,顿服之效。一方,以井水磨下,解砒毒。

解丹毒方 以地浆服之,甚效。

治一切药毒、蛊毒、金石毒

并用石蟹,以熟水磨服。

治五石毒 用荠苨汁生服良。

治丹石毒 以蚌肉食之良。

解漆毒方　一州牧,以生漆涂囟两眼,囟已盲,适有村叟怜而语之曰:汝急寻蟹,捣碎滤汁滴眼内,漆当随汁流散,疮亦愈矣。如其言访得一小蟹用之,目睛好略无损。

治中虫毒

上用生苍耳七个,白矾半[1]两,皂角子少[2]许,嚼涂咬处,须男子嚼之,余药敷肿处。

治溪毒中毒

上以知母连根叶捣作末服之,亦可用[3]水捣取汁饮二升。夏月出行,多取此屑自随,欲入水,先取少许投水上流,便无畏。兼辟射工,亦可和水作汤浴之,甚佳。

葱白汤　治中水毒、溪毒,如伤寒状。

葱白一握,切　豉半升　葛根二两　升麻七钱半

上剉如豆大,每服四钱匕,水二盏,煎至一盏,去滓,不拘时温服,移时再服。

五加皮散　治中水毒、溪毒,如伤寒状。

上用五加皮研为细末,每服一钱匕,酒一盏调下,日二夜一,粥饮调亦得。一方,以五加皮根烧研为末,水调服。

牡丹散　治中水毒、溪毒,下部虫蚀生疮。

牡丹皮为细末,每服二钱匕,酒一盏调下,日三服。

虫

神效剪红丸　专取一切虫积,神效无比。凡人百病。皆因饮酒过度,食伤生冷,致使脾胃不和,心膈胀满,呕恶咽酸,常吐清水,面色痿黄,不进饮食,山岚瘴气,水肿蛊胀,鮈鮐咳嗽,痰涎壅滞,酒积食积,气积气块,翻胃噎膈,呕逆恶心,肠风痔漏,脏毒酒痢,累蕴积热,上攻头目,下生疮癣。妇人血气,寒热往来,肌体羸弱,月经

---

〔1〕半:原脱,据修敬堂本补。
〔2〕少:原脱,据修敬堂本补。
〔3〕用:原作“服”,据修敬堂本改。

不调,赤白带下,鬼气鬼胎,产后诸疾。小儿五疳虫积,误吞铜铁,误食恶毒等物,并宜服之。每服五更鸡鸣时,用冷茶清吞下。更用马桶盛粪,于野地看之,庶见药功,易辨或虫或积,或如烂鱼冻,或作五色等积。若一次未见虫积,更看第二三次下来,此即是病根。有积消积,有气消气,有虫取虫,有块消块,若病根去,其病自消。若病浅,即一服见效,若源深,更须再一服。能宣导四时蕴积,春宣积滞,不生疮毒,夏宣暑湿,不生热痢,秋宣痰饮,不生疟疾,冬宣风寒,不生瘟疫。此药温和,不动元阳真气,亦无反恶。小儿半服,孕妇休服,其效如神。

一上末,槟榔生研细,取净末一斤,以二两为母,余十四两,上第一次,以一等罗筛过,取齐晒干。

二上末,商陆,即樟柳根,白者可用,赤者杀人,金毛狗脊、贯众各四两。以上三味,和一处研极细末,上第二次,以二等罗筛过,取齐晒干。又方,不用贯众,则虫出来犹未死也。

三上末　三棱醋煮、莪术醋煮各八两,青木香、西木香各四两,雷丸醋煮二两半,南木香二两。以上六味和一处,研极细末,上第三次,以三等罗筛过取齐。

四上末　大黄铡碎,酒浸晒干,研细,取净末一斤,上第四次,以四等罗筛,取齐晒干。

五上末　黑牵牛半生半炒,研细,取头末净一斤,上第五次,以五等罗筛过,取齐晒干。

又方有枳壳一斤为母,有藿香四两,和入诸香。

上作五处,另研极细末,要作五次上末,却用茵陈半斤,大皂角一斤,煎汁滤净,法水为丸,如绿豆大;晒干后用丁香末一两,或加芦荟末一两亦妙,以前净汁煎一滚,沥入丸药,旋摇令光莹为度;再以阿胶二两生,以前汁熬熔,洒入丸药,旋摇光莹,晒干。壮人每服五钱,弱人每服四钱,五更以茶清吞下,小儿减半。

万应丸　取虫积神效。

黑牵牛取头末　大黄　槟榔各八两　雷丸醋煮　南木香各一两　沉香五钱

　　上将黑牵牛、大黄、槟榔和一处为末，以大皂角、苦楝皮各四两，煎汁法水为丸，如绿豆大；后以雷丸、木香、沉香和一处研末为衣。每服三四十丸，五更用砂糖水送下。或作末服亦可。

追虫丸　取一切虫积。

黑牵牛取头末　槟榔各八两　雷丸醋炙　南木香各二两

　　上为末，茵陈二两，大皂角、苦楝皮各一两，煎浓汁，法水为丸，如绿豆大。

　　大人每服四钱，小儿三钱或二钱、或一钱半，量人虚实，五更用砂糖水吞下。待追去恶毒虫积二三次，方以粥补之。

下虫丸　追虫取积。

苦楝皮去外粗皮，用根皮为上，树皮次之

　　上末，面糊丸，如弹子大。如欲服药，宜戒午饭，晡时预食油煎鸡卵饼一二个，待上床时，滚白汤化下一丸，至五更取下异虫为效。

化虫丸　治诸虫。

鹤虱去土　槟榔　苦楝根　胡粉炒。各一两　白矾枯，二钱半

　　上为末，米糊为丸，如桐子大。一岁服五丸，量人大小加减丸数，温浆水入生麻油三四点打匀送下，清米汤亦可，不拘时。其虫细小者皆化为水，大者自下。

集效丸　治因脏腑虚弱，或多食甘肥，致蛔虫动作，心腹绞痛，发作肿[1]聚，往来上下，痛有休止，腹中烦热，口吐涎沫，即[2]是蛔咬，宜服此药，若积年不瘥，服之亦愈，又治下部有虫，生痔痒痛。

木香　鹤虱炒　槟榔　诃子面裹煨，去核　芜荑炒　附子煨，去皮脐　干姜各七钱半　大黄一两半　乌梅十四个，去核[3]

　　上为末，炼蜜丸，如桐子大。每服三四十丸，食前用陈皮汤下，妇人淡醋汤送下。

秘方万应丸　治大人小儿腹内有虫，及积气块痛，小儿疳病。

---

〔1〕作肿：原作"则种"，据《局方》卷八本方改。

〔2〕即：原脱，据《局方》卷八本方补。

〔3〕乌梅十四个去核：《局方》卷八本方中无此药。

三棱醋炒 莪术各五钱,醋炒 槟榔一两 陈皮麸炒黄色 橘红各五钱 芜荑二钱半 雷丸五钱 鹤虱三钱,微炒 干漆炒无烟,五钱 木香二钱,不见火 良姜二钱,陈壁土炒 砂仁二钱,去壳 史君子取肉 麦蘗面炒。各五钱 胡黄连炒 炙甘草各三钱 神曲炒黄色,五钱

上为细末,醋打米糊丸,如绿豆大,每服三五十丸,空心淡姜汤送下。

取虫积方

槟榔 牵牛各半斤 雷丸一两半 苦楝皮一两 大黄四两 皂角半斤 三棱 蓬术各二两,另剉同醋煮 木香随意加入

上为细末,煎皂角膏子,煮糊和丸,如黍米大。每服二钱,四更时分冷茶送下;小儿一钱。下虫,以白粥补之。

万灵丸 取积追虫。

黑牵牛一斤,取头末十两,生用 大腹子一斤,扁者,取末七两,生用,如尖者是槟榔 蓬术二两,煨 京三棱炮 雷丸炮 广木香各五两,煨

上为细末,研匀,用好紫色皂角半斤,去皮弦切碎,用水两大盏,浸一宿,冬月浸两宿,捞去粗滓,铜瓷器内熬数沸,白沫出为度,放冷和药,必须揉捣,为丸如梧桐子大。每服四钱重,五更时砂糖水送下,温冷不妨。至天明利三五行,看取下是何虫积,以温白粥补之。忌食生冷鱼腥、硬物。孕妇勿服。

槟榔汤 治三虫并寸白虫。

上用槟榔三枚,以灰火煨过,粗捣筛,用水三盏,煎至一盏半,去滓,分三服,空心、日午、近夜各一服,其虫尽下;或和葱白、盐豉同煮饮之亦佳。一方,治寸白虫,用槟榔二七枚剉碎,以水二升半,煮皮取一升半,去滓内末,频服暖卧,虫出或不尽,更服取瘥止,宿勿食,旦服之。

麦门冬汤 治肺劳热生虫,其形如蚕,令人咳逆气喘,或谓忧膈、气膈、恚膈、寒膈、热膈,此皆从劳气所生,名曰膏肓病,针灸不至。

麦门冬去心,十两 干姜炮 蜀椒去目并合口者,微炒出汗。各一

两　黄芪剉　百部焙　白术　人参　桂去粗皮。各一两二钱半　远志去心　附子炮,去皮脐　细辛去苗叶　炙甘草各一两半　杏仁去双仁皮尖,焙干,麸炒令黄,半两

上为细末,炼蜜和,更于铁臼内涂酥杵令匀熟,丸如酸枣大,含化,稍稍咽津。一方,有槟榔。一方,无白术。

桑根白皮酒　治肺劳热生虫,在肺为病。

桑根白皮取东引者,剉,一升　吴茱萸根皮取东引者,净刷去土,五两　狼牙去连苗处,净刷去土,三两

上细剉,用酒七升,煮至二升,去滓,分作三服,每日空心一服。一方,无狼牙。

前胡汤　治脾劳有白虫,长一寸,在脾为病,令人好呕,胸中咳咳即呕而不出。

前胡去芦　白术剉　细辛去苗叶　赤茯苓　枳壳去瓤,麸炒　常山剉　松萝　旋覆花各一两半　龙胆去苗　杏仁去双仁皮尖,麸炒,各一两

上剉碎,每服半两,水二盏,入竹叶十片,洗净细切,同煎至一盏,去滓,空心服,吐之即瘥。若腹中热满,加芒硝半钱,栀子仁一两,黄芩一两半,若参一两。一方,用枳实,无枳壳。

茱萸根浸酒方　治脾劳热,有白虫在脾中为病,令人好呕。

吴茱萸根取东引者,一尺,剉　麻子八升,净拣　陈皮去白,炒,二两

上先捣碎,橘皮、麻子如泥,然后拌茱萸根,用酒一斗,浸一宿,慢火上微煎,绞去滓,分作五服,每空心温服,虫即下。凡合药时,忌言合杀虫药。一方,以水煎服。

雷丸丸　治心脏劳热伤心,有长虫,名曰蛊,长一尺,贯心为病。

雷丸灰火炮过　橘皮汤浸,去白,焙　桃仁去双仁皮尖,麸炒。各一两二钱半　贯众大者,去须,半两　白芜荑炒　青葙子炒　干漆炒烟出。各一两　狼牙去连苗处,净刷去土,一两半　乱发如鸡子大一块,烧为灰,研

上为细末,研匀,炼蜜和,更于铁臼内涂酥杵令匀熟,丸如梧桐子大。每服十五丸,空心用温酒送下,至晚再服,米饮亦得。一方,

不用涂酥。一方,有僵蚕、吴茱萸根皮。

贯众散　治肾劳热,四肢肿急,有蛲虫如菜中虫,生于肾中。

贯众大者三枚,去须　干漆炒令烟绝,二两　吴茱萸水洗七遍,焙干,炒,一两半　槐白皮干者,剉

白芜荑炒。各一两　胡粉炒黄色,研,一两　杏仁去皮尖双仁,炒,半两

上为细末,研匀,每服二钱,空心井花水调下,日晚再服。

水银膏　治蛲虫咬人下部痒。

上水银一两,用蒸枣膏和丸,如人指大,绵裹,临卧内下部中一宿,内药时常留绵带子在外。一方云:水银损肠,宜慎之。

蚕蛹汁方　治回虫。

上取缲丝蚕蛹两合,烂研,生布绞取汁,空心顿饮之。非缲丝,即须依时收取蚕蛹,曝干捣[1]为细末,用时以意斟酌多少,和粥饮服之。

锡灰丸　取寸白诸虫。

锡灰一两　鸡心槟榔　贯众各半两　木香二钱半　轻粉　黄丹各二钱

上为细末,酒醋煮面糊为丸,如荔枝大。每服一丸,米泔浸软,日午先吃饭了,至黄昏不饥饱时吃肉脯一片引虫,少刻温酒嚼下,至天明虫出。又吃韭菜,亦治寸白虫。

治寸白虫令化为水

狗脊　贯众　白芜荑　酸石榴根剉。各一两

上剉碎,每服半两,以浆水一大盏,煎至五分,去滓,四更初温服,先于晚间不得吃夜饭。

治寸白虫为水泻出永除方

榧子　槟榔　芜荑各等分

上为细末,每服二钱,温酒调服,先吃烧牛肉脯,后服药。

圣功散　治寸白虫,不拘久近,神效。

----

〔1〕干捣:原脱,据《奇效良方》卷六十七本方补。

南木香　槟榔各等分

上为细末,每服三钱,浓米饮调下。黎明空心先熟嚼炙猪肉之属,只咽汁吐去滓,便服药,辰巳间虫下,其疾永除。

治寸白虫方

上用榧子四十玖枚,去皮,以月上旬平旦空心服七枚,七日服尽,虫消成水,永瘥。又云:食实七枚,七日满,虫化为水。一方,以百枚,只燃啖之,食尽佳。不能者,但啖五十枚亦得,经宿虫消自下。一方,并治三尸虫。

又方

用黑铅灰、锡灰炒,四钱一服,先吃猪肉脯少许,一时来,却用砂糖浓水半盏调灰,五更服,虫尽下,白粥将息一日良。予宣和中,每觉心中多嘈杂,意谓饮作,又疑是虫,漫依良方所说服,翼日下虫二条,一长二尺五寸,头匾阔,尾尖锐,每寸作一节,斑斑如锦纹,一条皆寸断矣。

治湿𧏾方

青黛二两　黄连　黄柏　丁香各一两　麝香二分

上为细末,以车脂和,如枣大,内下部,日一二度。

治虫蚀下部肛尽肠穿者

上取长股虾蟆青背者一枚,鸡骨一分,烧为灰合和,吹下部令深入,累用效。

方名索引

R